Gesundheitsbetriebslehre

Andreas Frodl

Gesundheitsbetriebslehre

Betriebswirtschaftslehre des Gesundheitswesens

2., vollständig aktualisierte und überarbeitete Auflage

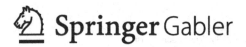 Springer Gabler

Andreas Frodl
Erding, Deutschland

ISBN 978-3-658-16563-5   ISBN 978-3-658-16564-2   (eBook)
DOI 10.1007/978-3-658-16564-2

Die Deutsche Nationalbibliothek verzeichnet diese Publikation in der Deutschen Nationalbibliografie; detailllierte bibliografische Daten sind im Internet über http://dnb.d-nb.de abrufbar.

Springer Gabler

Gedruckt auf säurefreiem und chlorfrei gebleichtem Papier

Springer Gabler ist Teil von Springer Nature
Die eingetragene Gesellschaft ist Springer Fachmedien Wiesbaden GmbH
Die Anschrift der Gesellschaft ist: Abraham-Lincoln-Str. 46, 65189 Wiesbaden, Germany

Vorwort zur 2. Auflage

In kaum einer anderen speziellen Betriebswirtschaftslehre hat sich in den vergangenen Jahren eine vergleichbare Dynamik entwickelt, wie in der Gesundheitsbetriebslehre: Neue Lehrstühle, spezielle Studiengänge und eine zunehmende Zahl von Veröffentlichungen zeugen von der Prosperität des Themas Betriebswirtschaft im Gesundheitswesen und von einer regen Forschungsarbeit.

Nach mehr als zwanzigjähriger Veröffentlichungstätigkeit des Autors auf diesem Gebiet ist dies ein wunderbares Ergebnis, immer mehr Mitstreiter zu finden, die sich der Aufgabe ebenfalls verpflichtet fühlen und die die in vielen Bereichen noch notwendige Grundlagenarbeit auf eine immer breiter werdende Basis stellen. Großartig!

Erfreulicherweise lässt sich auch feststellen, dass betriebswirtschaftliche Themen vermehrt in die Ausbildung von Ärzten, Zahnärzten, Pflegekräften einfließen und an den medizinischen Fakultäten entsprechende Vorlesungsveranstaltungen Einzug finden. Viele Themen, die vor 10–15 Jahren in Zusammenhang mit der Führung von Gesundheitseinrichtungen womöglich noch einen „exotischen" Eindruck vermittelten, sind heute selbstverständlich und aus dem Alltag von Arztpraxen, Kliniken oder Pflegeeinrichtungen nicht mehr wegzudenken.

Außerordentlicher Dank gilt an dieser Stelle Maria Akhavan, Stefanie Brich, Andreas Funk und Guido Notthoff, die in Verlagsbereichs- und Programmleitung bzw. Lektorat nicht nur seinerzeit Weitsicht zeigten, sondern auch die Thematik Betriebswirtschaft im Gesundheitswesen als festen Verlagsprogrammbestandteil ausgebaut und etabliert haben. Damit haben sie einen wesentlichen Beitrag zur Entwicklung der Gesundheitsbetriebslehre als spezielle Betriebswirtschaftslehre geleistet und den Weg für mittlerweile zahlreiche Arbeiten und Veröffentlichungen auf diesem Gebiet mitbereitet.

Neben aktualisierten Inhalten versucht die Neuauflage der Gesundheitsbetriebslehre auch so gut wie möglich einen Überblick über den Stand von Lehre und Forschung der Betriebswirtschaft im Gesundheitswesen wiederzugeben. Trotz größter Bemühungen hinsichtlich der Vollständigkeit, werden manche Kollegen und Kolleginnen die Nennung ihrer Namen, Werke oder Einrichtungen womöglich vermissen, wofür ich um Nachsicht bitte. Über diesbezügliche Hinweise zur Vervollständigung würde ich mich sehr freuen.

Danke an alle, die durch ihre Arbeiten in der Betriebswirtschaftslehre des Gesundheitswesens dazu beitragen, eines der besten Gesundheitsversorgungssysteme der Welt leistungsfähig und finanzierbar zu erhalten!

Erding, Deutschland   Andreas Frodl
im September 2016

Vorwort zur 1. Auflage

„Die Ideen der Ökonomen und Philosophen, seien sie richtig oder falsch, sind mächtiger, als man im Allgemeinen glaubt. Um die Wahrheit zu sagen, es gibt nichts anderes, das die Welt beherrscht."
(John Maynard Keynes, Ökonom, 1883–1946)

Auch wenn man die Bedeutung von wirtschaftlichem Handeln nicht ganz so wichtig nehmen mag, wie der bedeutende Wirtschaftswissenschaftler John Maynard Keynes, so zeichnet sich gerade im Gesundheitswesen mehr und mehr ab, dass viele Entscheidungen, Tätigkeiten, Sachverhalte auch unter betriebswirtschaftlichen Aspekten zu sehen sind.

Zwar hat sich seit einigen Jahren bereits eine Gesundheitsökonomie entwickelt. Sie deckt aber bislang in erster Linie volkswirtschaftliche Fragestellungen des Gesundheitswesens ab, wie beispielsweise die Finanzierungsfragen der öffentlichen Gesundheitsversorgung, den Einfluss der demografischen Entwicklung, Reformansätze, Leistungszuschnitte, Organisationsfragen der Kostenerstattung durch Ersatz- und Privatkassen und vieles andere mehr. Der einzelne „Gesundheitsbetrieb" blieb in systematischen Betrachtungen weitestgehend außen vor: Nur vereinzelt hat sich bislang jeweils für Arztpraxen, Krankenhäuser, Pflegeeinrichtungen usw. eine spezielle Managementlehre entwickelt.

Neben der betrieblichen Ebene gibt es auch auf der beruflichen Ebene vergleichbare Defizite: Zwischen Angehörigen des Gesundheitswesens und Ökonomen gibt es nahezu keine gemeinsamen Berufsbilder. Während der Wirtschaftsingenieur, der Wirtschaftsinformatiker oder der Wirtschaftsjurist seit Jahrzehnten anerkannte Studien- und Ausbildungsziele ursprünglich getrennter Berufsgruppen darstellen, werden mittlerweile zwar an einigen betriebswirtschaftlichen Fakultäten beispielsweise Manager für das Gesundheitswesen (im sog. Health Care Management) ausgebildet, umgekehrt sind an medizinischen Fakultäten betriebswirtschaftliche Themen jedoch kaum vertreten.

Fragt man nach den Gründen dieser Abgrenzung medizinischer und betriebswirtschaftlicher Themenbereiche, so stößt man auf ein altbekanntes Phänomen: Zu Recht wird die Gesundheit des Menschen als höchstes Gut bezeichnet, das es zu schützen und zu bewahren gilt. Für viele grenzt es daher immer noch an einen Tabubruch, die

Erhaltung oder Wiederherstellung der Gesundheit mit ökonomischen Aspekten in Verbindung zu bringen. Doch gerade sie sind wichtig, um die Finanzierbarkeit des Gesundheitswesens auch für die Zukunft sicherzustellen – und das mehr denn je angesichts steigender Kosten und begrenzter Einnahmemöglichkeiten.

Man kann es drehen und wenden wie man will: Nicht nur auf der makroökonomischen Ebene der gesamten öffentlichen Gesundheitsversorgung wird sinnvolles Wirtschaften zunehmend wichtig, sondern auch auf der mikroökonomischen Ebene des einzelnen Gesundheitsbetriebs. Will man diese gesundheitspolitische Zielsetzung einer ökonomischen Optimierung verfolgen, so ist ihr Erfolg an die Voraussetzung geknüpft, dass die Angehörigen des Gesundheitswesens über betriebswirtschaftliche Ausbildungsgänge, Studieninhalte und passende Weiterbildungsangebote verfügen können. Über diese zunehmend wichtigen Themen Ihrer zukünftigen Tätigkeiten erfahren angehende Mediziner, Arzthelferinnen oder Krankenpfleger während Ihrer Ausbildung jedoch sehr wenig. Wichtige betriebswirtschaftliche Aspekte eines Gesundheitsbetriebs treten auch im Verlaufe weiterführender beruflicher Schulungen im Gesundheitswesen eher in den Hintergrund.

Das vorliegende Buch soll daher als Nachschlagewerk und Ausbildungshilfe einen Beitrag leisten, das betriebswirtschaftliche Verständnis im Gesundheitswesen zu verbessern. Anhand wichtiger betriebswirtschaftlicher Funktionen werden die Grundzüge von Gesundheitsbetrieben beschrieben. Dazu zählen die Bereiche Planung, Finanzierung, Investition, Marketing, Logistik, Controlling, Organisation, Personal- und Kostenmanagement. Die Quellenangaben und Literaturhinweise wurden am Ende des Buches zusammengefasst, sodass zugunsten eines vereinfachten Lesens dadurch auf zahlreiche Fußnoten verzichtet werden konnte.

Die Gesundheitsbetriebslehre ist zugleich ein Angebot für die Praxis des betrieblichen Alltags: Sie stellt einen Baukasten dar, aus dem sich Krankenhauscontroller, Ärzte, Zahnärzte, Heilpraktiker, Pflegeheimleiter oder Mitarbeiter einer Klinikverwaltung jeweils geeignete Instrumente entnehmen und möglichst erfolgreich zum Einsatz bringen können. Nicht immer lässt sich das im Buch Dargestellte vollständig auf eine bestimmte Situation in einer Arztpraxis oder Klinik übertragen, denn die mangelnde Vergleichbarkeit von Dienstleistungsunternehmen, Werkstattbetrieben oder Industriekonzernen selbst innerhalb einer Branche trifft im Grundsatz natürlich auch auf Gesundheitsbetriebe zu. Mit nahezu 200 Beispielen wurde dennoch versucht, die jeweilige Relevanz zu belegen.

Auf eine eigentlich selbstverständliche Leitmaxime gilt es in der gesamten Diskussion allerdings immer wieder ausdrücklich hinzuweisen:

Eine medizinische Indikation darf niemals durch betriebswirtschaftliche Erwägungen beeinflusst werden.

Umgekehrt ist allerdings erfolgreiches betriebswirtschaftliches Handeln eine wesentliche Voraussetzung, um eine bestmögliche Versorgung durch das Gesundheitswesen dauerhaft sicherzustellen.

Erding
im November 2009

Inhaltsverzeichnis

Abkürzungsverzeichnis

AABG	Arzneimittelausgaben-Begrenzungsgesetz
ABB	Arbeitsbeschreibungsbogen
ABDA	Bundesvereinigung Deutscher Apothekerverbände
ABWL	Allgemeine Betriebswirtschaftslehre
AdöR	Anstalt des öffentlichen Rechts
ÄAppO	Approbationsordnung für Ärzte
ÄZQ	Ärztliches Zentrum für Qualität in der Medizin
AEM	Akademie für Ethik in der Medizin e. V.
AET	Arbeitswissenschaftliche Erhebungsverfahren zur Tätigkeitsanalyse
AfA	Absetzung für Abnutzung
AG	Aktiengesellschaft
AGKAMED	Arbeitsgemeinschaft Kardiologie und medizinischer Sachbedarf
AktG	Aktiengesetz
AMG	Arzneimittelgesetz
AMIS	Arzneimittelinformationssystem
AR	Aufsichtsrat
ArbSchG	Arbeitsschutzgesetz
ArbStättV	Arbeitsstättenverordnung
ArbZG	Arbeitszeitgesetz
AS	Abfallschlüssel
ASiG	Arbeitssicherheitsgesetz
AVV	Abfallverzeichnis-Verordnung
AWMF	Arbeitsgemeinschaft der Wissenschaftlichen Medizinischen Fachgesellschaften
BAB	Betriebsabrechnungsbogen
BÄK	Bundesärztekammer
BÄO	Bundesärzteordnung
BAR	Bundesarbeitsgemeinschaft für Rehabilitation
BBiG	Berufsbildungsgesetz
BBK	Bundesamt für Bevölkerungsschutz und Katastrophenhilfe

BCG	Boston-Consulting-Group
BDA	Berufsverband Deutscher Anästhesisten
BDPK	Bundesverband Deutscher Privatkliniken e. V.
BDSG	Bundesdatenschutzgesetz
BEMA	Bewertungsmaßstab zahnärztlicher Leistungen
BetrVG	Betriebsverfassungsgesetz
BfArM	Bundesinstitut für Arzneimittel und Medizinprodukte
BFH	Bundesfinanzhof
BGB	Bürgerliches Gesetzbuch
BGH	Bundesgerichtshof
BGV	Berufsgenossenschaftliche Vorschriften
BildscharbV	Bildschirmarbeitsverordnung
BioStoffV	Biostoffverordnung
BLFK	Bundesfachvereinigung Leitender Krankenpflegepersonen der Psychiatrie e. V.
BMBF	Bundesministerium für Bildung und Forschung
BMF	Bundesministerium der Finanzen
BMG	Bundesministerium für Gesundheit
BPflV	Bundespflegesatzverordnung
BtMG	Betäubungsmittelgesetz
BtMVV	Betäubungsmittel-Verschreibungsverordnung
büA	besonders überwachungsbedürftiger Abfall
BUrlG	Bundesurlaubsgesetz
BVL	Bundesamt für Verbraucherschutz und Lebensmittelsicherheit
BVMi	Berufsverband Medizinischer Informatiker e. V.
BWFG	Behörde für Wissenschaft, Forschung und Gleichstellung
CAPNETZ	Kompetenznetzwerk „Ambulant erworbene Pneumonie"
ChemG	Chemikaliengesetz
CIRS	Critical Incident Reporting-System
CKM	Centrum für Krankenhausmanagement GmbH
CM	Case Mix
CMI	Case Mix Index
COPD	Chronic Obstructive Pulmonary Disease
COSYCONET	German COPD and Systemic Consequences – Comorbidities Network
CRT	Cardiale Resynchronisations-Therapie
CSR	Corporate Social Responsibility
DAAD	Deutscher Akademischer Austauschdienst
DB	Deckungsbeitrag
DEGAM	Deutsche Gesellschaft für Allgemeinmedizin
DEKV	Deutscher Evangelischer Krankenhausverband
DFG	Deutsche Forschungsgemeinschaft
DGHM	Deutsche Gesellschaft für Hygiene und Mikrobiologie
DGKG	Deutsche Gesellschaft für Krankenhausgeschichte

DGKH	Deutsche Gesellschaft für Krankenhaushygiene e. V.
DGQZ	Deutsche Gesellschaft zur Qualitätssicherung in der Zahnmedizin e. V.
DGSV	Deutsche Gesellschaft für Sterilgutversorgung e. V.
DGTelemed	Deutsche Gesellschaft für Telemedizin
DICOM	Digital Imaging and Communications in Medicine
DIMDI	Deutsches Institut für Medizinische Dokumentation und Information
dip	Deutsches Institut für angewandte Pflegeforschung e. V.
DKG	Deutsche Krankenhausgesellschaft e. V.
DKTK	Deutsches Konsortium für Translationale Krebsforschung
DIN	Deutsches Institut für Normung
DIU	Dresden International University GmbH
DLSR	Deutsches Leukämie-Studienregister
DMP	Disease-Management-Programme
DNQP	Deutsches Netzwerk für Qualitätsentwicklung in der Pflege
DPR	Deutscher Pflegerat e. V.
DRG	Diagnosis Related Groups
DRZE	Deutsches Referenzzentrum für Ethik in den Biowissenschaften
DVGW	Deutsche Vereinigung des Gas- und Wasserfachs
DZD	Deutsches Zentrum für Diabetesforschung
DZHK	Deutsches Zentrum für Herz-Kreislauf-Forschung
DZIF	Deutsches Zentrum für Infektionsforschung
DZL	Deutsches Zentrum für Lungenforschung
DZNE	Deutsches Zentrum für Neurodegenerative Erkrankungen
eBA	elektronischer Berufsausweis
EbM	Evidenzbasierte Medizin
EBM	Einheitlicher Bewertungsmaßstab
EEV	Entschließungen, Empfehlungen, Vereinbarungen
EFQM	Europäische Stiftung für Qualitätsmanagement
eG	eingetragene Genossenschaft
eGA	elektronische Gesundheitsakte
eGBR	elektronisches Gesundheitsberuferegister
eGK	elektronische Gesundheitskarte
eHBA	elektronischer Heilberufsausweis
EKG	Elektrokardiogramm
ELSR	Europäisches Leukämie-Studienregister
EntgFG	Entgeltfortzahlungsgesetz
ePA	elektronische Patientenakte
EPA	Europäisches Praxisassessment
ESt	Einkommensteuer
EStG	Einkommensteuergesetz
EU	Europäische Union
EuGH	Europäischer Gerichtshof
FhG	Fraunhofer-Gesellschaft

G-BA	Gemeinsamer Bundesausschuss
GbR	Gesellschaft bürgerlichen Rechts
G-DRG	German Diagnosis Related Groups
GefStoffV	Gefahrstoffverordnung
GEKID	Gesellschaft der epidemiologischen Krebsregister in Deutschland e. V.
gematik	Gesellschaft für Telematikanwendungen der Gesundheitskarte mbH
GenG	Genossenschaftsgesetz
GewO	Gewerbeordnung
GewSt	Gewerbesteuer
GG	Grundgesetz
GIN	Guidelines International Network
GKV	Gesetzliche Krankenversicherung
GmbH	Gesellschaft mit beschränkter Haftung
GmbHG	GmbH-Gesetz
GOÄ	Gebührenordnung für Ärzte
GoB	Grundsätze ordnungsgemäßer Buchführung
GoBD	Grundsätze zur ordnungsmäßigen Führung und Aufbewahrung von Büchern, Aufzeichnungen und Unterlagen in elektronischer Form sowie zum Datenzugriff
GOZ	Gebührenordnung für Zahnärzte
GPOH	Gesellschaft für Pädiatrische Onkologie und Hämatologie
GQMG	Gesellschaft für Qualitätsmanagement in der Gesundheitsversorgung
GSG	Gesundheitsstrukturgesetz
GuV	Gewinn- und Verlustrechnung
GWB	Gesetz gegen Wettbewerbsbeschränkungen
GWG	geringwertige Wirtschaftsgüter
HebG	Hebammengesetz
HeilM-RL	Heilmittel-Richtlinie
HeilprG	Heilpraktikergesetz
HEP-NET	Kompetenznetz Hepatitis
HGB	Handelsgesetzbuch
HGF	Helmholtz-Gemeinschaft
HIS	Hygiene-Informationssystem
HL7	Health Level Seven
HMV	Hausmüllverbrennung
HNO	Hals-Nasen-Ohren
HPC	Health Professional Card
HTA	Health Technology Assessment
HV	Hauptversammlung
HWG	Heilmittelwerbegesetz
ICD	Cardioverter-Defibrillator
ICD	International Statistical Classification of Diseases and Related Health Problems
ICF	International Classification of Functioning, Disability and Health

ICN	International Council of Nurses
IDEM	Informations- und Dokumentationsstelle Ethik in der Medizin
IfSG	Infektionsschutzgesetz
IGeL	Individuelle Gesundheitsleistungen
IHCI	Internationales HealthCare Management Institute
IKM	Institut für BWL, insb. Krankenhausmanagement
IKT	Informations- und Kommunikationstechnologien
IMVR	Institut für Medizinsoziologie, Versorgungsforschung und Rehabilitationswissenschaft der Humanwissenschaftlichen Fakultät und Medizinischen Fakultät der Universität zu Köln
InEK	Institut für das Entgeltsystem im Krankenhaus
INKO	Investitions- und Kostenplanung
IPP	Institut für Public Health und Pflegeforschung
IQMP	Institut für Qualitätsmanagement im Gesundheitswesen GmbH
IQTIG	Institut für Qualitätssicherung und Transparenz im Gesundheitswesen
IQWiG	Institut für Qualität und Wirtschaftlichkeit im Gesundheitswesen
ISO	International Organization for Standardization
JArbSchG	Jugendarbeitsschutzgesetz
KapovAz	Kapazitätsorientierte variable Arbeitszeit
KAS	Klinisches-Arbeitsplatzsystem
KBV	Kassenärztliche Bundesvereinigung
KCQ	Kompetenz-Centrum Qualitätssicherung/Qualitätsmanagement
KDA	Kuratorium Deutsche Altershilfe
KdöR	Körperschaft des öffentlichen Rechts
KEK	Krankenhaus-Ethikkomitee
KG	Kommanditgesellschaft
KGaA	Kommanditgesellschaft auf Aktien
KHBV	Krankenhaus-Buchführungsverordnung
KHEntgG	Krankenhausentgeltgesetz
KHG	Krankenhausfinanzierungsgesetz
KHKG	Hessisches Krankenhausgesetz
KI	Künstliche Intelligenz
KIS	Krankenhausinformationssystem
KKNDm	Kompetenznetz Diabetes mellitus
KKNMS	Kompetenznetz Multiple Sklerose
KKVD	Katholischer Krankenhausverband Deutschland
KLR	Kosten- und Leistungsrechnung
KMU	Kleine und mittlere Unternehmen
KNDD	Kompetenznetz Degenerative Demenzen
KNL	Kompetenznetz „Akute und chronische Leukämien"
KNP	Kompetenznetz Parkinson
KNS	Kompetenznetz Schlaganfall
KPSS	Klinik-Prozesssteuerungssystem

KQM-RL	Qualitätsmanagement-Richtlinie Krankenhäuser
KRINKO	Kommission für Krankenhaushygiene und Infektionsprävention
KrPflG	Krankenpflegegesetz
KrWG	Kreislaufwirtschaftsgesetz
KSchG	Kündigungsschutzgesetz
KSt	Körperschaftsteuer
KTQ	Kooperation für Transparenz und Qualität im Gesundheitswesen
KV	Kassenärztliche Vereinigung
KVS	Krankenhausverwaltungssystem
KZBV	Kassenzahnärztliche Bundesvereinigung
KZV	Kassenzahnärztliche Vereinigung
LIS	Laborinformationssystem
LMU	Ludwig-Maximilians-Universität München
LStDV	Lohnsteuerdurchführungsverordnung
M-BOÄ	(Muster-) Berufsordnung für die in Deutschland tätigen Ärztinnen und Ärzte
MDC	Major Diagnostic Category
MDC	Max-Delbrück-Centrum für Molekulare Medizin
MDK	Medizinischer Dienst der Krankenversicherung
MDS	Medizinischer Dienst des Spitzenverbandes Bund der Krankenkassen
MedFAusbAngV	Verordnung über die Berufsausbildung zum Medizinischen Fachangestellten/zur Medizinischen Fachangestellten
MEDLINE	Medical Literature Analysis and Retrieval System Online
MFA	Medizinische(r) Fachangestellte(r)
MHH	Medizinische Hochschule Hannover
MitbestG	Mitbestimmungsgesetz
MIS	Management-Informations-System
MPBetreibV	Medizinproduktebetreiberverordnung
MPG	Max-Planck-Gesellschaft
MPG	Medizinproduktegesetz
MPSV	Medizinprodukte-Sicherheitsplanverordnung
MuSchG	Mutterschutzgesetz
MTA	Medizinisch-technische(r) Assistent(in)
MTK	Messtechnische Kontrolle
MVZ	Medizinisches Versorgungszentrum
MWBO	(Muster-)Weiterbildungsordnung
NAMed	Normenausschuss Medizin
NPO	Non-Profit-Organisation
NUB	Neue Untersuchungs- und Behandlungsmethoden
NVL	Nationale Versorgungsleitlinien
NWA	Nutzwertanalyse
öAUmwR	Umweltrichtlinien Öffentliches Auftragswesen
OES	Order-Entry-System

OHG	Offene Handelsgesellschaft
OPS	Operationen- und Prozedurenschlüssel
PACS	Picture Archiving und Communication System
PartGG	Partnerschaftsgesellschaftsgesetz
PatBeteiligungsV	Patientenbeteiligungsverordnung
PBV	Pflege-Buchführungsverordnung
PDA	Personal Digital Assistant
PDCA	Plan-Do-Check-Act
PDM	Patientendatenmanagementsystem
PEI	Paul-Ehrlich-Institut
PEPP	Pauschalierendes Entgeltsystem für psychiatrische und psychosomatische Einrichtungen
PersVG	Personalvertretungsgesetz
PflegeStatV	Pflege-Statistikverordnung
PIS	Pflegeinformationssystem
PKR	Prozesskostenrechnung
PKV	Private Krankenversicherung
PStG	Personenstandsgesetz
PSY	Psychatrische und psychosomatische Einrichtungen
PsychThG	Psychotherapeutengesetz
PublG	Publizitätsgesetz
PVS	Praxisverwaltungssystem
QEP	Qualität und Entwicklung in Praxen
QM	Qualitätsmanagement
QMS	Qualitätsmanagementsystem
QP	Qualitätspraxen GmbH
RBM	Risk Based Maintenance
RCM	Reliability Centered Maintenance
RDG	Reinigungs-Desinfektions-Gerät
REFA	REFA-Verband für Arbeitsgestaltung, Betriebsorganisation und Unternehmensentwicklung e. V. (1924 als Reichsausschuss für Arbeitszeitermittlung gegründet)
RFF	Request for Feature
RFI	Request for Information
RFP	Request for Proposal
RFQ	Request for Quotation
RIS	Radiologie-Informationssystem
RKI	Robert-Koch-Institut
RLT	Raumlufttechnik
RöV	Röntgenverordnung
RVO	Reichsversicherungsordnung
RWTH	Rheinisch-Westfälische Technische Hochschule
SAL	Sterility Assurance Level

SAV   Sonderabfallverbrennung
SE   Societas Europaea
SGB   Sozialgesetzbuch
SOP   Standard Operating Procedures
STA   Subjektive Tätigkeitsanalyse
StGB   Strafgesetzbuch
STK   Sicherheitstechnische Kontrolle
StPO   Strafprozessordnung
TBS   Tätigkeitsbewertungssystem
TFG   Transfusionsgesetz
TPG   Transplantationsgesetz
TQM   Total Quality Management
TRBA   Technischen Regeln für Biologische Arbeitsstoffe
TVG   Tarifvertragsgesetz
TV-L   Tarifvertrag für den öffentlichen Dienst der Länder
TzBfG   Teilzeit- und Befristungsgesetz
UG   Unternehmergesellschaft
ULD   Unabhängiges Landeszentrum für Datenschutz Schleswig-Holstein
USt   Umsatzsteuer
UVV   Unfallverhütungsvorschrift
UWG   Gesetz gegen den unlauteren Wettbewerb
VAG   Versicherungsaufsichtsgesetz
VAH   Verbund für Angewandte Hygiene e. V.
VDE   Verband der Elektrotechnik Elektronik Informationstechnik e. V.
VDI   Verein Deutscher Ingenieure e. V.
VgV   Vergabeverordnung
VOB   Vergabe- und Vertragsordnung für Bauleistungen
VOF   Verdingungsordnung für freiberufliche Leistungen
VOL   Verdingungsordnung für Leistungen
WFS   Workflowsysteme
WGL   Wissenschaftsgemeinschaft Gottfried Wilhelm Leibniz e. V.
WHO   World Health Organization
WINEG   Wissenschaftliches Institut der Techniker Krankenkasse für Nutzen
            und Effizienz im Gesundheitswesen
WISE   Datenbank für wissenschaftliche Schriften in der Pflege
ZÄPrO   Approbationsordnung für Zahnärzte
ZFA   Zahnmedizinische Fachangestellte
ZHG   Zahnheilkundegesetz
ZI   Zentralinstitut für die kassenärztliche Versorgung in Deutschland
ZMV   Zahnmedizinische Verwaltungsassistentin
ZTG   Zentrum für Telematik und Telemedizin GmbH

Einleitung

1

1.1 Einordnung, Gegenstand und Definitionen

1.1.1 Einordnung als spezielle Betriebswirtschaftslehre

Ähnlich wie beispielsweise die Industriebetriebslehre, Handelsbetriebslehre oder Bankbetriebslehre befasst sie die Gesundheitsbetriebslehre mit einer speziellen Betriebsart, den Gesundheitsbetrieben. Ausgehend von dem System der Wissenschaften, das sich in Formal- und Realwissenschaften unterteilen lässt, ist sie somit bei den **Realwissenschaften** angesiedelt, da sie über Eigenschaften von Gesundheitsbetrieben als reale Objekte oder über reale betriebliche Sachverhalte im Gesundheitswesen informiert. Indem sie auch das menschliche Verhalten in Gesundheitsbetrieben analysiert und das betriebliche Geschehen durch Interessen und Verhaltensweisen der dortigen Mitarbeiter stark beeinflusst wird, sind die **Sozialwissenschaften** innerhalb der Realwissenschaften ein Bereich, dem sich die Gesundheitsbetriebslehre wiederum zuordnen lässt. Bei den Sozialwissenschaften bildet sie zusammen mit anderen speziellen Betriebswirtschaftslehren, der Allgemeinen Betriebswirtschaftslehre (ABWL) sowie der Volkswirtschaftslehre die Gruppe der **Wirtschaftswissenschaften** (vgl. Abb. 1.1).

Im Hinblick auf eine Abgrenzung zur Allgemeinen Betriebswirtschaftslehre lässt sich feststellen, dass die Gesundheitsbetriebslehre einerseits alle Elemente der ABWL umfasst, andererseits unterscheidet sie sich aber von ihr durch eine Reihe von Besonderheiten, wie beispielsweise

- stark regulatorisch ausgeprägte Rahmenbedingungen,
- heterogene betriebliche Strukturen,
- dominierende Positionen der Versicherungsträger,
- reduzierte „Konsumenten"-Souveränität (vgl. Graf von der Schulenburg 2008, S. 1).

© Springer Fachmedien Wiesbaden GmbH 2017
A. Frodl, *Gesundheitsbetriebslehre*, DOI 10.1007/978-3-658-16564-2_1

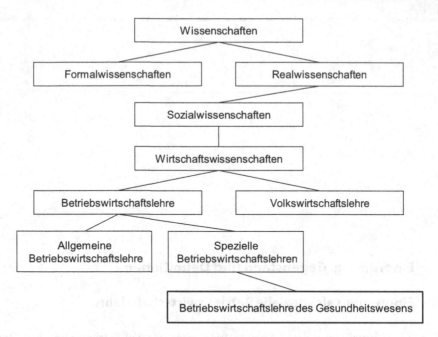

Abb. 1.1 Einordnung der Gesundheitsbetriebslehre in das System der Wissenschaften

Die Gesundheitsbetriebslehre ist ferner zum einen *deskriptiv,* da sie die wirtschaftlichen Phänomene von Gesundheitsbetrieben zu systematisieren und zu erklären versucht. Gleichzeitig entwirft sie *präskriptive* Aussagensysteme, in dem sie durch das Aufzeigen von Problemlösungen untersuchter Praxisbereiche an einer aktiven Verbesserung und Gestaltung des wirtschaftlichen Geschehens in den Gesundheitsbetrieben mitwirkt.

Als *anwendungsorientiert* kann sie deshalb beschrieben werden, weil sie sich mit der vorfindbaren betrieblichen Praxis von Gesundheitsbetrieben auseinandersetzt. Darüber hinaus befasst sie sich auch mit den gewünschten bzw. realisierbaren Zuständen betrieblicher Praxis, weswegen sie auch als *praxisorientiert* anzusehen ist.

Auch die Kriterien einer *angewandten* Wissenschaft treffen auf sie zu, da sie sich an den *tatsächlichen* Problemen der Gesundheitsbetriebe orientiert und für sie Gestaltungsvorschläge für die Lösung ihrer betrieblicher Probleme liefert, die auch grundsätzlich verwendet werden können.

Nicht immer klar ist in der Literatur und bei Studiengängen oder Lehrveranstaltungen die Abgrenzung der Gesundheitsbetriebslehre zur Gesundheitsökonomie bzw. Gesundheitsökonomik. Mitunter wird die Gesundheitsbetriebslehre unter die **Gesundheitsökonomik** subsumiert, vereinzelt auch mit ihr gleichgesetzt. In der Mehrzahl der Fälle wird jedoch die Gesundheitsökonomik von *volkswirtschaftlichen* Themen und Sichtweisen dominiert, die sich weniger auf den einzelnen Gesundheitsbetrieb beziehen als vielmehr auf das Gesundheitswesen insgesamt.

Beispiel

„Gesundheitsökonomik" lässt sich in die beiden Teilbereiche „Ökonomik der Gesundheit" und „Ökonomik des Gesundheitswesens" unterteilen. Die Brücke zwischen beiden Teilbereichen bilden die Beziehungen, die zwischen dem Gesundheitszustand und der Inanspruchnahme medizinischer Leistungen bestehen.

Der normative Zweig der „Ökonomik der Gesundheit" untersucht, wie sich Gesundheit im Vergleich zu anderen Gütern bewerten lässt. Ziel ist es dabei, wohlfahrtstheoretisch begründete Regeln für öffentliche Entscheidungen zu entwickeln. Der positive Zweig der Gesundheitsökonomik beschäftigt sich dagegen damit, das Gesundheitsverhalten der Konsumenten mithilfe des Instrumentariums der modernen einzelwirtschaftlichen Theorie zu erklären.

Die „Ökonomik des Gesundheitswesens" fragt in ihrem positiven Zweig danach, wodurch die Menge und Qualität medizinischer Leistungen determiniert werden, die in einer Gesellschaft erbracht werden. In ihrem normativen Zweig geht es dann darum, Anreizmechanismen der Erbringung dieser Leistungen und ihrer Aufteilung auf die Nachfrager zu untersuchen, die angesichts der Knappheit der zu ihrer Herstellung benötigten Ressourcen ökonomisch zweckmäßig sind" (Breyer et al. 2013, S. 17).

1.1.2 Gegenstand der Gesundheitsbetriebslehre

Die Gesundheitsbetriebslehre befasst sich grundsätzlich mit der Tatsache, dass die Ressourcen für einen Gesundheitsbetrieb begrenzt sind und daher einen ökonomischen Umgang mit den knappen Mitteln erfordern: Medizinisches Personal, finanzielle Ressourcen oder Behandlungseinrichtungen stehen in jeder medizinischen Einrichtung nicht in beliebiger Menge zur Verfügung. Es gilt sie so einzusetzen, dass sie den größtmöglichen Nutzen stiften. Die Gesundheitsbetriebslehre nimmt dazu die Perspektive eines einzelnen Gesundheitsbetriebs ein. Ihre Ziele liegen dabei nicht nur in der Beschreibung und Erklärung betriebswirtschaftlicher Sachverhalte und Phänomene, sondern auch in der konkreten Unterstützung der betrieblichen Entscheidungsprozesse. Sie versucht betriebliche Sachverhalte zu erläutern, Zusammenhänge zu erklären und aufgrund des Aufzeigens von Handlungsalternativen und deren Bewertung Gestaltungsempfehlungen zu geben.

Während die allgemeine Gesundheitsökonomie, wie zuvor dargelegt, häufig als Teilgebiet der Volkswirtschaftslehre angesehen wird, befasst sich die Managementlehre des Gesundheitswesens im engeren Sinne mit den Sach- und Managementfunktionen solcher Organisationen, die Produkte und Dienstleistungen bereitstellen, um die Nachfrage nach Gesundheitsdienstleistungen zu befriedigen und bezieht bisweilen auch Managementfunktionen staatlicher Steuerung, Verwaltung und Kontrolle im Gesundheitswesen (vgl. Busse und Schreyögg 2013, S. 6) oder auch die private bzw. gesetzliche Krankenversicherungswirtschaft mit ein. Letzteres ist ausdrücklich nicht Gegenstand der hier dargestellten Gesundheitsbetriebslehre. Sie befasst sich ganz im Sinne der grundlegenden Definitionen von Günter Wöhe (1924–2007) oder Edmund Heinen (1919–1996) vielmehr mit den einzelnen „Betriebswirtschaften", die unabhängig von ihrer Größe und Mitarbeiterzahl (Gesundheits-)Leistungen erstellen (vgl. Heinen 1992, S. 16). Die Betriebe der privaten bzw. gesetzlichen Krankenversicherung sind eher der Versicherungsbetriebslehre als spezielle Betriebswirtschaftslehre der Versicherungswirtschaft zuzuordnen.

Die Gesundheitsbetriebslehre befasst sich mit verschiedenen **Einsatzfaktoren**, die unmittel- oder mittelbar zum Erstellungsprozess von Gesundheitsleistungen beitragen, wie beispielsweise

- die menschliche Arbeitsleistung am Patienten,
- der Einsatz von medizintechnischen und sonstigen Betriebsmitteln,
- die Verwendung von medikamentösen, medizinischen, pharmazeutischen Heilmitteln und sonstigen Stoffen.

Neben diesen Elementarfaktoren gibt es *dispositive* Faktoren (Arbeitsleistungen im Bereich von Leitung, Planung, Organisation Kontrolle usw.) oder weitere Faktoren, die beispielsweise als

- Leistungen von Dritten,
- immateriellen Leistungen (Rechte, Informationen usw.),
- Zusatzleistungen

in den Leistungserstellungsprozess eingehen.

Beispiel

Häufig gelangen mehrere Faktoren gleichzeitig zum Einsatz: So wird beispielsweise nach Messung des Blutdrucks (menschliche Arbeitsleistung) mit dem Blutdruckmessgerät (medizinisches Betriebsmittel) nach einer Entscheidung des Arztes (dispositiver Faktor) ein blutdrucksenkendes Medikament (Heilmittel) verschrieben.

Insofern muss die Betriebswirtschaftslehre für das Gesundheitswesen versuchen, auch in ihrer Bandbreite das betriebswirtschaftliche Geschehen möglichst vollständig zu erfassen. Sie erstreckt sich daher insbesondere auf die Teilgebiete

- Planung,
- Finanzen,
- Personal,
- Absatz,
- Organisation,
- Material,
- Information,
- Steuerung und Kontrolle.

1.1.3 Definition und Bedeutung von Gesundheitsbetrieben

Betriebe lassen sich allgemein als Zusammenschluss von Individuen zum arbeitsteiligen Vollzug von Problemlösungsaufgaben ansehen, wozu somit auch beispielsweise Krankenhäuser oder Arztpraxen zählen (vgl. Fleßa und Greiner 2013, S. 2).

Der **Gesundheitsbetrieb** stellt eine in sich geschlossene Leistungseinheit zur Erstellung von Behandlungs- oder Pflegeleistungen an Patienten oder Pflegebedürftigen dar, die dazu eine Kombination von Behandlungseinrichtungen, medizinischen Produkten und Arbeitskräften einsetzt. Zum Einsatz können auch Betriebsmittel, Stoffe und sonstige Ressourcen gelangen, die nur mittelbar zur Erstellung der Behandlungs- oder Pflegeleistungen beitragen.

Beispiel

Arztpraxen, Zahnarztpraxen, Pflegeeinrichtungen, heilpraktische Einrichtungen, Krankenhäuser etc. lassen sich somit eindeutig als Gesundheitsbetriebe identifizieren. Sonstige Einrichtungen des Gesundheitswesens wie Krankenkassen, kassenärztliche Vereinigungen oder pharmazeutische Unternehmen zählen hingegen nicht dazu. Als Grenzfälle können beispielsweise Apotheken angesehen werden, da sie eher in der Arzneimitteldistribution anzusiedeln sind und selten Leistungen direkt am Patienten erbringen. Eine Krankenhausapotheke kann hingegen durch die Herstellung individueller medizinischer Produkte genauso wie eine orthopädische Werkstatt direkt in einen Krankenhausbetrieb integriert sein. Das gilt beispielsweise auch für ein in einer Zahnarztpraxis befindliches Dentallabor.

Als Beispiel für eine Auflistung von Gesundheitsbetrieben kann der Geltungsbereich der *Richtlinie über die ordnungsgemäße Entsorgung von Abfällen aus Einrichtungen des Gesundheitsdienstes* des *Robert-Koch-Instituts (RKI)* angesehen werden, in der folgende Einrichtungen genannt sind:

- Krankenhäuser einschließlich entsprechender Einrichtungen in Justizvollzugsanstalten und Sonderkrankenhäuser,
- Dialysestationen und -zentren außerhalb von Krankenhäusern und Arztpraxen einschließlich der Heimdialyseplätze,
- Vorsorge- und Rehabilitationseinrichtungen, Sanatorien und Kurheime,
- Pflege- und Krankenheime bzw. -stationen, einschließlich Gemeinde- und Krankenpflegestationen,
- Einrichtungen für das ambulante Operieren,
- Arztpraxen und Zahnarztpraxen,
- Praxen der Heilpraktiker und physikalischen Therapie (vgl. Robert-Koch-Institut 2002, S. 4).

Die Leistungserstellung von Gesundheitsbetrieben lässt sich folgendermaßen konkretisieren: Nach der Rechtssprechung des *Europäischen Gerichtshofs (EuGH)* sind unter

ärztlichen Heilbehandlungen oder Heilbehandlungen im Bereich der Humanmedizin
Tätigkeiten zu verstehen, die dem Zweck der Vorbeugung, Diagnose, Behandlung und
möglichen Heilung von Krankheiten oder Gesundheitsstörungen bei Menschen dienen
(vgl. Europäischer Gerichtshof 2013). Dies gilt unabhängig von

- der Art der Leistung (Behandlung, Attest, Untersuchung etc.),
- dem Behandelten/Adressaten (Patient, Sozialversicherung, Gericht etc.),
- dem Leistungsersteller (Heilpraktiker, Krankenhäuser, Physiotherapeut, freiberufli-
  cher/angestellter Arzt oder Zahnarzt etc.).

Beispiel

Nach verschiedenen Urteilen, Beschlüssen und Schreiben des *EuGH,* des *Bundesministeriums der Finanzen (BMF)* und des *Bundesfinanzhofs (BFH)* zählen
beispielsweise folgende Tätigkeiten *nicht* zu Leistungen der Heilbehandlung: Schrift-
stellerische oder wissenschaftliche Tätigkeiten in ärztlichen Fachzeitschriften,
Vortragstätigkeiten vor Ärzten im Rahmen einer Fortbildung, entgeltliche Nutzungs-
überlassung von medizinischen Großgeräten, kosmetische Leistungen von Podologen
in der Fußpflege etc.

Die Gesundheitsbetriebe lassen sich nach unterschiedlichen Merkmalen in folgende
Arten einteilen (vgl. Tab. 1.1):

Die einzelnen Betriebsarten oder -typologien sind nicht immer eindeutig voneinander abgrenzbar: Häufig bieten beispielsweise Spezialkliniken ambulante und stationäre
Behandlungsleistungen gleichzeitig an und ein städtisches Klinikum der Vollversorgung
wird in der Regel sowohl arbeits- als auch anlagenintensiv betrieben.

Tab. 1.1 Typologie von Gesundheitsbetrieben

Merkmale	Betriebsarten	Beispiele
Größe	Kleinbetriebe, Großbetriebe	Arztpraxis, Polyklinik
Rechtsform	Betriebe in öffentlicher Rechtsform, als Personen- oder Kapitalgesell-schaft	Landkreisklinik als Eigenbetrieb, Gemeinschaftspraxis, Klinikum AG
Leistungsumfang	Betriebe mit ambulanter Versor-gung, Betriebe mit stationärer Versorgung	Tagesklinik, Tagespflege, Kranken-haus mit verschiedenen Abteilungen bzw. Stationen
Leistungsart	Betriebe für medizinische Grund-versorgung, Vollversorgung	Hausarztpraxis, Pflegedienst, statio-näre Pflegeeinrichtung
Spezialisierungsgrad	Betriebe für allgemeine Behand-lungsleistungen; Betriebe für spezi-elle Behandlungsleistungen	Allgemeinarztpraxis, HNO-Praxis, Kieferorthopädische Praxis, Augen-klinik
Einsatzfaktoren	Arbeitsintensive Betriebe, anlagen-intensive Betriebe	Pflegeeinrichtung, Diagnosezent-rum, Röntgenpraxis

Verwandte Begriffe wie „Unternehmen" oder „Firma" sind hingegen zu umfassend bzw. kaum geeignet den Gesundheitsbetrieb zu beschreiben. Während sich das **Unternehmen** als System beschreiben lässt, das aus miteinander in Beziehung tretenden Menschen als seinen Elementen besteht, sich regelmäßig verändert sowie in intensivem Austausch mit seiner Umwelt steht und nach dem ökonomischen Prinzip handelt, stellt die **Firma** den handelsrechtlichen Namen dar, mit dem ein Unternehmen in der Öffentlichkeit auftritt.

Beispiel

Beispiele für Firmenbezeichnungen von Gesundheitsbetrieben sind *Rhön-Klinikum AG,* Bad Neustadt/Saale, oder *Augustinum GmbH,* München. Der bekannte Name *Berliner Charité* ist beispielsweise als solches keine Firmenbezeichnung. Richtigerweise handelt sich dabei um eine Körperschaft des Öffentlichen Rechts mit der Bezeichnung *Charité – Universitätsmedizin Berlin.*

Häufig werden Gesundheitsbetriebe auch als **Non-Profit-Organisation (NPO)** bezeichnet. Diesen sind sie allerdings nur zuzurechnen, sofern sie in öffentlicher oder privat-gewerblicher Trägerschaft keine kommerziellen Interessen oder Renditeerzielungsabsichten verfolgen, sondern in erster Linie der Gemeinnützigkeit dienen.

Ein Blick auf die **Anzahl** ausgewählter Gesundheitsbetriebe macht deutlich, welche Bedeutung sie für die betriebliche Landschaft Deutschlands haben (vgl. Tab. 1.2).

Zählt man die statistisch kaum erfassten und daher in Tab. 1.2 nicht aufgeführten Betriebe von Beschäftigungs- und Arbeitstherapeuten, Hebammen/Geburtshelfern, Heilpraktikern Masseuren, Medizinische Bademeistern, Krankengymnasten, Psychotherapeuten etc. hinzu, kommt man auf über 200.000 Einrichtungen mit mehr als 3.500.000 Mitarbeitern.

Hinsichtlich ihrer **Größe** lassen sich Gesundheitsbetriebe häufig den KMU-Kriterien der Europäischen Union (EU) für kleine und mittlere Unternehmen zuordnen, die definierte Grenzen hinsichtlich Beschäftigtenzahl und Umsatzerlös vorgeben. Vereinfacht gesagt

Tab. 1.2 Anzahl und Mitarbeiter ausgewählter Gesundheitsbetriebe in Deutschland in den Jahren 2013/2014 (vgl. Statistisches Bundesamt 2016)

Betriebe	Jahr	Anzahl	Mitarbeiter
Krankenhäuser	2014	1980	1.178.681
Vorsorge- oder Rehabilitationseinrichtungen	2014	1158	159.000
Arztpraxen	2014	102.900	676.000
Zahnarztpraxen	2013	43.841	344.000
Pflegedienste ambulant	2013	12.745	320.077
Pflegeeinrichtungen stationär	2013	13.030	685.447
Gesamt		175.654	3.363.205

haben **KMU** maximal 250 Mitarbeiter und einen Umsatzerlös von höchstens 50 Mio. EUR. Dies dürfte – mit Ausnahme von Großkliniken und Konzernen im Pflege- bzw. Krankenhausbereich – bei einer hohen Anzahl von Gesundheitsbetrieben der Fall sein.

Beispiel

„Für die Unterscheidung zwischen Kleinstunternehmen sowie kleinen und mittleren Unternehmen gelten folgende Abgrenzungen:

Kleinstunternehmen: weniger als 10 Mitarbeiter und Jahresumsatz oder Jahresbilanzsumme von höchstens 2 Mio. EUR,

kleine Unternehmen: weniger als 50 Mitarbeiter und Jahresumsatz oder Jahresbilanzsumme von höchstens 10 Mio. EUR,

mittlere Unternehmen: weniger als 250 Mitarbeiter und entweder Jahresumsatz von höchstens 50 Mio. EUR oder Jahresbilanzsumme von höchstens 43 Mio. EUR." (Bundesministerium für Wirtschaft und Energie 2016, S. 1)

Die meisten Arzt- und Zahnarztpraxen dürften hinsichtlich Mitarbeiter- und Umsatzzahlen somit unter die Definition für Kleinstunternehmen fallen.

Der **Gesamtumsatz** aller Gesundheitsbetriebe lässt sich am ehesten anhand der Gesundheitsausgaben aller Ausgabenträger (öffentliche Haushalte, private Haushalte, gesetzliche und private Kranken- und Pflegeversicherung usw.) ermessen, die 2013 nahezu 315 Mrd. EUR betragen haben (vgl. Statistisches Bundesamt 2016).

1.2   Geschichtliche Entwicklungslinien

1.2.1   Entwicklung bis ins 19. Jahrhundert

Während sich die Geschichte medizinischer Tätigkeit in wie auch immer gearteten ärztlichen Praxen (mit dem Einsatz von Assistenten, Gehilfen, Arznei- und „Zaubermitteln", Therapieanweisungen, Informations- und Schriftsammlungen usw.) bis zu den Regelungen für die ärztliche Berufsausübung durch den *Gesetzeskodex* des *Hammurabi* (1792– 1750 v. Chr.) oder der *rationalen Medizin* durch *Hippokrates von Kos* (460–370 v. Chr.), mit noch heute gültigen Hinweisen zur Ausgestaltung des Behandlungsprozesses (Anamnese, Beobachtung, Befragung, Untersuchung, Diagnose, Therapie usw.), zurückverfolgen lässt, ist die geschichtliche Entwicklung des Gesundheitsbetriebs vor allen Dingen eng mit der Entstehung von Hospitälern und Krankenheilanstalten verknüpft (vgl. hierzu insbesondere die Zeitschrift der Deutschen Gesellschaft für Krankenhausgeschichte – DGKG „Historia Hospitalium" 1966 ff.).

Im 6. Jahrhundert v. Chr. suchten Kranke im Asklepios-Heiligtum in Griechenland durch einen Heilschlaf (Inkubation) Linderung. Der Begriff **Klinik** lässt sich aus dem griechischen Wort *kline* ableiten, das sind Liegen, auf die die Kranken von Tempeldienern (Therapeuten) gegen ein Honorar gelegt wurden.

Seit der Regierungszeit des römischen Kaisers Augustus (63 v. Chr. – 14. n. Chr.) sind Militärlazarette (**Valetudinarien**) der Römer zur gesundheitlichen Versorgung ihrer Legionäre nachweisbar. Diese verfügten als relativ große Pflegeeinrichtungen neben Ärzten auch über Schreibkräfte und Inspektoren für die Verwaltungs- und Organisationsaufgaben.

Um 370 wurde in Mittelanatolien die große Krankenanstalt von *Caesarea* gegründet, die als **Xenodochion** nicht nur zur medizinischen Versorgung ausgebildete Ärzte bereithielt, sondern auch als Vorläufer des **Hospitals** Armen und Fremden Unterkunft und Pflege bot.

Die Gründung des Benediktinerklosters um 529 auf dem Monte Cassino gilt zugleich als die Geburtsstunde der Klösterhospitäler. Die Krankenhäuser der Mönche (**Infirmarien**) und ihre Klostermedizin reichten bis ins 12. Jahrhundert und wurden danach durch Praxisverbote für Geistliche weitestgehend begrenzt.

Die um 583 entstandenen **Leprosorien** waren Pflegeeinrichtungen, die außerhalb der Kloster- und Stadtmauern relativ isoliert von der übrigen Gesellschaft angesiedelt waren. Zu Beginn handelte es sich um ärmliche Holzhütten für die Aussätzigen, denen erst gegen 1120 durch Angehörige des Jerusalemers St. Lazarus-Ordens in Form von **Lazaretten** eine einigermaßen angemessene Pflege zuteil wurde. Die Berliner *Charité* ging beispielsweise aus einem **Pesthaus** hervor. Diese wurden vorsorglich gegen plötzlich hereinbrechende Seuchen errichtet.

Um 800 ließ Kalif Hārūn ar-Raschīd (763–809) eines der ersten islamischen Krankenhäuser errichten, das auch über Apotheken, Bibliotheken und ärztliche Ausbildungseinrichtungen verfügte und in dem die Behandlung kostenlos war.

Nachdem durch das *Konzil von Clermont* 1130 Geistlichen die Praxistätigkeit untersagt wurde, überließen zahlreiche europäische Klöster ihre Spitäler weltlichen Laienhelfern. Sie gingen in kommunale Regie über oder wurden durch weltliche bzw. in Folge der mittelalterlichen Kreuzzüge durch geistliche Ritterorden betreut.

Die Spezialisierung von Gesundheitsbetrieben lässt sich neben der dargestellten Entwicklung von Seucheneinrichtungen wie Pesthäusern und Leprosorien ebenfalls viele Jahrhunderte zurückverfolgen. So verfügte das französische Hospital *Hôtel-Dieu* um 1630 über eine geburtshilfliche Abteilung und eine Hebammenschule. Viele Krankenanstalten im 17. Jahrhundert besaßen eigene Irrenabteilungen, **Zucht- und Tollhäuser,** die allerdings nicht immer dem Gesundheitsgedanken, sondern vielmehr staatspolitischen Zielsetzungen zentraler Erfassung und Disziplinierung von Teilen der Bevölkerung geschuldet waren.

1784 wurde mit dem Allgemeinen Krankenhaus in Wien ein erstes **Großkrankenhaus** in Mitteleuropa eröffnet. Im Gegensatz zu den früheren Hospitälern stand es ausschließlich für die Krankenversorgung zur Verfügung.

1872 wurde ebenfalls in Wien die erste **Poliklinik** Europas gegründet, die zunächst aus mehreren Ambulanzen zur Versorgung armer Patienten bestand. Hier entstanden nach und nach einzelne Spitalsabteilungen, ein Hörsaal sowie 1896 ein erstes Röntgenkabinett. Die Betriebskosten wurden zunächst von den Gründern, einem Dutzend junger

Universitätsassistenten, selbst getragen, aber einige Jahre später durch einen Finanzie-
rungsverein und dessen Spendensammlung auf eine einigermaßen sichere Grundlage
gestellt.

Das 1889 eröffnete St. Mary's Hospital in Rochester (Minnesota) stellte als Großkrankenhaus eine erste Form privater Krankenhausorganisation dar, in der verschiedene
Spezialisten miteinander kooperierten.

Ebenfalls im 19. Jahrhundert entstand eine Vielzahl von zumeist in privater Trägerschaft befindlichen Heilanstalten (**Sanatorien**), die vor allen Dingen einer wohlhabenden
Oberschicht die Heilung von Tuberkolose, Asthma oder Alkoholismus in Luftkurorten,
Thermal- oder Seebädern ermöglichen sollten. Ihr historischer Ursprung geht zum Teil
auf die römische Bäderkultur zurück und auf Siedlungen rund um heiße Quellen, denen
man Heilwirkung zuschrieb.

1.2.2 Neuere Entwicklungen

Zahlreiche Kliniken entstanden nach dem Vorbild der Poliklinik in ganz Europa.
Ursprünglich als Krankenhausabteilung zur ambulanten Behandlung von Patienten und
zur Unterrichtung von Medizinstudenten konzipiert, wurden auch größere Krankenhäuser als Groß- oder Universitätskliniken bezeichnet. Während man bis in die Mitte
des letzten Jahrhunderts der Überlegung folgte, dass jede Fachklinik über ein eigenes
Gebäude verfügen musste, setzte man in der Folge auf eine gemeinsame Nutzung der
technischen, wirtschaftlichen und medizinischen Ressourcen. Häufig wurden die Kran-
kenstationen von den übrigen Bereichen getrennt und diese ebenfalls nach Funktionen
(Behandlung, Untersuchung, Forschung, Lehre, Wirtschaft und Verwaltung) gegliedert.

Beispiel

Seit 1982 werden beispielsweise im *Universitätsklinikum Aachen* jährlich rund 45.000
Patienten stationär und ca. 200.000 Patienten ambulant behandelt. Zu dem Großbe-
trieb mit rund 6000 Beschäftigten und 1400 Betten gehören 34 Fachkliniken, 27 Insti-
tute und fünf fachübergreifende Einheiten, die in den Bereichen Krankenversorgung,
Forschung und Lehre in einem Zentralgebäude gebündelt sind (vgl. Uniklinik RWTH
Aachen 2015, S. 1).

Polikliniken mit stationärer Versorgung existieren heutzutage vor allem in Schweden
sowie meistens in ehemals sozialistischen Staaten wie Russland, der Ukraine, Rumänien
oder Bulgarien.

Durch die Zusammenfassung verschiedener Fachärzte in einer größeren Praxis entstanden in einigen europäischen Ländern wie Österreich, Dänemark, Schweiz, Nieder-
landen **Ambulatorien**. Diese Form der ambulanten ärztlichen Behandlung war in der
DDR eine weit verbreitete Organisationsform. Die ambulanten Behandlungszentren mit

angestellten Facharzten verschiedener Fachrichtungen wurden zugunsten von Einzelpraxen niedergelassener Ärzte nach und nach aufgelöst, mit der Folge, dass es mancherorts
noch heute mehrere Privatpraxen unter einem Dach gibt und diese Einrichtungen meist
Ärztehaus genannt werden. Im Gegensatz zu neu gegründeten Ärztehäusern benötigen
diese Einrichtungen aufgrund ihrer historischen Entwicklung keinen eigenen „Kassen-
arztsitz".

Als eine weitere betriebliche Form der ärztlichen Berufsausübung hat sich die **Praxisgemeinschaft** entwickelt, die den Zusammenschluss niedergelassener Ärzte zur gemeinsamen Nutzung von Praxiseinrichtung und Personal bei der Behandlung von Patienten
darstellt. Die **Berufsausübungsgemeinschaft** ist auf die frühere Gemeinschaftspraxis
gefolgt, die eine häufig vorkommende Kooperationsform zwischen niedergelassenen
Ärzten darstellte.

In jüngerer Zeit versucht man auch durch Zentralisation und Zusammenfassung ehemals eigenständiger Einrichtungen zu Großbetrieben die Effektivität zu steigern und
Synergieeffekte zu nutzen. So werden gerade im kommunalen oder staatlichen Bereich
ehemals eigenständige Kliniken und Krankenhäuser zu größeren Organisationseinheiten
zusammengeschlossen.

Beispiel

Das *Klinikum der Universität München* mit dem Campus Großhadern und dem Campus Innenstadt ist seit dem 1. Oktober 1999 ein organisatorisch, finanzwirtschaftlich
und verwaltungstechnisch selbstständiger Teil der Ludwig-Maximilians-Universität. Durch diesen Zusammenschluss hat es sich zu einem der größten Krankenhäuser in Deutschland und Europa entwickelt. Es ist mit seinen über 9000 Mitarbeitern
und 2200 Betten ein Krankenhaus der maximalen Versorgungsstufe mit 45 Kliniken,
Instituten und Abteilungen aus allen medizinischen Fachbereichen. Die historische
Entwicklung lässt sich baulich gut nachvollziehen: Während der Campus Innenstadt aus einer Vielzahl von Gebäuden besteht (die Medizinische Klinik ist in dem
Ursprungsgebäude von 1813 untergebracht), besteht der Campus Großhadern aus dem
ehemaligen Großklinikum, mit dessen Bau 1967 begonnen wurde (vgl. Klinikum der
Universität München 2016, S. 1).

Eine weitere neue Entwicklungslinie ist die Reaktivierung des Konzepts der Polikliniken
und die Möglichkeit des Zusammenschlusses von zur kassenärztlichen Versorgung zugelassenen Ärzten und andere Leistungserbringer im Gesundheitswesen in einem **Medizinischen Versorgungszentrum (MVZ)**. Das *GKV-Modernisierungsgesetz* von 2004
reagierte damit auf die anhaltende Entwicklung zu klinikähnlichen Gemeinschaftspraxen
(Praxiskliniken) und zur Einrichtung von Praxen in Krankenhäusern durch Belegärzte.

Die systematische Befassung mit wirtschaftlichen Sachverhalten der Gesundheitsbetriebe
entstand ebenfalls erst in den letzten Jahrzehnten des vergangenen Jahrhunderts. Obwohl es
schon in den bereits erwähnten römischen Valetudinarien Schreibkräfte und Inspektoren für

Verwaltungs- und Organisationsaufgaben und damit Hinweise auf betriebliche Aufbau- und Ablauforganisationen gab, entwickelten sich erst mit der ebenfalls vergleichsweise jungen Allgemeinen Betriebswirtschaftslehre (ABWL) auch die speziellen Betriebswirtschaftslehren beispielsweise für Industrie-, Handels- oder Bankbetriebe und in der Folge auch für die Gesundheitsbetriebe.

Die BWL selber erhielt etwa um 1900 ihr methodisches Fundament, als unter anderem in Aachen, Leipzig und Wien Handelshochschulen gegründet wurden. In Paris gab es mit der *Ecole Supérieure de Commerce* bereits 1819 eine Wirtschaftshochschule. Pioniere im deutschsprachigen Raum waren beispielsweise *Eugen Schmalenbach* (1873–1971) mit seinen *Grundlagen dynamischer Bilanzlehre*, sowie *Erich Gutenberg* (1897–1984), der 1951 mit seinem Werk *Produktion* erstmals eine umfassende systematische Analyse der Fertigung und Organisation eines Betriebs darlegte. Zu den Wegbereitern spezieller Betriebswirtschaftslehren zählen beispielsweise *Edmund Heinen* (1919–1996) mit seiner 1972 veröffentlichten *Industriebetriebslehre*, sowie *Henner Schierenbeck* (geb. 1946) mit der von ihm mitbegründeten *Bankbetriebslehre*.

Im Gesundheitswesen entwickelten sich für einzelne Teilgebiete spezielle Management- und Betriebslehren. Dazu zählen beispielsweise die 1975 bereits in der 3. Auflage erschienene *Krankenhausbetriebslehre* von *Siegfried Eichhorn,* die diesbezüglichen Arbeiten von *Günther E. Braun* (1999) oder *Wilfried von Eiff* (1980), die Schriften zum *Pflegemanagement* von *Gabriele Borsi* (1994) oder die *Managementlehren für Arzt-* und *Zahnarztpraxen* von *Klaus D. Thill* (2002), *G. F. Riegl* (1990) und vom Autor dieses Buches (vgl. Frodl 1995).

Um die mittlerweile erreichte Forschungsintensität zu verdeutlichen, listet eine Auswertung des *Research Explorer – Das deutsche Forschungsverzeichnis* der *Deutschen Forschungsgemeinschaft (DFG)* und des *Deutschen Akademischen Austauschdienstes (DAAD)* unter anderem und beispielsweise folgende Einrichtungen auf (vgl. DAAD/ DFG 2016):

- Albert-Ludwigs-Universität Freiburg: BWL II – Marketing und Gesundheitsmanagement
- Frankfurt School of Finance & Management: Institute for International Health Management
- Bayerischer Forschungsverbund Public Health – Öffentliche Gesundheit, München
- Bergische Universität Wuppertal: Bergisches Kompetenzzentrum für Gesundheitsmanagement und Public Health
- Berlin School of Public Health an der Charité
- Centrum für Krankenhausmanagement GmbH (CKM), Münster
- Charité Research Organisation GmbH, Berlin
- Deutsche Hochschule für Prävention und Gesundheitsmanagement, Saarbrücken
- DIU – Dresden International University GmbH: Kompetenzzentrum für Gesundheitswissenschaften und Medizin

- Ernst-Moritz-Arndt-Universität Greifswald: Lehrstuhl für ABWL und Gesundheitsmanagement
- Evangelische Hochschule Nürnberg: Fakultät für Gesundheit und Pflege
- Fachhochschule Münster: Fachbereich Pflege und Gesundheit
- Forschungsverbund Public Health Sachsen und Sachsen-Anhalt e. V., Dresden
- Goethe-Universität Frankfurt am Main: Zentrum für Gesundheitswissenschaften
- Health Care Management e. V. Institut an der Philipps-Universität Marburg
- Hochschule Emden/Leer: Fachbereich Soziale Arbeit und Gesundheit
- Hochschule Fresenius gGmbH Idstein: Fachbereich Gesundheit
- Hochschule Fulda: Fachbereich Pflege und Gesundheit
- Hochschule für Gesundheit Bochum: Studiengang Pflege
- Hochschule Neu-Ulm: Fakultät Gesundheitsmanagement
- Hochschule Neubrandenburg: Fachbereich Gesundheit, Pflege, Management
- Hochschule Zittau/Görlitz: Gesundheitswissenschaften
- IB-Hochschule Berlin: Fakultät – Gesundheitswissenschaften
- Katholische Hochschule Nordrhein-Westfalen: Fachbereich Gesundheitswesen
- Ludwig-Maximilians-Universität München (LMU): Lehrstuhl für Public Health und Versorgungsforschung
- Medizinische Hochschule Hannover (MHH): Zentrum Öffentliche Gesundheitspflege
- Ostfalia Hochschule für angewandte Wissenschaften Wolfenbüttel: Fakultät Gesundheitswesen
- Pädagogische Hochschule Schwäbisch Gmünd: Institut für Gesundheitswissenschaften
- Ruprecht-Karls-Universität Heidelberg: Stabsstelle für Qualitätsmanagement/Medical Controlling
- Technische Universität Berlin: Fachgebiet Management im Gesundheitswesen
- Technische Universität Berlin: Fachgebiet Strukturentwicklung und Qualitätsmanagement im Gesundheitswesen
- Technische Universität Dresden: Lehrstuhl für Gesundheitswissenschaften/ Public Health, Zentrum für evidenzbasierte Gesundheitsversorung
- Universität Bayreuth: Institut für Medizinmanagement und Gesundheitswissenschaften
- Universität Bayreuth: JP-MIG: Juniorprofessur Gesundheitsmanagement
- Universität Bielefeld: Arbeitsgruppe 5: Gesundheitsökonomie und Gesundheitsmanagement
- Universität Bremen: Institut für Public Health und Pflegeforschung (IPP)
- Universität Hamburg: Fachrichtung Gesundheitswissenschaft
- Universität Hamburg: Hamburg Center for Health Economics, Lehrstuhl für Management im Gesundheitswesen, Lehrstuhl Health Care Management
- Universität Trier: Internationales HealthCare Management Institute (IHCI)
- Universität zu Köln: Seminar für ABWL und Management im Gesundheitswesen

- Westfälische Wilhelms-Universität Münster: Institut für BWL, insb. Krankenhausmanagement (IKM)
- Westsächsische Hochschule Zwickau: Fakultät Gesundheits- und Pflegewissenschaften
- Wissenschaftliches Institut der TK für Nutzen und Effizienz im Gesundheitswesen (WINEG), Hamburg

Zu den neueren Entwicklungen zählt beispielsweise auch die **Translationale Gesundheitsökonomie** und damit die Umsetzung neuer medizinischer Erkenntnisse in die Praxis unter Analyse der damit verbundenen Informationsbereitstellungs- und Entscheidungsfindungsprozesse aus gesundheitsökonomischer Sicht. Sie beantwortet dazu z. B. Fragen nach der

- Generierung und Synthese von Evidenz zu Kosten und Effekten neuer Interventionen im Gesundheitswesen,
- Entwicklung von Instrumenten zur Unterstützung von Innovationsentscheidungen,
- Analyse von Entscheidungsprozessen über die Finanzierung neuer medizinischer Technologien,
- Analyse der notwendigen Rahmenbedingungen für ein erfolgreiches Management von Innovation in Medizin und Public Health im Hinblick auf Wirksamkeit, Kostenbewusstsein und Verteilungsgerechtigkeit (vgl. Rogowski et al. 2016, S. 405 ff).

1.3   Betriebstheoretische Grundlagen

1.3.1   Betriebswirtschaftliche Prinzipien

In der Allgemeinen Betriebswirtschaftslehre (ABWL) gilt das Prinzip des rationellen Handelns (**Rationalprinzip**) als ein wesentlicher Maßstab und dient zugleich als Grundlage für die Theoriebildung. Es besagt in seiner allgemeinen Fassung, dass der Mensch versucht, sein Ziel mit möglichst geringem Einsatz zu erreichen.

Obwohl es eine Grundlage vernünftigen menschlichen Handelns darstellt, ist dieses Prinzip für den Gesundheitsbetrieb zumindest kritisch zu hinterfragen: Kann ein angestrebter Gesundheitszustand unter strikter Anwendung dieses Prinzips erzielt werden? Ist es nicht vielmehr erforderlich, den Einsatz zu erbringen, der für die Gesunderhaltung oder Gesundwerdung notwendig ist, auch wenn er nicht ein Minimum an Aufwand darstellt?

Andererseits wird ein Arzt beispielsweise auch nur die Menge an Medikamenten verabreichen, die absolut notwendig sind. Dies entspricht zweifelsohne einer Begrenzung des Mitteleinsatzes und damit auch dem Rationalprinzip.

Um sich rational verhalten zu können, müssen Zielgrößen und Nebenbedingungen bekannt sein. Das Streben nach Wirtschaftlichkeit stellt rationales Verhalten auf dem Gebiet der Wirtschaft dar.

Betrachtet man das auf dem Rationalprinzip aufbauende **Wirtschaftlichkeitsprinzip**, so kommt man der Lösung des Problems ein wenig näher. Es stellt eine formale Beziehung zwischen den Zielen menschlichen Handelns und den zur Erreichung der Ziele notwendigen Mitteln dar und lässt sich sowohl als **Minimalprinzip** als auch als **Maximalprinzip** formulieren:

- Minimalprinzip: Ein gegebener Ertrag soll mit möglichst geringem Aufwand erreicht werden
- Maximalprinzip: Ein möglichst maximaler Ertrag soll mit einem gegebenen Aufwand erreicht werden.

Während das Minimalprinzip eine Art Konkretisierung des Rationalprinzips darstellt, erweitert das Maximalprinzip das wirtschaftlich rationelle Handeln um die Maximierung des Ertrags.

Beispiel

Um eine bakterielle Infektion zu bekämpfen, wird dem Patienten ein Antibiotikum verordnet. Die Dosierung und der Einnahmezeitraum sind genau vorgegeben. Mit dem Einsatz eines bakterizid wirkenden Penicillins, sollen möglichst alle Bakterien abgetötet werden.

Einerseits handelt der Arzt im Beispiel nach dem Minimalprinzip, denn er wird versuchen, den gewünschten Erfolg zunächst mit einer möglichst geringen Dosierung zu erreichen. Andererseits versucht er mit dem vorgegebenen Medikamenteneinsatz eine größtmögliche Verbesserung des Gesundheitszustands zu erzielen.

In einem Gesundheitsbetrieb kann somit grundsätzlich nach diesen Prinzipien gehandelt werden. Wie am Beispiel aufgezeigt, muss dies sogar bisweilen auch aus medizinischen Erwägungen heraus zwingend erfolgen. Erst recht gilt dies für den Einsatz von betrieblichen Ressourcen, die nicht unmittelbar mit einer Behandlungsleistung verbunden sind. Sie gilt es nach Wirtschaftlichkeitserwägungen möglichst rationell einzusetzen und ihren Beitrag zur Zielerreichung zu maximieren.

Beispiel

Beispielsweise kann der Einsatz von Personal und Material für die Kassen- und Privatliquidation einer Arztpraxis ohne weiteres unter Berücksichtigung des Wirtschaftlichkeitsprinzips erfolgen.

Die Anwendung ökonomischer Prinzipien im Gesundheitswesen wird oft als problematisch erachtet. Dem kann entgegengehalten werden, dass aufgrund nicht unbegrenzt zur

Verfügung stehender Ressourcen im Gesundheitsbereich, wie auch in anderen gesellschaftlichen Bereichen, wirtschaftliches Handeln zwingend notwendig erscheint. Aus-
gabensteigerungen für die Gesundheit würden zu Reduzierungen in anderen Bereichen
führen (vgl. Wernitz und Pelz 2015, S. 27).

1.3.2 Grundlagentheorien

Die Betriebswirtschaftslehre für das Gesundheitswesen benötigt wie andere Wissenschaften auch grundlegende theoretische Ansätze, um die empirisch oder deduktiv
gewonnenen Erkenntnisse zusammenfassend darstellen und die festgestellten Einzelphänomene erklären zu können.

Ausgehend von dem Wirtschaftlichkeitsprinzip kann die historische **Faktorentheorie** nach *Erich Gutenberg* (1897–1984) auch als Grundlage für die Gesundheitsbetriebslehre angesehen werden. Nach seinem *Gesetz der Faktorkombination* als Basis einer
leistungserstellungs- und kostentheoretischen Betrachtung, stehen der Faktoreinsatz (die
menschlichen Arbeitsleistungen am Patienten, der Einsatz von medizintechnischen und
sonstigen Betriebsmitteln, die Verwendung von medikamentösen, medizinischen, pharmazeutischen Heilmitteln und sonstigen Stoffen) und Faktorertrag (Behandlungsleistungen) in Beziehung zueinander.

Nach der Faktorentheorie lässt sich menschliche Arbeit in die behandelnde, pflegende
Arbeit am Patienten (*patientenbezogene* Arbeit) und die *dispositive* Arbeit, die der Planung,
Leitung, Organisation und Kontrolle dient, aufteilen. Letztere stellt ein immaterielles Gut
dar, welches sich nur im begrenzten Umfang substituieren lässt. Die Zusammenfassung der
patientenbezogenen Arbeit mit den Faktoren medizintechnischer und sonstiger Betriebsmittel, sowie den medikamentösen, medizinischen, pharmazeutischen Heilmitteln und sonstigen Stoffen entspricht der betrieblichen Erstellung der Behandlungsleistung. Der *dispositive*
Faktor dient als Ergänzung und ist hinsichtlich der optimalen Faktorkombination wichtig,
da er den planerischen und strategisch-operativen Einsatz der anderen Faktoren im Gesundheitsbetrieb abbildet. Bei den anderen Faktoren handelt es sich um Repetierfaktoren bzw.
Verbrauchsfaktoren, wenn diese bei der Erstellung der Behandlungsleistung unmittelbar
verbraucht oder physikalisch bzw. chemisch umgewandelt werden, bzw. um Potenzial- oder
Bestandsfaktoren wenn diese lediglich mittelbar verbraucht bzw. gebraucht werden. Repetierfaktoren bzw. Verbrauchsfaktoren sind ständig neu zu beschaffen, um kontinuierliche
Leistungserstellungsprozesse zu ermöglichen (vgl. Abb. 1.2).

Beispiel

Nach der Faktorentheorie lässt sich ein Röntgengerät als Potenzial- oder Bestandsfak-
tor kennzeichnen, während die für die Bildentwicklung nötige Fixierflüssigkeit zu den
Repetier- bzw. Verbrauchsfaktoren zählt.

Die Einsatzfaktoren im Gesundheitsbetrieb sind mit Produktionsfaktoren vergleichbar,
die in der gesundheitsbetrieblichen Faktorkombination zueinander in Beziehung gesetzt

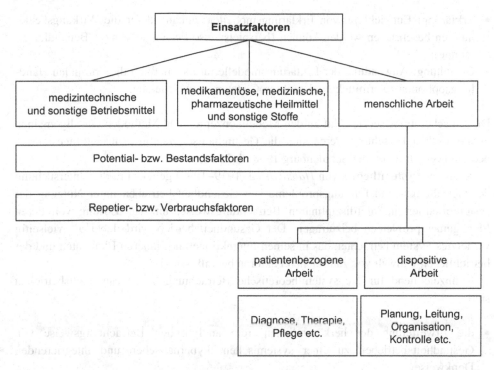

Abb. 1.2 Einsatzfaktoren im Gesundheitsbetrieb

werden, um die medizinische oder pflegerische Leistungsherstellung herbeizuführen. Dabei lassen sie sich auch unterscheiden in *interne* Produktionsfaktoren, über welche der Gesundheitsbetrieb autonom entscheiden kann und *externe* Produktionsfaktoren, die aus der gesundheitsbetrieblichen Umwelt stammen und über die der Gesundheitsbetrieb nicht unabhängig entscheiden kann (vgl. Seelos 2012, S. 174).

Eine weitere Basis stellt die **Entscheidungstheorie** nach *Edmund Heinen* (1919–1996) dar. Entscheidungssituationen in Gesundheitsbetrieben werden dabei analysiert und systematisiert, um die Elemente einer Arztpraxis oder eines Krankenhauses sowie die Zusammenhänge zwischen diesem und dem allgemeinen Gesundheitsmarkt zu erklären und um Regeln zu entwickeln, wie die beste Entscheidung in bestimmten Entscheidungssituationen getroffen werden kann.

Die Entscheidungsfindung in einem Gesundheitsbetrieb lässt sich dazu in folgende Schritte gliedern:

- Zieluntersuchung: Analyse, wie sich die einzelnen Ziele des Zielsystems im Gesundheitsbetrieb zueinander verhalten.
- Systematisierung: Gedankliche Erfassung und sinnvoll Gliederung der Untersuchungsobjekte im Gesundheitsbetrieb (beispielsweise Planung, Finanzen, Personal, Absatz, Organisation, Material, Information, Steuerung und Kontrolle).

- Erklärung: Entwicklung von Erklärungsmodellen, anhand derer die Wirkungsbeziehungen beschrieben werden können (beispielsweise Personaleinsatz – Behandlungsmenge).
- Gestaltung: Anwendung der Erklärungsmodelle, um schließlich die optimalen Handlungsoptionen zu ermitteln und zu ihren Gunsten zu entscheiden.

Die Entscheidungstheorie zählt zu den Modellkonzepten und Methoden der allgemeinen ökonomischen Forschung, deren sich die Gesundheitsökonomie je nach Fragestellung bedient (vgl. Graf von der Schulenburg 1998, S. 21 ff.).

Nach der **Systemtheorie** von *Hans Ulrich* (1919–1997) geht es um die Untersuchung der Gestaltungs- und Führungsprobleme von Gesundheitsbetrieben unter Nutzung der systemorientierten, interdisziplinären Betrachtungsweise, um zur Lösung von deren Managementproblemen beizutragen. Der Gesundheitsbetrieb wird dabei als vielseitig vernetztes System betrachtet, das in seinen Interaktionen mit inneren Elementen und der betrieblichen Umwelt von zahlreichen Faktoren beeinflusst wird.

Kennzeichnend für die systemtheoretische Betrachtung von Gesundheitsbetrieben sind

- die Erweiterung der herkömmlichen, rein analytischen Betrachtungsweise von Gesundheitsbetrieben zu einer systemischen, kybernetischen und integrierenden Denkweise,
- die Öffnung für Erkenntnisse aus anderen Wissenschaften,
- die Ausweitung von einer eindimensionalen, ausschließlich medizinischen oder ökonomischen Sicht zu einer vieldimensionalen Erfassung multipler Aspekte der Gesundheitsbetriebe,
- die Erfassung der Gesundheitsbetriebe als ein prinzipiell offene, soziale Systeme unter Einbezug ihrer Umwelt;
- die Einbeziehung einer obersten, wertmäßigen Führungsebene, die als normatives Management bezeichnet wird und damit auch nicht nur medizin-ethische Fragen, sondern auch Fragen einer betrieblichen Ethik berücksichtigt.

In sozialwissenschaftlichen Zusammenhang lässt sich das System der Krankenbehandlung als gesellschaftliches Funktionssystem ansehen, das stark von der menschlichen Kommunikation und Interaktion abhängig ist (vgl. Krönig 2007, S. 111 ff.).

Die **Verhaltenstheorie** nach *Günther Schanz* (geb. 1943) hat Gesundheitsbetriebe als soziale Gebilde zum Gegenstand, in denen die Veranlassung zum Handeln, der Ablauf zwischenmenschlicher Handlungen, dabei entstehende Konflikte und Innovationen analysiert werden, insbesondere um die Fragen der Wahrnehmung, Motivation, Lernen und Denken zu klären. Es geht somit um die Analyse des Verhaltens von Ärzten, Patienten, Pflegekräften in arbeitstäglichen Situationen und dessen Einfluss auf das betriebliche Ergebnis.

Insbesondere bei der Evaluation von Gesundheitsleistungen entwickelt sich zwischen dem Arzt als Anbieter und dem Patienten als Nachfrager eine Verhaltenstheorie, wobei davon ausgegangen wird, dass sich jedes medizinische Angebot auch seine eigene Nachfrage schafft (vgl. Kümmerle und Kümmerle 2008, S. 81).

1.3.3 Methodenübersicht

Wie die meisten anderen Wissenschaften benutzt auch die Gesundheitsbetriebslehre unterschiedliche wissenschaftliche **Methoden,** um zur Erreichung von Problemlösungen anhand definierter Verfahrensregeln, nachvollziehbarer Ergebnisse und nachprüfbarer Verfahrensschritte zu gelangen.

Grundsätzlich lassen sich dabei *induktive* und *deduktive* Methoden unterscheiden: Während die *induktive* Methode die Verallgemeinerung von Einzelbeobachtungen durch eine induktive Schlussfolgerung darstellt, um daraus Hypothesen und Gesetzmäßigkeiten abzuleiten, beinhaltet die *deduktive* Methode die Ableitung einer Aussage aus den Annahmen mithilfe vorgegebener Schlussregeln, von allgemeinen auf besondere Aussagen.

Beispiel

Ein überfülltes Wartezimmer, häufige Überstunden und Patientenbeschwerden über Wartezeiten könnten als für sich genommene Einzelphänomene bei einer *induktiven* Vorgehensweise die Schlussfolgerung zu einem allgemeinen Problem mit dem Bestellsystem der betroffenen Arztpraxis zulassen. Bei einer optimalen Organisation des Beststellsystems unter Berücksichtigung von Pufferzeiten, Patienteninformationen, Personalsituation etc. kann *deduktiv* auf einen wichtigen Beitrag zu einer verbesserten Patientenzufriedenheit geschlossen werden.

Besondere Ausprägungsformen der *deduktiven* Methode sind nomologische, axiomatische und realtheoretische Modellanalysen. Die *nomologische* Modellanalyse stellt eine logische Ableitung des Explanandum aus einer erklärenden Aussagenmenge (Explanans) dar, wobei das Explanans eine Hypothese als „Wenn-dann-Beziehung" enthält sowie eine Überprüfung, ob die in der Hypothese aufgestellten Bedingungen auch vorliegen. Die *axiomatische* Modellanalyse beinhaltet hingegen die Ableitung von Schlussfolgerungen aus empirisch nicht überprüften Annahmen durch logische Verfahrensstufen. In der *realtheoretischen* Modellanalyse werden schließlich empirisch gehaltvolle Theorien werden auf betriebswirtschaftliche Probleme konkretisiert.

Wie allgemein in der BWL erscheint auch in der Gesundheitsbetriebslehre das deduktive Vorgehen als Erfolg versprechendere Vorgehensweise und hierbei insbesondere die nomologische Modellanalyse.

Über die deduktive Modellanalyse hinaus, gehört auch der Einsatz weiterer wissenschaftlicher **Modelle** zum methodischen Instrumentarium der Gesundheitsbetriebslehre, um bei der Umwandlung verifizierter Hypothesen in Theorien komplexe Sachverhalte vereinfachend abzubilden:

- Beschreibungsmodelle: Abbildung komplexer empirischer Erscheinungen in Gesundheitsbetrieben in einfachere Zusammenhänge.
- Erklärungsmodelle: Erklärung betrieblicher Prozessabläufe, der Zusammenhänge zwischen abhängigen und unabhängigen Variablen in Form von Hypothesen über betriebliche Zusammenhänge.
- Entscheidungsmodelle: Auf Erklärungsmodellen aufbauende und um eine Zielfunktion erweiterte stochastische (bei unsicherer/unvollständiger Ausgangsbasis), deterministische oder spieltheoretische (Ausgangsbasis ist rationales Verhalten) Modelle zur Auswahl optimaler Handlungsalternativen in Gesundheitsbetrieben.

Es wird als notwendig erachtet, dass die Gesundheitsökonomie stärker als andere Bereiche eine empirische Überprüfung von Annahmen und Modellen vornimmt, da eine rein analytische Betrachtungsweise im Vergleich zu anderen volkswirtschaftlichen Sektoren einer größeren Gefahr des Scheiterns ausgesetzt ist. Auch wird ihr eine geringere Vorhersagekraft ihrer Modelle attestiert, was dazu führen könnte, dass Datenaufbereitungen und Konzepterstellungen im Vordergrund stehen (vgl. Lüngen und Schrappe 2010, S. 57).

Zusammenfassung

Ähnlich wie beispielsweise die Industriebetriebslehre, Handelsbetriebslehre oder Bankbetriebslehre befasst sich die Gesundheitsbetriebslehre mit einer speziellen Betriebsart, den Gesundheitsbetrieben. Sie stellen in sich geschlossene Leistungseinheiten zur Erstellung von Behandlungs- oder Pflegeleistungen an Patienten oder Pflegebedürftigen dar, die dazu eine Kombination von Behandlungseinrichtungen, medizinischen Produkten und Arbeitskräften einsetzen. Die geschichtliche Entwicklung von Gesundheitsbetrieben ist eng mit der Entstehung von Hospitälern und Krankenheilanstalten verknüpft. Die systematische Befassung mit wirtschaftlichen Sachverhalten der Gesundheitsbetriebe entstand erst in den letzten Jahrzehnten des vergangenen Jahrhunderts. Die Anwendung ökonomischer Prinzipien im Gesundheitswesen wird oft als problematisch erachtet. Dem kann entgegengehalten werden, dass aufgrund nicht unbegrenzt zur Verfügung stehender Ressourcen im Gesundheitsbereich, wie auch in anderen gesellschaftlichen Bereichen, wirtschaftliches Handeln zwingend notwendig erscheint.

Literatur

Borsi, G. (1994). *Pflegemanagement im Wandel*. Berlin: Springer.

Braun, G. E. (1999). *Handbuch Krankenhausmanagement – Bausteine für eine moderne Krankenhausführung*. Stuttgart: Schäffer-Poeschel.

Breyer, F., Zweifel, P., & Kifmann, M. (2013). *Gesundheitsökonomik* (6. Aufl.). Berlin: Springer.

Bundesministerium für Wirtschaft und Energie. (Hrsg.). (2016). Förderdatenbank. Förderprogramme und Finanzhilfen des Bundes, der Länder und der EU – Definition der Kleinstunternehmen sowie der kleinen und mittleren Unternehmen (KMU-Definition), Berlin. http://www.foerderdatenbank.de/Foerder-DB/Navigation/Foerderrecherche/suche.html?get=4aa561e46fff16fb87d819d09c769842;views;document&doc=2018. Zugegriffen: 31. Jan. 2016.

Busse, R., & Schreyögg, J. (2013). Management im Gesundheitswesen – Einführung in Gebiet und Buch. In R. Busse, J. Schreyögg, & T. Stargardt (Hrsg.), *Management im Gesundheitswesen* (3. Aufl., S. 1–9). Berlin: Springer.

DAAD/DFG. (Hrsg.). (2016). Research Explorer – Das deutsche Forschungsverzeichnis, Bonn. http://www.research-explorer.de/research_explorer.de.html?schritt=profisuche. Zugegriffen: 06. Febr. 2016.

Deutsche Gesellschaft für Krankenhausgeschichte – DGKG. (Hrsg.). (1966). Historia Hospitalium (Bd. 1–29). Düsseldorf: Triltsch.

Eichhorn, S. (1975). *Krankenhausbetriebslehre. Theorie und Praxis des Krankenhausbetriebes* (3. Aufl., Bd. 1). Stuttgart: Kohlhammer.

Eiff W. von. (Hrsg.). (1980). Kompendium des Krankenhauswesens – Beiträge zu ökonomischen, technischen und rechtlichen Problemen im Krankenhaus (Bd. 1). Bad Homburg: Bettendorf.

Europäischer Gerichtshof – EuGH. (2013). Urteil des Gerichtshofs (Dritte Kammer) vom 21. März 2013 in der Rechtssache C–91/12 betreffend ein Vorabentscheidungsersuchen nach Art. 267 AEUV, eingereicht vom Högsta förvaltningsdomstol (Schweden) mit Entscheidung vom 8. Februar 2012, beim Gerichtshof eingegangen am 17. Februar 2012, in dem Verfahren Skatteverket gegen PFC Clinic AB. ECLI:EU:C:2013:198.

Fleßa, S., & Greiner, W. (2013). *Grundlagen der Gesundheitsökonomie* (5. Aufl.). Berlin: Springer.

Frodl, A. (1995). *Kostenmanagement in der Zahnarztpraxis*. Stuttgart: Georg Thieme.

Graf von der Schulenburg, J.-M. (1998). Die Entwicklung der Gesundheitsökonomie und ihre methodischen Ansätze. In O. Schöffski, P. Glaser, & J.-M. Graf von der Schulenburg (Hrsg.), *Gesundheitsökonomische Evaluationen – Grundlagen und Standortbestimmung* (S. 15–23). Berlin: Springer.

Graf von der Schulenburg, J.-M. (2008). Gesundheitsbetriebslehre als Teil der Wirtschaftswissenschaften. In W. Greiner, J.-M. Graf von der Schulenburg, & C. Vauth (Hrsg.), *Gesundheitsbetriebslehre – Management von Gesundheitsunternehmen* (S. 1–3). Bern: Huber.

Heinen, E. (1992). *Einführung in die Betriebswirtschaftslehre* (9. Aufl.). Wiesbaden: Gabler.

Klinikum der Universität München. (Hrsg.). (2016). Das Klinikum der Universität München, München. http://www.klinikum.uni-muenchen.de/de/das_klinikum/index.html. Zugegriffen: 31. Jan.2016.

Krönig F. K. (2007) Die Ökonomisierung der Gesellschaft – Systemtheoretische Perspektiven. Dissertation Universität Flensburg. Transcript, Bielefeld.

Kümmerle, A., & Kümmerle, M. (2008). Gesundheitsökonomie, Gesundheitssystem, öffentliche Gesundheitspflege. In K.-P. Schaps, O. Kessler, & U. Fetzner (Hrsg.), *GK2 – Das Zweite – kompakt – Querschnittsbereiche* (S. 59–83). Berlin: Springer.

Lüngen, M., & Schrappe, M. (2010). Evidence-based policy making. In K. W. Lauterbach, M. Lüngen, & M. Schrappe (Hrsg.), *Gesundheitsökonomie, Management und Evidence-based Medicine – Handbuch für Praxis, Politik und Studium* (3. Aufl., S. 39–57). Stuttgart: Schattauer.

Riegl, G. F. (1990). *Marketing für die Arzt-Praxis – Großes Handbuch der Praxisführung und Kommunikation*. Augsburg: Prof. Riegl & Partner.

Robert-Koch-Institut – RKI. (Hrsg.). (2002). Richtlinie über die ordnungsgemäße Entsorgung von Abfällen aus Einrichtungen des Gesundheitsdienstes. Stand: Januar 2002, Berlin. http://www.rki.de/DE/Content/Infekt/Krankenhaushygiene/Links/rechtsvortschriften_pdf1.pdf;jsessionid=1E48BB609A56EAEDBBDC89D68073C913.2_cid290?__blob=publicationFile. Zugegriffen: 31. Jan. 2016.

Rogowski, W., John, J., & Ijzerman, M. (2016). Translational health economics. In R. M. Scheffler (Hrsg.), *World scientific handbook of global health economics and public policy* (Bd. 1, S. 405–440). Singapore: World Scientific Publishing.

Seelos, H.-J. (2012). *Medizinmanagement – Gesamtausgabe*. Wiesbaden: Springer.

Statistisches Bundesamt. (Hrsg.). (2016). DESTATIS – Gesundheit, Wiesbaden. https://www.desta-tis.de/DE/ZahlenFakten/GesellschaftStaat/Gesundheit/. Zugegriffen: 31. Jan. 2016.

Thill, K. D. (2002). *Professionelles Management. Von der Arztpraxis zum Dienstleistungsunterneh-men in 21 Schritten.* Köln: Deutscher Ärzte-Verlag.

Uniklinik RWTH Aachen. (Hrsg.). (2015). *Uniklinik RWTH Aachen – Zahlen, Daten, Fakten. Fact-Sheet.* Aachen: Aachen University.

Wernitz, M. H., & Pelz, J. (2015). *Gesundheitsökonomie und das deutsche Gesundheitswesen* (2. Aufl.). Stuttgart: Kohlhammer.

Rahmenbedingungen

2

2.1 Gesundheitsbetriebliche Umwelt

2.1.1 Politische Umweltbedingungen

Es gibt wohl kaum einen Politikbereich in Deutschland, der so häufig in der Diskussion steht, wie die sich mit der Funktionalität, Planung, Organisation, Steuerung und Finanzierung des Gesundheitssystems beschäftigende **Gesundheitspolitik**. Ihre wesentlichen Ziele sind die Sicherstellung eines effizienten und kostengünstig arbeitenden Gesundheitssystems, die Vermeidung von Krankheiten und Unfällen durch Prävention, die Erzielung einer qualitativ hochwertigen, einkommensunabhängigen Gesundheitsversorgung, gute Arbeitsbedingungen für das Personal im Gesundheitssektor sowie die Zufriedenheit der Bevölkerung mit den Leistungen des Gesundheitssystems, die insgesamt mitunter zu Zielkonflikten mit Leistungsträgern und -erbringern führen können.

Beispiel

„Das politische System ist in erster Linie an einer reibungslosen Abarbeitung der öffentlichen Aufgabe sowie an einer Kostenstabilisierung interessiert, während die mit der Krankenbehandlung befassten Institutionen ihren Gewinn, ihr Einkommen und ihre Macht auch zulasten anderer Organisationen zu steigern und zu erweitern suchen. Diese Grundkonflikte im Gesundheitswesen haben Auswirkungen bis auf die individuelle Ebene der handelnden Personen. Niedergelassene Ärzte agieren ihrem Selbstverständnis nach als selbständige und freie Unternehmer. In ihrem Handeln haben sie ihre ökonomischen mit ihren sozialen Interessen zu verbinden, was weitreichende Folgen für ihr individuelles Vorgehen hat. Sie stehen vor dem Dilemma das Wohl ihrer Patienten als handlungsleitende Wertvorstellung mit ihren ökonomischen Interessen nach Einkommensstabilisierung und -maximierung in Einklang zu bringen" (Perschke-Hartmann 2009, S. 5).

© Springer Fachmedien Wiesbaden GmbH 2017
A. Frodl, *Gesundheitsbetriebslehre*, DOI 10.1007/978-3-658-16564-2_2

Auf den Gesundheitsbetrieb wirken sich unmittelbar Gesetze und Verordnungen aus, die nach oft langwierigen Verhandlungen mit Ärzte- und Apothekerverbänden, Verbänden der Pharmaindustrie Krankenkassenverbänden, Krankenhausträgern und vielen anderen mehr hauptsächlich in der Zuständigkeit des *Bundesministeriums für Gesundheit* erlassen werden.

Beispiel

Auszug aus der Aufgabenbeschreibung des *Bundesministeriums für Gesundheit:*

„Zu den zentralen Aufgaben zählt, die Leistungsfähigkeit der Gesetzlichen Krankenversicherung sowie der Pflegeversicherung zu erhalten, zu sichern und fortzuentwickeln.

Des Weiteren ist die Reform des Gesundheitssystems eine der wichtigsten Aufgaben des Ministeriums; Ziel ist es, die Qualität des Gesundheitssystems weiterzuentwickeln, die Interessen der Patientinnen und Patienten zu stärken, die Wirtschaftlichkeit zu gewährleisten und die Beitragssätze zu stabilisieren" (Bundesministerium für Gesundheit 2016, S. 1).

Zahlreiche **Reformversuche** im Gesundheitswesen dienen dazu, die Kosten des Gesundheitssystems unter Berücksichtigung der demografischen Entwicklungen zu begrenzen. In der Diskussion stehen insbesondere

- die Modelle der Bürgerversicherung und der Gesundheitsprämie,
- die Überprüfung der Dualität von *Privater Krankenversicherung (PKV)* einerseits und *Gesetzlicher Krankenversicherung (GKV)*, sowie der Familienmitversicherung andererseits,
- die individuelle Bewertung der PKV, ab einer Beitragsbemessungsgrenze Risiken nach Krankheitsgeschichte, Alter, Geschlecht etc. pro Versicherungsnehmer festzulegen,
- die Überprüfung von Transferleistungen von der gesetzlichen Krankenversicherung zu anderen sozialen Sicherungssystemen,
- die Kosten nicht mehr wie bislang auf alle gesetzlich Versicherten und die Arbeitgeber paritätisch zu verteilen,
- die Senkung der Lohnnebenkosten durch Senkung der Krankenkassenbeiträge

und viele andere Themen mehr.

Als ein wesentlicher **Trend** in der Gesundheitspolitik, der sich im Ergebnis auf den Gesundheitsbetrieb auswirkt, lässt sich zum einen die Abkehr von der reinen Kostendämpfungspolitik ausmachen. Während bis in die neunziger Jahre die gewachsenen Strukturen und Anreize in der GKV weitgehend unangetastet blieben und auf der Seite der Gesundheitsbetriebe aufgrund der geltenden Vergütungs- und Finanzierungsformen (Selbstkostendeckungsprinzip in der stationären Versorgung, Einzelleistungsvergütung im ambulanten Sektor etc.) starke Anreize zur Mengenausweitung ausgingen, wurden durch das *Gesundheitsstrukturgesetz (GSG)* eine Reihe von Steuerungsinstrumenten installiert:

- Verlust der Bestandsgarantie für die Krankenkassen aufgrund freier Kassenwahl und Individualisierung des Beitragssatzes,
- Einführung von Pauschalen bzw. Individualbudgets bei der Vergütung der Leistungserbringer,
- Handlungsmöglichkeiten der Krankenkassen zur Einführung von Selbstbehalten und Beitragsrückerstattungen,
- Privatisierung von Krankenbehandlungskosten (beispielsweise durch Ausgliederung des Zahnersatzes für alle unter 18-Jährigen aus der Erstattungspflicht der Krankenkassen),
- Möglichkeit, Verträge mit einzelnen Gruppen von Ärzten – und nicht mehr ausschließlich mit der *Kassenärztlichen Vereinigung (KV)* als regionaler ärztlicher Monopolvertretung – abzuschließen bzw. auch Verträge mit einzelnen Krankenhäusern zu kündigen.

Für die Gesundheitsbetriebe bedeutsames Ziel dieser Steuerungsinstrumente ist es letztendlich Anreize zu schaffen, sich auf der Basis ihrer finanziellen Interessen am Ziel einer Ausgaben- und Mengenbegrenzung zu orientieren, um zwischen dem gesundheitspolitischem Globalziel der Kostendämpfung und den individuellen Handlungsrationalitäten bei der Erbringung, Finanzierung und Inanspruchnahme von medizinischen Leistungen eine Ausgleich zu schaffen.

Zu den neueren gesundheitspolitischen Vorgaben der Legislative zählen insbesondere die Gesetze

- zur Reform der Strukturen der Krankenhausversorgung *(Krankenhausstrukturgesetz – KHSG)* mit dem Ziel, die Qualität der Krankenhausversorgung zu verbessern,
- für sichere digitale Kommunikation und Anwendungen im Gesundheitswesen *(E-Health-Gesetz),* das mit einem Fahrplan zur Einführung einer digitalen Infrastruktur die Digitalisierung im Gesundheitswesen voran bringen soll,
- zur Stärkung der Versorgung in der gesetzlichen Krankenversicherung *(GKV-Versorgungsstärkungsgesetz),* das auch in Zukunft eine gut erreichbare medizinische Versorgung der Patientinnen und Patienten auf hohem Niveau sicherstellen soll.

Da viele gesundheitspolitischen Ziele den Staat nicht nur alleine betreffen bzw. auch nicht in seine alleinigen Kompetenzen fallen, werden die Interessen der Gesundheitsbetriebe bei der Mitgestaltung der politischen Vorgaben auf verschiedenen Ebenen vertreten.

Beispiel

Auszüge aus den gesundheitspolitischen Leitsätze der Ärzteschaft (Ulmer Papier, Beschluss des 111. Deutschen Ärztetages 2008):

„Die Krankheiten der Patienten sind zum Geschäftsgegenstand geworden und Ärztinnen und Ärzte sowie Angehörige der anderen Gesundheitsberufe zu Gliedern einer Wertschöpfungskette. Dabei ist der merkantile Gewinn und nicht etwa die Genesung der Erkrankten das eigentliche Ziel der Wertschöpfung. Durch die Zentralisierung medizinischer Entscheidungsprozesse bei staatlichen und substaatlichen Institutionen einerseits und die Ausrufung des Preiswettbewerbs unter den Leistungserbringern andererseits ist ein überbordendes Vorschriften- und Kontrollsystem entstanden, das Zeit in der Patientenversorgung kostet und den Druck zur Rationierung bis ins Unerträgliche erhöht." …„Im Mittelpunkt eines funktionierenden Gesundheitswesens muss wieder der kranke Mensch stehen und nicht mehr der Geschäftsgegenstand Diagnose. Nur dann besteht die Chance, auch unter den Bedingungen einer verschärften Mittelknappheit, gute Patientenversorgung und ärztliche Berufszufriedenheit herzustellen. Dann werden Ärztinnen und Ärzte sowohl ihre Kompetenz, als auch Empathie und Zuwendung für Patientinnen und Patienten noch umfangreicher einbringen können" (Bundesärztekammer 2008, S. 35).

2.1.2 Strukturelle Umweltbedingungen

Der Gesundheitsbetrieb ist in das deutsche **Gesundheitssystem** integriert, welches die Beziehungen im Gesundheitswesen zwischen dem Staat mit Bund, Ländern, Kommunen, den einzelnen Krankenkassen, den Privatversicherungen, den Unfall-, Pflege- und Rentenversicherungen, den kassenärztlichen und kassenzahnärztlichen Vereinigungen, den Arbeitgeber- und -nehmerverbänden, den versicherten Patienten, ihren Verbänden und ihre Selbsthilfeorganisationen, sonstigen im Gesundheitswesen tätigen Interessenverbänden, den Leistungserbringern, also Ärzte, Pflegepersonal, Apotheker usw., und anderen eingebundenen Gruppierungen regelt. Seine Aufgabe ist die

- Förderung und Erhaltung der Gesundheit,
- Behandlung von Krankheiten,
- Krankheitsvorbeugung und,
- Wiedereingliederung in die soziale Teilhabe,

aufbauend auf staatliche und nicht staatliche Institutionen, die gesundheitsbezogene Dienstleistungen für die Bevölkerung zur Verfügung stellen (vgl. Haubrok 2009, S. 27).

Beispiel

„Während einige Staaten, zumeist in der westlichen Welt, fast allen Bürgern ein reichhaltiges Portfolio an Gesundheitsdienstleistungen von der Grund- bis zur hoch spezialisierten Versorgung zur Verfügung stellen, sind die Leistungen in anderen Staaten, meist mit solchem mit mittlerem oder geringem Staatseinkommen, deutlich beschränkter. Während einzelne Staaten, so etwa Deutschland, diese Gesundheitsdienstleitungen über die eine oder andere Form der Sozialversicherungen finanzieren, generieren andere Staaten, so etwa Großbritannien, Einnahmen über allgemeine Steuern. Wieder andere hingegen, so wohl am ausgeprägtesten die USA, überlassen diese Aufgabe weitgehend privaten Versicherungen. Eine kleine Gruppe (vornehmlich südostasiatischer Staaten) verpflichten ihre Bürger gesetzlich dazu, gewisse Summen selbst zu sparen, die sie dann für Gesundheitsdienstleitungen einsetzen können. Ebenso unterscheiden sich Gesundheitssysteme in der Leistungserbringung. So organisieren einige Staaten die Gesundheitsversorgung ausschließlich, oder fast ausschließlich, staatlich, während andere sich auf private Organisationen der Leistungserbringung verlassen und wieder andere einen Mix aus verschiedenen Trägerschaften anstreben" (Ochs et al. 2013, S. 18).

Die Gesundheitsbetriebe in Deutschland sind somit hauptsächlich dem Staat oder dem Privatsektor zuzuordnen. Der **Staat** erbringt nur einen Teil der Versorgungsleistungen mit der Aufsicht über die ärztliche Selbstverwaltung und die Versicherungseinrichtungen, den kommunalen Krankenhäusern, den Hochschulkliniken oder den Gesundheitsbehörden. Im **Privatsektor** überwiegen freiberuflich geführte Arztpraxen, Zahnarztpraxen, Apotheken, heilpraktische und sonstige ambulante Praxen, sowie private und/oder gemeinnützige Krankenhäuser, Kliniken und sonstige stationäre Einrichtungen.

Bei der **Finanzierung** aller von Gesundheitsbetrieben erbrachter Gesundheitsleistungen beträgt der Anteil der Versicherten in der PKV knapp 10 %. Außerhalb der Versicherungsleistungen hat sich mittlerweile ein erheblicher, privat finanzierter Gesundheitsmarkt für *Individuelle Gesundheitsleistungen (IGeL)* entwickelt, der insbesondere nicht erstattungsfähige Leistungen in den Bereichen alternativer Heilverfahren, medizinischer Zusatzleistungen, Kosmetik, Wellness oder Esoterik umfasst. Weitere 2,5 % sind anderweitig versichert oder ohne Krankenversicherungsschutz. Der überwiegende Teil wird allerdings neben Selbstbeteiligungen, Zuzahlungen von Patienten, Zuschüssen bzw. Kostenbeteiligungen durch den Staat oder durch gemeinnützige Organisationen hauptsächlich durch die GKV erbracht, die sich aus den Versicherungsbeiträgen der Arbeitnehmer und Arbeitgeber finanziert.

Beispiel

„Das Gesundheitswesen in westlichen Ländern basiert wesentlich auf einem Krankenversicherungsschutz und einem sich daraus ableitenden Anspruch auf Zugang zu gesundheitlichen Leistungen oder deren Erstattung. Dieses Zusammenspiel von Beitragszahlung und Leistungsanspruch wird oftmals gegenübergestellt als Einnahmenseite und Ausgabenseite des Gesundheitswesens. Die Einnahmenseite behandelt somit Aspekte der Mittelerhebung. In Deutschland ist die Mittelerhebung geprägt durch die Erhebung von Krankenversicherungsbeiträgen und die Verteilung auf (gesetzliche) Krankenkassen an die Leistungserbringer, also insbesondere Vertragsärzte und Krankenhäuser. Weitere Leistungsbereiche sind ambulant verschriebene Arzneimittel, Heil- und Hilfsmittel und auch Leistungen der Prävention oder Rehabilitation" (Lüngen und Büscher 2015, S. 11).

Tab. 2.1 Ausgewählte Strukturdaten zu den Umweltbedingungen von Gesundheitsbetrieben (vgl. Bundesministerium für Gesundheit 2015)

	2011	2012	2013
Bevölkerungsentwicklung in Deutschland	80.328.000	80.524.000	80.767.000
Krankenstand der Pflichtmitglieder in der GKV in Prozent aller GKV-Mitglieder (Jahresdurchschnitt)	3,64	3,78	3,68
Werte je GKV-Arzneimittelverordnung	47,51 €	48,05 €	48,89 €
Verordnungen im GKV-Arzneimittelmarkt	625,4 Mio.	633,5 Mio.	644,9 Mio.
Umsatz im GKV-Arzneimittelmarkt	29.716 Mio. €	30.442 Mio. €	31.524 Mio. €
Berufstätige Zahnärzte	68.502	69.236	69.730
Berufstätige Ärzte	342.063	348.695	357.252
Krankenhäuser	2045	2017	1996
Krankenhausbetten	502.029	501.475	500.671
Zahl der gesetzl. Krankenkassen	156	146	134
Gesundheitsausgaben	295,5 Mrd. €	302,8 Mrd. €	314,9 Mrd. €

Die **Beschäftigten** in Gesundheitsbetrieben setzen sich überwiegend beispielsweise aus ärztlichem, nichtärztlichem Personal und Pflegepersonal in Kliniken, niedergelassenen Zahn-, Haus- und Fachärzten sowie nichtärztlichem Personal in den Arzt- und Zahnarztpraxen zusammen (vgl. Tab. 2.1).

2.1.3 Medizinische Umweltbedingungen

Die medizinischen Umweltbedingungen der Gesundheitsbetriebe bestehen zum einen aus dem **Gesundheitszustand** und den gesundheitlichen Risiken der deutschen Bevölkerung. Daraus lassen sich Schwerpunkte für die betriebliche, medizinische Leistungserstellung ableiten.

Beispiel

„In 40 Jahren werden ca. 30 % der Weltbevölkerung älter als 65 Jahre sein. Als Folge dieser Entwicklung werden sich die Anforderungen an die Gesundheitsversorgung stark verändern. Im Hinblick auf die in Zukunft immer älter werdenden Patienten ergeben sich multiple Krankheitsbilder, die eine Multimedikation und hohe Pflegebedürftigkeit mi sich bringen" (Greiling und Muszynski 2008, S. 13).

Nach Angaben des *Statistischen Bundesamtes* wurden 2014 in insgesamt 19.632.764 Fällen Patienten und Patientinnen im Rahmen stationärer Krankenhausaufenthalte behandelt. Die häufigste Einzeldiagnose nach *ICD-10* war die Herzinsuffizienz (I50) mit 432.893 Fällen, gefolgt von psychischen und Verhaltensstörungen durch Alkohol (F10) mit 340.500 Fällen und Vorhofflimmern und Vorhofflattern (I48) mit 289.791 Fällen. Vollstationär behandelt wurden 10.334.188 Frauen und 9.298.558 Männer. Die durchschnittliche Verweildauer lag bei 7,4 Tagen (vgl. Tab. 2.2).

Zu den medizinischen Umweltbedingungen der Gesundheitsbetriebe zählen ferner die Unterstützungsmöglichkeiten bei der medizinischen Leistungserbringung und damit die Entwicklungen in der **Medizintechnik.**

Nach einer Studie des *Bundesministeriums für Bildung und Forschung* zur Medizintechnik wird erwartet, dass die Entwicklungen im Bereich diagnostischer Leistungen und im ambulanten chirurgischen Bereich stärker fortschreiten, als im stationären Bereich. Begründet wird dies insbesondere mit der zunehmenden Verlagerung von Leistungen in den ambulanten Bereich, der Spezialisierung in der Leistungserbringung und der Förderung sekundärpräventiver Leistungen (Entdeckung klinisch noch symptomloser Erkrankungen und ihre erfolgreiche Frühtherapie). Daneben ist der stationäre Pflegemarkt angesichts der veränderten Altersstruktur als weiterer Fortschrittsbereich anzusehen,

Tab. 2.2 Häufigste Hauptdiagnosen der 2014 vollstationär behandelten Patienten nach *ICD-10* (vgl. Statistisches Bundesamt 2016a)

ICD-10-Nr.	Diagnose/Behandlungsanlass	Anzahl Patienten
I50	Herzinsuffizienz	432.893
F10	Psychische und Verhaltensstörungen durch Alkohol	340.500
I48	Vorhofflimmern und Vorhofflattern	289.791
S06	Intrakranielle Verletzung	267.186
I20	Angina Pectoris	248.015
I63	Hirninfarkt	245.147
I10	Essenzielle (primäre) Hypertonie	233.525
K80	Cholelithiasis	228.376
J18	Pneumonie, Erreger nicht näher bezeichnet	227.709
M54	Rückenschmerzen	223.641
I21	Akuter Myokardinfarkt	219.492
J44	Sonstige chronische obstruktive Lungenkrankheit	216.891
I70	Atherosklerose	195.736
C34	Bösartige Neubildung der Bronchien und der Lunge	194.64
I25	Chronische ischämische Herzkrankheit	192.445
M17	Gonarthrose (Arthrose des Kniegelenkes)	185.399
S72	Fraktur des Femurs	175.320
K40	Hernia inguinalis	168.005
M16	Koxarthrose (Arthrose des Hüftgelenkes)	167.500
E11	Diabetes mellitus, Typ 2	167.287

während hingegen der zahnärztliche Bereich und die Hilfsmittel weiter an relativer Bedeutung einbüßen werden (vgl. Bundesministerium für Bildung und Forschung 2005, S. 4 ff.).

Als die wichtigsten zukunftsrelevanten medizintechnischen **Schlüsseltechnologien** werden in der Studie genannt:

- Nanotechnologie,
- Zell- und Biotechnologie,
- Informationstechnologie,
- neue Materialien,
- Mikrosystemtechnik (Chip-Systeme, molekulare Bildgebung, Hochdurchsatz-Systeme und Vor-Ort-Diagnostik),
- Optische Technologien.

Für die **Therapie** zeichnen sich als zukünftige Innovationsschwerpunkte insbesondere Fortschritte beim Organersatz (Zell- und Gewebetechnik) sowie bei Implantaten und Wirkstoff-Freisetzungssystemen (Drug Delivery Systems wie Mikrosystemtechnik, Nanotechnologie) ab.

Generelle **Trends** bei der Weiterentwicklung der relevanten Schlüsseltechnologien sind (vgl. Abb. 2.1):

- Miniaturisierung: Verstärkte Nutzung der Mikrosystemtechnik, der Nanotechnologie und der optischen Technologien,
- Digitalisierung: Zunehmende Bedeutung der Informations- und Kommunikationstechnologie als herausragende Basistechnologie für nahezu alle Bereiche der Medizintechnik,
- Molekularisierung: Fortschritte für die biomolekularen Primärfunktionen insbesondere bei der Biotechnologie, aber auch in der Zell- und Gewebetechnik (tissue engineering).

Aus diesen Entwicklungstendenzen ergeben sich für den Gesundheitsbetrieb insbesondere folgende **Anforderungen:**

- Integration: Integration der vielfältigen Aspekte der Entwicklungen in der Medizintechnik durch regelmäßige Informationen über aktualisierte medizinische Perspektiven und Entwicklungsansätze, das Fortschreiben von medizinischen Prozessdokumentationen.
- Innovationsentwicklung: Der Gesundheitsbetrieb muss darauf achten, stärker bedarfsinduzierte Innovationsentwicklungen anzustoßen, um nicht in erster Linie technologiegetriebenen nachkommen zu müssen.

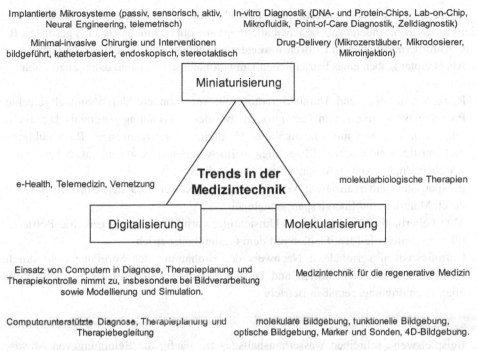

Implantierte Mikrosysteme (passiv, sensorisch, aktiv, Neural Engineering, telemetrisch)

In-vitro Diagnostik (DNA- und Protein-Chips, Lab-on-Chip, Mikrofluidik, Point-of-Care Diagnostik, Zelldiagnostik)

Minimal-invasive Chirurgie und Interventionen bildgeführt, katheterbasiert, endoskopisch, stereotaktisch

Drug-Delivery (Mikrozerstäuber, Mikrodosierer, Mikroinjektion)

Miniaturisierung

Trends in der Medizintechnik

e-Health, Telemedizin, Vernetzung

molekularbiologische Therapien

Digitalisierung

Molekularisierung

Einsatz von Computern in Diagnose, Therapieplanung und Therapiekontrolle nimmt zu, insbesondere bei Bildverarbeitung sowie Modellierung und Simulation.

Medizintechnik für die regenerative Medizin

Computerunterstützte Diagnose, Therapieplanung und Therapiebegleitung

molekulare Bildgebung, funktionelle Bildgebung, optische Bildgebung, Marker und Sonden, 4D-Bildgebung.

Abb. 2.1 Trends bei der Weiterentwicklung medizintechnischer Schlüsseltechnologien (vgl. Bundesministerium für Bildung und Forschung 2005, S. 16 f.)

- Interdisziplinarität: Die Anforderungen an das Miteinander der Fachärzte und der medizinischen Disziplinen steigen; Interdisziplinäre Kommunikation wird zum kritischen Erfolgsfaktor für medizinische Innovationsprozesse.

2.1.4 Ökologische Umweltbedingungen

Gesundheitsbetriebe haben eine besondere Verantwortung im Bereich des Umweltschutzes, da sie Aufgaben im Rahmen der Gesundheitsvorsorge und Gesundheitsprophylaxe wahrnehmen. Bemühen sie sich nicht, die Belastungen der Umwelt bei der medizinischen Versorgung so gering wie möglich zu halten, konterkarieren sie ihre Aufgaben im Rahmen der Vorsorge und Heilung.

Ein nicht unbeträchtliches Problempotenzial stellen umweltrelevante Stoffe und Arbeitsabläufe in einem Gesundheitsbetrieb dar. Es sind dabei nicht nur umweltrechtliche Vorgaben einzuhalten, sondern auch wirtschaftliche Gesichtspunkte zu berücksichtigen. Die Entsorgung von oft als Sondermüll zu deklarierenden Abfällen aus Krankenhäusern oder Arztpraxen, der Energieverbrauch durch Klima-, Heizungs- und Lüftungsanlagen oder Gebühren für steigende Frischwasser- und Abwassermengen belasten die ökonomische Situation einzelner Betriebe zusätzlich.

Insofern ist der **Umweltschutz** zwar nicht als primäre Aufgabe eines Gesundheitsbetriebs anzusehen. Andererseits bestehen allerdings sowohl rechtliche als auch gesellschaftliche Anforderungen, die ein **Umweltmanagement** im Gesundheitsbetrieb rechtfertigen.

Als Hauptaufgaben eines betrieblichen Umweltmanagements sind daher anzusehen:

- Risiken von Stör- und Unfällen reduzieren: Insbesondere durch umweltgerechte Prozesse beim Arbeiten in Laboratorien, bei der Anwendung medizinischer Technik, beim Umgang mit Chemikalien, Abfällen, Mikroorganismen, Radionukliden und sonstigen radioaktiven Materialien, beim Arbeiten in Krankenhausküchen und – wäschereien, bei Abluft, Abwasser und Haustechnik.
- Einsparpotenziale realisieren: Verringerung von Kosten und der Umweltbelastung durch Material- und Energiesparmaßnahmen.
- Mitarbeitermotivation verbessern: Umsichtige, vorbildlich umweltgerechte Betriebsführung fördert die Identifikation mit dem Gesundheitsbetrieb.
- Haftungsrisiken vermindern: Nachweis der Einhaltung der Sorgfaltspflicht durch Dokumentationen, Vorschriften und Dienstanweisungen und sonstigen Nachweisen über einen ordnungsgemäßen Betrieb.

Beispiel

Beispielsweise schreiben Wasserhaushaltsgesetze häufig die Reinigung von Abwasserströmen nach dem Stand der Technik und möglichst wassersparende Verfahrensweisen vor. Sie enthalten oft rechtliche und technische Auflagen, sowie Einleitgrenzwerte für abwasserbelastende Stoffe wie Desinfektionsmittel, Laborchemikalien und Medikamente, insbesondere Zytostatika und Diagnostika, cyanidhaltigen Chemikalien bei der Hämoglobinbestimmung oder jodhaltige Diagnostika in der Computertomografie. Für den Umgang mit wassergefährdenden Stoffen gibt es in der Regel ebenfalls Vorschriften.

Für den Gesundheitsbetrieb setzt das **Umweltrecht** die rechtlichen ökologischen Rahmenbedingungen. Es ist nicht in einem einheitlichen Umweltgesetzbuch geregelt, sondern besteht aus einer Vielzahl von Einzelgesetzen, die durch Verordnungen oder auch durch allgemeine Verwaltungsvorschriften konkretisiert und dem jeweiligen Kenntnisstand entsprechend angepasst werden. Die Verordnungen und Verwaltungsvorschriften enthalten im Vergleich zu den Gesetzen oft konkrete, technisch-naturwissenschaftlich begründete Inhalte, etwa zur erlaubten Luft- oder Lärmbelästigung. Zusätzlich werden technische Regelwerke, wie etwa *DIN*-Vorschriften oder *VDI*-Regelungen zum Ausfüllen unbestimmter Rechtsbegriffe herangezogen.

Das *Kreislaufwirtschaftsgesetz (KrWG)* stellt eine wichtige rechtliche Grundlage der Organisation der Entsorgung und des Umweltschutzes für den Gesundheitsbetrieb dar. Nach § 6 KrWG stehen die Maßnahmen der Vermeidung und der Abfallbewirtschaftung in der Rangfolge Vermeidung, Vorbereitung zur Wiederverwendung, Recycling, sonstige Verwertung, insbesondere energetische Verwertung und Verfüllung, Beseitigung.

Für den Gesundheitsbetrieb gilt somit als wichtiges Gebot, Abfälle erst gar nicht entstehen zu lassen, sondern diese wenn möglich zu vermeiden. Wenn eine Vermeidung
nicht möglich erscheint, so ist die Verwertung der Beseitigung vorzuziehen. Lediglich
der gesundheitsbetriebliche Abfall, der nicht mehr verwertet werden kann, ist auf Depo-
nien oder durch Verbrennung zu beseitigen.

2.2 Rechtliche Grundlagen

2.2.1 Allgemeine betriebliche Rechtsgrundlagen

Die allgemeinen betrieblichen Rechtsgrundlagen von Gesundheitsbetrieben sind
zunächst im **Wirtschaftsrecht** verankert. Es stellt die Gesamtheit aller privatrechtlichen,
öffentlich-rechtlichen und strafrechtlichen Rechtsnormen und Maßnahmen dar, die die
Erwerbstätigkeit von Gesundheitsbetrieben betreffen (vgl. Abb. 2.2).

Das **Wirtschaftsverfassungsrecht** stellt Verfassungsvorschriften dar, welche die
Wirtschaft und damit die Gesundheitsbetriebe betreffen. Das *Grundgesetz (GG)* enthält keine systematische Zusammenstellung dieser Verfassungsbestimmungen. Das

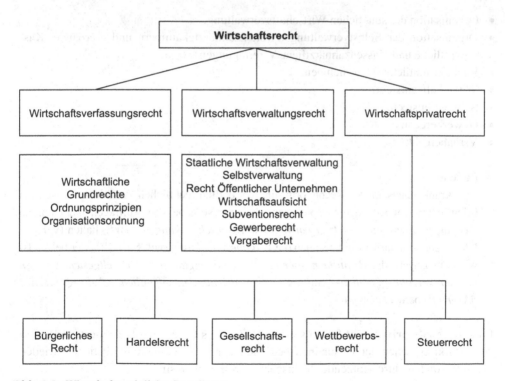

Abb. 2.2 Wirtschaftsrechtliche Grundlagen

Wirtschaftsverfassungsrecht des Gesundheitsbetriebs ist daher beispielsweise geprägt durch wesentliche **Grundrechte:**

- Artikel 2: Freie Entfaltung der Persönlichkeit und damit wirtschaftliche Grundfreiheiten, Unternehmens- und Vertragsfreiheit zur Bildung von Gesundheitsbetrieben,
- Artikel 9: Wirtschaftliche und betriebliche Vereinigungsfreiheit,
- Artikel 11: Wirtschaftliche und betriebliche Freizügigkeit,
- Artikel 12: Recht auf freie Berufsausübung in Gesundheitsbetrieben,
- Artikel 13: Schutz der Geschäftsräume von Gesundheitsbetrieben,
- Artikel 14: Recht auf wirtschaftliches und betriebliches Eigentum.

Auch die fundamentalen **Ordnungsprinzipien** (Rechtsstaatsprinzip etc.) und die **Organisationsordnung** (Gesetzgebungszuständigkeit des Bundes für das Wirtschaftsrecht, Verwaltungskompetenzen der Länder etc.) des Grundgesetzes wirken sich mittelbar auf die rechtlichen Rahmenbedingungen des Gesundheitsbetriebs aus.

Das **Wirtschaftsverwaltungsrecht** umfasst Rechtsnormen, die staatliche Einheiten zur Einwirkung auf die Wirtschaft und damit auf Gesundheitsbetriebe berechtigen oder verpflichten und diese Kontrolle etc. organisieren. Dazu zählen im Hinblick auf den Gesundheitsbetrieb insbesondere

- Organisation der staatlichen Wirtschaftsverwaltung,
- Organisation der Selbstverwaltung (Ärzte-/Zahnärztekammern und -verbände, Kassenärztliche und Kassenzahnärztliche Vereinigungen),
- Recht Öffentlicher Unternehmen,
- Wirtschaftsaufsicht,
- Subventionsrecht,
- Gewerberecht,
- Vergaberecht.

Beispiel

Ein Krankenhaus in der Rechtsform einer öffentlich-rechtlichen Anstalt muss sich als öffentliches Unternehmen beispielsweise bei der Vergabe von Aufträgen nicht nur an das allgemein gültige *Gesetz gegen Wettbewerbsbeschränkungen (GWB)* halten (vgl. § 1 GWB) sondern darüber hinaus auch die *Vergabeverordnung (vgl. § 1 VgV)* oder beispielsweise in Bayern die *Richtlinien über die Berücksichtigung von Umweltgesichtspunkten bei der Vergabe öffentlicher Aufträge (Umweltrichtlinien Öffentliches Auftragswesen – öAUmwR)* berücksichtigen.

Im **Wirtschaftsprivatrecht** finden sich die Regeln des Güter- und Leistungstausches auf dem Markt zwischen den Gesundheitsbetrieben, deren Lieferanten und Patienten wieder, die insbesondere durch folgende Rechtsgebiete vorgegeben sind:

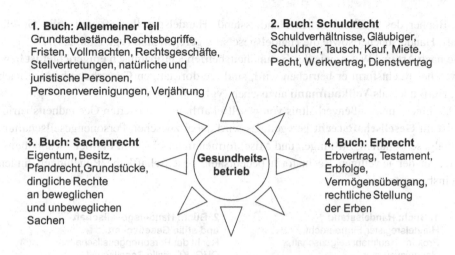

1. Buch: Allgemeiner Teil
Grundtatbestände, Rechtsbegriffe, Fristen, Vollmachten, Rechtsgeschäfte, Stellvertretungen, natürliche und juristische Personen, Personenvereinigungen, Verjährung

2. Buch: Schuldrecht
Schuldverhältnisse, Gläubiger, Schuldner, Tausch, Kauf, Miete, Pacht, Werkvertrag, Dienstvertrag

3. Buch: Sachenrecht
Eigentum, Besitz, Pfandrecht, Grundstücke, dingliche Rechte an beweglichen und unbeweglichen Sachen

Gesundheitsbetrieb

4. Buch: Erbrecht
Erbvertrag, Testament, Erbfolge, Vermögensübergang, rechtliche Stellung der Erben

5. Buch: Familienrecht
Familienangelegenheiten, Ehe, Vormundschaft, Verwandtschaft, persönliche und wirtschaftliche Stellung von Familienmitgliedern

Abb. 2.3 Rechtliche Grundlagen durch das BGB (vgl. § 1 ff. BGB)

- Bürgerliches Recht,
- Handelsrecht,
- Gesellschaftsrecht,
- Wettbewerbsrecht,
- Steuerrecht.

Das **Bürgerliche Recht** regelt im *Bürgerlichen Gesetzbuch (BGB)* die Rechtsverhältnisse der Bürger untereinander und enthält damit auch zahlreiche Vorgaben für den Gesundheitsbetrieb (vgl. Abb. 2.3).

Beispiel

Wird eine Arztpraxis vererbt, so regelt das Erbrecht im BGB beispielsweise die Erbfolge, den Vermögensübergang und die rechtliche Stellung der Erben. Vergibt ein Krankenhaus einen Werkvertrag an einen externen Programmierer, so ist auch dieser im Grunde nach im BGB geregelt (vgl. Frodl 2013, S. 35 ff.).

Im *Handelsgesetzbuch (HGB)* regelt das **Handelsrecht** die kaufmännischen Angelegenheiten des Gesundheitsbetriebs. Dabei ist es nahezu unerheblich, ob der Gesundheitsbetrieb beispielsweise mit medikamentösen, medizinischen oder pharmazeutischen Heilmitteln und sonstigen Stoffen einen Handel im engeren Sinne betreibt oder nicht. Es findet in der Regel unabhängig davon immer dann Anwendung, wenn die **Kaufmannseigenschaft** vorliegt. Relevant für den Gesundheitsbetrieb sind insbesondere die ersten

drei Bücher des HGB, in denen Handelsstand, Handelsgesellschaft und stille Gesellschaft, Handelsbücher sowie die Handelsgeschäfte geregelt sind (vgl. Abb. 2.4).

Je nach Art und Weise, wie der Gesundheitsbetrieb kaufmännisch eingerichtet ist bzw.
in welcher Rechtsform er betrieben wird, sind die dort tätigen Gewerbetreibenden nach
dem HGB auch als **Vollkaufmann** anzusehen (vgl. Tab. 2.3).

Das Innen- und Außenverhältnis von gesellschaftlich organisierten Gesundheitsbetrieben ist im **Gesellschaftsrecht** geregelt. Es wird dabei zwischen Personengesellschaften,
Kapitalgesellschaften, Stiftungen und Mischformen unterschieden. Für den Gesundheitsbetrieb in der jeweiligen Rechtsform bedeutsame gesellschaftliche Regelungen finden
sich insbesondere im

1. Buch: Handelsstand
Handelsregister, Firmenrecht,
Prokura, Kaufmannseigenschaft,
Handelsvertreter

**2. Buch: Handelsgesellschaft
und stille Gesellschaft**
Recht der Personengesellschaften
OHG, KG, stille Gesellschaft

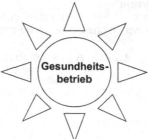

3. Buch: Handelsbücher
Vorschriften zur Buchführung
und Bilanzierung

4. Buch: Handelsgeschäfte
Sondervorschriften für Handelsgeschäfte,
Lager-, Kommissions-, Fracht-,
Speditionsgeschäfte, Handelskauf

Abb. 2.4 Handelsrechtliche Grundlagen

Tab. 2.3 Vollkaufleute im Gesundheitsbetrieb nach HGB

Art	Definition	Relevanz
Muss-Kaufmann	Grundhandelsgewerbe (bspw. Bank-gewerbe, Versicherungsgewerbe, Produktion, Bearbeitung, Anschaffung und Weiterveräußerung von Waren)	Handel treibende Gesundheitsbetriebe
Soll-Kaufmann	Gewerbe erfordert einen in kauf-männischer Weise eingerichteten Geschäftsbetrieb	Gesundheitsbetriebe, die nach kaufmännischen Gesichtspunkten wirtschaften
Kann-Kaufmann	Bestimmte Betriebe der Land- und Forstwirtschaft	Geringe Relevanz
Formkaufmann	Aufgrund der Rechtsform (bspw. GmbH, AG, KG, OHG etc.)	Gesundheitsbetriebe in entsprechen-der Rechtsform

- Bürgerlichen Gesetzbuch (BGB): Gesellschaft bürgerlichen Rechts (GbR),
- Genossenschaftsgesetz (GenG): Eingetragene Genossenschaft (eG),
- Aktiengesetz (AktG): Aktiengesellschaft (AG), Kommanditgesellschaft auf Aktien (KGaA),
- GmbH-Gesetz (GmbHG): Gesellschaft mit beschränkter Haftung (GmbH),
- Mitbestimmungsgesetz (MitbG): AG, KGaA, GmbH, Erwerbs- und Wirtschaftsgenossenschaft mit in der Regel über 2000 Mitarbeitern, mit Verpflichtung zur paritätischen Besetzung des Aufsichtsrats,
- Handelsgesetzbuch (HGB): Offene Handelsgesellschaft (OHG), Kommanditgesellschaft (KG), Einzelunternehmung, Stille Gesellschaft, Kapitalgesellschaft.

Im Gesellschaftsrecht sind für Gesundheitsbetrieb beispielsweise die Rechnungslegung, die Gewinn- und Verlustverteilung, die Gründung und Beendigung, die Kapitalerhöhung, die Haftung oder auch die Vertretungsbefugnis der Gesellschafter bzw. Organe geregelt.

Die für den Gesundheitsbetrieb bedeutsamen Regelungen des **Wettbewerbsrechts** beziehen sich im Wesentlichen auf die Verhinderung von Wettbewerbsbeeinträchtigungen aufgrund von Kartellbildung, Preisbindung, den Gesundheitsmarkt beherrschende Positionen, diskriminierendes Verhalten, Schutz von Mitbewerbern oder Patienten vor unfairen Geschäftspraktiken durch das *Gesetz gegen Wettbewerbsbeschränkungen (GWB)*, sowie Regelungen oder Schadenersatz bei irreführender Werbung, unwahre Behauptungen über Mitbewerber oder Erwecken falscher Qualitätsvorstellungen durch das *Gesetz gegen den unlauteren Wettbewerb (vgl. § 3 UWG)*. Medizintechnische Entwicklungen oder neue Produktentwicklungen im pharmazeutischen Bereich werden insbesondere durch das **Gebrauchsmuster-, Patent- und Warenzeichenrecht** geschützt.

Das **Steuerrecht** regelt die Festsetzung und Erhebung der Steuern des Gesundheitsbetriebs und beeinflusst damit die betriebliche Entscheidungen wesentlich (vgl. Abb. 2.5).

Der steuerliche **Gewinn** zählt dabei zu wichtigen Besteuerungsgrundlagen des Gesundheitsbetriebs und ist maßgeblich bei der Ermittlung der Einkommen-, Körperschafts- und Gewerbeertragsteuer. Er wird in der Regel durch eine Steuerbilanz ermittelt und ist nach dem *Einkommensteuergesetz (vgl. § 4 f. EStG)* definiert als um den Wert der Entnahmen vermehrten und um den Wert der Einlagen verminderten Unterschiedsbetrag zwischen dem Vermögen des Gesundheitsbetriebs am Schluss des Wirtschaftsjahres und dem am Schluss des vorangegangenen Wirtschaftsjahres. Der **Einkommensteuer (ESt)** unterliegen Gesundheitsbetriebe in der Rechtsform von Personengesellschaften nicht selbst, sondern ihre Gesellschafter mit den ihnen zugerechneten Anteilen am erzielten Gewinn. Gesundheitsbetriebe in der Rechtsform von Kapitalgesellschaften sind als juristische Personen Steuersubjekte der **Körperschaftsteuer (KSt)**; die anteilige Gewinnausschüttung wird jedoch beim jeweiligen Anteilseigner der Einkommensteuer unterworfen. Die **Gewerbesteuer (GewSt)** besteuert den Ertrag des gewerblichen Gesundheitsbetriebs und richtet sich nach dem Ertrag, der aus dem einkommen- oder körperschaftsteuerlichen Gewinn aus Gewerbebetrieb abgeleitet wird. Die **Umsatzsteuer (USt)** ist eine Steuer auf Lieferungs- und Leistungsumsätze des Gesundheitsbetriebs. Ihr unterliegen

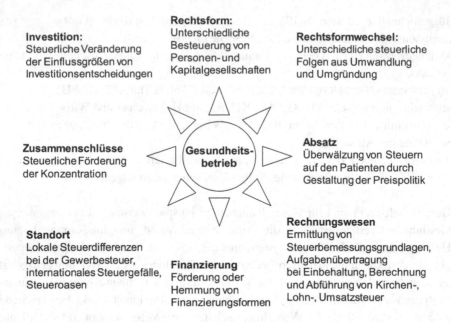

Investition:
Steuerliche Veränderung
der Einflussgrößen von
Investitionsentscheidungen

Rechtsform:
Unterschiedliche
Besteuerung von
Personen- und
Kapitalgesellschaften

Rechtsformwechsel:
Unterschiedliche steuerliche
Folgen aus Umwandlung
und Umgründung

Zusammenschlüsse
Steuerliche Förderung
der Konzentration

Gesundheits-
betrieb

Absatz
Überwälzung von Steuern
auf den Patienten durch
Gestaltung der Preispolitik

Standort
Lokale Steuerdifferenzen
bei der Gewerbesteuer,
internationales Steuergefälle,
Steueroasen

Finanzierung
Förderung oder
Hemmung von
Finanzierungsformen

Rechnungswesen
Ermittlung von
Steuerbemessungsgrundlagen,
Aufgabenübertragung
bei Einbehaltung, Berechnung
und Abführung von Kirchen-,
Lohn-, Umsatzsteuer

Abb. 2.5 Einflüsse des Steuerrechts auf den Gesundheitsbetrieb

medizinische Leistungen und Lieferungen, soweit sie nicht im Rahmen der Kassen – und Privatliquidation davon befreit sind.

Neben dem deutschen Wirtschaftsrecht gewinnt das **Europäische Wirtschaftsrecht** als weitere allgemeine betriebliche Rechtsgrundlage des Gesundheitsbetriebs zunehmend an Bedeutung. So ist im Bereich des europäischen Gesellschaftsrechts für nationen-übergreifende Kooperationen im Gesundheitswesen die *Europäische Aktiengesellschaft (Societas Europaea)* nennenswert, aber auch europaweite Regelungen für Forschung und Technologie, Monopole und Subventionen, europäisches Niederlassungs- und Dienstleis-tungsrecht, Wettbewerbsregeln sowie Steuerrecht.

Während das Wirtschaftsrecht die *Erwerbstätigkeit* von Gesundheitsbetrieben regelt, befasst sich das **Arbeitsrecht** im Gesundheitsbetrieb mit dem *Arbeitsverhältnis* zwi-schen Arbeitgeber und Arbeitnehmer. Dazu zählen auch der Arbeitsschutz im Gesund-heitsbetrieb, Folgen bei Arbeitsunfall, Mitbestimmungsrechte, Jugendarbeits- und Mutterschutz und vieles andere mehr. Zu den wichtigsten Rechtsgrundlagen zählen:

- Arbeitszeitgesetz (ArbZRG),
- Berufsbildungsgesetz (BBiG),
- Bundesurlaubsgesetz (BUrlG),
- Entgeltfortzahlungsgesetz (EntgFG),
- Jugendarbeitsschutzgesetz (JArbSchG),
- Kündigungsschutzgesetz (KSchG),
- Lohnsteuerdurchführungsverordnung (LStDV),

- Mutterschutzgesetz (MuSchG),
- Tarifvertragsgesetz (TVG),
- Ausbildungsverordnungen.

Die *Arbeitsorganisation* von Gesundheitsbetrieben wird in allgemeiner Hinsicht in zahlreichen Einzelgesetzen geregelt. Dazu zählen beispielsweise

- Arbeitsschutzgesetz (ArbSchG),
- Arbeitssicherheitsgesetz (ASiG),
- Arbeitsstättenverordnung (ArbStättV),
- Bildschirmarbeitsverordnung (BildscharbV),
- Bundesdatenschutzgesetz (BDSG),
- Gefahrstoffverordnung (GefStoffV),
- Gewerbeordnung (GewO).

Beispiel

Nach § 30 Abs.1 GewO beispielsweise bedürfen Unternehmer von Privatkranken- und Privatentbindungsanstalten sowie von Privatnervenkliniken einer Konzession der zuständigen Behörde.

2.2.2 Besondere betriebliche Rechtsgrundlagen im Gesundheitswesen

Die Rechtsgebiete, die über die allgemeinen betrieblichen Rechtsgrundlagen hinaus spezielle Rahmenbedingungen für den Gesundheitsbetrieb darstellen, sind vielfältig. Sie betreffen insbesondere die betriebliche Organisation, die Betriebsangehörigen, die betriebliche Leistungserstellung, die Gebühren – und damit die Situation der Einnahmenerzielung – sowie die Patienten. Beispielhaft sind in Tab. 2.4 nur einige Rechtsgebiete und dazugehörige Rechtsnormen genannt.

Tab. 2.4 Beispiele für spezielle gesundheitsbetriebliche Rechtsgrundlagen

Rechtsgebiete	Einzelne Rechtsnormen
Arzneimittel- und Medizinprodukterecht	Arzneimittelgesetz (AMG), Medizinproduktegesetz (MPG), Medizinproduktegesetz-Betreiberverordnung (MPBetreibV)
Berufsrecht	Hebammengesetz (HebG), Heilpraktikergesetz (HeilprG), (Muster-) Berufsordnung für Ärzte (M-BOÄ), Psychotherapeutengesetz (PsychThG), Approbationsordnung für Ärzte (ÄAppO), Zahnheilkundegesetz (ZHG), Bundesärzteordnung (BÄO), Approbationsordnung für Zahnärzte (ZÄPrO)
Gebührenrecht	Gebührenordnung für Ärzte (GOÄ), Gebührenordnung für Zahnärzte (GOZ), Bundespflegesatzverordnung (BPflV)

(Fortsetzung)

Tab. 2.4 (Fortsetzung)

Rechtsgebiete	Einzelne Rechtsnormen
Werberecht	Heilmittelwerbegesetz (HWG)
Krankenhausrecht	Krankenhausfinanzierungsgesetz (KHG), Krankenhausentgeltgesetz (KHEntgG), Krankenhausbuchführungsverordnung (KHBV)
Krankenpflegerecht	Krankenpflegegesetz (KrPflG)
Patientenrecht	Patientenbeteiligungsverordnung (PatBeteiligungsV)
Pflegerecht	Sozialgesetzbuch (SGB)- Elftes Buch (XI) –Soziale Pflegeversicherung, Pflege-Weiterentwicklungsgesetz, Pflege-Buchführungsverordnung (PflegeBuchV), Pflege-Statistikverordnung (PflegeStatV)
Privatversicherungsrecht (PKV)	Versicherungsaufsichtsgesetz (VAG) – Krankenversicherung
Recht der gesetzlichen Krankenversicherung	Sozialgesetzbuch (SGB)- Fünftes Buch (V) – Gesetzliche Krankenversicherung, Arzneimittelausgaben-Begrenzungsgesetz (AABG)
Allgemeines Gesundheitsrecht	Reichsversicherungsordnung (RVO), Röntgenverordnung (RöV), Transplantationsgesetz (TPG), Transfusionsgesetz (TFG), Infektionsschutzgesetz (IfSG)

Tab. 2.5 Rechtsebenen auf dem Gebiet medizinischer Hygiene

Ebene	Norm
Bund	Infektionsschutzgesetz (IfSG)
Land	Z. B. Krankenhaushygieneverordnung Nordrhein-Westfalen
Berufsgenossenschaften	Z. B. TRBA 250
Technische Einrichtungen	Z. B. DIN-Normen zu Wasserleitungen, RLT-Anlagen, Sterilisation; VDI-Vorschriften zu RLT-Anlagen; DVGW-Arbeitsblätter zu Legionellen in Wassersystemen
Fachgesellschaften	Z. B. RKI-Richtlinie für Krankenhaushygiene und Infektionsprävention; Leitlinien von DGKH, DGSV

Darüber hinaus konkretisieren spezielle Rechtsgebiete wie beispielsweise das Biomedizin- und Fortpflanzungsrecht die spezifische Leistungserstellung des Gesundheitsbetriebs. Am Beispiel der medizinischen Hygiene wird ferner besonders deutlich, dass es auch Rechtsnormen auf unterschiedlichen staatlichen und fachlichen Ebenen gibt (vgl. Tab. 2.5).

2.3 Betriebliche Rechtsformen

2.3.1 Öffentliche Rechtsformen für Gesundheitsbetriebe

Ein großer Teil der Gesundheitsbetriebe in Deutschland befindet sich in öffentlicher bzw. gemeinnütziger Trägerschaft. Daher sind die öffentlich-rechtlichen Organisationsformen für diese Betriebe von besonderer Bedeutung.

Beispiel

Nach Angaben der *Deutschen Krankenhausgesellschaft* gab es beispielsweise 2014 1980 Krankenhäuser, davon 589 in öffentlicher, 696 in freier-gemeinnütziger und 695 in privater Trägerschaft (vgl. Deutsche Krankenhausgesellschaft 2015).

Gesundheitsbetriebe in öffentlicher Rechtsform können sowohl Unternehmen *mit* oder *ohne* eigene Rechtspersönlichkeit sein.

Zu den öffentlichen Gesundheitsbetrieben *mit* eigener Rechtspersönlichkeit (juristische Personen des öffentlichen Rechts) zählt die **Anstalt (AdöR)**. Sie wird aufgrund eines Gesetzes errichtet, erfüllt eine bestimmte öffentliche Aufgabe im Gesundheitswesen, und ihr genaues Tätigkeitsgebiet wird in ihrer Satzung festgelegt.

Insbesondere Länder oder Kommunen entschließen sich, Leistungen im Gesundheitswesen durch rechtlich selbstständige Gesundheitsbetriebe in Form von Anstalten zu erbringen. Sie müssen als Träger sicherstellen, dass diese Betriebe in der Lage sind, ihre Aufgaben zu erfüllen. Dazu zählen im Rahmen der Anstaltslast die Ausstattung mit den zur Aufgabenerfüllung nötigen finanziellen Mitteln sowie die Erhaltung der Funktionsfähigkeit für die Dauer ihres Bestehens. Ferner haftet das Land oder die Kommune im Rahmen der Gewährträgerhaftung für die Verbindlichkeiten der Anstalt. Während landesunmittelbare Gesundheitsbetriebe in Form von Anstalten eher selten anzutreffen sind, kommen kommunale Krankenhäuser in Form von Anstalten des öffentlichen Rechts als die von den Gemeinden ausgegliederten Teilaufgaben kommunaler Daseinsvorsorge häufiger vor. Bei einer nicht rechtsfähigen Anstalt des öffentlichen Rechts kann im Streitfall nicht der Gesundheitsbetrieb selbst verklagt werden kann, sondern nur ihre Trägerin. Die Gesundheitsbetriebe in Form von Anstalten des öffentlichen Rechts regeln ihre eigenen Angelegenheiten selbst durch den Erlass von Satzungen, deren Genehmigung entweder dem Verwaltungsrat, dem Vorstand oder der Aufsichtsbehörde vorbehalten ist.

Beispiel

Die *St. Hedwig-Krankenhaus* (AdöR), Berlin, ist beispielsweise als Anstalt des öffentlichen Rechts bereits 1887 gegründet worden und mit dem Erzbistum Berlin verbunden. Träger ist eine kirchliche Bruderschaft. Nach außen vertreten wird die Anstalt durch den Vorstand, dem acht Mitglieder angehören (vgl. St. Hedwig-Krankenhaus 2016, S. 1).

Bei der **Körperschaft (KdöR)** handelt es sich ebenfalls um eine öffentliche Rechtsform für Gesundheitsbetriebe, die über eine eigene Rechtspersönlichkeit verfügt. Sie ist mitgliedschaftlich organisiert und besteht unabhängig vom Wechsel ihrer Mitglieder. Die Körperschaft wird hauptsächlich dann angewendet, wenn ursprünglich staatliche Aufgaben von den Betroffenen eigenverantwortlich geregelt werden sollen. Dazu werden diese organisatorisch aus der staatlichen Verwaltungshierarchie ausgegliedert und mit der Körperschaft einer rechtsfähigen Organisation übertragen. Auch kann der Status einer Körperschaft des öffentlichen Rechts Organisationen verliehen werden, die nicht staatliche Aufgaben erledigen, sondern Teil der Gesellschaft sind, um ihnen beispielsweise als Anerkennung für geleistete Arbeit ein besonderes Ansehen zukommen zu lassen. Gesundheitsbetriebe in der Rechtsform von Körperschaften haben

- Dienstherrenfähigkeit: Ernennung von Beamten,
- Satzungshoheit: Rechtsetzungsbefugnisse,
- Abgabenhoheit: Erhebung von Beiträgen und Gebühren.

Als Gesundheitsbetriebe sind sie meist landesunmittelbare Körperschaften des öffentlichen Rechts, wobei Träger ein Bundesland ist, das auch die Rechts- bzw. Fachaufsicht ausübt.

Beispiel

Mit einem Strukturgesetz ist das Universitäts-Krankenhaus Eppendorf im Jahre 2001 in das *Universitätsklinikum Hamburg-Eppendorf,* einer rechtsfähigen Körperschaft des öffentlichen Rechts, umgewandelt worden. Sie ist gleichzeitig eine sogenannte Gliedkörperschaft der Universität Hamburg, deren zuständige Aufsichtsbehörde die *Behörde für Wissenschaft, Forschung und Gleichstellung (BWFG)* in Hamburg ist (vgl. Universitätsklinikum Hamburg-Eppendorf 2016, S. 1).

Zu den Gesundheitsbetrieben *ohne* eigene Rechtspersönlichkeit zählen öffentliche Eigen- und Regiebetriebe. Bei dem **Eigenbetrieb** handelt es sich um eine organisatorisch und finanzwirtschaftlich, aber nicht rechtlich selbstständige Form auf der Grundlage der Gemeinde- bzw. der Kreisordnungen der Bundesländer. Ein Gesundheitsbetrieb in dieser Rechtsform stellt aus der jeweiligen Kreis- oder Gemeindeverwaltung ausgegliedertes Sondervermögen dar. Seine rechtlichen Grundlagen sind in den Eigenbetriebsgesetzen bzw. Eigenbetriebsverordnungen der Bundesländer zu suchen. Sie werden darüber hinaus durch die Gemeinden jeweils in Betriebssatzungen konkretisiert. Die Leitung eines Gesundheitsbetriebs in dieser Rechtsform obliegt einer Werkleitung (Betriebsleitung), die die laufende Betriebsführung, die Vertretung des Betriebs und die Vollziehung von Beschlüssen des übergeordneten Werkausschusses (Betriebsausschuss) wahrnimmt. Für grundsätzliche Entscheidungen ist der der jeweilige Kreis- oder Gemeinderat zuständig und für grundsätzliche Rechtsgeschäfte der jeweilige Hauptverwaltungsbeamte (Landrat, Bürgermeister etc.). Als kommunales Sondervermögen wird der Gesundheitsbetrieb in Form eines Eigenbetriebs nicht im kommunalen Haushalt geführt und stellt einen eigenen Wirtschaftsplan auf, der sich aus einem Erfolgs- und Kostenplan sowie einer Stellenübersicht zusammensetzt.

Beispiel

Das *Klinikum Südstadt Rostock* ist ein Eigenbetrieb der Hansestadt Rostock und zugleich akademisches Lehrkrankenhaus der Rostocker Universität (vgl. Klinikum Südstadt Rostock 2016, S. 1).

Da der **Regiebetrieb** Bestandteil der staatlichen oder kommunalen Verwaltung ist und damit weder rechtlich noch organisatorisch von der Verwaltung getrennt von Bediensteten geführt wird, kommen Gesundheitsbetriebe in dieser Rechtsform eher selten vor.

Zu den öffentlichen Rechtsformen zählen streng genommen auch die Formen der Zusammenarbeit nach dem öffentlichen Kassenarztrecht.

Die **Praxisgemeinschaft** stellt den Zusammenschluss niedergelassener Ärzte zur gemeinsamen Nutzung von Praxiseinrichtung und Personal bei der Behandlung von Patienten dar. Es handelt sich dabei um keine eigenständige zivilrechtliche Rechtsform. Zivilrechtlich gesehen stellt sie eine Gesellschaft bürgerlichen Rechts (GbR) dar, sofern sie nicht als Partnerschaft gegründet ist. Es ist eine Rechtsform des Kassenarztrechts, in der die Praxiskosten nach einem zu vereinbarenden Schlüssel verteilt werden. Die jeweiligen Patientengruppen sind dabei strikt voneinander zu trennen, da eine gemeinsame Karteiführung unzulässig ist. Eine Behandlung der jeweils anderen Kassenpatienten macht daher eine Überweisung erforderlich. Der Gewinn wird in der Praxisgemeinschaft getrennt ermittelt. Eine gegenseitige Vertretung ist möglich.

Beispiel

„Die Praxisgemeinschaft ist die einfachste Form der Kooperation zwischen Ärzten. Hier steht im Vordergrund, Synergieeffekte zu generieren, indem Räume, Praxiseinrichtung, Apparate oder Personal gemeinsam genutzt werden. Allein zu diesem Zweck schließen sich die Partner einer Praxisgemeinschaft in der Regel zu einer Gesellschaft bürgerlichen Rechts (GbR) zusammen. Davon abgesehen agieren die beteiligten Ärzte weitestgehend eigenständig und treten auch gegenüber der KV wie Einzelpraxen auf. Die Partner einer Praxisgemeinschaft müssen nicht zwangsläufig der gleichen Fachgruppe angehören. Sie haben getrennte Patientenstämme, rechnen separat ab und führen auch eigene Konten" (Kassenärztliche Vereinigung Baden-Württemberg 2015, S. 1).

Die **Berufsausübungsgemeinschaft** ist auf die frühere Gemeinschaftspraxis gefolgt, die eine häufig vorkommende Kooperationsform zwischen niedergelassenen Ärzten darstellte.

„Eine Berufsausübungsgemeinschaft oder auch Teilberufsausübungsgemeinschaft wird üblicher Weise in der Rechtsform einer Gesellschaft bürgerlichen Rechts (GbR) oder einer Partnerschaftsgesellschaft gegründet. Unabhängig von der Rechtsform müssen die Gesellschafter einen Gesellschaftervertrag schließen. Dieser definiert auch den Gesellschaftszweck. Dabei ist besonders zu beachten, dass es sich um eine auf Dauer angelegte systematische Kooperation, getragen vom Willen der gemeinsamen Berufsausübung handeln muss. Bei Teilberufsausübungsgesellschaften sollte die gemeinsam zu erbringenden Leistungen im Gesellschaftsvertrag genau beschrieben werden.

Darüber hinaus müssen folgende Kriterien für eine Berufsausübungsgemeinschaft erfüllt werden:

- gemeinsame Patientenbehandlung
- Außenankündigung der Gesellschaft (Praxisschild)
- Abrechnung und Dokumentation der erbrachten Leistungen durch die Gemeinschaft
- Haftung der Gemeinschaft im Außenverhältnis
- Beteiligung aller Ärzte an unternehmerischen Risiken und Chancen
- gemeinsames Personal
- gemeinsame Räume und Praxiseinrichtung" (Kassenärztliche Bundesvereinigung 2015a, S. 1).

Bei der **Klinik** oder **Poliklinik** handelt es sich um keine eigenständige, öffentliche Rechtsform, sondern ähnlich wie bei dem **Ambulatorium** um eine Organisationsform der medizinischen Zusammenarbeit. Während die Klinik ursprünglich ein Krankenhaus zur Unterrichtung von Medizinstudenten war, innerhalb der die Poliklinik einen Bereich darstellte, in dem hauptsächlich die städtischen (polis) Bürger behandelt wurden, verstand man später unter der Poliklinik auch die Zusammenfassung verschiedener Fachärzte in einer Einrichtung. Kleinere Polikliniken wurden auch als Ambulatorien bezeichnet und beide Organisationsformen als die im Beitrittsgebiet bestehenden ärztlich geleiteten kommunalen, staatlichen und freigemeinnützigen Gesundheitseinrichtungen der ehemaligen *DDR* im *Sozialgesetzbuch (SGB)* berücksichtigt.

Öffentlich-rechtlich geregelt ist auch das **Medizinische Versorgungszentrum (MVZ)**. Es stellt den Zusammenschluss von zur kassenärztlichen Versorgung zugelassenen Ärzten und anderen Leistungserbringern im Gesundheitswesen dar, um gesetzlich und privat versicherte Patienten zu behandeln. Nach § 95 SGB V sind sie fachübergreifende ärztlich geleitete Einrichtungen, in denen Ärzte, die in das Arztregister eingetragen sind, als Angestellte oder Vertragsärzte tätig sind. Der ärztliche Leiter muss in dem medizinischen Versorgungszentrum selbst als angestellter Arzt oder als Vertragsarzt tätig sein; er ist in medizinischen Fragen weisungsfrei. Sind in einem medizinischen Versorgungszentrum Angehörige unterschiedlicher Berufsgruppen, die an der vertragsärztlichen Versorgung teilnehmen, tätig, ist auch eine kooperative Leitung möglich. Die Zulassung erfolgt für den Ort der Niederlassung als Arzt oder den Ort der Niederlassung als medizinisches

Versorgungszentrum (Vertragsarztsitz). MVZ können von zugelassenen Ärzten, von zugelassenen Krankenhäusern, von Erbringern nichtärztlicher Dialyseleistungen oder von gemeinnützigen Trägern, die aufgrund von Zulassung oder Ermächtigung an der vertragsärztlichen Versorgung teilnehmen, gegründet werden. Ihre Gründung ist nur in der Rechtsform einer Personengesellschaft, einer eingetragenen Genossenschaft oder einer Gesellschaft mit beschränkter Haftung möglich.

Beispiel

„Medizinische Versorgungszentren (MVZ) sollen durch die strukturierte Zusammenarbeit mehrerer ärztlicher Fachgebiete eine patientenorientierte Versorgung aus einer Hand ermöglichen.

Für MVZ gelten folgende Grundsätze:

- MVZ sind fachübergreifende Einrichtungen. Das bedeutet, dass in einem MVZ mindestens zwei Ärzte mit verschiedenen Facharzt- oder Schwerpunktbezeichnungen tätig sind.
- MVZ müssen ärztlich geleitet werden. Der ärztliche Leiter muss in dem MVZ selbst als angestellter Arzt oder Vertragsarzt tätig sein. Sind in einem MVZ unterschiedliche ärztliche Berufsgruppen gemeinsam tätig (beispielsweise Ärzte und Psychotherapeuten), kann das MVZ auch in kooperativer Leitung geführt werden.
- In einem MVZ können Vertragsärzte und/oder angestellte Ärzte tätig werden" (Kassenärztliche Bundesvereinigung 2015b, S. 1).

2.3.2   Privatrechtsformen für Gesundheitsbetriebe

Zu den Privatrechtsformen für Gesundheitsbetriebe zählen die meisten Formen von Personen- und Kapitalgesellschaften.

Die **Personengesellschaft** stellt den Zusammenschluss mehrerer Personen zu einem Gesundheitsbetrieb dar und gründet auf der fortgesetzten Mitgliedschaft ihrer einzelnen Gesellschafter. Sie ist keine juristische Person und über ihr Vermögen können die Gesellschafter nur gemeinsam verfügen. Daneben haften die Gesellschafter persönlich und unbeschränkt mit ihrem Privatvermögen für die Schulden des Gesundheitsbetriebs. Steuerlich wird er als Gewerbebetrieb behandelt, unterliegt aber nicht selbst der Einkommensteuer und der Vermögensteuer, da die Steuerpflicht die einzelnen Gesellschafter trifft.

Als Personengesellschaft kommt zunächst die **Einzelgesellschaft** infrage, deren Eigenkapital von einer natürlichen Person aufgebracht wird und deren Inhaber den Gesundheitsbetrieb verantwortlich leitet, das Risiko alleine trägt und unbeschränkt für alle Verbindlichkeiten haftet.

Die **Gesellschaft bürgerlichen Rechts (GbR)** stellt eine Verpflichtung von mindestens zwei Gesellschaftern eines Gesundheitsbetriebs dar, den genau bestimmten gemeinsamen Gesellschaftszweck zu fördern. Ein Gesundheitsbetrieb in Form einer GbR ist nicht rechtsfähig. Da der Gesellschaftsvertrag grundsätzlich formfrei ist und auch ohne ausdrückliche Absprache (konkludent) erfolgen kann, liegt rechtlich oftmals eine GbR vor, ohne dass diese Tatsache den Beteiligten bewusst ist. Die Mitglieder der GbR können sowohl natürliche Personen, als auch juristische Personen und/oder andere Personengesellschaften sein.

Die **Partnerschaft** ist eine eigenständige Kooperationsform nach dem *Partnerschaftsgesellschaftsgesetz (PartGG)*, die ebenfalls als Rechtsform einer ärztlichen Berufsausübungsgemeinschaft in Betracht kommt und zu der sich Angehörige freier Berufe zur Berufsausübung zusammenschließen können. Als Personengesellschaft setzt sie den Abschluss eines schriftlichen Partnerschaftsvertrages voraus, der rechtlich dem Gesellschaftsvertrag anderer Personengesellschaften entspricht und nach § 3 PartGG folgenden Mindestinhalt haben muss:

- Schriftform,
- Namen und den Sitz der Partnerschaft,
- Namen und den Vornamen sowie den in der Partnerschaft ausgeübten Beruf und den Wohnort jedes Partners,
- Gegenstand der Partnerschaft.

Im Außenverhältnis wird sie erst durch gerichtliche Eintragung in das Partnerschaftsregister wirksam. Sie kann beispielsweise unter ihrem Namen Rechte erwerben und Verbindlichkeiten eingehen, klagen und verklagt werden und wird grundsätzlich durch jeden Partner allein vertreten. Zwar haften die Partner neben dem Gesellschaftsvermögen persönlich als Gesamtschuldner, in Abweichung zu den übrigen Personengesellschaften sind aber Haftungsbeschränkungen zugelassen.

Bei einer **Genossenschaft** handelt es sich um einen Gesundheitsbetrieb mit grundsätzlich nicht beschränkter Mitgliederzahl, welcher die Förderung seiner Mitglieder mittels gemeinschaftlichen Betriebes bezweckt. Sein Zweck ist somit in der Regel nicht die eigene Gewinnerzielung, sondern die Unterstützung seiner Mitglieder. Das Eigenkapital ergibt sich aus der Summe der von den Genossen entrichteten Einlagen und Rücklagen. Die Genossenschaft muss die Bezeichnung „eingetragene Genossenschaft (eG)" aufweisen und sie erlangt erst mit der Eintragung in das Genossenschaftsregister ihre Rechtsfähigkeit. Zu den wichtigsten Organen zählen Vorstand, der Aufsichtsrat und die Mitgliederversammlung.

Beispiel

„Von Anfang an war das "Krankenhaus Salzhausen" eine Genossenschaft. Ihr gehören heute zahlreiche Einzelpersonen aus Salzhausen und den umliegenden Dörfern an, zum Teil bereits in dritter Generation. Die Gemeinden im Einzugsgebiet des Krankenhauses gehören ebenso zu den Mitgliedern wie die Patienten und zahlreiche Mitarbeiter des Krankenhauses Salzhausen" (Deutscher Genossenschafts- und Raiffeisenverband 2016, S. 1).

Wird der Gesundheitsbetrieb in Form einer **Kommanditgesellschaft (KG)** geführt, so haftet mindestens ein Gesellschafter als Komplementär voll und mindestens ein weiterer Gesellschafter als Kommanditist nur mit seiner Kapitaleinlage. Beide können auch eine juristische Person oder eine andere Personenhandelsgesellschaft sein, wobei für die Position des Kommanditisten keine GbR in Betracht kommt. Eine Handelsregistereintragung ist erforderlich.

Besteht der Gesundheitsbetrieb aus mindestens zwei Gesellschaftern, deren eigentlicher Zweck auf den Betrieb eines Handelsgewerbes ausgerichtet ist und die unbeschränkt, auch mit ihrem Privatvermögen persönlich haften, so handelt es sich um eine **Offene Handelsgesellschaft (oHG)**. Der Gesundheitsbetrieb in Form einer oHG kann Rechte erwerben und Verbindlichkeiten eingehen, Eigentum oder andere Rechte an Grundstücken begründen sowie vor Gericht klagen und auch selbst verklagt werden.

Eine für die Finanzierung von Gesundheitsbetrieben nicht unbedeutende Rolle spielt die **Stille Gesellschaft**, die als Personengesellschaft eine Beteiligung eines Teilhabers an dem Gesundheitsbetrieb darstellt, indem die geleistete Einlage in das Vermögen des tätigen Gesellschafters übergeht und der stille Gesellschafter dafür am Gewinn des Betriebes beteiligt ist. Sie tritt nach außen als Gesellschaft nicht in Erscheinung, dient als Instrument der mittelfristigen Geldbeschaffung und dem stillen Gesellschafter als Kapitalanlagemöglichkeit.

Im Gegensatz zur Personengesellschaft stellt der Gesundheitsbetrieb in Form einer **Kapitalgesellschaft** eine körperschaftlich verfasste Personenvereinigung mit eigener Rechtspersönlichkeit (juristische Person) dar. Ihre wesentlichen Kennzeichen sind:

- Pflicht zur Abführung von Körperschaftsteuer,
- Kapitalbeteiligung steht im Vordergrund,
- Anteile sind grundsätzlich frei veräußerlich,
- Geschäftsführung und Vertretung können durch Nichtgesellschafter vorgenommen werden,
- persönlich haftender Gesellschafter fehlt (Ausnahme: Komplementär einer KGaA).

Der Gesundheitsbetrieb als **Gesellschaft mit beschränkter Haftung (GmbH)** ist eine juristische Person, hat eine körperschaftlich verfasste Organisationsstruktur sowie ein Stammkapital, das aus der Summe der von den Gesellschaftern zu leistenden Stammeinlagen besteht:

- Gesetzlich vorgesehenes Mindest-Stammkapital: 25.000 EUR,
- Stammeinlage jedes Gesellschafters mindestens 100 EUR.

Als mögliche Gesellschafter kommen natürliche oder juristische Personen, KG, oHG und GbR infrage. Für die Verbindlichkeiten haftet nur das Gesellschaftsvermögen. Die GmbH besitzt stets Kaufmannseigenschaften, ihre Gründung erfordert den Abschluss eines notariellen Gesellschaftsvertrages und die Eintragung in das Handelsregister. Zu den Organen des Gesundheitsbetriebs in Form einer GmbH zählen:

- ein oder mehrere Geschäftsführer,
- Gesellschafterversammlung,
- Aufsichtsrat (AR), wenn im Gesellschaftsvertrag oder in gesetzlichen Regelungen so vorgesehen.

Beispiel

Während das *Klinikum Ingolstadt* beispielsweise als „normale" GmbH firmiert (vgl. Klinikum Ingolstadt 2016, S. 1), trägt das *Krankenhaus Düren gem. GmbH* als akademisches Lehrkrankenhaus der *RWTH Aachen* und in kommunaler Trägerschaft mit den Gesellschaftern Stadt und Kreis Düren den Zusatz einer gemeinnützigen GmbH (vgl. Krankenhaus Düren 2016, S. 1).

Die haftungsbeschränkte **Unternehmergesellschaft (UG)** – umgangssprachlich „Mini-GmbH" – ist eine GmbH mit einem geringeren als dem Mindestkapital gemäß GmbHG. Das Stammkapital insgesamt muss mindestens einen Euro betragen. Ab 25.000 EUR wird keine Unternehmergesellschaft mehr gegründet, sondern eine „normale" GmbH.

Die Rechtsform einer **Aktiengesellschaft (AG)** bedeutet für den Gesundheitsbetrieb, dass es sich um eine juristische Person mit einem in Aktien zerlegtes Grundkapital handelt, an dem die Gesellschafter mit Einlagen beteiligt sind. Für die Verbindlichkeiten wird nur mit dem Gesellschaftsvermögen gehaftet. Die Aktien werden zur Refinanzierung eingesetzt. Umfangreiche Regelungen werden durch das Aktiengesetz bestimmt: Aufsichtsrat (AR), Bekanntmachungen, Hauptversammlung (HV), Aktienübertragung.

Beispiel

Während die *Rhön-Klinikum AG* als renditeorientierter Konzern eine Vielzahl von Krankenhäusern betreibt (vgl. Rhön-Klinikum 2016, S. 1), trägt das *Klinikum Fulda* den Zusatz gAG in seiner Gesellschaftsbezeichnung und wird als gemeinnützige Aktiengesellschaft im Eigentum der Stadt Fulda sowie als akademisches Lehrkrankenhaus der Universität Marburg und der Hochschule Fulda geführt (vgl. Klinikum Fulda 2016, S. 1).

Zu den für den Gesundheitsbetrieb relevanten **Mischformen** zählt in häufigen Fällen die **GmbH & Co. KG**. Es handelt sich dabei um eine Kommanditgesellschaft und somit um eine Personengesellschaft, an der eine GmbH als Komplementär beteiligt ist. Die Haftung für ihre Verbindlichkeiten ist somit auf die Kommanditisten bis zur Höhe ihrer Einlage und auf die GmbH mit ihrem auf einen Haftungshöchstbetrag begrenzten Vermögen beschränkt.

Beispiel

Rechtliche Mischformen weisen beispielsweise die *Dr. Schweckendiek GmbH Klinik KG* in Marburg auf (vgl. Dr. Schweckendiek GmbH Klinik KG 2016, S. 1) oder die *Inselsberg-Klinik Michael Wicker GmbH u. Co. OHG* in Tabarz/Thüringen (vgl. Inselsberg-Klinik 2016, S. 1).

Vereine und **Stiftungen** sind in ihrer Häufigkeit eher untergeordnete Rechtsformen für Gesundheitsbetriebe. So stellen der eingetragene Verein (e.V.) und die rechtsfähige Stiftung zwar juristische Personen, aber keine Kapitalgesellschaften dar.

Beispiel

Bereits 1852 wurde die *Stiftung Krankenhaus Bethanien* für die Grafschaft Moers gegründet. Es handelt sich dabei um ein akademisches Lehrkrankenhaus der Universität Duisburg-Essen (vgl. Stiftung Krankenhaus Bethanien 2016, S. 1).

Auch Rechtsformen nach Europäischem Recht, wie die **Europäische Gesellschaft (Societas Europaea, SE)**, als nach weitgehend einheitlichen Rechtsprinzipien gestaltbare Aktiengesellschaft in der EU, sind als Rechtsformen für Gesundheitsbetriebe zwar grundsätzlich auswählbar, kommen bislang aber eher selten vor.

Beispiel

Die Schön Klinik SE ist die Konzernholding der Schön Klinik Gruppe in Prien am Chiemsee (vgl. Schön Klinik 2016, S. 1).

Tab. 2.6 fasst die öffentlichen und privaten Rechtsformen für Gesundheitsbetriebe nochmals zusammen.

2.3.3 Rechtsformwahl

Bei jeder Gründung eines Gesundheitsbetriebes wird seine Rechtsform festgelegt. Dabei geht es insbesondere um die Klärung der Fragen nach

- Leitung,
- Haftung,
- Kapitalausstattung,
- Finanzierungssituation,
- Steuerbelastung,
- Mitbestimmung,
- Prüfungs- und Publizitätsverpflichtungen.

Tab. 2.6 Rechtsformen für Gesundheitsbetriebe

Öffentliche Rechtsformen	Anstalt des öffentlichen Rechts (AdöR)	
	Körperschaft des öffentlichen Rechts (KödR)	
	Eigenbetrieb	
	Regiebetrieb	
	Gemeinschaftspraxis	
	Praxisgemeinschaft	
	Medizinisches Versorgungszentrum	
	Stiftung öffentlichen Rechts	
Private Rechtsformen	Personengesellschaften	Einzelgesellschaft
		Gesellschaft bürgerlichen Rechts (GbR)
		Partnerschaftsgesellschaft
		Kommanditgesellschaft (KG)
		Offene Handelsgesellschaft (oHG)
		Berufsausübungsgemeinschaft als Partnerschaftsgesellschaft oder GbR
		Praxisgemeinschaft als Partnerschaftsgesellschaft oder GbR
		Medizinisches Versorgungszentrum als Partnerschaftsgesellschaft, GbR etc.
	Kapitalgesellschaften	Gesellschaft mit beschränkter Haftung (GmbH)
		Unternehmergesellschaft (UG) – „Mini-GmbH"
		Aktiengesellschaft (AG)
		Medizinisches Versorgungszentrum als GmbH, AG etc.
	Mischformen	Bspw. GmbH & Co. KG
	Vereine und Stiftungen	Bspw. eingetragener Verein (e.V.), rechtsfähige Stiftung
	Nach EU-Recht	Bspw. Societas Europaea, SE

Im Rahmen der Frage nach der **Leitung** des Gesundheitsbetriebs ist zu klären, ob die Geschäftsführungs- und Vertretungsbefugnis durch die Anteilseigner (Personengesellschaft) oder durch eigene Organe (Kapitalgesellschaft) wahrgenommen werden soll.

Bei der Frage nach der **Haftung** geht es insbesondere darum, ob nur das Gesellschaftsvermögen des Gesundheitsbetriebs im Rahmen einer *beschränkten* Haftung herangezogen werden kann, oder inwieweit die Anteilseigner des bereit sind, mit ihrem Privatvermögen *persönlich, unbeschränkt* zu haften.

Kapitalgesellschaften verfügen gegenüber Personengesellschaften über bessere Möglichkeiten am Kapitalmarkt, insbesondere was den Kapitalumfang und die Übertragbarkeit von Kapitalanteilen betrifft, sodass hiervon die **Kapitalausstattung** und die **Finanzierungssituation** des Gesundheitsbetriebs beeinflusst werden können. Bei der **Steuerbelastung** von Gesundheitsbetrieben bestehen zwischen Personen- und Kapitalgesellschaften insbesondere folgende Unterschiede:

- Einkommens- und Körperschaftssteuer: Besteuerung der Unternehmensgewinne bei Kapitalgesellschaften über Körperschaftssteuer, bei Personengesellschaften über Zurechnung der Ertragsanteile bei den Anteilseignern.
- Vermögenssteuer: Bezieht sich bei Kapitalgesellschaften sowohl auf das Gesellschaftsvermögen als auch auf die Geschäftsanteile der Anteilseigner.
- Gewerbesteuer: Abweichende Bemessungsgrundlagen beispielsweise bei Berücksichtigung von Geschäftsführergehältern.

Nach dem *Mitbestimmungsgesetz (MitbestG)* bestehen bei Personen- und Kapitalgesellschaften unterschiedliche Möglichkeiten bei der **Mitbestimmung** von Arbeitnehmern oder deren Vertretern an Entscheidungen im Gesundheitsbetrieb (vgl. § 1 ff. MitbestG).

Unterschiede bei den möglichen Rechtsformen eines Gesundheitsbetriebs bestehen auch hinsichtlich **Prüfungs- und Publizitätsverpflichtungen**, wie etwa bei der Prüfung des Jahresabschlusses durch unabhängige Prüfer und bei der Veröffentlichung der Jahresabschlüsse.

Beispiel

Am Beispiel der umsatzsteuerlichen Rahmenbedingungen eines Medizinischen Versorgungszentrums (MVZ) wird die Komplexität des Entscheidungsproblems zur Rechtsformauswahl und konkreten Ausgestaltung deutlich: Liegt ein MVZ als Kapitalgesellschaft mit Vertragsärzten vor, ist das MVZ umsatzsteuerlich ärztlicher Leistungserbringer. Zwar ist seine Leistung gegenüber dem Patienten umsatzsteuerfrei, jedoch die vom Vertragsarzt eingekaufte Leistung nicht, da es zu einem Leistungsaustausch zwischen MVZ und Vertragsarzt kommt, der mangels direktem Arzt-Patienten-Verhältnis nicht von der Umsatzsteuer befreit ist. Bei einer Kapitalgesellschaft mit angestellten Ärzten, ist das MVZ gegenüber dem Patienten Partner des Behandlungsvertrags, rechnet gegenüber der KV ab, ist damit umsatzsteuerlich ärztlicher Leistungserbringer, was bedeutet, das seine Leistung gegenüber dem Patienten umsatzsteuerfrei ist. Bei einem MVZ in Form einer Personengesellschaft mit Vertragsärzten, ist das MVZ gegenüber den Patienten Partner des Behandlungsvertrags, rechnet gegenüber der KV ab, wobei die Leistung durch den Vertragsarzt erfolgt, der auch Gesellschafter ist. Somit liegt ein umsatzsteuerfreier Leistungsaustausch MVZ – Patient vor, hingegen ist der Leistungsaustausch Vertragsarzt – MVZ mangels direkter Leistungsbeziehung Arzt – Patient nicht umsatzsteuerfrei. Bei einer Personengesellschaft mit angestellten Ärzten ist das MVZ gegenüber den Patienten Partner des Behandlungsvertrags, rechnet gegenüber der KV ab, womit ein umsatzsteuerfreier Leistungsaustausch MVZ – Patient vorliegt (vgl. Wendland 2016, S. 1).

2.4   Betriebsstandort

2.4.1 Standortfaktoren für Gesundheitsbetriebe

Der **Standort** von Gesundheitsbetrieben, als geografischer Ort ihrer betrieblichen Leistungserstellung, ist abhängig von zahlreichen speziellen Faktoren, wie dem potenziellen Einzugsbereich oder der Möglichkeit zur vertragsärztlichen Niederlassung.

Bei dem **Einzugsgebiet** eines Gesundheitsbetriebs handelt es sich um einen zusammenhängenden räumlichen Bereich, aus dem sich potenzielle Nachfrager medizinischer Leistungen und Patienten generieren. Es kann auf einen regionalen Bereich hin ausgerichtet sein, jedoch auch weiter entfernte Patienten ansprechen. Die Planung eines Einzugsgebiets obliegt im öffentlichen Bereich der jeweiligen Gebietskörperschaft bzw. unterliegt dem ärztlichen Niederlassungsrecht und im privatwirtschaftlichen Bereich der Strategie des jeweiligen Gesundheitsbetriebs, als Ergebnis einer Erforschung des Marktes. Je spezieller der Gesundheitsbetrieb ausgerichtet ist, desto weiter und auch verzweigter ist im Regelfall sein Einzugsgebiet.

Je nach Art des Gesundheitsbetriebs ist ein wesentlicher Faktor in diesem Zusammenhang die standortrelevante Frage nach einem freien Vertragsarztsitz bzw. nach der Situation im jeweiligen Planungsbereich.

Die vertragsärztliche **Niederlassung** ist in der Regel zunächst mit einer Eintragung in das Arztregister des jeweiligen KV-Bezirks verbunden. Die üblicherweise anschließende Eintragung in die Warteliste für eine Zulassung im jeweiligen Fachgebiet dokumentiert die Wartezeit auf einen Praxissitz in von Zulassungsbeschränkungen betroffenen Planungsbereichen und ist gleichzeitig ein Kriterium für Auswahlentscheidungen im Nachbesetzungsverfahren. Um gesetzlich Krankenversicherte behandeln zu können, wird eine Zulassung für einen **Vertragsarztsitz** benötigt. Hierbei sind Zulassungsbeschränkungen für Planungsbereiche zu beachten. Häufig wird im Auftrag von niedergelassenen Ärzten und anderen Leistungserbringern, die ihre Praxis an einen Nachfolger übergeben wollen, deren Vertragsarztsitz öffentlich ausgeschrieben. Die öffentliche Ausschreibung für Praxisübergaben ist in von Zulassungsbeschränkungen betroffenen Planungsbereichen gesetzlich vorgeschrieben. Nachdem die Bewerbungsfrist abgelaufen ist, werden dem ausschreibenden Praxisinhaber die Kontaktdaten des Bewerbers bekannt gegeben, damit sich beide in Verbindung setzen können. Da ein großer Teil aller diagnostischen und therapeutischen Kassenleistungen (beispielsweise ambulantes Operieren, Ultraschalluntersuchungen, Darmspiegelung, invasive Kardiologie, Schmerztherapie, Zytologie etc.) einer zusätzlichen Qualitätskontrolle unterliegen, sind sie somit in der Regel zusätzlich genehmigungspflichtig. Ärzte und andere Leistungserbringer, die eine oder mehrere qualitätsgesicherte Leistungen erbringen wollen, müssen einen Antrag auf Abrechnungsgenehmigung bei der jeweiligen KV stellen und besondere fachliche, apparative und gegebenenfalls auch räumliche Voraussetzungen nachweisen. Erst nach Erteilung der schriftlichen Genehmigung sind diese Leistungen abrechnungsfähig und werden auch honoriert. Für viele dieser genehmigungspflichtigen Leistungen werden Qualitätsprüfungen in Form von Praxisbegehungen, Hygienekontrollen oder stichprobenartige Prüfungen der Untersuchungsergebnisse vorgenommen. Werden die geforderten Qualitätskriterien nicht dauerhaft nachgewiesen, kann es auch zu einer Rücknahme der Abrechnungsgenehmigung kommen.

Beispiel

„Bei der Beantragung der Zulassung muss der Arzt und Psychotherapeut auch einen Vertragsarztsitz angeben. Das heißt, er muss zu diesem Zeitpunkt bereits wissen, an welcher Adresse er künftig praktizieren wird.

Sollte jemand eine Praxis übernehmen oder in eine bestehende einsteigen, ist dies in der Regel kein Problem. Wer allerdings eine neue Praxis gründen möchte, muss im Vorfeld einen geeigneten Standort suchen.

Dabei ist auch die Bedarfsplanung zu beachten:

- Praxisstandort in offenen Planungsbereichen
  In offenen Planungsbereichen können Sie sich jederzeit niederlassen. Sie können entweder eine Praxis neu gründen oder einen bereits vorhandenen Arztsitz übernehmen. In jedem Fall müssen Sie, sofern Sie bereits im Arztregister eingetragen sind, Ihre Zulassung für einen konkreten Praxissitz, d. h. mit Benennung einer Praxisadresse, beim Zulassungsausschuss beantragen.
- Praxisstandort in gesperrten Planungsbereichen
  In gesperrten Planungsbereichen können Sie sich in der Regel nur niederlassen, wenn Sie die Praxis eines Vorgängers übernehmen. Die Übergabe der Praxis kann nur durch ein Nachbesetzungsverfahren erfolgen. Die Kassenärztlichen Vereinigungen veröffentlichen die Ausschreibungen in ihren Mitteilungsblättern und/oder auf ihren Internetseiten" (Kassenärztliche Bundesvereinigung 2016, S. 1).

Bei Standortfragen größerer Gesundheitsbetriebe wie Kliniken oder Krankenhäuser ist die **Versorgungsdichte** über die Berücksichtigung der Standortfaktoren hinaus von grundsätzlicher Bedeutung (vgl. Tab. 2.7).

Tab. 2.7 Ausgewählte Zahlen zur Versorgungsdichte (vgl. Statistisches Bundesamt 2016b)

	1994	2004	2014
Krankenhausbetten insgesamt	618.176	531.333	500.680
Je 100.000 Einwohner	759,2	644	618,3
Ärztinnen und Ärzte insgesamt	326.760	394.432	481.174
Je 100.000 Einwohner	400,74	478,09	592,60
Zahnärztinnen und Zahnärzte insgesamt	74.644	81.175	91.330
Je 100.000 Einwohner	91,5	98,4	112,5

Um für die Klärung einer Standortfrage zu aussagefähigen Ergebnissen zu kommen, sind die Angaben zur allgemeinen Versorgungsdichte zu regionalisieren bzw. zu lokalisieren.

Weitere wichtige Standortfaktoren für Gesundheitsbetriebe sind:

- Infrastrukturfaktoren: Für eine Klinik oder Praxiseinrichtung geeignete Immobilien, günstige Verkehrsinfrastruktur zur optimalen Erreichbarkeit des Gesundheitsbetriebs, geeignete Versorgung mit Energie, Elementar- und Sonderstoffen, Möglichkeiten zur Entsorgung von Sonderabfällen etc.
- Agglomerationsfaktoren: Clusterisierung medizinischer Einrichtungen mit optimierten Forschungs- und fachübergreifenden Behandlungsmöglichkeiten, Nutzung des Vorhandenseins von Gesundheitsbetrieben (beispielsweise in einem Ärztehaus) als positiven Standorteffekt für Neuansiedlungen etc.
- Beschaffungsfaktoren: Verfügbares, qualifiziertes medizinisches Personal in Standortnähe, geeignete Lieferbezugsquellen für medizinisches und nicht-medizinisches Verbrauchsmaterial, kurze Lieferwege etc.
- Wirtschaftliche Faktoren: Unterstützungsmöglichkeiten durch die Gebietskörperschaft, örtliche Gewerbesteuersituation, regionale Preisverhältnisse für den Bezug von Lieferungen, Dauer von Genehmigungsverfahren etc.
- Ökologische Faktoren: Klimatische Heilbedingungen (Luftbewegung, -feuchtigkeit, -reinheit etc.), Vorhandensein von Thermal- oder Heilquellen, Gewinnung natürlicher Heilmittel etc.
- Soziologische Faktoren: Bevölkerungsstruktur, Durchschnittsalter, demografische Entwicklung im Einzugsgebiet.

2.4.2 Standortwahl

Die Situation einer erforderlichen Standortwahl entsteht für den Gesundheitsbetrieb insbesondere bei seiner Gründung (ärztliche Niederlassung, Neugründung einer Klinik, Krankenhausansiedlung etc.), bei seiner Verlagerung beispielsweise aufgrund der Kündigung von Mietverträgen oder bei seiner Dezentralisierung beispielsweise durch Bildung von Behandlungszentren im Stadtzentrum oder in Stadtrandlagen, um das Einzugsgebiet zu erweitern oder die Patientennähe zu erhöhen. Häufig kommen betriebswirtschaftliche Überlegungen auch erst dann ins Spiel, wenn der Gesundheitsbetrieb wächst und an neuen Standorten expandieren will. Die Aufgabe der Standortwahl stellt sich also erst dann, wenn der Betrieb sich in einer expansiven Phase befindet.

Beispiel

„Die Standortwahl ist häufig bei weitem nicht so rational wie dies gemeinhin angenommen wird. In früheren Zeiten determinierte häufig die Verfügbarkeit von öffentlichen Grundstücken die Standortwahl. da es kaum Krankenhausneugründungen gibt, bleibt nur die Möglichkeit, bestehende, suboptimale Standorte zu verlagern. Angesichts des großen Flächenbedarfs von Krankenhäusern ist dies häufig schwierig. Bestehende Modelle der Standortplanung (z. B. varignonscher Apparat, thünensche Kreise, Steiner-Weber-Modell) sind zwar für das Verständnis des Grundproblems sehr illustrativ, können jedoch für praktische Probleme nur selten eine Hilfestellung sein, da die Zahl der Standortalternativen extrem begrenzt ist" (Fleßa 2014, S. 194).

Die **Standortentscheidung** ist eine betriebswirtschaftliche Grundentscheidung des Gesundheitsbetriebs. Sie muss nicht nur die Standortfaktoren berücksichtigen, sondern darüber hinaus nach weiteren wichtigen betriebswirtschaftlichen Gesichtspunkten getroffen werden, wie beispielsweise:

- Kostenminimierung: Durch die Standortwahl sollen die zukünftigen betrieblichen Kosten und die mit der Standortentscheidung verbundenen Kosten (Umzug, Immobilienkauf, Pendlerkosten für Mitarbeiter etc.) möglichst gering gehalten werden.
- Ertragssteigerung: Die Standortentscheidung soll möglichst dazu führen, dass sich die Ertragssituation verbessert.

Da mit zunehmender Anzahl an Standortfaktoren, die zudem häufig qualitativer Natur und damit quantitativ kaum messbar sind, die Komplexität einer mathematisch, rationellen Standortentscheidung nur schwierig zu bewältigen ist, unterstützt die betriebswirtschaftliche Standorttheorie nicht die Standortoptimierung, sondern in erster Linie die Standortsuche.

Der Standortwahl geht in der Regel eine **Standortanalyse** voraus, die die Standortfaktoren erhebt, gewichtet und bewertet. Dazu dient üblicherweise ein stufenweises Vorgehen, das beispielsweise von einer regionale Auswahl als Grobplanung, über eine Auswahl des Ballungszentrums bis hin zu einer Wahl des Stadtteils und konkreten Immobilienobjektes als Feinplanung reichen kann. Die Datenerhebung, Gewichtung und Bewertung der einzelnen Standortfaktoren kann anhand eines vorbereiteten Kataloges erfolgen, beispielsweise im Sinne einer Nutzwertanalyse (NWA). Man teilt die Standortfaktoren dazu üblicherweise in harte oder weiche Faktoren ein, in Abhängigkeit davon, ob sie etwa objektiv messbare Tatsachen (Grundstückspreise, Grundstücksgröße, Einwohnerzahl etc.), oder eher qualitative Einschätzungen (Anziehungskraft des Standorts, Patientennähe, Synergieeffekte, Nutzenpotenziale etc.) darstellen.

Beispiel

„Als Alternativen zum Standort Georgsheil wurden Aurich und Ihlow geprüft. Doch der Gutachter lässt keinen Zweifel daran, dass Georgsheil die beste Lösung wäre. Um die Erreichbarkeit für Patienten aus dem Landkreis Aurich und der Stadt Emden zu untersuchen, hatte er vier Radien mit verschiedenen Anfahrtszeiten (40, 30, 25 und 20 min) um die möglichen Klinikstandorte gelegt und festgestellt: In der 40-Minuten-Zone gibt es kaum Unterschiede zwischen Georgsheil und Aurich, in den Radien 30, 25 und 20 min jedoch hat Georgsheil aufgrund seiner zentralen Lage innerhalb des

Kreisgebietes und seiner Nähe zu Emden klare Vorteile gegenüber Aurich und Ihlow. Der Gutachter betrachtete auch die Wettbewerbssituation. Ergebnis: Ein Klinik-Standort Aurich würde das Risiko vergrößern, dass Patienten aus Emden nach Leer abwandern. Er rechnete das anhand heutiger Patientenzahlen und -ströme genau aus: Demnach würden bei einem Standort Aurich 3747 Patienten nach Leer abwandern, bei einem Standort Georgsheil 1107 Patienten nach Wittmund. Das heißt: Die Verluste aus Emden in Richtung Leer wären bei einem Standort Aurich gut dreimal so groß wie die Verluste aus Aurich in Richtung Wittmund bei einem Standort Georgsheil.

Der Gutachter stellte auch die Fahrtzeiten für Patienten gegenüber. Ergebnis: Nach Georgsheil würden insgesamt 304 776 Minuten Fahrt zurückgelegt, nach Aurich 407 674 Minuten. Die Wege nach Aurich wären also eindeutig weiter" (Luppen 25. Oktober 2014).

Mit zunehmender Anzahl an Standortfaktoren, die bei der Entscheidungsfindung berücksichtigt werden, nimmt auch die Schwierigkeit zu, klare Vorhersagen für den optimalen Standort zu treffen. Daher stellen Standortentscheidungen für einen Gesundheitsbetrieb häufig auch Kompromisse zwischen einzelnen Standortfaktoren dar.

2.5   Ethische Grundsatzfragen

2.5.1   Allgemeine Ethik im Gesundheitswesen

Die **Ethik** im Gesundheitswesen betrifft alle in ihm tätigen Einrichtungen und Menschen und befasst sich mit den sittlichen Normen und Werte, die sich Ärzte, Patienten, Pflegekräfte, Institutionen und Organisationen, letztendlich die gesamte Gesellschaft in Gesundheitsfragen setzen. Im Zentrum stehen dabei die Unantastbarkeit der Menschenwürde und der Lebensschutz, die Patientenautonomie, das allgemeine Wohlergehen des Menschen, sowie das Verbot, ihm zu schaden.

Sie befasst sich somit nicht nur mit dem Schutz vor kriminellen Missbrauch ärztlichen Wissens und Ehrgeizes, sondern muss sich insbesondere den Herausforderungen durch die neuen Entwicklungen in der Medizin stellen und den Fragen nach dem Umgang mit knappen Ressourcen im Gesundheitswesen.

Beispiel

„Bei der Diskussion in der Öffentlichkeit über ärztlich-ethische Fragen wird nicht selten von Laien auf den hippokratischen Eid als Vertrauensgrundlage verwiesen. Ihnen ist dabei offensichtlich nicht bewusst, dass der angehende Arzt heutzutage an keiner Stelle seines Berufslebens mit diesem Eid konfrontiert wird – abgesehen von nicht obligaten medizingeschichtlichen Vorlesungen – und dass er schon gar keinen Eid oder ein Gelöbnis ablegt. Im Wesentlichen besteht der Eid aus vier Teilen: Anrufung der Götter, Versprechen gegenüber Lehrern und Schülern, Verhalten gegenüber den Patienten sowie Folgen von Wohl und Fehlverhalten" (Eigler 2003, S. A 2203).

Die Ethik im Gesundheitswesen wird beeinflusst durch eine Pluralität von unterschiedlichen Weltanschauungen und Herangehensweisen, die auf individuellen Sozialisationen, unterschiedliche Werten, Grundwerten und Motiven beruhen. Sie findet daher mitunter unterschiedliche Antworten auf Fragen wie beispielsweise, wann das menschliche Leben beginnt, auf die moralischen Probleme der Stammzellenforschung, der Schwangerschaftsunterbrechung, der Organtransplantation, der Menschen- und Tierversuche oder, ob erst der Herz- oder bereits der Hirntod das Ende des Lebens bedeuten.

Beispiel

„In vielen Fällen, in denen es um Leben und Tod oder um die Qualität des Lebens an und für sich geht, steht nicht von vornherein und gleichsam selbstverständlich fest, was dem Leben dient. Pflegende wie auch Ärzte und Gesundheitspolitiker stehen vor mehreren Alternativen, die hinsichtlich ihrer Wirksamkeit, ihrer Konsequenzen und ihrer Kosten unterschiedlich zu beurteilen sind. Im einen Fall geht es um das Leben, Weiterleben oder Sterben eines Einzelnen, im anderen (oder besser im grundsätzlich denkbaren) Fall geht es um das Leben vieler Menschen, deren Krankheit gegen andere Kostenfaktoren aufgerechnet werden kann" (Städtler-Mach und Devrient 2005, S. 2).

Mit den ethischen Fragen im Gesundheitswesen befassen sich zahlreiche Ethikkommissionen, die auf Bundes- und Landesebene eingerichtet worden und überwiegend in beratender Funktion tätig sind.

So befasst sich das *Zentrum für Medizinische Ethik e.V.* an der *Ruhr-Universität Bochum* mit Forschung, Lehre, Publikation und Dokumentation in der angewandten und biomedizinischen Ethik. Besondere Schwerpunkte bilden interdisziplinäre und internationale Fragestellungen sowie die Entwicklung konkreter Hilfsmittel für Forschung, Klinik und Praxis. Die Angehörigen des Zentrums bieten nicht nur Lehrveranstaltungen und Vorträge zum Thema an, sondern führen auch Beratungen von Berufsverbänden, Ministerien, Trägern von Einrichtungen der Gesundheitspflege und biomedizinischer Forschung in ethischen Fragen durch, wobei Arbeitsschwerpunkte in den Bereichen AIDS, Ethikkommission, Expertensysteme in der Medizin, Fertilitätstechniken in der Humanmedizin und klinische Prüfung liegen (vgl. Zentrum für Medizinische Ethik 2016, S. 1).

Die *Zentrale Kommission zur Wahrung ethischer Grundsätze in der Medizin und ihren Grenzgebieten (Zentrale Ethikkommission)* bei der *Bundesärztekammer* hat zur Aufgabe, Stellungnahmen zu ethischen Fragen abzugeben, die durch den Fortschritt und die technologische Entwicklung in der Medizin und ihren Grenzgebieten aufgeworfen werden oder die unter ethischen Gesichtspunkten im Hinblick auf die Pflichten bei der ärztlichen Berufsausübung von grundsätzlicher Bedeutung sind. Sie steht auch für ergänzende Beurteilungen ethischer Frage von grundsätzlicher Bedeutung zur Verfügung und kann ihre Stellungnahmen auch in Form von Empfehlungen oder Richtlinien abgeben.

Beispiel

Beispiele für Stellungnahmen der *Zentralen Ethikkommission* der *Bundesärztekammer* sind (vgl. Zentrale Ethikkommission 2016, S. 1):

- „Ärztliches Handeln zwischen Berufsethos und Ökonomisierung. Das Beispiel der Verträge mit leitenden Klinikärztinnen und -ärzten"
- Empfehlungen der Bundesärztekammer und der Zentralen Ethikkommission bei der Bundesärztekammer zum Umgang mit Vorsorgevollmacht und Patientenverfügung in der ärztlichen Praxis
- Zwangsbehandlung bei psychischen Erkrankungen
- Versorgung von nicht regulär krankenversicherten Patienten mit Migrationshintergrund
- Ärztliche Behandlungen ohne Krankheitsbezug unter besonderer Berücksichtigung der ästhetischen Chirurgie
- Werbung und Informationstechnologie: Auswirkungen auf das Berufsbild des Arztes
- Die neue UN-Konvention für die Rechte von Menschen mit Behinderung als Herausforderung für das ärztliche Handeln und das Gesundheitswesen
- Doping und ärztliche Ethik
- Priorisierung medizinischer Leistungen im System der Gesetzlichen Krankenversicherung (GKV)
- Finanzierung patientenorientierter medizinischer Forschung in Deutschland
- Ethikberatung in der klinischen Medizin
- Forschungsklonen mit dem Ziel therapeutischer Anwendungen
- Forschung mit Minderjährigen
- Die (Weiter-)Verwendung von menschlichen Körpermaterialien für Zwecke medizinischer Forschung
- Zusammenfassung: Stellungnahme der Zentralen Ethikkommission: Die (Weiter-) Verwendung von menschlichen Körpermaterialien für Zwecke medizinischer Forschung
- Stellungnahme der Zentralen Ethikkommission zur Stammzellforschung
- Prioritäten in der medizinischen Versorgung im System der Gesetzlichen Krankenversicherung (GKV): Müssen und können wir uns entscheiden?
- Zur Verwendung von patientenbezogenen Informationen für die Forschung in der Medizin und im Gesundheitswesen
- Übertragung von Nervenzellen in das Gehirn von Menschen
- Schutz nicht-einwilligungsfähiger Personen in der medizinischen Forschung

Das *Deutsche Referenzzentrum für Ethik in den Biowissenschaften (DRZE)* ist für die Erarbeitung der Grundlagen, Normen und Kriterien der ethischen Urteilsbildung in den Biowissenschaften zuständig und wird als zentrale wissenschaftliche Einrichtung der *Universität Bonn* geführt. Es wurde als nationales Dokumentations- und Informationszentrum gegründet, um die wissenschaftlichen Grundlagen für eine qualifizierte bioethische Diskussion im deutschen, europäischen und internationalen Rahmen zu schaffen. Dazu stellt es die wissenschaftlichen Informationen bereit, die für eine qualifizierte Meinungs- und Urteilsbildung im Bereich der Ethik in den Biowissenschaften und der

Medizin erforderlich sind (vgl. Deutsches Referenzzentrum für Ethik in den Biowissenschaften 2016, S. 1).

Der *Deutsche Ethikrat* hat zur Aufgabe, die ethischen, gesellschaftlichen, naturwissenschaftlichen, medizinischen und rechtlichen Fragen sowie die voraussichtlichen Folgen für Individuum und Gesellschaft, die sich im Zusammenhang mit der Forschung und den Entwicklungen insbesondere auf dem Gebiet der Lebenswissenschaften und ihrer Anwendung auf den Menschen ergeben, zu verfolgen. Dazu erarbeitet er u. a. Stellungnahmen und Empfehlungen für politisches und gesetzgeberisches Handeln (vgl. Deutscher Ethikrat 2016, S. 1).

Beispiel

Der internationale Ethikkodex für Pflegende wurde vom *International Council of Nurses (ICN)* 1953 verabschiedet und enthält in der 2005 erfolgten Überarbeitung folgende Präambel:

„Pflegende haben vier grundlegende Aufgaben: Gesundheit zu fördern, Krankheit zu verhüten, Gesundheit wiederherzustellen, Leiden zu lindern. Es besteht ein universeller Bedarf an Pflege.

Untrennbar von Pflege ist die Achtung der Menschenrechte, einschließlich des Rechts auf Leben, auf Würde und auf respektvolle Behandlung. Pflege wird mit Respekt und ohne Wertung des Alters, der Hautfarbe, des Glaubens, der Kultur, einer Behinderung oder Krankheit, des Geschlechts, der sexuellen Orientierung, der Nationalität, der politischen Einstellung, der ethnischen Zugehörigkeit oder des sozialen Status ausgeübt.

Die Pflegende übt ihre berufliche Tätigkeit zum Wohle des Einzelnen, der Familie und der sozialen Gemeinschaft aus; sie koordiniert ihre Dienstleistungen mit denen anderer beteiligter Gruppen" (Deutscher Berufsverband für Pflegeberufe 2010, S. 1).

2.5.2 Besondere Ethik des Gesundheitsbetriebs

Die Behandlung ethischer Fragen im Gesundheitsbetrieb bezieht sich zum einen auf die betriebliche Ethik im Sinne einer Unternehmens- und Wirtschaftsethik und zum anderen auf die konkreten Problemstellungen, die sich in Zusammenhang mit der Aufgabenwahrnehmung im Gesundheitswesen ergeben.

Die *betriebliche* Ethik fragt nach den moralischen Wertvorstellungen des Gesundheitsbetriebs, nach Gewinnstreben und moralischen Idealen. Für den Gesundheitsbetrieb sind diese Überlegungen nicht unwichtig, da er Gefahr läuft, seine Anerkennung durch die Gesellschaft, zu verlieren, wenn er keine allgemeinen moralischen Wertvorstellungen im Bereich von Solidarität, Humanität und Verantwortung berücksichtigt. Die Auswirkungen seines Handelns auf Mensch und Umwelt wird hierbei nicht nur anhand seines Beitrags für das Gesundheitswesen, sondern auch an Maßstäben sozialer Gerechtigkeit und Nachhaltigkeit gemessen. Sie werden zum einen durch das verantwortliche Handeln des gesamten Gesundheitsbetriebs beeinflusst und zum anderen durch die Individualethik seiner Mitarbeiter.

Die Konzentration rationellen Handelns im Gesundheitsbetrieb auf ökonomische Ausprägungen, mit vorhandenen Mitteln einen maximalen Nutzen oder ein bestimmtes Ziel mit minimalem Aufwand zu erreichen, birgt die Gefahr, bestimmte Wertebereiche wie Humanität, Solidarität, Gerechtigkeit etc. zu vernachlässigen. Auch die alleinige Ausrichtung auf den Markt als Vorgabe für das Handeln des Gesundheitsbetriebs bietet nicht immer die Möglichkeit, einer ausreichenden Berücksichtigung gesellschaftlicher Werte und sozialer Normen. Negative Auswirkungen derart bestimmter Handlungen auf andere Lebensbereiche wie die Umwelt oder gesellschaftliche Strukturen würden bei einer Vorrangigkeit ökonomischer Ziele vor ethischen Zielen des Gesundheitsbetriebs nahezu unberücksichtigt bleiben.

Beispiel

„Neben der früher überwiegend religiös geprägten Fürsorglichkeit der Pflege und dem Arztethos hat inzwischen die weitgehend dominierende Ökonomie Einzug in das Gesundheitswesen gehalten. Infolgedessen kommt es immer häufiger zu einem Konflikt zwischen Wirtschaftlichkeit und Ethik im Krankenhaus. Tatsächlich handelt es sich dabei aber um das Aufeinanderprallen zweier auseinander liegender Moralvorstellungen: die zumeist von den patientennahen Berufsgruppen vertretene deontologische Moralvorstellung und die eher von den patientenfernen Akteuren verkörperte teleologische beziehungsweise utilitaristische Moralvorstellung. Da die Sozialwissenschaften bislang keine kombinierte, substituierende Moraltheorie entwickelt haben, sind die beiden Moralvorstellungen nicht miteinander vereinbar. Wirtschaftlichkeit und Ethik sind hingegen keineswegs unvereinbar. Im Gegenteil: Sie bedingen einander, will ein Krankenhaus im Wettbewerb nachhaltig erfolgreich sein. Denn einerseits ist die Verschwendung von Ressourcen unethisch, weil mit diesen Mitteln eine bessere Behandlung finanziert werden könnte. Andererseits muss das Krankenhaus die ethischen Anforderungen erfüllen, um eine im Wettbewerb notwendige hohe Behandlungsqualität zu gewährleisten" (Krüger und Rapp 2006, S. A 320).

Die im umfassenden Sinne soziale Verantwortlichkeit von Gesundheitsbetrieben (Corporate Social Responsibility, CSR) ist ein Beispiel für die Einhaltung moralischer Kriterien, die durch soziale Einzelengagements, Nachhaltigkeitsberichte, Umweltschutzbeiträge etc. über die eigentliche medizinische oder pflegerische Versorgung hinaus eine verantwortungsethische Sichtweise wiedergibt.

Die konkreten ethischen Problemstellungen im Gesundheitsbetrieb, die sich in Zusammenhang mit der Aufgabenwahrnehmung im Gesundheitswesen ergeben, sind häufig Gegenstand betrieblicher Ethikkomitees, sofern sie in den jeweiligen Gesundheitsbetrieben eingerichtet sind.

Beispiel

Nach § 6 des *Hessischen Krankenhausgesetzes (HKHG* 2011*)* hat das Krankenhaus eine Ethikbeauftragte oder einen Ethikbeauftragten zu bestellen. Ethikbeauftragte haben die Aufgabe, in ethischen Fragestellungen Entscheidungsvorschläge zu machen. Sie sind im Rahmen dieser Aufgabe der Geschäftsführung unterstellt.

So beraten **Krankenhaus-Ethikkomitees (KEK)** ethische Probleme aus dem klinischen Alltag, bei der medizinischen Behandlung, Pflege und Versorgung von Patienten. Sie werden von der Leitung des Krankenhauses berufen und setzen sich üblicherweise aus den dort arbeitenden Berufsgruppen zusammen. Ihre Aufgabe ist es, Beratung zur Unterstützung bei moralischen Konflikten auf Anforderung der Beteiligten Mitglieder des Behandlungsteams, Patienten und ihren Angehörigen zu geben, wobei die uneingeschränkte Verantwortung und Entscheidungskompetenz bei dem Behandlungsteam verbleibt. Für ethische Fragestellungen, die in der Praxis häufig auftreten, wie der ethische Umgang mit Schwerstkranken und Sterbenden, der Umgang mit Patientenverfügungen, die Regelung des Verzichts auf Herz-Kreislauf-Wiederbelebung, werden häufig durch das KEK spezielle Leitlinien entwickelt.

Beispiel

Die *Akademie für Ethik in der Medizin e. V. (AEM)* ist eine interdisziplinäre und interprofessionelle medizinethische Fachgesellschaft mit Ärzten, Pflegekräften, Philosophen, Theologen, Juristen sowie Angehörige weiterer Professionen als Mitgliedern. Sie betreibt u. a. die Informations- und Dokumentationsstelle *Ethik in der Medizin (IDEM)* sowie die Arbeitsgruppe *Ethikberatung im Gesundheitswesen* mit Vorschlägen für ein Curriculum Ethikberatung im Krankenhaus und in Einrichtungen der stationären Altenhilfe sowie Empfehlungen zur Dokumentation von Ethik-Fallberatungen und zur Evaluation von Ethikberatung (vgl. Akademie für Ethik in der Medizin 2016, S. 1). Ethische Leitlinien verschiedener Einrichtungen beinhalten Empfehlungen, wie etwa zur Entscheidungsfindung bezüglich der Anlage einer Magensonde, zur Frage der Therapiezieländerung bei schwerstkranken Patienten, zur Therapiebegrenzung auf Intensivstationen oder zum Umgang mit Patientenverfügungen.

Zussammenfasung

Es gibt wohl kaum einen Politikbereich in Deutschland, der so häufig in der Diskussion steht, wie die sich mit der Funktionalität, Planung, Organisation, Steuerung und Finanzierung des Gesundheitssystems beschäftigende Gesundheitspolitik. Der Gesundheitsbetrieb ist in das deutsche Gesundheitssystem integriert, welches die Beziehungen im Gesundheitswesen zwischen dem Staat, den Kostenträgern, den Leistungserbringern, den versicherten Patienten und anderen, ihren Verbänden und ihren Selbsthilfeorganisationen sowie sonstigen im Gesundheitswesen tätigen eingebundenen Gruppierungen regelt. Die medizinischen Umweltbedingungen der Gesundheitsbetriebe bestehen unter anderem aus dem Gesundheitszustand und den gesundheitlichen Risiken der deutschen Bevölkerung, ferner aus den Unterstützungsmöglichkeiten bei der medizinischen Leistungserbringung und damit den Entwicklungen in der Medizintechnik. Gesundheitsbetriebe haben zudem eine besondere Verantwortung im Bereich des Umweltschutzes, da sie Aufgaben im Rahmen der Gesundheitsvorsorge und Gesundheitsprophylaxe wahrnehmen. Die allgemeinen betrieblichen Rechtsgrundlagen von Gesundheitsbetrieben sind zunächst im Wirtschafts- und Arbeitsrecht verankert. Die Rechtsgebiete, die über die allgemeinen betrieblichen Rechtsgrundlagen hinaus spezielle Rahmenbedingungen für den Gesundheitsbetrieb darstellen, betreffen insbesondere die betriebliche Organisation, die Betriebsangehörigen, die betriebliche Leistungserstellung, die Gebühren - und damit die Situation der Einnahmenerzielung - sowie die Patienten. Ein großer Teil der Gesundheitsbetriebe in Deutschland befindet sich in öffentlicher bzw. gemeinnütziger Trägerschaft. Daher sind die öffentlich-rechtlichen Organisationsformen für diese Betriebe von besonderer Bedeutung. Zu den Privatrechtsformen für Gesundheitsbetriebe zählen die meisten Formen von Personen- und Kapitalgesellschaften. Der Standort von Gesundheitsbetrieben, als geographischer Ort ihrer betrieblichen Leistungserstellung, ist abhängig von zahlreichen speziellen Faktoren, wie dem potentiellen Einzugsbereich oder der Möglichkeit zur vertragsärztlichen Niederlassung. Die Behandlung ethischer Fragen im Gesundheitsbetrieb bezieht sich zum einen auf die betriebliche Ethik im Sinne einer Unternehmens- und Wirtschaftsethik und zum anderen auf die konkreten Problemstellungen, die sich in Zusammenhang mit der Aufgabenwahrnehmung im Gesundheitswesen ergeben.

Literatur

Akademie für Ethik in der Medizin (Hrsg.). (2016). Standards und Empfehlungen für Ethikberatung im Gesundheitswesen. Göttingen. http://www.aem-online.de/index.php?new_kat=65&artikel_id=none. Zugegriffen: 28. Febr. 2016.

Bundesärztekammer (Hrsg.). (2008). Gesundheitspolitischen Leitsätze der Ärzteschaft (Ulmer Papier, Beschluss des 111. Deutschen Ärztetages 2008). http://www.baek.de/downloads/Ulmer-PapierDAET111.pdf. Zugegriffen: 13. Febr. 2016.

Bundesministerium für Bildung und Forschung (Hrsg.). (2005). Studie zur Situation der Medizintechnik in Deutschland im internationalen Vergleich – Zusammenfassung. Broschüre. Berlin.

Bundesministerium für Gesundheit (Hrsg.). (2015). Daten des Gesundheitswesens 2015. Stand: Oktober 2015. Berlin.

Bundesministerium für Gesundheit (Hrsg.). (2016). Aufgaben und Organisation des Bundesministeriums für Gesundheit. Bonn. http://www.bmg.bund.de/ministerium/aufgaben-und-organisation/aufgaben.html. Zugegriffen: 13. Febr. 2016.

Bürgerliches Gesetzbuch (BGB) in der Fassung der Bekanntmachung vom 2. Januar 2002 (BGBl. I S. 42, 2909; 2003 I S. 738), zuletzt durch Artikel 1 des Gesetzes vom 20. November 2015 (BGBl. I S. 2018) geändert.

Deutsche Krankenhausgesellschaft – DKG (Hrsg.). (2015). Eckdaten der Krankenhausstatistik. Stand: 10.12.2015. Berlin.

Deutscher Berufsverband für Pflegeberufe, Österreichischer Gesundheits- und Krankenpflegeverband, Schweizer Berufsverband der Pflegefachfrauen und Pflegefachmänner (Hrsg.). (2010). ICN-Ethikkodex für Pflegende. Berlin.

Deutscher Ethikrat (Hrsg.). (2016). Auftrag. Berlin. http://www.ethikrat.org/ueber-uns/auftrag. Zugegriffen: 21. Febr. 2016.

Deutscher Genossenschafts- und Raiffeisenverband (Hrsg.). (2016). Krankenhaus Salzhausen. Berlin. http://www.genossenschaften.de/krankenhaus-salzhausen-eg. Zugegriffen: 21. Febr. 2016.

Deutsches Referenzzentrum für Ethik in den Biowissenschaften (Hrsg.). (2016). Willkommen beim DRZE. Bonn. http://www.drze.de/. Zugegriffen: 28. Febr. 2016.

Dr. Schweckendiek GmbH Klinik KG (Hrsg.). (2016). Willkommen in der Tagesklinik Dr. Schweckendiek. Marburg. http://www.hno-klinik.de/content/. Zugegriffen: 21. Febr. 2016.

Eigler, F. W. (2003). Der hippokratische Eid – Ein zeitgemäßes Gelöbnis? *Deutsches Ärzteblatt, 100*(34–35), A 2203–A 2204.

Einkommensteuergesetz (EStG) in der Fassung der Bekanntmachung vom 8. Oktober 2009 (BGBl. I S. 3366, 3862), zuletzt durch Artikel 2 des Gesetzes vom 21. Dezember 2015 (BGBl. I S. 2553) geändert.

Fleßa, S. (2014). *Grundzüge der Krankenhausbetriebslehre* (Bd. 2, 2. Aufl.). München: Oldenbourg.

Frodl, A. (2013). *Recht im Gesundheitsbetrieb – Gesetze und Verordnungen für die Betriebsführung im Gesundheitswesen*. Berlin: de Gruyter.

Greiling, M., & Muszynski, T. (2008). *Strategisches Management im Krankenhaus – Methoden und Techniken zur Umsetzung in der Praxis* (Bd. 2). Stuttgart: Kohlhammer.

Gesetz gegen den unlauteren Wettbewerb (UWG) in der Fassung der Bekanntmachung vom 3. März 2010 (BGBl. I S. 254), zuletzt durch Artikel 1 des Gesetzes vom 2. Dezember 2015 (BGBl. I S. 2158) geändert.

Gesetz gegen Wettbewerbsbeschränkungen (GWB) in der Fassung der Bekanntmachung vom 26. Juni 2013 (BGBl. I S. 1750, 3245), zuletzt durch Artikel 258 der Verordnung vom 31. August 2015 (BGBl. I S. 1474) geändert.

Gewerbeordnung (GewO) in der Fassung der Bekanntmachung vom 22. Februar 1999 (BGBl. I S. 202), durch Artikel 2 des Gesetzes vom 22. Dezember 2015 (BGBl. I S. 2572) geändert.

Handelsgesetzbuch (HGB) in der im Bundesgesetzblatt Teil III, Gliederungsnummer 4100-1, veröffentlichten bereinigten Fassung, zuletzt durch Artikel 3 des Gesetzes vom 22. Dezember 2015 (BGBl. I S. 2565) geändert.

Haubrock, M. (2009). Vom Gesundheitssystem zur Gesundheitswirtschaft. In M. Haubrock & W. Schär (Hrsg.), *Betriebswirtschaft und Management in der Gesundheitswirtschaft* (Bd. 5, S. 25–30). Bern: Huber.

Hessisches Krankenhausgesetz (KHKG 2011) – Zweites Gesetz zur Weiterentwicklung des Krankenhauswesens in Hessen – vom 21. Dezember 2010. Fundstelle: GVBl. I 2010, 587. Gliederungs-Nr: 351–84.

Inselsberg-Klinik (Hrsg.). (2016). Kontakt. Tabarz/Thüringen. http://www.inselsberg-klinik.de/adresse.html. Zugegriffen: 21. Febr. 2016.

Kassenärztliche Bundesvereinigung – KBV (Hrsg.). (2015a). Kooperationen – Berufsausübungsgemeinschaft (BAG). Berlin. http://www.kbv.de/html/berufsausuebungsgemeinschaften.php. Zugegriffen: 21. Juni 2015.

Kassenärztliche Bundesvereinigung – KBV (Hrsg.). (2015b). Medizinische Versorgungszentren. Berlin. http://www.kbv.de/html/mvz.php. Zugegriffen: 27. Juni 2015.

Kassenärztliche Bundesvereinigung – KBV (Hrsg.). (2016). Zulassung. Berlin. http://www.kbv.de/html/zulassung.php. Zugegriffen: 27. Febr. 2016.

Kassenärztliche Vereinigung Baden-Württemberg (Hrsg.). (2015). Praxisgemeinschaft – Mehrere Einzelpraxen unter einem Dach. Stuttgart. https://www.kvbawue.de/praxis/niederlassung/niederlassungsoptionen/praxisgemeinschaft/. Zugegriffen: 21. Juni 2015.

Klinikum Fulda (Hrsg.). (2016). Wir über uns. Fulda. http://www.klinikum-fulda.de/wir-ueber-uns.html. Zugegriffen: 21. Febr. 2016.

Klinikum Ingolstadt (Hrsg.). (2016). Unternehmen. Ingolstadt. https://www.klinikum-ingolstadt.
de/unternehmen/. Zugegriffen: 21. Febr. 2016.

Klinikum Südstadt Rostock (Hrsg.). (2016). Wir über uns. Rostock. http://www.kliniksued-ros-
tock.de/unternehmen/ueber-uns.html. Zugegriffen: 21. Febr. 2016.

Krankenhaus Düren (Hrsg.). (2016). Kompetenz und Verantwortung. Düren. http://www.kranken-
haus-dueren.de/. Zugegriffen: 21. Febr. 2016.

Kreislaufwirtschaftsgesetz (KrWG) vom 24. Februar 2012 (BGBl. I S. 212), zuletzt durch Artikel
1a des Gesetzes vom 20. November 2015 (BGBl. I S. 2071) geändert.

Krüger, C., & Rapp, B. (2006). Ethik im Gesundheitswesen: Behandlungsqualität – oberste Priori-
tät. *Deutsches Ärzteblatt, 103*(6), A 320–A 322.

Lüngen, M., & Büscher, G. (2015). *Gesundheitsökonomie*. Stuttgart: Kohlhammer.

Luppen, M. (25. Oktober 2014). Zentralklinik soll nach Georgsheil. *Ostfriesen-Zeitung*.

Mitbestimmungsgesetz (MitbestG) vom 4. Mai 1976 (BGBl. I S. 1153), zuletzt durch Artikel 7 des
Gesetzes vom 24. April 2015 (BGBl. I S. 642) geändert.

Ochs, A., Jahn, R., & Matusiewicz, D. (2013). Gesundheitssysteme: ein internationaler Überblick.
In J. Wasem, S. Staudt, & D. Matusiewicz (Hrsg.), *Medizinmanagement – Grundlagen und
Praxis* (S. 11–48). Berlin: Medizinisch Wissenschaftliche Verlagsgesellschaft.

Partnerschaftsgesellschaftsgesetz (PartGG) vom 25. Juli 1994 (BGBl. I S. 1744), zuletzt durch
Artikel 7 des Gesetzes vom 22. Dezember 2015 (BGBl. I S. 2565) geändert.

Perschke-Hartmann, C. (2009). Gesundheits- und Sozialpolitik. In C. Conzen, J. Freund, & G.
Overlander (Hrsg.), *Pflegemanagement heute – Ökonomie, Personal, Qualität: verantworten
und organisieren* (S. 1–30). München: Urban & Fischer/Elsevier.

Rhön-Klinikum (Hrsg.). (2016). Konzern. Bad Neustadt/Saale. http://rhoen-klinikum-ag.com/kon-
zern.html. Zugegriffen: 21. Febr. 2016.

Richtlinien über die Berücksichtigung von Umweltgesichtspunkten bei der Vergabe öffentlicher
Aufträge (Umweltrichtlinien Öffentliches Auftragswesen – öAUmwR) Bekanntmachung der
Bayerischen Staatsregierung vom 28. April 2009 Az.: B II 2-5152-15.

Schön Klinik (Hrsg.). (2016). Unternehmensinformation, Organigramm. Prien/Chiemsee. http://
www.schoen-kliniken.de/karriere/klinikgruppe/investor/. Zugegriffen: 21. Febr. 2016.

Städtler-Mach, B., & Devrient, H. (2005). Wirtschaftsethik. In A. Kerres & B. Seeberger (Hrsg.),
Gesamtlehrbuch Pflegemanagement (S. 1–28). Heidelberg: Springer Medizin.

Statistisches Bundesamt (Hrsg.). (2016a). Die 20 häufigsten Hauptdiagnosen. Wiesbaden. https://
www.destatis.de/DE/ZahlenFakten/GesellschaftStaat/Gesundheit/Krankenhaeuser/Tabellen/
Diagnosen.html. Zugegriffen: 14. Febr. 2016.

Statistisches Bundesamt (Hrsg.). (2016b). Gesundheitsberichterstattung des Bundes – Gesundheitsversorgung. Bonn. http://www.gbe-bund.de/gbe10/abrechnung.prc_abr_test_logon?p_
uid=gast&p_aid=67882001&p_sprache=D&p_knoten=TR14501. Zugegriffen: 27. Febr.
2016.

St. Hedwig-Krankenhaus (Hrsg.). (2016). 125 Jahre AdöR. Berlin. http://www.shk-berlin-adoer.
de/125-jahre-adoer.html. Zugegriffen: 14. Febr. 2016.

Stiftung Krankenhaus Bethanien (Hrsg.). (2016). Wir über uns. Moers. http://www.bethanien-
moers.de/krankenhaus/ueber-uns. Zugegriffen: 21. Febr. 2016.

Universitätsklinikum Hamburg-Eppendorf (Hrsg.). (2016). Impressum. Hamburg. https://www.
uke.de/allgemein/impressum/index.html. Zugegriffen: 21. Febr. 2016.

Vergabeverordnung (VgV) in der Fassung der Bekanntmachung vom 11. Februar 2003 (BGBl. I S.
169), zuletzt durch Artikel 259 der Verordnung vom 31. August 2015 (BGBl. I S. 1474) geändert.

Wendland, H. (2016). Was ist ein MVZ? – Ein rechtlicher Überblick/Medizinisches Versorgungszentrum – Ein neuer Leistungserbringer/Die umsatzsteuerlichen Rahmenbedingungen. Erft-
stadt. http://www.mvzberater.de/aspekte-mvz-bwl.php. Zugegriffen: 21. Febr. 2016.

Zentrale Ethikkommission (Hrsg.). (2016). Stellungnahmen der Zentralen Ethikkommission (Stand: September 2013). Berlin. http://www.zentrale-ethikkommission.de/page.asp?his=0.1. Zugegriffen: 28. Febr. 2016.

Zentrum für Medizinische Ethik (Hrsg.). (2016). Über das Zentrum – Aufgaben und Geschichte. Bochum. http://www.zme-bochum.de/deutsch/zentrum/index.html. Zugegriffen: 28. Febr. 2016.

Betriebsführung   3

3.1 Betriebsplanung

3.1.1 Ziele des Gesundheitsbetriebs

Die **Ziele**, die sich ein Gesundheitsbetrieb setzt, sind zunächst allgemein als erwünschte Zustände, Zustandsfolgen oder auch Leitwerte für zu koordinierende Aktivitäten anzusehen, von denen ungewiss ist, ob sie erreicht werden. Die konkrete Zielbildung für Gesundheitsbetriebe ist ein komplexes Problem, da es eindimensionale Zielsetzungen (monovariable Zielbildung) oft nicht gibt. Werden hingegen mehrere Ziele (multivariable Zielbildung) verfolgt, so sind ihre Zielverträglichkeiten zu untersuchen. Die Gesamtzielsetzung eines Gesundheitsbetriebs besteht daher immer aus einer Kombination von quantitativen und qualitativen Zielen, die miteinander abgestimmt werden müssen. Die einzelnen Ziele definieren sich in der Regel über Zielinhalt, Zielausmaß und Zeitpunkt (vgl. Frodl 2013, S. 189 ff.).

> **Beispiel**
>
> „Die Unternehmensleitung (Praxisinhaber, Geschäftsführung von Praxisnetzen) muss persönliche Verantwortung für das Management-System sowie für das Erreichen definierter Ziele tragen und diesbezüglich eine aktive Vorbildfunktion übernehmen" (Ärztliches Zentrum für Qualität in der Medizin 2016a, S. 1). .

Zum einen haben die Ziele des Gesundheitsbetriebs unterschiedliche Ausprägungen und unterscheiden sich hinsichtlich der **Zielart** beispielsweise in strategische und operative Ziele, Erfolgs- und Sachziele oder auch in langfristige und kurzfristige Ziele.

© Springer Fachmedien Wiesbaden GmbH 2017
A. Frodl, *Gesundheitsbetriebslehre*, DOI 10.1007/978-3-658-16564-2_3

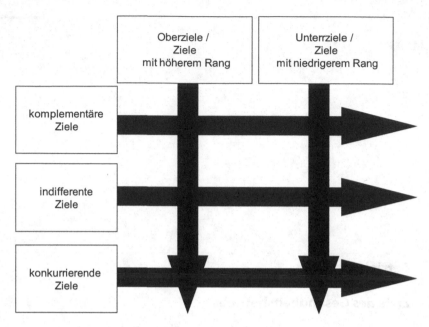

Abb. 3.1 Zielbeziehungen im Gesundheitsbetrieb

Beispiel

Erfolgsziele bestehen beispielsweise insbesondere in den Bereichen Rentabilität, Wirtschaftlichkeit, Gewinn, und Produktivität. Sie können das Erreichen langfristiger Rentabilitätsziele darstellen, oder aber auch das anvisieren von kurzfristigen Kostensenkungszielen. Sachziele beziehen sich eher auf konkrete Tatbestände in den einzelnen Bereichen des Gesundheitsbetriebs.

Die einzelnen Ziele des Gesundheitsbetriebs stehen zueinander in unterschiedlichen **Zielbeziehungen**. Sie können beispielsweise verschiedene Ränge aufweisen oder unterschiedlich aufeinander einwirken (vgl. Abb. 3.1).

Beispiel

Eine Gewinnsteigerung (Oberziel) lässt sich erreichen, wenn eine Kostensenkung (Unterziel) verfolgt wird. Das Ziel der Kostensenkung wirkt in Bezug auf das Gewinnsteigerungsziel komplementär, da es dieses ergänzt bzw. fördert. Umsatzsteigerungsziele stehen mit gleichzeitigen Kostensenkungszielen eher in einem konkurrierenden, sich gegenseitig behinderten Verhältnis, da Maßnahmen, die den Umsatz fördern sollen, häufig mit höherem Werbeaufwand etc. verbunden sind. Eine indifferente Zielbeziehung liegt vor, wenn die Erreichung des einen Zieles keinerlei Einfluss auf die Erfüllung eines anderen Zieles hat.

Die **Zielinhalte** sind unterschiedlicher Natur, wobei in einem Gesundheitsbetrieb, in dem oft eine Vielzahl von Menschen miteinander arbeitet, neben wirtschaftlichen auch soziale und persönliche Ziele existieren. Da jeder Mensch, wenn oft auch unbewusst, auf die Verwirklichung seiner persönlichen Ziele hinarbeitet, ist es wichtig, sie in einer Organisation wie dem Gesundheitsbetrieb möglichst miteinander in Einklang zu bringen, denn dies wirkt förderlich und sichert den langfristigen betrieblichen Erfolg. Konkurrierende Ziele einzelner Mitarbeiter können durch ihre Gegenläufigkeit einer erfolgreichen Zusammenarbeit schaden.

Beispiel

Die Realisierung sozialer Ziele, wie die Existenzsicherung und Sicherung eines angemessenen Lebensstandards für alle Mitarbeiter durch eine angemessene und gerechte Entlohnung oder die Realisierung und Entwicklung individueller Fähigkeiten und Fertigkeiten durch eine entsprechende Tätigkeit und Aufgabenzuteilung trägt in hohem Maß zur Arbeitszufriedenheit bei, was sich positiv auf die Persönlichkeitsentwicklung, Arbeitseinsatz und die Arbeitsbereitschaft der Mitarbeiter des Gesundheitsbetriebs auswirkt.

Damit die einzelnen Ziele nicht isoliert nebeneinander stehen, sind sie in einem **Zielsystem** für den Gesundheitsbetrieb zusammenzuführen, aufeinander abzustimmen und aus ihnen resultierende Zielkonflikte zu lösen. Dabei hilft oft ihre Bewertung in Haupt- und Nebenziele, die eine Rangfolge hinsichtlich ihrer Bedeutung darstellt. Langfristige strategische Ziele sind zu operationalisieren und von der Führungsebene des Gesundheitsbetriebs über die einzelnen Bereiche hinweg bis zu Zielen für den einzelnen Mitarbeiter zu konkretisieren. Ihre möglichst genaue Quantifizierung ist zudem von erheblicher Bedeutung für die spätere Messbarkeit des jeweiligen Zielerreichungsgrades.

3.1.2 Strategien für den Gesundheitsbetrieb

Zu den wichtigsten konzeptionellen Aufgaben des Managements eines Gesundheitsbetriebs im Rahmen seiner Strategiebildung, zählen zunächst die Festlegung von Philosophie und Leitbild des Betriebs. Mit ihnen werden die für den Gesundheitsbetrieb maßgeblichen ethischen und moralischen Richtlinien dokumentiert und die Grundlage für sein wirtschaftliches Handeln gebildet. Die allgemeine Philosophie mündet häufig in ein ausformuliertes **Leitbild**, welches oft erst später, wenn der Gesundheitsbetrieb mitunter bereits lange existiert, schriftlich festgehalten wird. Es stellt eine Ausformulierung der gelebten oder zumindest angestrebten betrieblichen Kultur dar, an deren Normen und Werten sich die Mitarbeiter des Gesundheitsbetriebs orientieren können, die im Sinne einer abgestimmten, einheitlichen Identität des Gesundheitsbetriebs (**Coporate Identity**) und einheitlicher Verhaltensweisen (**Coporate Behaviour**) integrativ wirken und gleichzeitig Entscheidungshilfen und -spielräume aufzeigen soll.

Beispiel

Pflegeleitbild der *Orthopädischen Universitätsklinik Friedrichsheim gGmbH*, Frankfurt am Main:

„Pflegeleitbild: Der Mensch steht im Mittelpunkt

Das Pflegeleitbild der Orthopädischen Universitätsklinik wurde von allen Pflegenden der Klinik entwickelt und fertig gestellt. Es stellt unser Pflegeverständnis dar und soll als Leitlinie für die tägliche Arbeit mit den Patienten sowie den Mitarbeitern der anderen Berufsgruppen dienen.

Für alle Mitarbeiter des Pflegedienstes der Orthopädischen Universitätsklinik Friedrichsheim steht der Mensch im Mittelpunkt:

- als Patient mit seinen wichtigsten Bezugspersonen: Wir erleichtern für unsere Patienten den Aufenthalt in der Klinik, indem wir sie in ihrer besonderen Situation wahrnehmen, mit Unbekanntem vertraut machen und ihre Bezugspersonen in schwierigen Situationen begleiten.
- als Kollegen und als Kooperationspartner mit allen Bereichen unserer Klinik: Wir setzen uns für eine vertrauensvolle Zusammenarbeit ein, indem wir die beiderseitigen Erwartungen klären. Wir beziehen ihre Fähigkeiten im Umgang mit der eigenen Erkrankung ein, planen die Pflege auf Wunsch gemeinsam, beteiligen bedeutsame Bezugspersonen bei Bedarf, beraten zu Gesundheitsfragen und bereiten auf die Entlassung vor.
- als Kooperationspartner außerhalb der Klinik: Wir betrachten uns als eigenständige, lern- und entwicklungsfähige Berufsgruppe und leisten mit unserem spezifisch pflegerischen Wissen einen unverzichtbaren Beitrag innerhalb des therapeutischen Teams. Dazu beachten wir den ICN-Ethikkodex für Pflegende und orientieren uns an den neuesten Erkenntnissen.

Um trotz begrenzter wirtschaftlicher Mittel unsere Arbeitsqualität zu optimieren und für unsere Patienten ein Höchstmaß an Zeit zu erreichen, streben wir eine ständige Verbesserung unserer intra- und interprofessionellen Arbeitsabläufe an.

Wir setzen uns für eine offene, respektvolle intra- und interprofessionelle Zusammenarbeit ein, die alle Beteiligten wertschätzt und einen fachlichen Austausch auf der Grundlage beruflicher Akzeptanz ermöglicht.

Durch kontinuierliche Beteiligung an Verbesserungsprozessen für eine gute Betreuung unserer Patienten sowie ökonomisch und ökologisch verantwortungsbewussten Handeln setzen wir uns für den guten Ruf der Klinik ein.

Die Bestrebungen aller Verantwortlichen in der Klinik für eine gute Zusammenarbeit mit allen externen Kunden unterstützen wir: Patienten und Bezugspersonen, einweisende und nachbetreuende Institutionen, Kostenträger und kooperierende Firmen" (Orthopädische Universitätsklinik Friedrichsheim 2016, S. 1).

Auf der Grundlage des Leitbildes und anhand der strategischen Ziele des Gesundheitsbetriebs lassen sich seine Strategien entwickeln. Ausgehend von strategischen **Erfolgspotenzialen,** die überragende, wichtige Eigenschaften des Gesundheitsbetriebs darstellen und mit denen er sich auch dauerhaft von vergleichbaren Einrichtungen abgrenzen kann, ist das längerfristig ausgerichtete, planvolle Anstreben der strategischen Ziele zu planen.

Beispiel

Strategische Erfolgspotenziale eines Gesundheitsbetriebs können beispielsweise seine Stärken im Bereich Patientenservice, alternative Behandlungsangebote, fortschrittliche Behandlungsmethoden, Einsatz neuester Medizintechnik etc. sein.

Zu den zukunftsträchtigen **Trends** für Gesundheitsbetriebe, aus denen sich Erfolg versprechende Strategien ableiten lassen, gehören verschiedene Entwicklungen der jüngeren Zeit:

- Betriebswirtschaftliche Steuerung: Das Controlling und Kostenmanagement der Gesundheitsbetriebe gewinnt vor dem Hintergrund begrenzten Umsatzwachstums und eines sich verschärfenden Wettbewerbs in zunehmendem Maße an Bedeutung. Um nicht die Steuerungsmöglichkeit zu verlieren, Liquiditätsengpässe zu riskieren und in finanzielle Abhängigkeiten zu geraten, müssen geeignete Führungs- und Steuerungsinstrumentarien eingesetzt werden.
- Verstärkte Absatzorientierung: Durch das wachsende Angebot medizinischer Behandlungs- und Dienstleistungen entwickelt sich der Gesundheitsmarkt mehr und mehr zum Käufermarkt. Es gilt daher, sich durch die Schaffung von Präferenzen, Werbung oder über die Preisgestaltung Marktanteile zu sichern und ein Marketingkonzept zu entwickeln, in dessen Mittelpunkt der Patient steht und das die Gewinnung neuer und der Bindung vorhandener Patienten zum Ziel hat.
- Gezielte Entwicklung: Es gilt langfristig festzulegen, ob der Gesundheitsbetrieb zukünftig verstärkt wachsen, mit anderen zusammenarbeiten, eher sich verkleinern oder in seinen Leistungen diversifizieren soll. Wachstumsstrategien können sich beispielsweise auf die Erschließung neuer Patientenzielgruppen (Marktentwicklungsstrategie), das Angebot zusätzlicher, neuer Behandlungsleistungen (Leistungsentwicklungsstrategie) oder die Intensivierung der Marktbearbeitung durch Verbesserung der Patientenzufriedenheit (Marktdurchdringungsstrategie) erstrecken. Für eine Kooperation mit anderen Gesundheitsbetrieben, stehen unterschiedliche Organisations- und Rechtsformen (Partnerschaft, MVZ, Berufsausübungsgemeinschaften etc.) zur Verfügung. Bei einer Verkleinerung können der Abbau von medizintechnischen und personellen Behandlungskapazitäten, die Konzentration auf profitable Behandlungsgebiete oder die Rentabilitätssteigerung bei gleich bleibenden Umsatzzahlen im Vordergrund stehen. In der Diversifizierung versucht man üblicherweise mit neuen Leistungsangeboten zusätzliche Patientenzielgruppen zu erschließen.

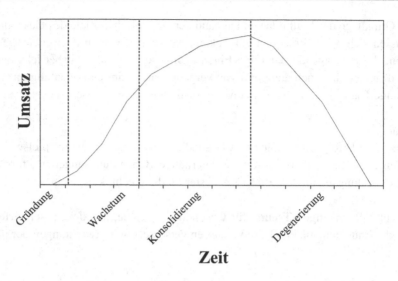

Abb. 3.2 Lebenszyklusphasen des Gesundheitsbetriebs

Das **Lebenszykluskonzept** bietet eine Grundlage zur Entwicklung von Strategien für den Gesundheitsbetrieb. Es geht ursprünglich auf die Marketingliteratur zurück und lässt die allgemeine Entwicklung eines Gesundheitsbetriebs als eine Art „Lebensweg" betrachten. Die Grundphasen des Lebenszyklusmodells unterliegen keinen Naturgesetzmäßigkeiten. Sie beruhen auf unternehmerischen Aktivitäten und Entscheidungen und stellen auch das Ergebnis des Einwirkens der Umwelt auf den Gesundheitsbetrieb dar. Insofern bilden nicht Rechenmodelle oder eindeutig nachvollziehbare Kausalitäten den Erklärungshintergrund des Phasenverlaufs, sondern Hypothesen, die die Phasen- und Zeitrelation bestimmter Verhaltensweisen der direkt oder indirekt der an der betrieblichen Entwicklung Beteiligten berücksichtigen (vgl. Abb. 3.2).

Die **Gründungsphase** des Gesundheitsbetriebs kann durch unterschiedliche Länge, Schwierigkeiten oder Erfolg bzw. Misserfolg gekennzeichnet sein. Es ist eine entscheidende und wichtige Phase, die im Falle des betriebswirtschaftlichen oder anderweitig begründeten Misserfolgs auch zum Scheitern führen kann. In dieser Phase sind strategische Entscheidungen zu treffen, die die Größe des Betriebs, das Investitionsvolumen, die Mitarbeiterzahl, die Rechtsform, den Standort, die genaue fachliche Ausrichtung sowie die Marketingkonzeption und die Patientenzielgruppen betreffen. Ständige Optimierungs- und Veränderungsprozesse sind daher in dieser Phase erforderlich, bisweilen auch Improvisation. Die Strategie muss daher in dieser Phase dazu beitragen, durch Sammlung von ausreichenden Informationen möglichst schnell eine dauerhafte Organisation strukturieren zu können.

Im Falle der Übernahme einer Arztpraxis handelt es sich um keine Neugründung, da Mitarbeiter, Patienten, Ausstattung etc. in der Regel übernommen werden, sodass sich die strategischen Entscheidungen eher auf eine mögliche Neuausrichtung konzentrieren werden.

Die **Wachstumsphase** kann unterschiedlich lange dauern. Wichtige strategische Entscheidungen in dieser Phase beziehen sich auf zukünftige Behandlungsschwerpunkte, die Personal- und Organisationsentwicklung und die Investition in Behandlungskonzepte.

Die **Konsolidierungsphase** ist in der Regel die längste Phase im Lebenszyklus. Sie ist im Wesentlichen gekennzeichnet durch eine Stabilisierung des Leistungsangebots und des Patientenaufkommens. In diese Phase fallen auch Veränderungen (beispielsweise Umorganisationen, Rechtsformwechsel, Bildung einer Praxisgemeinschaft, Klinikumbauten, Spezialisierung auf bestimmte Behandlungsmethoden etc.), die langfristig wirksam sind. Strategische Entscheidungen beziehen sich in dieser Phase überwiegend auf Erhaltungsinvestitionen oder Rechtsformwechsel. Die Gefahr in dieser Phase des Lebenszyklus besteht aus der Routine und der Gewohnheit, die notwendige Weiterentwicklungs- und Verbesserungsprozesse im Gesundheitsbetrieb oft verhindern. Insbesondere die Entwicklung der betriebswirtschaftlichen Situation, die durch eine Veränderung der Rahmenbedingungen verursacht sein kann, wird dabei häufig aus den Augen verloren, sodass ein rechtzeitiges, steuerndes Eingreifen nicht möglich wird. In der Konsolidierungsphase muss die Strategie daher einen Beitrag leisten, den wirtschaftlichen Erfolg durch geeignete Kontrollmechanismen und Organisationsentwicklungsmaßnahmen langfristig zu sichern.

Die **Degenerierungsphase** kommt nur dann vor, wenn der Gesundheitsbetrieb seine Tätigkeit einstellt, sei es beispielsweise durch Insolvenz und Auflösung einer Klinik oder altersbedingte Aufgabe einer Arztpraxis. Die strategischen Entscheidungen, die in dieser Phase zu treffen sind, beziehen sich hauptsächlich auf Nachfolgeregelungen oder die Verwertung und Veräußerung des Betriebs.

Das zum Gesundheit Nord Klinikverbund Bremen gehörende *Klinikum Bremen-Mitte* ist ein Beispiel dafür, dass viele Gesundheitsbetriebe über einen langen Zeitraum existieren und die Konsolidierungsphase häufig von oft tief greifenden Veränderungen durchzogen ist, aber dauerhaft anhält:

„Seit mehr als 150 Jahren gibt es das Klinikum Bremen-Mitte an seinem heutigen Standort. Über die Jahrzehnte wurde das „Große Krankenhaus in Bremen" immer wieder umgebaut, saniert und zum Teil durch Neubauten erweitert. Mittlerweile erstreckt sich das Klinikum über unzählige Bauten auf einer Fläche von fast 20 Hektar. Es ist das einzige Krankenhaus der Maximalversorgung in Bremen, das – vergleichbar mit einem Universitätsklinikum – über alle personellen und apparativen Voraussetzungen verfügt, um auch schwerstkranke Patienten zu behandeln.

Auf dem Gelände zwischen St.-Jürgen-Straße, Bismarckstraße und Friedrich-Karl-Straße entsteht derzeit der sogenannte Teilersatzneubau – ein Neubau für fast alle medizinischen Leistungsbereiche, der dem Klinikum Bremen-Mitte in den kommenden Jahren ein neues Gesicht verleihen wird" (Gesundheit Nord gGmbH Klinikverbund Bremen 2016, S. 1).

Das Lebenszyklusmodell lässt sich auch auf den **Gesundheitsmarkt** übertragen und bedeutet beispielsweise gerade in einer Phase der Marktsättigung, die in einzelnen Bereichen zweifelsohne existiert, sich strategisch in einem schwierigen Wettbewerbsumfeld neu zu positionieren, beispielsweise durch Leistungsdifferenzierungen und Spezialisierungen, durch Verschlankung zu kleineren Einheiten oder durch den Zusammenschluss zu Kooperationsformen.

Auch die **Behandlungs-** oder **Pflegeleistungen** selbst lassen sich oft anhand des Lebenszyklusmodells analysieren. Behandlungskonzepte werden eingeführt, nach ihrer Bewährung beibehalten und weiterentwickelt, wie die oftmalige Entwicklung von der therapeutischen Behandlung zu einer verstärkten Prophylaxe. Gleichzeitig lässt sich das Angebot um neue Behandlungsleistungen erweitern, die Erfolg versprechend sein können und die es früher noch nicht gegeben hat. Sind sie in der Lage, bisherige Methoden zu ersetzen, so werden diese nicht mehr angeboten.

3.1.3   Betrieblicher Planungsprozess

Die Planung in Gesundheitsbetrieben ist eine wichtige Aufgabe, die unterschiedlichste Planungsbereiche umfasst: Sie reicht von der betrieblichen Finanzplanung im Finanzwesen, über die Planung der Leistungserstellungsprozesse (Behandlungsplanung, Belegungsplanung, Therapieplanerstellung, Erstellung von Hygieneplänen, Schichteinsatzplan etc.) bis hin zur Strategischen Planung des gesamten Gesundheitsbetriebs.

> **Beispiel**
>
> „Die Pflegeplanung ist gesetzlich vorgeschrieben und bildet die Grundlage einer geplanten, zielorientierten und nachvollziehbaren Pflege unter Berücksichtigung der Individualität des Menschen. Ihr Ziel ist die Sicherung der systematischen Durchführung des Pflegeprozesses und der damit verbundenen Pflegequalitätssicherung" (Henke 2015, S. 10).

Die **Planung** bildet den logischen Ausgangspunkt des betrieblichen Managements. Es wird darüber nachgedacht, was in und mit dem Gesundheitsbetrieb erreicht werden soll und wie es am besten zu erreichen ist. Dazu zählen die Bestimmung der Zielrichtung, die Ermittlung zukünftiger Handlungsoptionen und die Auswahl unter diesen. Planung bedeutet, zukünftiges Handeln unter Beachtung des Rationalprinzips gedanklich vorweg zu nehmen.

Der betriebliche **Planungsprozess** unterteilt sich grundsätzlich in die Phasen der

- Problemformulierung,
- Alternativenfindung,
- Alternativenbewertung,
- Entscheidung.

Damit eine Planung stattfinden kann, ist das zu lösende Problem (Planungsaufgabe) strukturiert darzustellen und anhand des bestehenden und des beabsichtigten Zustands zu analysieren bzw. zu diagnostizieren. Je nach Problemstellung sind mithilfe von Kreativitätsmethoden, der medizinischen Erfahrung oder schulmedizinischer Anleitungen Problemlösungsalternativen zu suchen und in einem nächsten Schritt hinsichtlich ihrer Realisierbarkeit und Erfolgsaussichten zu bewerten. Anhand des Bewertungsergebnisses ist eine Entscheidung zu treffen, welche Alternative umgesetzt werden soll.

Beispiel

Bei der Behandlungsplanung werden ausgehend von der Diagnose (Problemanalyse) unterschiedliche Behandlungsalternativen (Alternativenfindung) hinsichtlich ihrer Erfolgsaussichten bewertet (Alternativenbewertung) und gemeinsam mit dem Patienten (Entscheidung) in einen zeitlich terminierten Therapieplan umgesetzt. Die Kontrolle bezieht sich in erster Linie auf den Therapieerfolg und ist damit ebenso wie die Umsetzung nicht mehr Gegenstand des eigentlichen Planungsprozesses.

Je nach **Planungsart** lässt sich zunächst zwischen einer *rollierenden* und einer Blockplanung unterscheiden. Während bei einer rollierenden Planung nach Ablauf einer Phase deren Ergebnis korrigierend in die Planung einfließt und diese immer wieder neu „aufgesetzt" wird, stellt die Blockplanung den Ablauf der einzelnen Phasen im Zeitverlauf dar (vgl. Abb. 3.3).

Beispiel

Ein Beispiel zu einer fortschreibenden Planung stellt die bayerische Krankenhausplanung dar:

„Jede Planung ist ein kontinuierlicher Vorgang. Daher will und kann auch dieser Krankenhausplan nie eine Endsituation beschreiben." ... „Auch bereits erteilte Bedarfsfeststellungen für Baumaßnahmen sind bei sich ändernder Bedarfslage an diese anzupassen.

Um der rasanten Fortentwicklung in allen Bereichen der Krankenversorgung Rechnung tragen zu können, ist es notwendig, diesen Krankenhausplan ständig zu überprüfen, neuen Entwicklungen anzupassen und entsprechend fortzuschreiben" (Bayerisches Staatsministerium für Gesundheit und Pflege 2015, Teil I, Ziff. 312).

Behandlungsplanung als Blockplanung

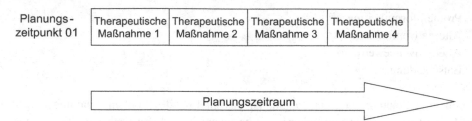

Planungs-zeitpunkt 01	Therapeutische Maßnahme 1	Therapeutische Maßnahme 2	Therapeutische Maßnahme 3	Therapeutische Maßnahme 4

Planungszeitraum

Finanzplanung als rollierende Planung

Planungs-zeitpunkt 01	Planung Periode 1	Planung Periode 2	Planung Periode 3	Planung Periode 4	
Planungs-zeitpunkt 02		Planung Periode 1	Planung Periode 2	Planung Periode 3	Planung Periode 4

Abb. 3.3 Planungsarten im Gesundheitsbetrieb

Ferner lässt sich die Planung, je nachdem welche Bereiche des Gesundheitsbetriebs einbezogen sind, unterscheiden in

- Top-down-Planung: Planvorgaben durch die Leitung des Gesundheitsbetriebs und Konkretisierung durch Teilpläne in den einzelnen Betriebsbereichen,
- Bottom-up-Planung: Sammlung von Plandaten auf unterer Ebene und spätere Aggregation zu einer betrieblichen Gesamtplanung,
- Gegenstromverfahren: Vorgabe von Eckwerten, Abstimmung in den einzelnen Bereichen und Zusammenfassung zur Gesamtplanung.

Beispiel

Die Sammlung von Verbrauchsdaten bei medizinischem Material für die Beschaffungsplanung einer Großklinik stellt eine Bottom-up-Planung dar, während die Schichteinsatzplanung unter Vorgabe der Schichtzeiten und Einsatzstärken in der Regel unter Einbeziehung der Mitarbeiter nach dem Gegenstromverfahren erfolgt.

Wenn es um längerfristige Aktionsziele geht, spricht man auch von einer *strategischen* Planung, im Gegensatz zur *operativen* Planung, die der konkreten kürzerfristigen Disposition von Ressourcen dient.

3.2 Entscheidungsprozesse im Gesundheitsbetrieb

3.2.1 Besondere Entscheidungssituationen

Die Entscheidung zählt zusammen mit der Planung, der Zielsetzung, der Information, der Kontrolle u. a. zu den übergeordneten Prozessen (Meta-Prozessen) des Gesundheitsbetriebs. Ihre Bedeutung ist jedoch im Vergleich zu beispielsweise produzierenden Betrieben weitaus größer, da sich ihre Konsequenzen oft unmittelbar auf das leibliche Wohl der Patienten auswirken. Hinzu kommt, dass dem Entscheiden nicht immer ein ausführliches, zeitintensives Abwägen unter verschiedenen Alternativen vorausgehen kann, sondern dass Entscheidungen mitunter in lebensbedrohenden Situationen und Stresssituationen schnellstmöglich getroffen werden müssen.

Beispiel

„Oftmals gleichsam mit dem Rücken an der Wand stehend erscheinen den Ärzten die ins Auge gefassten Therapien fraglich, im Einzelfall gar außerordentlich riskant. Einfach nichts zu tun würde jedoch demgegenüber auch ein Risiko mit sich bringen. Für und Wider müssen abgewogen sowie die Verantwortlichkeiten festgelegt werden. Nicht selten erzeugen solche Fälle auch eine Kaskade von Folgeproblemen – und diesbezüglichen Entscheidungsbedarf – organisatorischer bzw. administrativer Art, denn in ihrer Komplexität kann das ökonomische Primat des Akutkrankenhauses, rationell und effizient zu arbeiten, oft nicht mehr eingehalten werden" (Vogd 2004, S. 26).

Eine **Entscheidung** im Gesundheitsbetrieb stellt somit nicht zwangsläufig immer eine bewusste Wahl zwischen zwei oder mehreren Alternativen anhand bestimmter Entscheidungskriterien oder Präferenzen dar. Oftmals ist auch nicht die Wahl einer bestimmten Alternative, sondern die Unterlassung einer Handlung als Entscheidungsergebnis anzusehen.

Während im betrieblichen Alltag Entscheidungen mitunter auch emotional oder zufällig gefällt werden können, ohne dass sie mit gravierenden Folgen einhergehen, müssen Entscheidungen im Rahmen der medizinischen Leistungserstellung rational erfolgen, oft auch spontan getroffen werden.

Beispiel

Bei der ärztlichen Diagnose wird beispielsweise aufgrund vorliegender Symptome auf eine mögliche Krankheit geschlossen, was die Grundlage für die Behandlungsentscheidung darstellt. Nicht immer kann diese Entscheidung unter völliger Sicherheit getroffen werden, sodass abgewartet werden muss, ob der Patient auf die Behandlung anspricht. Ist dies nicht der Fall, wird eine andere Behandlungsentscheidung notwendig.

Die **Entscheidungsträger** sind dabei nicht nur behandelnde Ärzte, Chirurgen, Kiefer-orthopäden oder Krankenhausmanager, sondern sie sind auf allen Ebenen angesiedelt und somit können sich Entscheidungen unabhängig von Hierarchie und organisatorischer Einordnung direkt auf die Patienten auswirken. Risiko und Tragweite von Entschei-dungen nehmen daher im Gesundheitsbetrieb nicht erst mit aufsteigender Führungs-hierarchie zu, sondern sind in der medizinischen, behandelnden Tätigkeit auf allen hierarchischen Ebenen vorhanden. Während man im allgemeinen davon ausgeht, dass in den unteren Ebenen tragbare Entscheidungsrisiken mit hoher Eintrittswahrscheinlich-keit, aber begrenzter Schadenshöhe und auf der Führungsebene Risiken mit erheblicher Tragweite, geringer Eintrittswahrscheinlichkeit, aber existenzbedrohender Schadenshöhe existieren, können im Gesundheitsbetrieb bereits durch Fehlentscheidungen von Pfle-gekräften, Labormitarbeitern oder medizinischen Fachangestellten in Arztpraxen men-schengefährdende Situationen eintreten.

Auch die möglichen **Entscheidungsfolgen** sind damit von einer anderen Qualität, sodass die Möglichkeit, die Güte einer Entscheidung zu einem späteren Zeitpunkt zu messen oder aus einer Fehleinschätzung zu lernen, oftmals gar nicht gegeben ist, sondern die absolute Verlässlichkeit und Richtigkeit der Entscheidung angestrebt werden muss. Hinzu kommt die Schwierigkeit der Einschätzung, ob eine bestimmte Entscheidungssitu-ation mit einer vergangenen Situation ohne Abstriche vergleichbar ist. Oftmals verfügen die Entscheidungsträger im Gesundheitsbetrieb in Bezug auf die Patientenbehandlung nicht über die vollständige Information und über alle potenziell entscheidungsrelevanten Faktoren.

Gerade vor diesem Hintergrund ist immer zu vergegenwärtigen, dass eine Entschei-dung auch immer durch die subjektiven Grundlagen ihrer Entscheidungsträger beein-flusst wird, ihren Emotionen, Wertvorstellungen, Erfahrungen und Befindlichkeiten. Somit können Entscheidungen im Gesundheitsbetrieb auch immer nur einer begrenzten Rationalität unterliegen, womit sich die Frage stellt, inwieweit die Verantwortung von unerwarteten Konsequenzen dem einzelnen Entscheidungsträger zuzuordnen ist. Folgen und Auswirkungen von fehlerhaften Entscheidungen im medizinischen Bereich können häufig nicht mehr rückgängig gemacht oder abgeändert werden, sondern sind unwider-ruflich und führen bestenfalls zu notwendigen Folgeentscheidungen.

Für die Entscheidungspraxis im Gesundheitsbetrieb bedeutet das Dargelegte, dass Entscheidungen umso leichter getroffen werden, je größer die Sicherheit scheint. Mit dem Ausmaß der Unsicherheit, nimmt auch die Schwierigkeit der Entscheidung zu, da die Entscheidungsfolgen oft nicht absehbar sind. Die Sicherheit nimmt in der Regel zu, je mehr Informationen zur Entscheidungsfindung vorliegen.

3.2.2   Geeignete Entscheidungsmodelle

Die **Sicherheitsentscheidung** (Entscheidung unter völliger Sicherheit) bildet im Alltag des Gesundheitsbetriebs eher die Ausnahme, da sich in den seltensten Fällen sämtli-

Tab. 3.1 Beispiel
Ungewissheitsentscheidung

Auswirkung Alternative	A1	A2	A3
M1	180/140	120/80	140/100
M2	140/100	140/100	140/100

che Konsequenzen aus einer Handlung voraussagen lassen. Die Annahme, dass sämtliche Konsequenzen einer Handlung im Voraus bekannt sind, erscheint schließlich nicht gerade realistisch. Ein theoretisches Restrisiko des Handelns lässt sich daher kaum ausschließen.

Beispiel

Selbst wenn dem behandelnder Hausarzt sämtliche Nebenwirkungen und Gegenanzeigen eines Medikamentes bekannt sind und er auch eine bestmögliche Anamnese seines langjährigen Patienten (beispielsweise nach der SAMPLE-Methode im Rettungswesen: Symptome, Allergien, Medikamente, Patienten-Vorerkrankungen, Letzte Mahlzeit etc., Notfall-Ereignis) durchführt, verbleiben Restrisiken, deren Eintrittswahrscheinlichkeiten sich durch die aufgezeigten Maßnahmen lediglich minimieren lassen.

Häufiger vorkommen dürften im Gesundheitsbetrieb insbesondere **Unsicherheitsentscheidungen**, bei denen die Auswirkungen einer Entscheidung und/oder deren Eintrittswahrscheinlichkeiten nicht mit völliger Sicherheit vorausgesagt werden können. Um mit der Unsicherheit bei Entscheidungen im Gesundheitsbetrieb bestmöglich umgehen zu können, bietet sich zunächst die Betrachtung der Ungewissheitsentscheidung an. Bei der **Ungewissheitsentscheidung** sind zumindest deren möglichen Auswirkungen bekannt, aber nicht die jeweiligen Eintrittswahrscheinlichkeiten. In dieser Situation bieten sich folgende Handlungsalternativen an:

- Pessimistische Entscheidung (Maximin-Modell): Die einzelnen Entscheidungsalternativen werden anhand der ungünstigsten Auswirkung miteinander verglichen.
- Optimistische Entscheidung (Maximax-Modell): Die einzelnen Entscheidungsalternativen werden anhand der günstigsten Auswirkung miteinander verglichen.

Beispiel

In einem stark vereinfachten Beispiel soll eine Entscheidung zwischen zwei Medikamenten (M1, M2) getroffen werden, bei deren Anwendung sich bei M1 als mögliche Nebenwirkung eine Blutdrucksteigerung (A1), -senkung (A2) oder ein gleich bleibender Blutdruckwert (A3) bzw. bei M2 ergeben kann (vgl. Tab. 3.1):

Bei der pessimistischen Entscheidung würde die Alternative M2 bevorzugt, da sie zumindest einen stabilen Blutdruck garantiert, während bei M1 auch eine deutliche Steigerung als mögliche Auswirkung vorkommen kann. Die optimistische Entschei-

Tab. 3.2 Entscheidungsmodelle für Ungewissheitsentscheidungen

Modell	Funktionsweise
Maximin	Die einzelnen Entscheidungsalternativen werden anhand der ungünstigsten Auswirkung miteinander verglichen
Maximax	Die einzelnen Entscheidungsalternativen werden anhand der günstigsten Auswirkung miteinander verglichen
Hurwicz	Bewertung der Alternativen anhand eines gewichteten Mittelwerts ihrer bestmöglichen und schlechtmöglichsten Auswirkungen unter Berücksichtigung subjektiver Erwartungen durch eine Gewichtung zwischen 0 und 1
Laplace	Geht man von einer Gleichverteilung der Eintrittswahrscheinlichkeiten aus, sind sämtliche Auswirkungen bei der Entscheidung gleichermaßen zu berücksichtigen
Schadensminimierung	Auswahl derjenigen Alternative, welche die möglichen negativen Auswirkungen minimiert und das Verhältnis zwischen möglichem Schaden und maximal möglichen Nutzen berücksichtigt

dung würde zugunsten von M1 ausfallen, da sie auch die Möglichkeit einer Blutdrucksenkung einschließt.

Bei der Ungewissheitsentscheidung kann man ferner die Alternativen anhand eines gewichteten Mittelwerts ihrer bestmöglichen und schlechtmöglichsten Auswirkungen bewerten und dabei subjektive Erwartungen durch eine Gewichtung zwischen 0 und 1 (*Hurwicz-Modell*) zum Ausdruck bringen. Geht man von einer Gleichverteilung der Eintrittswahrscheinlichkeiten aus, so sind sämtliche Auswirkungen bei der Entscheidung gleichermaßen zu berücksichtigen (*Laplace-Modell*). Schließlich besteht auch die Möglichkeit, diejenige Alternative auszuwählen, welche die möglichen negativen Auswirkungen minimiert (*Schadensminimierungsmodell*) und das Verhältnis zwischen möglichem Schaden und maximal möglichen Nutzen berücksichtigt (vgl. Tab. 3.2).

Von der Ungewissheitsentscheidung ist die **Risikoentscheidung** zu unterscheiden, da bei ihr die Eintrittswahrscheinlichkeiten beispielsweise durch Berechnung ermittelbar sind oder sich aus Vergangenheitswerten ableiten lassen.

Beispiel

Die Mitarbeiter einer Arztpraxis bilden eine Lotto-Tippgemeinschaft. Die berechenbare Wahrscheinlichkeit bei der Zeihung 6 aus 49 die Gewinnklasse 1 (6 Richtige + Superzahl) zu erzielen, beträgt ca. 1 zu 140 Mio.

Bei Risikoentscheidungen im Gesundheitsbetrieb ist somit aufgrund der Kenntnisse über die Eintrittswahrscheinlichkeiten möglicher negativer Auswirkungen grundsätzlich ein *risikoaverses* Entscheiden möglich.

Auch können *mehrpersonale* Entscheidungsprozesse zur Risikominimierung beitragen, indem Informationen und Kenntnisse über mögliche Auswirkungen von Entscheidungsalternativen durch die Einbeziehung mehrerer Experten bzw. Entscheidungsträger in die Entscheidung einfließen.

3.3   Mitarbeiterführung im Gesundheitswesen

3.3.1   Führungsgrundlagen

Die Mitarbeiterführung in Gesundheitsbetrieben hat sich in den vergangenen Jahren in ihrer Entwicklung auffällig gewandelt. Der Wandel beruht auf sich immer schneller verändernden ökonomischen, technologischen, rechtlichen und sozialen Bedingungen der Umwelt von Gesundheitsbetrieben und auf speziellen Einflüssen, die von der Struktur des öffentlichen Gesundheitssystems, höheren Erwartungen der Patienten und verstärkten Mitarbeiterbedürfnissen ausgehen. Die Zunahme dieser Umweltfaktoren trifft insbesondere für das Tempo des medizintechnischen Fortschritts, den Trend zur vermehrten Qualifikation der Mitarbeiter sowie die immer umfangreichere Gesetzgebung in arbeits-, sozial- und tarifgesetzlicher Hinsicht zu.

Beispiel

„Die Krankenhaus-Mitarbeiter werden künftig noch mehr als bisher von der Geschäftsführung/Krankenhausleitung die Befriedigung ihrer veränderten Bedürfnisse verlangen. Die Geschäftsführung/Krankenhausleitung wird sich – insbesondere angesichts der Entwicklung auf dem Arbeitsmarkt – diesem Wunsch nicht verschließen können" (Naegler 2008, S. 5).

Die grundlegenden Annahmen zum arbeitenden Menschen in Gesundheitsbetrieben basieren zum großen Teil auf der Entwicklung personalwirtschaftlicher **Theorien** (vgl. Abb. 3.4). Sie können Antwort auf die grundlegenden Fragen geben, wie und warum Menschen in Gesundheitsbetrieben arbeiten, was sie bewegt, antreibt oder motiviert.

Nach Taylor (1911) und seinem mechanistischen Grundmodell lassen sich für den Gesundheitsbetrieb Arbeitsmethoden ableiten, die aufgrund von Zeit- und Bewegungsstudien ein maximales Arbeitsergebnis erwarten lassen, Gehaltssysteme mit Leistungsnormen und Entlohnungsregeln, die Notwendigkeit zur optimale Gestaltung des Arbeitsplatzes im Hinblick auf physiologische Merkmale der Mitarbeiter des Gesundheitsbetriebs sowie kausale Zusammenhänge zwischen Entlohnung, Arbeitsgestaltung und Arbeitsleistung.

Diese mechanistische Sichtweise lässt sich ergänzen durch das sozialwissenschaftliche Grundmodell nach der Human-Relations-Bewegung (1928), wonach die Menschen in Gesundheitsbetrieben nicht als isolierte Individuen handeln, sondern ihr Verhalten stark von sozialen Beziehungen beeinflusst wird. Es bilden sich daher neben der geplan-

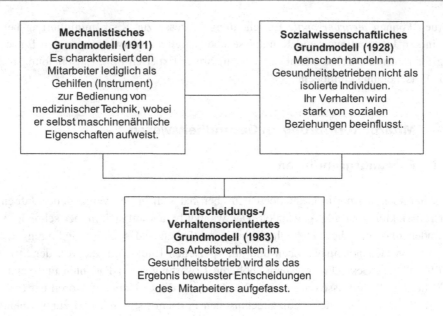

Abb. 3.4 Theorien zum arbeitenden Menschen im Gesundheitsbetrieb

ten Arbeitsgruppenstruktur informelle Gruppengefüge, die informellen Gruppen stellen eigene Regeln, Erwartungen, Verhaltensnormen auf, die von den betrieblichen abweichen können, die Steigerung der Leistung wird ermöglicht durch Förderung sozialer Interaktionen und Zufriedenheit der Mitarbeiter und es besteht ein kausaler Zusammenhang zwischen Arbeitszufriedenheit und Arbeitsleistung.

Heute kann zusätzlich davon ausgegangen werden, dass nach Marr (1983) und dessen Entscheidungs- und Verhaltensorientierten Grundmodell das Arbeitsverhalten als das Ergebnis bewusster Entscheidungen der Mitarbeiter aufgefasst werden kann. Ihre Verhaltensweisen erklären sich aus den sozialen Beziehungen innerhalb des Gesundheitsbetriebs und sind das Ergebnis von Verhandlungs-, Anpassungs-, Beeinflussungs-, Motivierungs- und Problemlösungsprozessen.

Was bedeuten diese allgemeinen, theoretischen Grundlagen für die zeitgemäße Mitarbeiterführung in einem modernen Gesundheitsbetrieb? Wie in kaum einem anderen Dienstleistungsbereich machen die Mitarbeiter einen wesentlichen Teil der Leistungsfähigkeit eines Gesundheitsbetriebs aus. Sie stellen das entscheidende Potenzial für die Bewältigung der hohen Anforderungen im heutigen und zukünftigen Gesundheitswesen dar. Die Zielsetzung jedes Gesundheitsbetriebs, den Erfolg langfristig zu sichern und auszubauen, kann deshalb nur dann erreicht werden, wenn alle Mitarbeiter besondere Anstrengungen unternehmen und in vertrauensvoller Zusammenarbeit gemeinsam die gestellten Aufgaben im Rahmen ihrer Kenntnisse und Fähigkeiten bestmöglich erfüllen.

Da die menschliche Arbeitskraft wertvoll und teuer ist, muss sie insbesondere in einem Gesundheitsbetrieb effizient und wirtschaftlich eingesetzt werden. Die Mitarbeiter sind hierzu zu führen, zu leiten und zu steuern. Auf der einen Seite gilt es dabei die betrieblichen Bedürfnisse zu berücksichtigen und den Gesundheitsbetrieb bestmöglich mit geeigneten Mitarbeitern und Mitarbeiterinnen auszustatten. Auf der anderen Seite ist gleichzeitig den Bedürfnissen der Mitarbeiter Sorge zu tragen, sie müssen betreut, entwickelt, geführt, verwaltet und entlohnt werden.

Anders als die im Gesundheitsbetrieb eingesetzten Sachmittel, wie Behandlungseinrichtungen, verwendete Materialien, Behandlungstechniken usw., sind die Mitarbeiter durch eine Reihe von Besonderheiten gekennzeichnet, die für die erfolgreiche Führung eines Gesundheitsbetriebs von wesentlicher Bedeutung sind:

- Aktivität: Sie sind aktiv und damit keine passiven Erfolgsfaktoren über die man beliebig verfügen kann. Sie haben ihren eigenen Willen, verfolgen eigenständig vorgegebene oder selbst gesteckte Ziele und entwickeln Initiativen, die es gezielt zu nutzen gilt.
- Individualität: Die Mitarbeiter sind individuell und unterscheiden sich damit von ihren Kolleginnen und Kollegen durch eine Vielzahl von Merkmalen, von Eigenschaften und Fähigkeiten. Diese Eigenschaften und Fähigkeiten müssen erkannt und richtig zur Geltung gebracht werden.
- Motivation: Sie sind grundsätzlich motiviert und streben eigenständige Ziele an, die mit den Zielen des Gesundheitsbetriebs übereinstimmen können, wobei es aber auch zu Zielkonflikten kommen kann. Die Mitarbeitermotivation hängt somit wesentlich von der Übereinstimmung der persönlichen Ziele mit den Zielen des Gesundheitsbetriebs ab. Aufgabe der Mitarbeiterführung muss es somit auch sein, diese Ziele in Einklang zu bringen.
- Beeinflussbarkeit: Die Mitarbeiter sind beeinflussbar und damit sowohl von psychologischen als auch von physischen Einflüssen abhängig. Die Mitarbeiterführung muss negative Einflüsse stoppen und positive Einflussmöglichkeiten fördern.
- Zugehörigkeit: Die Mitarbeiter zeichnen sich durch Zugehörigkeiten aus. Sie sind auch Mitglieder anderer sozialer Gruppierungen, beispielsweise von Familien, Vereinen, Parteien, Gewerkschaften und sonstigen Gruppen. Nicht selten bilden sich auch innerhalb des Gesundheitsbetriebs kleinere Gruppierungen, die durch Sympathie/ Antipathie geprägt sind, und die die Mitarbeiterführung in besonderem Maße zur Sicherung des langfristigen Betriebserfolgs berücksichtigen muss.

Weitere wichtige Grundlagen für die Mitarbeiterführung im Gesundheitsbetrieb bildet das **Arbeitsrecht**. Es setzt sich aus einer Vielzahl von Gesetzen zusammen, die das Arbeitsleben und die Beschäftigungsverhältnisse in einem Gesundheitsbetrieb berührenden Rechtsfragen regelt. Das **Individualarbeitsrecht** bezieht sich auf das Arbeitsverhältnis des einzelnen Arbeitnehmers mit dem jeweiligen Gesundheitsbetrieb (vgl. Tab. 3.3).

Tab. 3.3 Beispiele für individualarbeitsrechtliche Grundlagen der Mitarbeiterführung

Gegenstand	Regelung	Quelle
Arbeitsvertrag	Als schuldrechtlicher Vertrag ein besonderer Fall des Dienstvertrages, durch den sich der Arbeitnehmer verpflichtet, im Dienste des Gesundheitsbetriebs als Arbeitgeber nach dessen Weisungen Arbeit zu leisten, wofür der Arbeitgeber ein Entgelt zu zahlen hat. Im Arbeitsvertrag werden die Rechte und Pflichten von Arbeitgeber und -nehmer geregelt, insbesondere Beginn und Ende der täglichen Arbeitszeit, die Verteilung der Arbeit auf die Wochentage, eine eventuelle Probezeit, Gehalt, Urlaub, Sonderzuwendungen und Kündigungsmöglichkeiten. Der Arbeitsvertrag ist grundsätzlich formlos. Der ausbildende Gesundheitsbetrieb ist jedoch verpflichtet, den wesentlichen Inhalt eines Ausbildungsvertrages schriftlich niederzulegen	BGB, BBiG
Arbeitsverhältnis	• Befristet: Kann für einen kalendermäßig festgelegten Zeitraum abgeschlossen werden, wenn hierfür ein sachlicher Grund im Gesundheitsbetrieb vorliegt. • Auf Probe: Möglichkeit, eine(n) Bewerber(in) hinsichtlich Leistung und Eignung für den vorgesehenen Arbeitsplatz zu beurteilen; bei der Einstellung auf Probe handelt es sich bereits um ein echtes Arbeitsverhältnis mit allen sich daraus ergebenden Rechten und Pflichten, das allerdings mit einer kürzeren Frist kündbar ist. • Dauerarbeitsverhältnis: Wird durch einen Arbeitsvertrag begründet, der nicht auf Probe oder befristet, sondern auf unbestimmte Zeit abgeschlossen ist und damit den gesetzlichen Kündigungsfristen unterliegt. • Teilzeitarbeitsverhältnis: Arbeitsverhältnisse mit einer kürzeren als der regelmäßigen üblichen Arbeitszeit im Gesundheitsbetrieb; Teilzeitkräfte dürfen gegenüber Vollzeitkräften nicht benachteiligt werden	BGB, TzBfG
Arbeitnehmerpflichten	• Arbeitsleistung als Hauptpflicht: Muss erbracht werden, wie im Arbeitsvertrag vorgesehen bzw. auf Weisung des Arbeitgebers. • Art der zu leistenden Arbeit: Mitarbeiter sind zu der im Arbeitsvertrag vereinbarten Arbeitsleistung (Krankenpflegearbeiten, Assistenz, Prophylaxe, Praxishygiene, Verwaltungsarbeiten usw.) verpflichtet. • Treue- und Verschwiegenheitspflichten: Ärztliche Schweigepflicht, Schutz von Patientendaten usw. • Pflicht zur Mitteilung drohender Schäden: Bspw. durch Materialfehler usw. Haftung: Für Schäden aus einer unerlaubten Handlung	BGB

(Fortsetzung)

Tab. 3.3 (Fortsetzung)

Gegenstand	Regelung	Quelle
Arbeitgeber-pflichten	• Bezahlung: Für die vom Arbeitnehmer erhaltene Leistung als Hauptpflicht. • Gratifikation: Ist nicht gesetzlich geregelt, sondern beruht in der Regel auf arbeitsvertraglicher Abmachung. • Vermögenswirksame Leistungen: Können durch einzelvertragliche Abmachung im Arbeitsvertrag, in Betriebsvereinbarungen für den Gesundheitsbetrieb oder in Tarifverträgen vereinbart werden. • Überstunden: Zuschlag für Überstunden ist gesetzlich nicht vorgeschrieben und Bedarf einer gesonderten Regelung. • Lohnfortzahlungsprinzip: Wird an Sonn- und Feiertagen im Gesundheitsbetrieb Arbeit geleistet (beispielsweise bei Notfalldienst), so erhalten die Betriebsangehörigen hierfür das an Werktagen übliche Entgelt und in der Regel einen Sonn- bzw. Feiertagszuschlag, der nicht gesetzlich geregelt ist. • Gehaltsabzüge: Sind vom Arbeitsgehalt kraft Gesetzes einzubehalten und abzuführen (Lohnsteuer, Kirchensteuer, Beiträge zur Kranken-, Pflege-, Renten- und Arbeitslosenversicherung). • Entgeltfortzahlungspflicht: Wenn die Arbeitnehmer nur für eine kurze Zeit durch einen in ihrer Person liegenden Grund ohne ihr Verschulden an der Arbeitsleistung verhindert sind (Familienereignisse, Vorladung zum Gericht oder zu Behörden, Krankheitsfall etc.). • Fürsorgepflichten: Geeignete Arbeitsstätten, korrekte Behandlung der Mitarbeiter, Geheimhaltung persönlicher Mitarbeiterdaten etc. • Urlaub: Gesetzlich bezahlter Urlaub von mindestens 24 Werktagen je Kalenderjahr. Sonn- und Feiertage gelten nicht als Urlaubstage	BGB, EntgFG, HGB, GewO, ArbStättV, BUrlG

(Fortsetzung)

Eine für den Gesundheitsbetrieb wichtige Sonderform eines Arbeitsverhältnisses stellt das **Ausbildungsverhältnis** dar.

> **Beispiel**
>
> Im Schuljahr 2013/2014 befanden sich insgesamt 211.592 Schülerinnen und Schüler in Ausbildung in Berufen des Gesundheitswesens einschließlich der Altenpflege an Schulen des Gesundheitswesens sowie an den Berufsfachschulen und Fachschulen der einzelnen Bundesländer (Bundesministerium für Bildung und Forschung 2015, S. 59).

Es wird durch einen **Ausbildungsvertrag** begründet, der Angaben zu Art, Ziel, sachliche, zeitliche Gliederung, Beginn und Dauer der Ausbildung, regelmäßige tägliche Arbeitszeit, Dauer der Probezeit, Zahlung und Höhe der Ausbildungsvergütung, Dauer des Urlaubs etc. enthält. Der Gesundheitsbetrieb als Ausbildungseinrichtung hat zunächst zu prüfen, ob er nach dem *Berufsbildungsgesetz (BBiG)* die Eignungsvoraussetzungen zur Ausbildung erfüllt (vgl. Berresheim und Christ 2008, S. 4).

Beispiel

„Auszubildende dürfen nur eingestellt und ausgebildet werden, wenn

- die Ausbildungsstätte nach Art und Einrichtung für die Berufsausbildung geeignet ist und
- die Zahl der Auszubildenden in einem angemessenen Verhältnis zur Zahl der Ausbildungsplätze oder zur Zahl der beschäftigten Fachkräfte steht, es sei denn, dass anderenfalls die Berufsausbildung nicht gefährdet wird" (§ 27 BBiG).

Er hat im Rahmen seiner **Ausbilderpflichten** u. a. zu sorgen für die Vermittlung der erforderlichen Kenntnisse, Fähigkeiten zum Erreichen des Ausbildungsziels, die Freistellung der/Auszubildenden für die Teilnahme am Berufsschulunterricht und an Prüfungen, die kostenlose Bereitstellung der Ausbildungsmittel, das Anhalten der Auszubildenden zum Besuch der Berufsschule und Überwachung der Führung der Berichtshefte, die Sicherstellung, dass die Auszubildenden charakterlich, sittlich und körperlich nicht gefährdet werden sowie die Ausstellung eines Zeugnisses bei Beendigung des Ausbildungsverhältnisses mit Ausführungen (auf Verlangen) zu Führung, Leistung und besonderen fachliche Fähigkeiten. Zu den **Auszubildendenpflichten** zählen u. a. die sorgfältige Ausführung der im Rahmen der Ausbildung übertragenen Verrichtungen, die Teilnahme am Berufsschulunterricht und Ablegen der vorgesehenen Prüfungen und Zwischenprüfungen, das Führen des Berichtsheftes über Ausbildungsverlauf und -fortschritt, mit Behandlungseinrichtungen, -geräten, Materialien und sonstigen Gegenständen des Gesundheitsbetriebs sorgsam umzugehen und über alle Geschäfts- und Betriebsgeheimnisse (Patientendaten, ärztliche Schweigepflicht) Stillschweigen zu bewahren.

Die Ausbildenden haben Anspruch auf eine Ausbildungsvergütung und bei unverschuldeter Krankheit Anspruch auf die Fortzahlung der Vergütung. Die Arbeitszeiten für die in der Regel jugendlichen Auszubildenden sind im *Jugendarbeitsschutzgesetz (JArbSchG)* festgelegt (vgl. § 8 JArbSchG). Im Allgemeinen endet das Ausbildungsverhältnis mit der im Ausbildungsvertrag vereinbarten Ausbildungszeit und dem Ablegen der Abschlussprüfung. Ein Anspruch der Auszubildenden auf Weiterbeschäftigung im Gesundheitsbetrieb nach bestandener Abschlussprüfung besteht grundsätzlich nicht.

Neben dem Individualarbeitsrecht gibt es das **Kollektivarbeitsrecht**. Es umfasst das Arbeitsrecht zwischen allen Mitarbeitern und dem Gesundheitsbetrieb als Arbeitgeber und erstreckt sich, bezogen auf den einzelnen Gesundheitsbetrieb, insbesondere auf das Tarifvertrags- und Mitbestimmungsrecht, auf arbeitsschutzrechtliche Bestimmungen, regelt aber auch etwa die Themen Streik und Aussperrung bei Arbeitskämpfen (vgl. Tab. 3.4).

Tab. 3.4 Beispiele für kollektivarbeitsrechtliche Grundlagen der Mitarbeiterführung

Gegenstand	Regelung	Quelle
Tarifver-tragsrecht	Recht der Tarifverträge, die in der Regel eine Mischung aus Rahmen-tarifvertrag (bspw. Bedingungen für die Ermittlung des Entgeltes) und Verbandtarifvertrag (zwischen Arbeitgeberverbänden und den Vertre-tungen des Personals von Gesundheitsbetrieben) darstellen	TVG
Betriebsver-fassungsrecht	Regelt die Mitwirkungsmöglichkeiten der Betriebsangehörigen ab einer bestimmten Betriebsgröße: • Mitbestimmungsrechte: Beginn und Ende der täglichen Arbeits-zeit, Pausenregelung; Verteilung der Arbeitszeit auf die einzelnen Wochentage; Einführung von Schichtplänen, Alkohol- und Rauchver-bot; Benutzung von Telefon; Parkplatzvergabe usw. • Unterrichtungs- und Beratungsrechte: Geplante Neu-, Um- und Erweiterungsbauten, neue technische Anlagen und Behandlungsein-richtungen, die eingeführt werden sollen, Planung neuer Arbeitsab-läufe und -verfahren, Kündigungsanhörung usw	BetrVG
Arbeitszeit-recht	Regelt die werktägliche Arbeitszeit, Ruhepausen, Beschäftigung an Sonn- und Feiertagen, Überstunden	ArbZG
Mutter-schutzrecht	Regelt Beschäftigungsverbote, Sitzgelegenheiten zum Ausruhen, Still-zeiten, Verbot von Mehrarbeit (Überstunden) sowie Sonntagsarbeit	MuSchG
Schwerbe-hinderten-schutzrecht	Erfasst werden Mitarbeiter mit einem Grad der Behinderung von wenigstens 30 %, Beschäftigungspflicht bzw. Ausgleichsabgabe, zusätzliche bezahlte Urlaubstage, Anbringung von Arbeitshilfen	SGB IX
Kündigungs-schutzrecht	Kündigung kann mündlich oder schriftlich erfolgen. • Ordentliche Kündigung: Unter Einhaltung von Kündigungsfristen, ohne Angabe des Grundes. • Außerordentlichen Kündigung: Vorzeitige Lösung des Arbeitsverhält-nisses ohne Einhaltung der sonst geltenden Kündigungsfrist, wenn besondere Umstände dies rechtfertigen; Kündigungsgrund muss unverzüglich schriftlich mitgeteilt werden. • Fristlose Kündigung: Wenn Tatsachen vorliegen, die eine Fortsetzung des Arbeitsverhältnisses dem Kündigenden nicht zumutbar erschei-nen. • Änderungskündigung: Teile des Arbeitsvertrages sollen verändert werden. • Allgemeiner Kündigungsschutz: Ordentliche, fristgemäße Kündigun-gen sind rechtsunwirksam, wenn sie sozial ungerechtfertigt sind. • Kündigung aufgrund dringender betrieblicher Erfordernisse: Kann nur erfolgen, wenn bei Weiterbeschäftigung der Fortbestand des Gesundheitsbetriebes beispielsweise aus wirtschaftlichen Gründen gefährdet würde. • Befristetes Arbeitsverhältnis: Endet mit Ablauf dieses Zeitraums, ohne dass es einer Kündigung bedarf. • Aufhebungsvertrag: In dem Aufhebungsvertrag kann ein beliebiger Zeitpunkt für die Beendigung des Arbeitsverhältnisses festgelegt werden	BGB, KSchG

Während die betriebliche Mitbestimmung im Gesundheitsbetrieb für die Betriebe in privater Rechtsform im *Betriebsverfassungsgesetz* geregelt ist, treten an seine Stelle für Betriebe in öffentlicher Rechtsform landesspezifische *Personalvertretungsgesetze (PersVG)*. In privatwirtschaftlich organisierten Betrieben wird ein **Betriebsrat** alle vier Jahre in geheimer und unmittelbarer Verhältnis- oder Mehrheitswahl von der Belegschaft gewählt. Die mitbestimmungspflichtige Regelungen werden in **Betriebsvereinbarungen** festgehalten, die Vereinbarungen zwischen Arbeitgeber und Betriebsrat über eine betriebliche Angelegenheit, die betriebsverfassungsrechtlich zu regeln ist, darstellen. Sie gelten für alle Mitarbeiter unmittelbar und enden durch Zeitablauf oder durch Kündigung. In Betrieben mit öffentlich-rechtlicher Trägerschaft (Anstalten, Eigenbetriebe etc.) tritt an die Stelle des Betriebsrats der **Personalrat** und an die Stelle der Betriebsvereinbarung die **Dienstvereinbarung**.

3.3.2   Führungsinstrumente

Eine erfolgreiche Führung des Gesundheitsbetriebs hängt wesentlich von der Motivation der Mitarbeiter und deren Arbeitsqualität ab. Ein wesentliches Ziel der Mitarbeiterführung ist es daher, durch die Erweckung von Teamgeist und der Schaffung eines guten Arbeitsklimas die Arbeitsqualität zu optimieren.

Die Mitarbeiterführung im Gesundheitsbetrieb beinhaltet einen Prozess der steuernden Einflussnahme auf das Verhalten der Mitarbeiter zum Zweck der Erreichung bestimmter Ziele. Dazu zählen alle Aktivitäten, die im Umgang mit ihnen Mitarbeitern verwirklicht werden, um sie im Sinne der Aufgabenerfüllung zu beeinflussen: Die positive Beeinflussung des Leistungsverhaltens der Mitarbeiter zur Erfüllung der gesundheitsbetrieblichen Ziele, sowie die Förderung ihrer persönlichen, sozialen Ziele zur Herbeiführung von Arbeitszufriedenheit.

Der optimale Einsatz der Führungsinstrumente ist dann gewährleistet, wenn eine Identifikation der Zielsetzung des Betriebs mit den persönlichen Wünschen der Mitarbeiter herbeigeführt werden kann.

Je nachdem, ob die vorgesetzte Person in einem Gesundheitsbetrieb mehr mit den Mitteln der Autorität, des Drucks und Zwangs oder mehr mit den Mitteln der Überzeugung, der Kooperation und Partizipation am Führungsprozess vorgeht, wendet sie einen unterschiedlichen **Führungsstil** an:

- Autoritärer Führungsstil: Der Vorgesetzte trifft sämtliche Entscheidungen und gibt sie in Form von unwiderruflichen Anweisungen oder Befehlen weiter. Der Vorgesetzte erteilt die Weisungen aufgrund der mit seiner Stellung verbundenen Macht und erzwingt deren Befolgung durch die Anordnung von Sanktionen. Der persönliche Freiheitsbereich der Geführten ist gering. Es herrschen klare Verhältnisse der Über- und Unterordnung, Ausführungsanweisungen, enge Kontrolle sowie soziale Distanz zwischen Vorgesetzten und Mitarbeitern.

- Kooperativer Führungsstil: Geht von einer Mitwirkung der Mitarbeiter an den Entscheidungen des Vorgesetzten aus, die so weit gehen kann, dass der Führende nur den Entscheidungsrahmen absteckt. Der persönliche Freiheitsbereich der Mitarbeiter wächst und die Übernahme von Verantwortung wird auf sie verlagert. Kennzeichnend für den kooperativen Führungsstil sind daher Kollegialität, Delegation, Partizipation sowie ein Verhältnis gegenseitiger Achtung und Anerkennung zwischen Vorgesetzten und Mitarbeitern.

Da der *kooperative* Führungsstil im Vergleich zum *autoritären* Führungsstil eine Reihe von Vorteilen aufweist (das Zusammengehörigkeitsgefühl der Mitarbeiter wird gestärkt, die Gefahr möglicher Konflikte wird verringert, das Arbeitsklima verbessert sich, die persönliche Entfaltung der, deren Kreativität und aktive Mitarbeit werden gefördert), sollte daher auf der Praktizierung eines *kooperativen* Führungsverhaltens aufgebaut werden. Es ist aber auch durchaus denkbar, dass bei einzelnen Mitarbeitern vorhandene Bedürfnisse nach Orientierungsmöglichkeiten und Leitung am besten durch eher *autoritäre* Elemente Rechnung getragen wird. In der Praxis hat sich daher eine situationsbezogene (situative) Führung häufig bewährt, in der jeweils notwendige Stilelemente angewendet werden.

Ein weiteres Führungsinstrument stellt die Veränderung der **Arbeitsstrukturierung** dar. Möglichkeiten dazu bieten im Gesundheitsbetrieb:

- Aufgabenerweiterung (job enlargement),
- Arbeitsbereicherung (job enrichement),
- Arbeitsplatzwechsel (job rotation).

Beispiel

Wird eine Auszubildende neben Reinigungs- und Materialpflegearbeiten nach wenigen Wochen bereits mit kleineren Aufgaben im Rahmen der Abrechnungsorganisation betraut (job enlargement), so steigt mit dieser Aufgabenerweiterung ihr Verantwortungs- und Selbstwertgefühl, was wiederum eine Motivationsförderung darstellt.

Beispiel für eine erhöhte Verantwortung aufgrund vermehrter Entscheidungs- und Kontrollbefugnisse, was zu einer qualitativen Aufwertung der Stelle führt (job enrichement), ist die Ernennung einer bewährten Pflegerin zur Ersten Pflegekraft.

Wird beispielsweise eine Assistentin zur Unterstützungsleistung der ZMV eingeteilt und diese Position nach einer gewissen Zeit durch eine weitere Assistentin besetzt, nimmt jede Mitarbeiterin in einer Zahnarztpraxis einmal Verwaltungstätigkeiten wahr (job rotation).

Zu den Führungsinstrumenten im Gesundheitsbetrieb zählt auch die Anwendung von **Führungsmodellen.** Sie bauen in der Regel alle auf dem kooperativen Führungsstil auf und schließen sich gegenseitig nicht aus. Inhalt dieser Führungsmodelle sind in erster Linie organisatorische Probleme und ihre Lösung im Rahmen der Führungsaufgabe. Im

Laufe der Jahre ist eine Vielzahl von Führungsmodellen entwickelt worden, die meist unter der Bezeichnung „Management by ..." zum Teil längst bekannte Prinzipien mit neuen Namen belegen. Zu den wichtigsten zählen:

- Führung durch Aufgabendelegation (Management by delegation),
- Führung nach dem Ausnahmeprinzip (Management by exception),
- Führen durch Zielvereinbarung (Management by objectives),
- Führung durch Ergebnisorientierung (Management by results).

Beispiel

Werden einem Mitarbeiter im Rahmen der Materialwirtschaft Entscheidungsfreiheit und Verantwortung für den Einkauf medizinischen Verbrauchmaterials übertragen, ohne dass die Führungskraft nicht mehr jede einzelne Materialbeschaffung auf Preis, Menge, Art und Lieferant kontrolliert, sondern sich nur stichprobenartige Kontrollen vorbehält, handelt es sich um Management by delegation. Beim Management by exception wird die terminliche OP-Planung beispielsweise einer Fachkraft übertragen und nur in Ausnahmesituationen und ungewöhnlichen Fällen in die Planung eingegriffen. Legen die Führungskraft und die Mitarbeiter gemeinsam bestimmte Ziele fest und können diese dabei im Rahmen ihres Aufgabenbereichs selbst entscheiden, auf welchem Weg die vorgegebenen Ziele erreicht werden, handelt es sich um Management by objectives. Verlangt die Pflegeleiterin von der Auszubildenden, dass das Patientenzimmer in Ordnung gebracht wird und beschränkt sie sich hierbei auf die Ergebniskontrolle, liegt Management by results vor.

Eng verbunden mit dem Einsatz von Führungsinstrumenten im Gesundheitsbetrieb ist das Thema der **Mitarbeitermotivation**, das als Oberbegriff für jene Vorgänge verstanden werden kann, die in der Umgangssprache mit Streben, Wollen, Begehren, Drang usw. umschrieben und als Ursache für das Verhalten angesehen werden können.

Als Antwort auf die grundlegenden Fragen, wie und was Menschen in Gesundheitsbetrieben zur Arbeitsleistung antreibt oder motiviert, können **Motivationstheorien** dienen:

- Bedürfnishierarchie von Abraham Maslow (1908-1979): Nach dieser Theorie sucht der Mensch zunächst seine Primärbedürfnisse (physiologische Bedürfnisse wie Essen, Trinken, Schlafen etc.) zu befriedigen und wendet sich danach den Sekundärbedürfnissen zu, wobei er in folgender Reihenfolge zunächst Sicherheitsbedürfnisse, auf der nächsten Stufe soziale Bedürfnisse, danach Wertschätzung und schließlich auf der höchsten Stufe seine Selbstverwirklichung zu erreichen versucht.
- Zweifaktorentheorie der Arbeitszufriedenheit von Frederick Herzberg (1923-2000): Sie geht davon aus, dass es einerseits sogenannte Motivatoren gibt, wie beispielsweise Leistung, Anerkennung, Verantwortung etc., die sich auf den Arbeitsinhalt beziehen und die Arbeitszufriedenheit erzeugen und andererseits sogenannte Hygienefaktoren (Rand- und Folgebedingungen der Arbeit, beispielsweise Entlohnung, Führungsstil, Arbeitsbedingungen etc.), die Unzufriedenheit vermeiden.

- Anreiz-Beitrags-Theorie von James March (geb. 1928) und Herbert Simon (1916-2001): Sie geht davon aus, dass die Mitarbeiter von der Organisation Anreize empfangen, die nicht nur monetärer Natur sein müssen, und dass sie dafür gewisse Beiträge (beispielsweise Arbeitsleistung) erbringen.

Aufbauend auf den Motivationstheorien versucht man üblicherweise durch ein System von Anreizen das Leistungspotenzial der Mitarbeiter zu aktivieren. Man unterscheidet dabei in der Regel zwischen *materiellen* und *immateriellen* Motivationsanreizen.

Beispiel

Materielle Anreize stellen im Gesundheitsbetrieb Sachleistungen und monetäre Zahlungen, wie beispielsweise Lohn, Gehalt, Zulagen etc. dar. Als *immaterielle* Motivationsanreize lassen sich soziale Anreize (beispielsweise ausgeübter Führungsstil, Mitwirkungsmöglichkeiten, Arbeitsplatzgestaltung etc.) und Ausbildungs-, bzw. Aufstiegsanreize (beispielsweise Beförderungen, Fortbildungsmaßnahmen etc.) zusammenfassen.

Zahlreiche Forschungsergebnisse der Organisationspsychologie weisen darauf hin, dass Lohn, Arbeitszeit, Arbeitsplatzgestaltung usw. nicht allein ausschlaggebend für die Arbeitsattraktivität in einem Gesundheitsbetrieb sind. Grundlegende Einflüsse ergeben sich vielmehr aus den zwischenmenschlichen Beziehungen der Mitarbeiter untereinander. Sind diese Beziehungen durch Hilfsbereitschaft, Verständnis und Toleranz geprägt, so kann sich daraus ein positives **Arbeitsklima** entwickeln. Das Problem der Schaffung optimaler Arbeitsbedingungen lässt sich nicht allein dadurch lösen, indem sich die Führung des Gesundheitsbetriebs um eine optimale Gestaltung der äußeren Arbeitsbedingungen, also um die Gestaltung des Arbeitsablaufs, des Arbeitsplatzes und um die Regelung der Arbeitszeit und der Arbeitspausen bemüht. Für den Leistungswillen der Mitarbeiter, für ihre Bereitschaft, die volle Leistungsfähigkeit für den Gesundheitsbetrieb einzusetzen, ist ein gutes Verhältnis untereinander und zu den Führungskräften mindestens ebenso wichtig, wie die äußeren Bedingungen.

Dies macht erforderlich, dass sich möglichst alle Mitarbeiter einer Gruppe im Gesundheitsbetrieb angehörig fühlen, in der sie eine bestimmte Rolle wahrnehmen, die von allen anderen Gruppenmitgliedern akzeptiert wird. Idealerweise identifizieren sich die Gruppenmitglieder mit ihrer Arbeit, mit den Aufgaben der Gruppe und ihrem Gesundheitsbetrieb. Dieses positive Gesamtbild wirkt auch nach außen auf den Patientenkreis. Der Patient sieht in dem Personal nicht nur Ansprechpartner, sondern vielmehr Bezugspersonen, auf deren gute und zuverlässige Arbeit er mehr als in irgendeinem anderen Dienstleistungsbereich angewiesen ist. Nicht zuletzt aufgrund seiner Erfahrungen mit ihnen gewinnt er seinen Gesamteindruck von dem Gesundheitsbetrieb und gibt diesen in Multiplikatorfunktion an andere weiter.

Ein weiterer wichtiger Aspekt des Führungsverhaltens ist der Umgang mit Konflikten. In jedem Gesundheitsbetrieb, in dem Menschen zusammenarbeiten, gibt es Meinungsverschiedenheiten und Differenzen, Auseinandersetzungen und Streitereien. Sie alle stellen als **Konflikte** gegensätzliches Verhalten dar, das auf mangelnder gegenseitiger Sympathie, unterschiedlichen Interessen, Widerstreit von Motiven oder Konkurrenzdenken beruht. Konflikte müssen in Verhandlungs- und Schlichtungsprozessen einer zumindest vorläufigen Lösung zugeführt werden, damit das Arbeitsergebnis nicht darunter leidet. Eine wesentliche Führungsaufgabe ist es daher, positive Wirkungen durch eine richtige Konflikthandhabung zu nutzen, um letztendlich gestärkt aus einer derartigen Auseinandersetzung hervorzugehen.

Die **Ursachen** für Konflikte sind in der Tatsache begründet, dass die einzelnen Mitarbeiter nicht gleichzeitig alle ihre Vorstellungen und Erwartungen verwirklichen können (vgl. Tab. 3.5).

Persönlichkeitsmerkmale, wie etwa Aggressionsneigung, Harmoniebedürfnis, Hemmungen, Angst, Stimmungen, Sympathie- und Antipathiegefühle sind meist nicht die alleinige Ursache von personellen Konflikten, sie können aber deren Auslöser bzw. Verstärker sein, oder aber auch, trotz objektiv vorhandenem Anlass, die Entstehung von Konflikten verhindern bzw. den Verlauf und die Auswirkungen von Konflikten glätten.

Beispiel

Ein harmoniebedürftiger Mitarbeiter wird versuchen, im Streit zwischen seinen Kollegen zu schlichten. Ein aggressiver, streitsüchtiger Mitarbeiter wird versuchen, mit wem auch immer, eine Auseinandersetzung zu entfachen.

Je nachdem, wie viele Mitarbeiter an einem Konflikt im Gesundheitsbetrieb beteiligt sind, unterscheidet man folgende **Typen** von Konflikten:

Tab. 3.5 Ursachen für Konflikte in Gesundheitsbetrieben

Ursache	Beispiele
Beziehungsprobleme zwischen den Mitarbeitern	Vorgesetztenverhältnisse, Bildung von informellen Gruppen, Klüngeleien, unzulässige Machtausübung
Koordinations- und Abstimmungsprobleme zwischen den Mitarbeitern	mangelhafte Absprachen, Verheimlichungen, unzureichende Weitergabe von Informationen
Probleme bei der Abgeltung erbrachter Leistungen	niedriges Gehalt, tatsächlich erbrachte Überstunden, fehlende Anerkennung von Arbeitseinsatz und Mehrarbeit
Probleme bei der Arbeitsstrukturierung	Aufgabenhäufung, schlechte Arbeitsbedingungen, häufige Stresssituationen, häufige Überstunden
Probleme bei der Aufgabenwahrnehmung	fehlende Qualifikation, fehlende Leistungsbereitschaft, mangelnde Sorgfalt, Unzuverlässigkeit, mangelhafte Leistungen

- Interpersonelle Konflikte: Konflikte treten überwiegend zwischen zwei oder mehreren Mitarbeitern auf.
- Gruppenkonflikte: zwischen einer Gruppe und einzelnen Mitarbeitern (beispielsweise zwischen allen Angehörigen einer heilpraktischen Einrichtung und dem Heilpraktiker als Chef) sowie zwischen einzelnen Gruppen von Angehörigen der heilpraktischen Einrichtung ((beispielsweise zwischen den Auszubildenden und den ausgelernten Kräften).
- Intrapersoneller Konflikt: Konflikte, die in einer einzelnen Person begründet sind.

Beispiel

Interpersonelle Konflikte können beispielsweise bei der Urlaubsplanung zwischen zwei Krankenpflegerinnen oder einer Pflegerin und der Pflegeleiterin auftreten. Gruppenkonflikte liegen beispielsweise bei Auseinandersetzungen zwischen der Gruppe der Altenpfleger und der Pflegeleiterin oder der Gruppe der Rettungsassistenten und der Gruppe der Krankenpfleger vor. Ein intrapersoneller Konflikt kann auftreten, wenn ein vorgesetzter Arzt gleichzeitig Betriebsratsmitglied ist und so die Interessen des Arbeitgebers, als auch die der Mitarbeiter gleichzeitig vertreten muss.

Konflikte im Gesundheitsbetrieb weisen in der Regel unterschiedliche **Verlaufsformen** auf (vgl. Tab. 3.6).

Beispiel

Offene Konfliktaustragungen führen oft zu regelrechten „Machtkämpfen" im Gesundheitsbetrieb. Lassen sich keine Kompromisse erzielen, kann der erlangte Vorteil der einen Seite völlig zulasten der anderen Seite gehen. Folgen einer Konfliktvermeidung durch Vorwegnahme eines negativen Ergebnisses bzw. Einnahme der Verliererposition sind in der Regel ein Rückzugsverhalten, dass im Extremfall bis zur Kündigung führen kann. Bei der Konfliktumleitung kann die aufgestaute Frustration anderen Mitarbeitern gegenüber oder auch im familiären Kreis ein aggressives Verhalten hervorrufen.

Tab. 3.6 Verlaufsformen von Konflikten im Gesundheitsbetrieb

Form	Beschreibung
Offene Austragung	Beide Konfliktseiten versuchen ihre gegensätzlichen Interessen ganz oder teilweise zu verwirklichen
Unterdrückung	Eine Seite, die im Gesundheitsbetrieb die entsprechende Macht besitzt, lässt einen offenen Konflikt nicht zu oder setzt ihre Interessen unmittelbar und beendet den Konflikt dadurch
Vermeidung	Trotz eines vorhandenen „Spannungspotentials" werden keine Konfliktaktivitäten ergriffen
Umleitung	Ein Konflikt wird mit einer anderen als der Anlass gebenden Seite ausgetragen

Konflikte können oft nicht endgültig gelöst werden, daher erscheint der Begriff **Handha-bung** für den Umgang mit Konflikten im Gesundheitsbetrieb besser geeignet. Ziel ist es dabei, Konflikte durch Schlichtung zwischen den konträren Seiten zumindest zeitweise beizulegen, ihre Ursachen zu ermitteln und diese soweit möglich zum Zwecke einer langfristigen Beruhigung der Situation und eines möglichst konfliktfreien Arbeitens zu beseitigen. Hierzu stehen verschiedene Maßnahmen zur Verfügung (vgl. Tab. 3.7):

Beispiel

Bei Strafandrohungen (Zurechtweisungen, Verweigerung von Gehaltserhöhungen, Drohung mit Kündigung etc.) werden vorhandene Konfliktursachen nicht beseitigt, sondern in ihrer Wirkung eher verstärkt. Auch Zufallsurteile (Münzwurf, Los etc.) stellen eine unzuverlässige Konfliktlösung dar, weil die unterlegen Seite oftmals wei-terhin an der von ihr vertretenen Position festhält, sodass eine erneute Auseinanderset-zung droht.

3.3.3 Bereitstellung und Einsatz von Gesundheitspersonal

Aufgabe der **Personalbereitstellung** in Gesundheitsbetrieben ist es, geeignete Mitarbei-ter in der benötigten Anzahl und zum richtigen Zeitpunkt einzusetzen.

Um den Bedarf hinsichtlich der benötigten **Qualifikationen** zu ermitteln, sind anhand von Stellenplänen und Stellenbeschreibungen die Anforderungen an die Tätigkeit fest-zustellen. Sie beinhalten die notwendigen fachlichen und persönlichen Qualifikations-merkmale, die im Rahmen einer Arbeitsanalyse als systematische Untersuchung der Arbeitsplätze und Arbeitsvorgänge im Gesundheitsbetrieb festzustellen sind. Dazu zäh-len die fachlichen und persönlichen Leistungsanforderungen eines Aufgabenbereichs, die persönlichen Eigenschaften, die der Mitarbeiter zur Erfüllung der an ihn gerichte-

Tab. 3.7 Maßnahmen zur Handhabung von Konflikten im Gesundheitsbetrieb

Maßnahme	Beschreibung
Vorgezogene Schlichtung	Versuch, erkannte Konfliktpotenziale und deren Ursachen zu beseitigen
Vorgabe von Verlaufsregeln	Steuerung dahin gehend, dass durch Auseinandersetzungen nicht die Leistungen des Gesundheitsbetriebs beeinträchtigt werden
Steuerung des Verlaufs	Aufzeigen bisher in der Auseinandersetzung nicht berücksichtigter Lösungsalternativen
Schlichtung	Beide Seiten werden gezwungen, die vom Schlichter genannte Problemlösung zu akzeptieren
Gemeinsame Problemlösung	Beide Seiten werden dazu bewegt, gemeinsam das Problem zu definieren und Lösungsmöglichkeiten zu entwickeln, wobei der Prozess erst endet, wenn für beide Seiten eine akzeptable Prob-lemlösung gefunden wurde

ten Leistungserwartungen besitzen sollte, sowie Arten als auch Ausmaße der jeweiligen Arbeitsanforderungen (vgl. Tab. 3.8). Zur Ermittlung dieser Anforderungen im Gesundheitsbetrieb stehen zahlreiche ingenieurwissenschaftliche Verfahren (*Genfer-Schema, REFA-Schema, Arbeitswissenschaftliche Erhebungsverfahren zur Tätigkeitsanalyse AET* etc.) oder psychologische Verfahren (*Subjektive Tätigkeitsanalyse STA, Arbeitsbeschreibungsbogen ABB, Tätigkeitsbewertungssystem TBS* etc.) zur Verfügung.

Beispiel

Unabhängig von einmal erworbenen fachlichen Qualifikationen (beispielsweise Sterilisationsassistent mit Fachkunde 1, 2 oder 3), können deren Ausprägungen im Arbeitsalltag unterschiedlich sein. So sind Mitarbeiter im Gesundheitsbetrieb, die wenig praktisches Geschick aufweisen, für manuell herausfordernde Tätigkeiten nur bedingt einsetzbar. Ebenso eignen sich Mitarbeiter, die Probleme im schriftlichen Ausdruck oder in der Anwendung von Textverarbeitungssystemen haben, kaum für Tätigkeiten in der Privat- und Kassenliquidation. Gleichwohl können sie für andere Aufgaben aber umso besser qualifiziert und einsetzbar sein.

Bei der Ermittlung der **Anzahl** der benötigten Mitarbeiter, geht man von unterschiedlichen Personalbedarfsarten aus:

- Ersatzbedarf: Durch ausscheidende Mitarbeiter verursachter Bedarf.
- Zusatzbedarf: Über den derzeitigen Bestand hinausgehender zeitlich befristeter oder unbefristeter Bedarf.
- Reservebedarf: Für Notsituationen bereit gehaltenes Stammpersonal.

Grundlage für die quantitative Bedarfsermittlung ist das Arbeitsaufkommen, das sich aus dem gewünschten Serviceniveau des Gesundheitsbetriebs und seinem angestrebten Leistungsvolumen ergibt. Zu berücksichtigen sind dabei Urlaub, Pausen, Krankheitsausfälle, Abwesenheiten wegen Fortbildungsmaßnahmen etc. und die Entwicklung der Personalkosten im Verhältnis zu den betrieblichen Gesamtkosten.

Tab. 3.8 Allgemeine qualitative Arbeitsanforderungen für Gesundheitspersonal

Anforderungsart	Beispiele
Geistige Fähigkeiten	Schulausbildung, Fachkenntnisse, Abstraktionsvermögen, Flexibilität
Körperliche Fähigkeiten	Kraft, Geschicklichkeit, manuelle Fertigkeiten, Sportlichkeit
Verantwortung	Verantwortungsbewusstsein, Sorgfalt, eigenverantwortliches Handeln
Geistige Arbeitsbelastung	Stressbewältigung, Arbeitsbewältigung, Schwerpunktsetzung
Körperliche Arbeitsbelastung	Ausdauer, Anstrengungsbereitschaft, Einsatzwille
Persönliche Eigenschaften	Führungsfähigkeit, Überzeugungsvermögen, Durchsetzungsfähigkeit, soziale Kompetenz, Umgangsformen

Die zeitliche **Verteilung** des Personalbedarfs hängt davon ab, ob es sich um vorübergehende oder dauerhafte Engpässe handelt, die aufgrund von Bestandsveränderungen oder Veränderungen des Arbeitsanfalls zustande kommen. Dabei ist die natürliche Fluktuation zu berücksichtigen, die durch rechtzeitige Regeneration (beispielsweise mit vorhandenen Auszubildenden) oder Neueinstellungen ausgeglichen werden kann. Mit einzuplanen sind dabei noch zu absolvierende Ausbildungszeiten, die Neubesetzung der dann frei werdenden Ausbildungsplätze sowie bei Neueinstellungen der Zeitraum zwischen der Personalwerbung, -auslese und dem tatsächlichen Arbeitsbeginn. Ein höherer Arbeitsanfall lässt sich kurzfristig auch durch Mehrarbeit (Überstunden, verkürzte Pausenzeiten, Verkürzung von Leerlaufzeiten, Arbeitsintensivierung, Schwerpunktsetzung usw.) bewältigen.

Die für die Bereitstellung des Personals im Gesundheitsbetrieb notwendigen Maßnahmen der **Beschaffung** setzen sich im Wesentlichen aus folgenden Möglichkeiten zusammen:

- Stellenanzeigen: Offene Stellenanzeigen, Chiffre-Anzeigen, Wortanzeigen, gesetzte Anzeigen in Tageszeitungen, Fachzeitschriften, Verbandsorganen mit Angaben zu treffend formulierter Schlagzeile, Informationen zum Gesundheitsbetrieb, Anlass der Personalsuche, gesuchtes Berufsbild, Erwartungen, Angebote des Betriebes und Kontaktadresse.

Beispiel

Beispiele für Anzeigentexte: „Wir suchen für die Klinik …zum nächstmöglichen Zeitpunkt befristet bis … mit der Möglichkeit der Verlängerung eine *Medizinische Fachangestellte*, Vollzeit oder Teilzeit, Vergütung: je nach Qualifikation und Aufgabenübertragung nach TV-L, mit Aufgabenbereich: Terminvergabe stationär/ambulant, Anmeldung, Aktenvorbereitung, Assistenz bei Untersuchungen, Aufbereitung der Untersuchungskabinen, Patientenbetreuung und -begleitung, Anforderungen: eine abgeschlossene Ausbildung als Medizinische/r Fachangestellte/r, Engagement und eigenverantwortliches Arbeiten, Organisationstalent, Teamfähigkeit, Flexibilität, Belastbarkeit und hohe Leistungsfähigkeit. Wir bieten Ihnen eine interessante, vielfältige und abwechslungsreiche Tätigkeit innerhalb eines motivierten Teams. Wir freuen uns auf Ihre Bewerbung und bitten Sie, diese unter Angabe der Kennziffer bis zum … bei der … einzureichen."

„Zur Unterstützung unseres Teams suchen wir zum nächstmöglichen Zeitpunkt für die Einsätze in der stationären und/oder der ambulanten Kranken- und Altenhilfe *Altenpfleger und Altenpflegerinnen* mit Berufserfahrung in unbefristeter Voll- oder Teilzeitanstellung und als Minijob…"

„*Assistenzärztin/-arzt Chirurgie* in Voll- oder Teilzeitanstellung, …, wir bieten: Strukturierte Weiterbildung in allen Bereichen der offenen und minimal-invasiven Allgemein- und Viszeralchirurgie, …., attraktive Vergütung zuzüglich Bereitschaftsdienstvergütung, Zusatzversorgung und Sozialleistungen, …, wir suchen: aufgeschlossene Persönlichkeit, idealerweise mit chirurgischen Vorkenntnissen, …, wir freuen uns auf Ihre vollständige Bewerbung…"

- Personalabwerbung: Ist grundsätzlich erlaubt, allerdings rechtswidrig, wenn der Umworbene zum Vertragsbruch mit dem bisherigen Arbeitgeber verleitet wird.

Beispiel

Nach einem Urteil des *Bundesgerichtshofs* ist das Abwerben von Mitarbeitern aus anderen Gesundheitsbetrieben erlaubt, solange dies nicht mit unlauteren Mitteln geschieht. Im vorliegenden Fall wurden mehrere Mitarbeiter über das Festnetz des Betriebes angerufen sowie über dienstliche Mobiltelefone. Von unlauteren Mitteln sei auszugehen, wenn eine Kontaktaufnahme über die Telefone bzw. Diensthandys des Arbeitgebers erfolge, die über eine erste kurze Kontaktaufnahme hinausgehe (vgl. Bundesgerichtshof 2006).

- Stellenbörse/E-Recruiting: Über die eigene Website des Gesundheitsbetriebs, als auch über eine Job-Börse im Internet.

Beispiel

Zu den Job-Börsen für Gesundheitsbetriebe zählen beispielsweise: www.Jobcenter-Medizin.de, www.medic-online.de, www.medizin.stellenanzeigen.de, www.medizinische-berufe.de, www.medi-jobs.de, www.facharzt-jobs.de, www.arzt-stellenanzeigen.de, www.arztrecruiting.de, www.altenpflege-berufe.de, www.altenpflege-jobs.de, www.pflege-jobs.de, www.pharmazeutische-berufe.de, www.kliniken-berufe.de, www.med-berufe.de und viele andere mehr.

- Vermittlung durch Arbeitsagenturen: Stellensuchende Arbeitslose sind hier ebenfalls registriert, wie von Gesundheitsbetrieben gemeldete offene Stellen, sodass neben einer fachgerechten Beratung und auch eine positionsbezogene Vorauslese der Stellensuchenden erfolgen kann, wobei für die Vermittlung keine Gebühren erhoben werden.
- Einschaltung von Personalberatern: Erarbeiten von Arbeitsplatzanforderungen, Gestaltung und Formulierung von Stellenanzeigen, Führen der notwendigen Korrespondenz mit den Bewerbern, Sichtung und Bewertung von Bewerbungsunterlagen, Durchführen und Auswerten von Bewerbergesprächen, Mitwirkung beim Vorstellungsgespräch, Beratung des Arbeitgebers bei der Entscheidung, Beratung bei der Erstellung des Arbeitsvertrages.
- Zeitarbeitsfirmen: Gesundheitsbetrieben wird Personal zeitweilig zur Arbeitsleistung gegen Entgelt überlassen, wobei die Arbeitskräfte werden von der Zeitarbeits- oder Verleihfirma eingestellt und alle Arbeitgeberpflichten von ihr übernommen werden.

Zur **Auswahl** des geeigneten Personals für Gesundheitsbetriebe stehen verschiedene Auswahlverfahren zur Verfügung (vgl. Tab. 3.9):

Der **Einsatz** des Personals richtet sich nach den in der Stellenbeschreibung dokumentierten Tätigkeiten. In ihnen werden die Arbeitsplätze und Tätigkeiten des Gesund-

Tab. 3.9 Auswahlverfahren für Gesundheitspersonal

Verfahren	Beschreibung
Analyse von Bewerbungsunterlagen	Für die Auswahl einzelner Bewerber in Krankenhäusern, Arztpraxen, Pflegeeinrichtungen geeignet; Durchsicht mit Überprüfung von äußerem Eindruck (Zusammenfügung, Ordnung, Art der Unterlagen etc.), Bewerbungsschreiben (Gestaltung, Inhalt, Sprachstil etc.), Foto (Art, Herstellung, Aktualität des Fotos etc.), Lebenslauf (tabellarische, handschriftlich, Zeitabfolge einzelner aufgeführter Lebensstationen, Tätigkeiten und Positionen etc.), Schulzeugnisse, Arbeitszeugnisse (Dauer der bisherigen Beschäftigungsverhältnisse, Art und Umfang der bisherigen Tätigkeiten, Termine und Gründe der Beendigung, Aussagen zu Leistung und Führung etc.)
Einholen von Referenzen	Aufgrund des Aufwands in erster Linie für die Auswahl von Führungskräften geeignet (leitende Ärzte, Pflegeleitung, Krankenhausmanager etc.); Aussagekraft ist umstritten, da die Auskunftspersonen üblicherweise von den Arbeitssuchenden vorgeschlagen und daher nachteilige Informationen kaum weitergegeben werden
Einholen von Auskünften	Aufgrund des Aufwands in erster Linie für die Auswahl von Führungskräften geeignet (leitende Ärzte, Pflegeleitung, Krankenhausmanager etc.); beim derzeitigen oder früheren Arbeitgeber ist auch ohne Wissen und Zustimmung der Bewerberin möglich, bei noch bestehenden Arbeitsverhältnissen allerdings erst nach erfolgter Kündigung
Führen von Vorstellungsgesprächen	Für die Auswahl einzelner Bewerber in Krankenhäusern, Arztpraxen, Pflegeeinrichtungen etc. nach Vorauswahl anhand der Bewerbungsunterlagen geeignet; *freies* Vorstellungsgespräch: Gesprächsinhalt und -ablauf sind nicht vorgegeben, der Verlauf ist somit flexibel und situationsabhängig gestaltbar; *strukturiertes* Vorstellungsgespräch: Der Verlauf oder unbedingt zu klärende Fragen bzw. einzelnen Gesprächsthemen sind vorzugeben
Durchführen von Arbeitsproben	Eignet sich für praktische Tätigkeiten (bspw. Anlegen einer Unterfütterung durch Bewerber für Zahntechnik im Praxiseigenlabor); vermittelt einen unmittelbaren Eindruck in die fachlichen Qualifikationen und praktischen Fähigkeiten der Bewerber

(Fortsetzung)

Tab. 3.9 (Fortsetzung)

Verfahren	Beschreibung
Durchführen von Einstellungstests	Aufgrund des Aufwands in erster Linie für die Auswahl von größeren Bewerbergruppen (bspw. Auszubildende an Pflege-, Hebammen-, Heilpraktikerschulen etc.) geeignet, durch Leistungstests (Messung von Merkmalen wie Konzentrationsfähigkeit, Leistungsfähigkeit, Aufmerksamkeit), Persönlichkeitstests (Feststellung von Wesensmerkmalen des Bewerbers, die weitgehend situationsunabhängig sind), Intelligenztests (Feststellung einzelner Fähigkeiten des Bewerbers)
Durchführen von AssessmentCenter	Aufgrund des Aufwands in erster Linie für die Auswahl von größeren Bewerbergruppen (bspw. Auszubildende an Pflege-, Hebammen-, Heilpraktikerschulen etc.) geeignet; Gruppenauswahlverfahren mit mehreren Aufgabenstellungen, um Probleme wie die Vergleichbarkeit einzelner Vorstellungsgespräche zu verbessern

Tab. 3.10 Inhalte von Stellenbeschreibungen im Gesundheitsbetrieb

Inhalt	Beispiel Verwaltungsstelle ZA-Praxis
Arbeitsplatz-/Stellenbezeichnung	Praxisverwaltung/-rezeption
Rang	Leitung Praxisverwaltung/-rezeption
Unterstellungsverhältnis	Praxisleitung
Überstellungsverhältnis	Auszubildende
Ziel des Arbeitsplatzes/der Stelle	Erledigung aller Verwaltungsarbeiten in der Zahnarztpraxis
Stellvertretungsregelung	ZMA
Aufgabenbereich im Einzelnen	Kassen und Privatliquidation Patientenverwaltung Patientenempfang Korrespondenz Terminvergabe Telefondienst
Sonstige Aufgaben	Einkauf medizinischen Verbrauchsmaterials
Besondere Befugnisse	Einkaufsberechtigung bis 1.000 Euro
Arbeitsplatz-/Stellenanforderungen	Zahnmedizinische Verwaltungsassistentin ZMV

heitsbetriebs beschrieben, sodass die Mitarbeiter hinsichtlich ihrer Qualifikationen bestmöglich einer Stelle zugeordnet werden können (vgl. Tab. 3.10).

Das Personal des Gesundheitsbetriebs kann dort am effizientesten eingesetzt werden, wo persönliche Eigenschaften, Fähigkeiten und Fertigkeiten der einzelnen Mitarbeiter am besten mit dem jeweiligen Anforderungsprofil übereinstimmen.

Für den zeitlichen Einsatz des Personals von Gesundheitsbetrieben eignen sich unterschiedliche **Arbeitszeitmodelle**, die je nach Bedarf zur Anwendung gelangen können. In ihnen werden die Dauer der täglichen Arbeitszeit und die gleichmäßige oder ungleichmäßige Verteilung auf die Wochentage festgelegt. Den Rahmen für den Gesundheitsbetrieb bilden hierzu der jeweilige Tarifvertrag (beispielsweise *Tarifvertrag für den öffentlichen Dienst der Länder TV-L*) sowie die Regelungen des Arbeitszeitgesetzes:

- Vollzeit: Vollzeitarbeitskraft mit 100 %igem Beschäftigungsgrad (Mitarbeiter, die vertraglich zu acht Stunden Tagesarbeitszeit verpflichtet sind, erbringen demnach an einem Tag acht Stunden, in der Woche 40 h etc.).
- Teilzeit: Nach dem *Teilzeit- und Befristungsgesetz (TzBfG)* sind Arbeitnehmer dann teilzeitbeschäftigt, wenn ihre regelmäßige Wochenarbeitszeit kürzer ist, als die regelmäßige Wochenarbeitszeit vergleichbarer vollzeitbeschäftigter Arbeitnehmer des Gesundheitsbetriebes (Halbtagsarbeit, Teilzeitschichten, Blockteilzeit, Bandbreitenmodell, Jahresteilzeit, Qualifizierte Teilzeitarbeit, Altersteilzeit etc.) (vgl. § 2 TzBfG).
- Gleitende Arbeitszeit: Die Lage von Arbeitsbeginn und -ende innerhalb einer Zeitspanne ist individuell wählbar.
- Schichtarbeit: Liegt vor, wenn mindestens zwei Arbeitnehmer ein und dieselbe Arbeitsaufgabe erfüllen, indem sie sich regelmäßig nach einem feststehenden für sie überschaubaren Plan ablösen, sodass der eine Arbeitnehmer arbeitet, während der andere arbeitsfreie Zeit hat (Permanente Schichtsysteme, Wechselschichten: Zwei- oder Mehr-Schichtsysteme).
- Mehrfachbesetzungs-Modell: Variante der Schichtarbeit, bei der mehr Mitarbeiter beschäftigt werden, als Arbeitsplätze vorhanden sind.
- Versetzte oder Staffelarbeitszeiten: Der Gesundheitsbetrieb stellt mehrere aufeinander folgende, gleichlang andauernde Arbeitszeiten zur Auswahl (Versetze Arbeitszeit: Anwesenheitspflicht für eine Gruppe von Mitarbeitern zu einem vorgeschlagenen Zeitpunkt, gestaffelte Arbeitszeit: Mitarbeiter können Zeitpunkt selbst wählen).
- „Freie Tage"-Modell (häufig in Kombination mit Schichtmodellen): Die Differenz von täglicher Arbeits- und Betriebszeit wird durch freie Tage bzw. Freischichten ausgeglichen (Varianten: Mitarbeiter wählt freie Tage selbst, Gesundheitsbetrieb bestimmt die freien Tage, Betriebsferien etc.).
- Jobsharing: Mehrere Arbeitskräfte teilen sich eine bestimmte Anzahl von Arbeitsplätzen (Job- Splitting: eine Vollzeitstelle teilt sich in zwei selbstständige Teilzeitstellen, Job- Pairing: Arbeitnehmer erledigen die Arbeit zusammen).
- Jahresarbeitszeitmodell: Variabler Bestandteil eines normalen Arbeitsvertrages, der die einem Jahr zu erbringende Stundenzahl an Arbeitszeit festlegt; ermöglicht eine ungleichmäßige Verteilung der Arbeitszeit.
- Kapazitätsorientierte variable Arbeitszeit (KapovAz): Abrufarbeit, bei der der Gesundheitsbetrieb die Arbeitsleistung des Mitarbeiters auf der Grundlage eines Einzelvertrages und eines vorgegebenen Arbeitszeitkontingentes entsprechend dem gegebenen betrieblichen Arbeitsanfall anpasst.

- Zeitautonome Modelle: Gesundheitsbetrieb gibt Mindestbesetzung und Betriebszeit vor und eine Mitarbeitergruppe erhält das Recht über Planung und Anordnung ihrer eigenen Arbeitszeiten zu entscheiden, wobei persönliche und betriebliche Interessen verbunden und berücksichtigt werden sollen.
- Gleitender Übergang in den Ruhestand: Mitarbeiter leisten pro Woche oder Jahr eine verkürzte Arbeitszeit, Interessant bei Schichtarbeit, Potenziale werden länger genutzt.
- Vorruhestand: Anfang der 80er Jahre entstandenes Modell zur Verkürzung der Lebensarbeitszeit (variabel nach Zeitpunkt, Verträge, Finanzierungsform etc.).

Beispiel

Während Schichtarbeit häufig im Krankenhausbereich, bei Notfallaufnahmen, intensivmedizinischer Betreuung oder Pflegediensten anzutreffen ist, eignet sich Jobsharing beispielsweise bei der Patientenaufnahme an einer Rezeption und das Jahresarbeitszeitmodell möglicherweise zur Anpassung an den Kapazitätsbedarf einer orthopädischen Praxis oder Klinik zur Versorgung von Ski-Unfällen in den Wintermonaten.

3.3.4 Aus- und Weiterbildung des Gesundheitspersonals

Die Vielfalt der Ausbildungsmöglichkeiten im Gesundheitswesen ist im Vergleich zu den meisten anderen Dienstleistungsbereichen besonders groß. Neben den Schulen für das Gesundheitswesen werden Ausbildungen zu den Gesundheitsfachberufen aufgrund des unterschiedlich strukturierten föderalen Schulsystems auch an Berufsfachschulen und Fachschulen durchgeführt (vgl. Tab. 3.11).

Die *berufliche* **Ausbildung** im Gesundheitsbetrieb erfolgt in der Regel in einem *dualen System,* d. h. die praktische Ausbildung im Betrieb wird durch einen ausbildungsbegleitenden Schulbesuch ergänzt. Die Ausbildungsinhalte richten sich nach den jeweiligen Verordnungen über die Berufsausbildung, die allerdings nur den betrieblichen Teil der Ausbildung regelt. Der schulische Teil fällt in die Zuständigkeit der einzelnen Bundesländer und richtet sich nach dem jeweiligen Lehrplan für die einzelnen Schularten. Lerninhalte der Ausbildung sind in der betrieblichen Praxis und in den Schulen im Hinblick auf den Zeitpunkt ihrer Vermittlung aufeinander abgestimmt.

Beispiel

Gegenstand der Berufsausbildung zum/zur Medizinischen Fachangestellten sind beispielsweise nach § 4 der *Verordnung über die Berufsausbildung zum Medizinischen Fachangestellten/zur Medizinischen Fachangestellten (MedFAusbAngV):*

- Ausbildungsbetrieb: Berufsbildung, Arbeits- und Tarifrecht, Stellung des Ausbildungsbetriebes im Gesundheitswesen, Anforderungen an den Beruf, Organisation und Rechtsform des Ausbildungsbetriebes, gesetzliche und vertragliche Bestimmungen der medizinischen Versorgung, Umweltschutz;

Tab. 3.11 Ausgewählte Berufe und Schülerzahlen (Schuljahr 2014/2015) im Gesundheitswesen (vgl. Statistisches Bundesamt 2015, S. 81 f.)

Gesundheitsberufe	Anzahl
Altenpfleger/Altenpflegerin	66.285
Gesundheits- und Krankenpfleger/Gesundheits- und Krankenpflegerin	64.022
Medizinische(r) Fachangestellte(r)	40.259
Zahnmedizinische(r) Fachangestellte(r)	31.395
Physiotherapeut/Physiotherapeutin	21.498
Ergotherapeut/Ergotherapeutin	10.243
Altenpflegehelfer/Altenpflegehelferin	8156
Pharmazeutisch-techn. Assistent/Pharmazeutisch-techn. Assistentin	7124
Gesundheits- und Kinderkrankenpfleger/Gesundheits- und Kinderkrankenpflegerin	6928
Rettungsassistent/Rettungsassistentin	4878
Gesundheits- und Krankenpflegehelfer/Krankenpflegehelferin	4517
Logopäde/Logopädin	3671
Medizinisch-technischer Laboratoriumsassistent/Medizinisch-technische Laboratoriumsassistentin	3493
Medizinisch-technischer Radiologieassistent/Medizinisch-technische Radiologieassistentin	3021
Entbindungspfleger/Hebamme	2066
Masseur und medizinischer Bademeister/Masseurin und medizinische Bademeisterin	1681
Diätassistent/Diätassistentin	1646
Podologe/Podologin	1421
Operationstechnischer Assistent/Operationstechnische Assistentin	1353
Rettungssanitäter/Rettungssanitäterin	450
Medizinisch-technischer Assistent/Medizinisch-technische Assistentin Funktionsdiagnostik	390
Medizinischer Dokumentationsassistent/Medizinische Dokumentationsassistentin	241
Operationstechnischer Angestellter/Operationstechnische Angestellte	135
Medizinischer Dokumentar/Medizinische Dokumentarin	133
Atem-, Sprech-, Stimmlehrer/in	132
Orthoptist/Orthoptistin	114
Heilpraktiker (Berufsfachschule)	81
Anästhesietechnischer Assistent/Anästhesietechnische Assistentin	54
Techniker/in-Kardiotechnik	36
Motopädagoge/Motopädagogin (Fachschule)	19

- Gesundheitsschutz und Hygiene: Sicherheit und Gesundheitsschutz bei der Arbeit, Maßnahmen der Arbeits- und Praxishygiene, Schutz vor Infektionskrankheiten;
- Kommunikation: Kommunikationsformen und -methoden, Verhalten in Konfliktsituationen;
- Patientenbetreuung und -beratung: Betreuen von Patienten und Patientinnen, Beraten von Patienten und Patientinnen;
- Betriebsorganisation und Qualitätsmanagement: Betriebs- und Arbeitsabläufe, Qualitätsmanagement, Zeitmanagement, Arbeiten im Team, Marketing;
- Verwaltung und Abrechnung: Verwaltungsarbeiten, Materialbeschaffung und -verwaltung, Abrechnungswesen;
- Information und Dokumentation: Informations- und Kommunikationssysteme, Dokumentation, Datenschutz und Datensicherheit;
- Durchführen von Maßnahmen bei Diagnostik und Therapie unter Anleitung und Aufsicht des Arztes oder der Ärztin: Assistenz bei ärztlicher Diagnostik, Assistenz bei ärztlicher Therapie, Umgang mit Arzneimitteln, Sera und Impfstoffen sowie Heil- und Hilfsmitteln;
- Grundlagen der Prävention und Rehabilitation;
- Handeln bei Not- und Zwischenfällen (vgl. § 4 MedFAusbAngV).

Die während der Ausbildungszeit zu vermittelnden Fertigkeiten und Kenntnisse sind verbindlich für alle Ausbildungsstätten festgelegt. Es handelt sich dabei um Mindestqualifikationen, die zur Erlangung des Berufsausbildungsabschlusses notwendig sind, und zwar unabhängig davon, um welchen Gesundheitsbetrieb es sich handelt. Es ist Aufgabe des Betriebs, auf der Grundlage des Ausbildungsrahmenplanes einen sachlich und zeitlich gegliederten Ausbildungsplan zu erstellen; darin sind die betrieblichen Besonderheiten festzuhalten. Die Verkürzung der festgelegten Ausbildungsdauer ist in der Regel möglich, wenn zu erwarten ist, dass die/der Auszubildende das Ausbildungsziel in kürzerer Zeit erreicht. Auch ist die Zulassung zur Abschlussprüfung vor Ablauf der Ausbildungszeit möglich. Näheres regeln die jeweiligen Prüfungsordnungen für die Durchführung der Abschlussprüfung.

Für das **Studium** der Humanmedizin bestehen an allen Hochschulen der Bundesrepublik Deutschland Zulassungsbeschränkungen, sodass die Studienplätze zentral durch die *Stiftung für Hochschulzulassung* oder von den Hochschulen in einem eigenen Auswahlverfahren vergeben werden (vgl. Abb. 3.5). Mit der Abschaffung der allgemeinen Hochschulreife als obligatorische Prüfungsvoraussetzung für die Studiengänge der akademischen Heilberufe wurde den Ländern das Recht eingeräumt, auch Personen ohne allgemeine Hochschulreife (Abitur) den Zugang zum Studium der Heilberufe zu eröffnen.

Maßgeblich für die ärztliche Ausbildung und den Zugang zum ärztlichen Beruf sind die *Bundesärzteordnung (BÄO)* und die aufgrund dieses Gesetzes erlassene *Approbationsordnung für Ärzte (ÄAppO)*, nach denen die ärztliche Ausbildung folgendes umfasst (vgl. § 2 BÄO; § 1 ÄAppO):

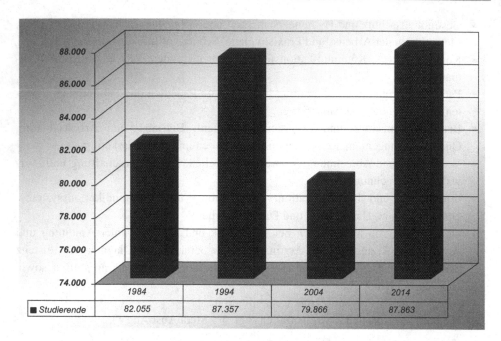

Abb. 3.5 Entwicklung der Studierenden im Fach Allgemein-Medizin (vgl. Statistisches Bundesamt 2016, S. 1)

- Hochschulstudium der Medizin (Regelstudienzeit einschl. Prüfungszeit sechs Jahre und drei Monate),
- zusammenhängende praktische Ausbildung von achtundvierzig Wochen im letzten Jahr des Studiums (Praktisches Jahr, PJ),
- Ausbildung in Erster Hilfe,
- Krankenpflegedienst von drei Monaten,
- eine Famulatur von vier Monaten,
- Prüfung nach zwei Studienjahren (1. Abschnitt der ärztlichen Prüfung),
- Prüfung nach weiteren drei Studienjahren nach Bestehen des 1. Prüfungsabschnitts,
- Prüfung nach dem Praktischen Jahr (3. Abschnitt der ärztlichen Prüfung).

Die **Approbation** als Arzt wird aufgrund des Zeugnisses über die ärztliche Prüfung und weiterer Voraussetzungen auf Antrag bei der zuständigen Stelle des jeweiligen Bundeslandeslandes erteilt. Sie berechtigt zur Ausübung des ärztlichen Berufs (vgl. Bundesärztekammer 2015, S. 1).

Die ärztliche **Weiterbildung** umfasst zum einen die Anerkennung als Facharzt, die sich nach den Kammer- bzw. Heilberufsgesetzen der einzelnen Bundesländer und den Weiterbildungsordnungen der jeweiligen Landesärztekammern richtet, in denen Dauer und Inhalt der Weiterbildung für die einzelnen Fachgebiete vorgeschrieben sind. Nach erfolgreich bestandener Prüfung wird von der zuständigen *Ärztekammer* die Anerkennung ausgesprochen, die zum Führen der Facharztbezeichnung berechtigt.

Für die allgemeine ärztliche Weiterbildung sind ebenfalls die *Landesärztekammern* zuständig.

Darüber hinaus gibt es von der *Bundesärztekammer* methodische Empfehlungen, Lehr- und Lerninhalte sowie Lernziele für Kurse im Rahmen der Zusatz-Weiterbildung.

Nach § 2 der (Muster-)Weiterbildungsordnung (MWBO 2003, Stand: 2015) der Bundesärztekammer führt der erfolgreiche Abschluss der Weiterbildung somit

- zur Facharztbezeichnung in einem Gebiet,
- zur Schwerpunktbezeichnung im Schwerpunkt eines Gebiets oder
- zur Zusatzbezeichnung.

Beispiel

Die MWBO 2003 enthält folgende Gebiete, Facharzt- und Schwerpunktkompetenzen:

- Gebiet Allgemeinmedizin
- Gebiet Anästhesiologie
- Gebiet Anatomie
- Gebiet Arbeitsmedizin
- Gebiet Augenheilkunde
- Gebiet Biochemie
- Gebiet Chirurgie: Facharzt/Fachärztin für Allgemeinchirurgie, Facharzt/Fachärztin für Gefäßchirurgie, Facharzt/Fachärztin für Herzchirurgie, Facharzt/Fachärztin für Kinderchirurgie, Facharzt/Fachärztin für Orthopädie und Unfallchirurgie, Facharzt/Fachärztin für Plastische und Ästhetische Chirurgie, Facharzt/Fachärztin für Thoraxchirurgie, Facharzt/Fachärztin für Viszeralchirurgie
- Gebiet Frauenheilkunde und Geburtshilfe: Schwerpunkt Gynäkologische Endokrinologie und Reproduktionsmedizin, Schwerpunkt Gynäkologische Onkologie, Schwerpunkt Spezielle Geburtshilfe und Perinatalmedizin
- Gebiet Hals-Nasen-Ohren-Heilkunde: Facharzt/Fachärztin für Hals-Nasen-Ohren-Heilkunde, Facharzt/Fachärztin für Sprach-, Stimm- und kindliche Hörstörungen
- Gebiet Haut- und Geschlechtskrankheiten
- Gebiet Humangenetik
- Gebiet Hygiene und Umweltmedizin
- Gebiet Innere Medizin: Facharzt/Fachärztin für Innere Medizin, Facharzt/Fachärztin für Innere Medizin und Angiologie, Facharzt/Fachärztin für Innere Medizin und Endokrinologie und Diabetologie, Facharzt/Fachärztin für Innere Medizin und Gastroenterologie, Facharzt/Fachärztin für Innere Medizin und Hämatologie und Onkologie, Facharzt/Fachärztin für Innere Medizin und Kardiologie, Facharzt/Fachärztin für Innere Medizin und Nephrologie, Facharzt/Fachärztin für Innere

Medizin und Pneumologie, Facharzt/Fachärztin für Innere Medizin und Rheumatologie

- Gebiet Kinder- und Jugendmedizin: Schwerpunkt Kinder-Hämatologie und -Onkologie, Schwerpunkt Kinder-Kardiologie, Schwerpunkt Neonatologie, Schwerpunkt Neuropädiatrie
- Gebiet Kinder- und Jugendpsychiatrie und -psychotherapie
- Gebiet Laboratoriumsmedizin
- Gebiet Mikrobiologie, Virologie und Infektionsepidemiologie
- Gebiet Mund-Kiefer-Gesichtschirurgie
- Gebiet Neurochirurgie
- Gebiet Neurologie
- Gebiet Nuklearmedizin
- Gebiet Öffentliches Gesundheitswesen
- Gebiet Pathologie: Facharzt/Fachärztin für Neuropathologie, Facharzt/Fachärztin für Pathologie
- Gebiet Pharmakologie: Facharzt/Fachärztin für Klinische Pharmakologie, Facharzt/Fachärztin für Pharmakologie und Toxikologie
- Gebiet Physikalische und Rehabilitative Medizin
- Gebiet Physiologie
- Gebiet Psychiatrie und Psychotherapie: Schwerpunkt Forensische Psychiatrie
- Gebiet Psychosomatische Medizin und Psychotherapie
- Gebiet Radiologie: Schwerpunkt Kinderradiologie, Schwerpunkt Neuroradiologie
- Gebiet Rechtsmedizin
- Gebiet Strahlentherapie
- Gebiet Transfusionsmedizin
- Gebiet Urologie

Die Zusatzweiterbildungen erstrecken sich auf die Bereiche Ärztliches Qualitätsmanagement, Akupunktur, Allergologie, Andrologie, Betriebsmedizin, Dermatohistologie, Diabetologie, Flugmedizin, Geriatrie, Gynäkologische Exfoliativ-Zytologie, Hämostaseologie, Handchirurgie, Homöopathie, Infektiologie, Intensivmedizin, Kinder-Endokrinologie und –Diabetologie, Kinder-Gastroenterologie, Kinder-Nephrologie, Kinder-Orthopädie, Kinder-Pneumologie, Kinder-Rheumatologie, Labordiagnostik -fachgebunden-, Magnetresonanztomografie -fachgebunden-, Manuelle Medizin/Chirotherapie, Medikamentöse Tumortherapie, Medizinische Informatik, Naturheilverfahren, Notfallmedizin, Orthopädische Rheumatologie, Palliativmedizin, Phlebologie, Physikalische Therapie und Balneologie, Plastische Operationen, Proktologie, Psychoanalyse, Psychotherapie -fachgebunden-, Rehabilitationswesen, Röntgendiagnostik -fachgebunden-, Schlafmedizin, Sozialmedizin, Spezielle Orthopädische Chirurgie, Spezielle Schmerztherapie, Spezielle Unfallchirurgie, Spezielle Viszeralchirurgie, Sportmedizin, Suchtmedizinische Grundversorgung und Tropenmedizin (vgl. MWBO 2003, S. 2 ff.).

Im Mittelpunkt der Weiterbildung im Gesundheitsbetrieb steht die Verbesserung der persönlichen und fachlichen Qualifikation der Mitarbeiter. Sie schult die Anwendung neuer Behandlungsmethoden, Technologien, den Umgang mit Patienten oder Abrechnungsarbeiten. Sie dient der besseren Qualifikation und sorgt dafür, dass die Mitarbeiter auf dem „Stand der Zeit" bleiben. Investitionen in das Humankapital des Gesundheitsbetriebes gelten als mindestens ebenso wichtig, wie Investitionen in Sachanlagen. Die zunehmend komplexer werdenden Aufgabenstellungen erfordern entsprechend qualifizierte Mitarbeiter. Die sich immer schneller ändernden Umweltbedingungen (neue Behandlungsmethoden, neue Materialien, veränderter rechtlicher Rahmen, verschärfte Konkurrenzsituation) lassen ein einmaliges Lernen für Leben und Beruf in Zukunft nicht mehr zu. Weiterbildungsmaßnahmen zeigen den Mitarbeitern auch die Bedeutung, die sie für den Gesundheitsbetrieb haben und erhöhen so ihre Motivation.

Da wesentliche medizinische Entwicklungen oftmals erst mehrere Jahre nach ihrer Einsatzreife umfassend publiziert werden, können sich die Mitarbeiter den aktuellen Wissensstand nicht alleine aus der Fachliteratur aneignen. Aktuelles und zukunftsweisendes Wissen und Können wird vornehmlich durch Kongresse, Lehrgänge, Seminare und Vorträge vermittelt, die beispielsweise die Landesärzte- und -zahnärztekammern anbieten, zahlreiche Fachschulen, private Anbieter sowie die kassenärztlichen und kassenzahnärztlichen Vereinigungen.

Die berufliche **Fortbildung** dient beispielsweise nach § 1 der *Fortbildungsordnung der Bayerischen Landesärztekammer* insbesondere dem Erhalt und der kontinuierlichen Weiterentwicklung der beruflichen Kompetenz zur Gewährleistung einer hochwertigen Patientenversorgung und Sicherung der Qualität ärztlicher Berufsausübung. Sie vermittelt nach § 2 unter Berücksichtigung neuer wissenschaftlicher Erkenntnisse und medizinischer Verfahren das zum Erhalt und zur Weiterentwicklung der beruflichen Kompetenz notwendige Wissen in der Medizin und der medizinischen Technologie. Sie soll sowohl fachspezifische als auch interdisziplinäre und fachübergreifende Kenntnisse, die Einübung von klinisch-praktischen Fähigkeiten sowie die Verbesserung kommunikativer und sozialer Kompetenzen umfassen.

Als geeignete Methoden der Fortbildung gelten:

- Vortrag und Diskussion,
- mehrtägige Kongresse im In- und Ausland,
- Fortbildung mit konzeptionell vorgesehener Beteiligung jedes einzelnen Teilnehmers (zum Beispiel Workshop, Arbeitsgruppen, Qualitätszirkel, Peer Review, Balintgruppen, Kleingruppenarbeit, Supervision, Fallkonferenzen, Literaturkonferenzen, praktische Übungen),
- Fortbildungsbeiträge in Printmedien oder als elektronisch verfügbare Version mit nachgewiesener Qualifizierung durch eine Lernerfolgskontrolle in digitaler bzw. schriftlicher Form,
- Selbststudium durch Fachliteratur und -bücher sowie Lehrmittel,
- wissenschaftliche Veröffentlichungen und Vorträge,

- Hospitationen,
- curricular vermittelte Inhalte, zum Beispiel in Form von curricularen Fortbildungs-maßnahmen, Inhalte von Weiterbildungskursen, die nach der Weiterbildungsordnung für eine Weiterbildungsbezeichnung vorgeschrieben sind, Inhalte von Zusatzstudien-gängen,
- tutoriell unterstützte Online-Fortbildungsmaßnahme mit nachgewiesener Qualifizie-rung durch eine Lernerfolgskontrolle in digitaler bzw. schriftlicher Form,
- Blended-Learning-Fortbildungsmaßnahme in Form einer inhaltlich und didaktisch miteinander verzahnten Kombination aus tutoriell unterstützten Online-Lernmodulen und Präsenzveranstaltungen (vgl. Fortbildungsordnung der Bayerischen Ärztekam-mer).

3.4   Betriebliche Steuerung und Kontrolle

3.4.1 Controlling im Gesundheitsbetrieb

Die erfolgreiche wirtschaftliche Steuerung eines Gesundheitsbetriebs zwingt dazu, sich Ziele zu setzen, sie als Leistungsanreize vorzugeben und ihr Erreichen zu kontrollieren, da ohne eine Kontrolle der Einhaltung dieser Vorgabewerte die Planung wirkungslos ist. Die Kontrolle benötigt Vorgaben, Entscheidungsregeln für die Bewertung der Aus-führung sowie für die Korrekturmaßnahmen. Sie soll Fehler bei der Planung oder Auf-gabendurchführung im Gesundheitsbetrieb erkennen und Verbesserungsmöglichkeiten aufzeigen.

> **Beispiel**
>
> „Bereits heute zeichnet sich ab, dass die wirtschaftlich erfolgreicheren Häuser ihre Markt-/Wettbewerbsposition kontinuierlich ausbauen und verstärken können, die weniger erfolgreichen dagegen kaum noch dem Teufelskreis von rückständiger Inf-rastruktur, sinkenden Fallzahlen und steigenden Betriebsverlusten zu entkommen vermögen. Für die Letzteren – immerhin mehr als die Hälfte der deutschen Kran-kenhäuser – bedeutet dies: Gelingt kein entschlossenes, erfolgreiches Gegensteuern, bleibt ihnen nichts anderes übrig, als den bestehenden Krankenhausbetrieb immer weiter auszudünnen oder gar ganz einzustellen" (Behar et al. 2016, S. 20).

Die Koordination von Planung und Kontrolle mit der Steuerung der Informationsver-sorgung wird vom Controlling wahrgenommen, dessen **Aufgabe** es ist, die Leitung des Betriebes mit Informationen zu versorgen, die für die Planung, Steuerung und Kontrolle erforderlich sind (vgl. Abb. 3.6).

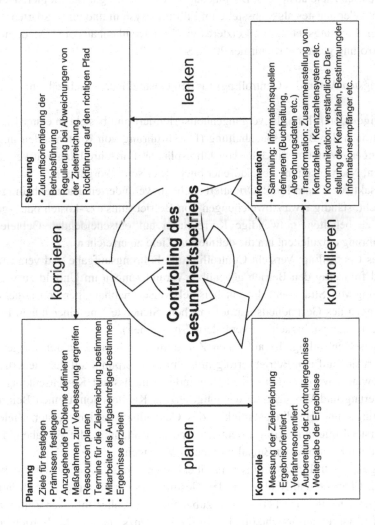

Abb. 3.6 Aufgaben des Controlling im Gesundheitsbetrieb

„Die wirtschaftliche Führung eines Krankenhauses unter DRG-Bedingungen erfordert eine ganzheitliche Leitung ohne divergierende Bereichs- und Abteilungsinteressen. Der Führungserfolg hängt maßgeblich davon ab, ob das Management mit qualifizierten Führungsinstrumenten ausgestattet ist, die die Planung, Steuerung und Kontrolle der vereinbarten Ziele absichern. Dazu bedarf es auch eines gut funktionierenden zentralen Controllerdienstes als Stabsstelle im Führungssystem und eines Spartencontrollings in den Leistungsbereichen. Letzteres wird im Krankenhaus auch Medizin- oder Pflegecontrolling genannt" (Schirmer 2003, S. A 1212).

Zu den wichtigsten **Arten** des Controllings für den Gesundheitsbetrieb zählen:

- Nachgängiges Controlling: Ist vergangenheitsorientiert und besteht in erster Linie aus den Funktionen der Betriebsbuchhaltung (Durchführung von Kostenstellen und -trägerrechnungen, Weiterentwicklung von Jahresplänen, Fortschreibung von Vergangenheitswerten, Nachzeichnung abgelaufener buchhalterischer Vorgänge).
- Handlungsaktives Controlling: Orientiert sich an veränderten Rahmenbedingungen und versucht, ständig etwa Abweichungen von Betriebsumsatz, -kosten oder -gewinn im Auge zu behalten, notwendige Korrekturen auf entscheidenden Gebieten der Betriebsführung einzuleiten, um die definierten Ziele zu erreichen.
- Präventives Controlling: Versteht Controlling als Führungsaufgabe und versucht präventiv und frühzeitig den Betrieb gegenüber Veränderungen im Umfeld zu wappnen (Entwicklung von Strategien, die ihn beispielsweise unabhängiger von allgemeinen Entwicklungen des Gesundheitsmarktes machen, Sicherstellung einer hohen Flexibilität und Anpassungsfähigkeit auf veränderte Situationen).
- Kurzfristiges Controlling: Ist auf einen Zeitraum von 1 bis 2 Jahren ausgerichtet, konzentriert sich auf den Betriebserfolg mit dem Schwerpunkt auf der Steuerung des Betriebsgewinns, wobei durch seinen steuernden Einfluss auf Kostensenkung, Leistungssteigerung und Verringerung des eingesetzten Kapitals somit einen Beitrag zur Entscheidungs- und Handlungsfähigkeit des Gesundheitsbetriebs leistet. Ziele sind dabei in erster Linie eine erfolgsorientierte operative Planung, die Vorgabe einzelner Kosten und die Kontrolle der Einhaltung dieser Vorgaben.
- Langfristiges Controlling: Umfasst darüber hinaus das systematische Erkennen zukünftiger Chancen und Risiken für den Gesundheitsbetrieb mit dem Ziel, langfristige Erfolgspotenziale zu sichern und aufzubauen. Es ist daher auf einen Zeitraum von etwa 5 bis 10 Jahren ausgerichtet und stellt die Existenzsicherung des Betriebs in den Vordergrund. Damit trägt es auch dem Bedarf an stärkerer Effizienz der strategischen Betriebsplanung Rechnung, die oft der Gefahr unterliegt, gesteckte Ziele im betrieblichen Alltag aus den Augen zu verlieren oder eingeschlagene Strategien nicht konsequent genug zu verfolgen.

Das *nachgängige* Controlling ist dann als ausreichend anzusehen, wenn sich das Umfeld und die Rahmenbedingungen des Gesundheitsbetriebs kaum verändern, im Betrieb selber weitestgehend konstante Situationen zu verzeichnen und somit weitestgehend gesicherte Voraussetzungen für eine langfristige Planung der Betriebsentwicklung gegeben sind. Das *handlungsaktive* Controlling findet in der Regel dann Anwendung, wenn sich die Rahmenbedingungen beispielsweise aufgrund gesundheitspolitischer Entwicklungen häufig ändern und eine Planung aufgrund Unsicherheiten oder gar fehlender Grundlagen zunehmend schwierig wird. Es ist damit zukunftsorientiert und nicht auf das Fortschreiben von Vergangenheitswerten ausgerichtet. Für das *präventive* Controlling genügt es nicht etwa nur Daten aus der Betriebsbuchhaltung regelmäßig auszuwerten, auf Informationen der Verbände oder Standesorganisationen zu warten und auf veränderte Vorgaben des öffentlichen Gesundheitswesens zu reagieren. Vielmehr muss die Leitung des Gesundheitsbetriebs möglichst frühzeitig beispielsweise neue Behandlungsmethoden, innovative Entwicklungen auf dem Gebiet der Medizintechnik und veränderte Patientenwünsche wahrnehmen und sie in ihrer Planung berücksichtigen. Beim *operativen* Controlling stehen die kurzfristig gesteckten Ziele im Vordergrund („Senkung der Materialkosten im Jahresdurchschnitt um 3 %", „Erhöhung des Umsatzes im III. Quartal um 5 %" etc.), die eine Steuerung der innerbetrieblichen Funktionen und -abläufe erforderlich machen. Auf der Grundlage der Daten aus der Betriebsbuchhaltung und der Kostenrechnung werden hierzu in erster Linie Soll-/Ist-Analysen durchgeführt, um mögliche Abweichungen zu erkennen und notwendige Gegensteuerungsmaßnahmen einleiten zu können. Das *strategische* Controlling muss bei der Organisation des strategischen Planungsprozesses mitwirken, die Umsetzung der strategischen Pläne in operationalisierbare, kurzfristige Ziele sicherstellen sowie Kontrollgrößen erarbeiten und ein Frühwarnsystem zur Gewinnung von Kontrollinformationen für den Gesundheitsbetrieb aufbauen.

Das Controlling muss sich an dem Zielsystem des Gesundheitsbetriebs orientieren. Die Ziele müssen daher operationalisiert und hinsichtlich Zeit (wann?), Erreichungsgrad (wie viel?) und Inhalt (was?) möglichst eindeutig definiert sein. Wann in welchem Umfang was erreicht werden soll, lässt sich bei quantitativen Kosten- oder Gewinnzielen recht einfach beschreiben. Qualitative Zielkriterien müssen hingegen erst in quantifizierbare Größen umgewandelt werden, um sie erfassen und überwachen zu können. Anhand der Ziele ist es Aufgabe des Controllings festzustellen, ob und wie die Ziele im Zeitablauf erreicht wurden, wie groß mögliche Abweichungen zwischen Soll- und Ist-Zielwerten sind und welche Ursachen es dafür gibt. Anschließend sind Gegensteuerungsmaßnahmen zu ergreifen, aber auch gegebenenfalls Zielkorrekturen, falls einzelne Ziele nicht realisierbar erscheinen. Folgende **Instrumente** lassen sich zur Feststellung von Zielabweichungen einsetzen (Tab. 3.12):

Im Rahmen eines *Zeitvergleichs* lassen sich etwa zweckmäßigerweise der Kassenumsatz eines II. Quartals mit dem des I. Quartals vergleichen oder die Materialkosten im Oktober mit den Materialkosten in den jeweiligen Vormonaten. Je höher dabei die Zahl der Vergleichsdaten ist, desto eher lässt sich ein Trend erkennen und bewahrt zugleich

Tab. 3.12 Controllinginstrumente zur Feststellung von Zielabweichungen

Instrument	Beschreibung
Zeitvergleich	Lässt sich entlang der Zeitachse (wöchentlich, monatlich, quartalsweise, jährlich, mehrjährig) für verschiedene Bereiche innerhalb eines Gesundheitsbetriebs anhand absoluter oder relativer Werte (Kennzahlen) durchführen. Der Zeitvergleich gibt somit Auskunft über die derzeitige Situation und ist zugleich die Grundlage für die Ableitung zukunftsbezogener Maßnahmen
Betriebsvergleich	Gegenüberstellung von Zahlenmaterial des eigenen Gesundheitsbetriebs und Vergleichszahlen einer oder mehrerer anderer Betriebe. Während beim *direkten* Vergleich die Zahlen von zwei oder mehreren Betrieben unmittelbar einander gegenübergestellt werden, werden beim *indirekten* Betriebsvergleich die Zahlen mit Durchschnittswerten verglichen
Benchmarking	Besondere Form des Betriebsvergleichs: Es bedeutet, dass sich der Gesundheitsbetrieb nur an den besten Konkurrenten orientiert und versucht deren Leistungsniveau in einen oder mehreren Teilbereichen zu erreichen. Dabei wird externes Wissen auf betriebsinterne Problemstellungen übertragen, um davon zu profitieren und gleichzeitig den Aufwand für die eigene Erarbeitung bestmöglicher Lösungen zu reduzieren. Während beim *Perfomance*-Benchmarking eher der Betrieb als Ganzes mit Leistungskennzahlen verglichen wird, ist das *Funktions*-Benchmarking dadurch gekennzeichnet, dass bestimmte betriebliche Funktionen (beispielsweise Materialeinkauf, Kassen- und Privatliquidation) als Objekte des Benchmarking zugrunde gelegt werden. Beim *Prozess*-Benchmarking stehen hingegen funktionsübergreifende betriebliche Prozesse im Vordergrund (beispielsweise die Gesamtverweilzeit bzw. „Durchlaufzeit" der Patienten im Gesundheitsbetrieb)
Soll-/Ist- Vergleich	Setzt die Planvorgabe von aus den Betriebszielen abgeleiteten Sollwerten voraus, mit denen die am Ende der Vergleichsperiode erreichten Istwerte verglichen werden (Ergänzung des Zeitvergleichs, mit dem Unterschied, dass zusätzlich zur Beobachtung der Entwicklung entlang der Zeitachse die bewusste Setzung von Zielvorgaben in Form der Sollwerte hinzukommt)
Differenzanalyse	Geht von der Höhe der jeweiligen positiven oder negativen Abweichungen der jeweiligen Vergleichswerte aus und versucht die Ursachen hierfür festzustellen. Bei der Differenzanalyse sind *negative* wie auch *positive* Abweichungen gleichermaßen zu berücksichtigen
Budget	Zählt zu den wichtigsten Controllinginstrumenten als Wertgrößenplan, der für eine künftige Periode als Soll-Vorgabe erstellt wird. Man unterscheidet Erfolgsbudgets (Enthalten zahlenmäßige Vorgaben für Kosten und Erlöse) und Finanzbudgets (Enthalten zahlenmäßige Vorgaben für Erträge und Aufwendungen, Ein- und Auszahlungen sowie Geschäftsvolumina)

den Gesundheitsbetrieb vor übertriebenem Aktionismus. Mit zunehmender Vergleichshäufigkeit und je kürzer die Abstände der Vergleichszeiträume sind, desto genauer lässt sich der Zeitvergleich als Kontrollinstrument einsetzen. Für einen *Betriebsvergleich* werden beispielsweise Daten in regelmäßigen Abständen in den Berichten des *Statistischen Bundesamtes* zum Gesundheitswesen, von ärztlichen Standesorganisationen oder von

Institutionen wie der *KBV* veröffentlicht. Für das *Benchmarking* muss zunächst definiert werden, was damit erreicht und welche Bereiche des Betriebes berücksichtigt werden sollen. Es ist wichtig, dass die herangezogenen Betriebe oder relevante Organisationseinheiten aus anderen Branchen mit dem eigenen Betrieb strukturell identisch sind. Ferner müssen die zu vergleichenden Daten (= benchmarks) in ausreichendem Maße zur Verfügung stehen und sollten direkt bei dem Vergleichspartner erhoben werden. Anschließend lassen sich die Abweichungen der verglichenen Daten in Form von Leistungslücken feststellen. Dabei sind Messfehler auszuschließen und anhand der Ergebnisse die Vergleichbarkeit der Daten abschließend zu überprüfen (Feststellung von Plausibilität und Validität der Daten). Zum Schluss erfolgt die Einschätzung, ob sich die Leistungsfähigkeit in den Bereichen mit deutlichen Abweichungen verbessern lässt. Ein *Soll-/Ist-Vergleich* kann problematisch werden, wenn die Materialkosten von Monat zu Monat steigen und ein Sollwert von 5 % weniger Kosten am Jahresende nicht erreicht werden kann. Werden alte oder unterschiedlich zustande gekommene Soll- und Istwerte miteinander verglichen, so geht die Aussagefähigkeit des Vergleichs verloren. Bei im Rahmen der *Differenzanalyse* auftretenden Abweichungen liegen die Ursachen nicht immer etwa in tatsächlichen Kostensteigerungen, Einnahmenerhöhungen oder Veränderungen in der Patientenstruktur. Mitunter liegen auch Berechnungsfehler, Ermittlungsfehler, Falschbuchungen oder die fehlerhafte Weitergabe von Daten vor. Fallen in einem Jahr statt 2 Mio. EUR geplanten Kosten (Sollwert) 2,2 Mio. EUR (Istwert) an, so ist die Differenz in Höhe von 200.000 EUR als negative Abweichung aufzufassen, die eine Gegensteuerung erforderlich macht (beispielsweise Ergreifung von Kostensenkungsmaßnahmen). Werden andererseits die Fallzahlen beispielsweise um 10 % überschritten, so kann dieser Wert aufgrund des höheren Patientenzuspruchs zunächst als positive Abweichung verstanden werden, wobei zu überprüfen ist, ob der Sollwert nicht vielleicht zu gering angesetzt war. Toleranzbereiche für die Sollwerte können als relative Bandbreiten definiert werden (beispielsweise +/- 5 %) oder als maximaler bzw. minimaler absoluter Wert. Eine *Budgetierung* erfolgt meist für kurze Perioden bis zu einem Jahr, wobei die Kriterien der Budgetgestaltung so zu wählen sind, dass die gesteckten Ziele für die einzelnen Geschäftsbereiche im Rahmen des Erreichbaren liegen, um Budgetungleichgewichte und deren negative Auswirkungen sowohl für die Zielerreichung als auch für die Motivation der Verantwortlichen zu vermeiden.

Der Einsatz einer **Balanced Scorecard (BSC)** für die Steuerung des Gesundheitsbetriebs dient dazu, die Erreichung von strategischen Zielen messbar und über die Ableitung von Maßnahmen umsetzbar zu machen. Anhand von Patienten-, Finanz-, Entwicklungs- und Prozessperspektiven lenkt sie im Gegensatz zu klassischen Kennzahlensystemen den Blick auch auf nicht-finanzielle Indikatoren (vgl. Abb. 3.7).

Insbesondere immaterielle Werte (Intangibles) nehmen in Gesundheitsbetrieben eine besondere Stellung ein. Nicht wenige (medizinische) Sachverhalte und Phänomene in einem Gesundheitsbetrieb gelten als kaum steuer- und messbar. Daher ist die Identifikation, Klassifikation und Beeinflussung von **Intangibles** eine herausfordernde Aufgabe des Controllings. Allerdings gibt es bei diesen vorwiegend qualitativen Aspekten im

Ziel / Strategisches Thema / Kennzahl	Entwicklungsbereiche			
	Verbesserung der Lebensqualität/ Patienten/ Patientenanzahl	Gastgeber-kompetenz/ Mitarbeiter/ Weiterem-pfehlungsquote	Kombinierte Rehabilitation/ Prozesse/ Anzahl Prozess-standards	Dezentrale Bud-getkompetenz/ Finanzen/ Anzahl Ermächtigungen
Gesprächsdialog/ Kommunikation/ Note aus Mitarbeiterbefragung				
Allianzen mit Zuweisern/ Marketing/ Allianzpartner mit jährlichen Zuweisungen				
Partnerschaften/ Kostenträger/ Umsätze aus Partnerschaften				

Abb. 3.7 Beispiel einer Balanced Scorecard für einen Gesundheitsbetrieb (vgl. Kehl et al. 2005, S. 27)

Gesundheitswesen aufgrund der nicht oder nur schwer möglichen monetären Erfassung im Rahmen des Controllings noch einen erheblichen Forschungsbedarf (vgl. Treml 2009, S. 4).

3.4.2 Kennzahlensteuerung

Betriebliche Kennzahlen sind vordefinierte Zahlenrelationen, die durch Kombination von Zahlen des Rechnungswesens entstehen, regelmäßig ermittelt werden und aus denen sich Aussagen zu betriebswirtschaftlichen Sachverhalten des Gesundheitsbetriebs kompri-miert und prägnant ableiten lassen. Sie dienen dazu, aus der Fülle betriebswirtschaftli-cher Informationen wesentliche Auswertungen herauszufiltern, die betriebliche Situation zutreffend widerzuspiegeln und einen schnellen und komprimierten Überblick über die Strukturen des Gesundheitsbetriebs zu vermitteln. Daneben werden Kennzahlen auch dazu verwendet, um bewusst auf eine detaillierte Informationserfassung zu verzichten, nur einen kleinen Ausschnitt des insgesamt im Gesundheitsbetrieb Erfassbaren tatsäch-lich auch abzubilden (vgl. Abb. 3.8).

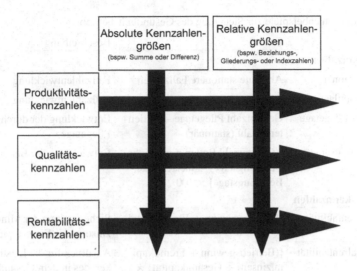

Abb. 3.8 Kennzahlenarten für den Gesundheitsbetrieb

Beispiel

Absolute Kennzahlen im Gesundheitsbetrieb können beispielsweise die Werte für Umsatz, Kosten und Gewinn sein, während die Umsatzrentabilität oder die Fluktuationsquote der Mitarbeiter *relative* Kennzahlen darstellen. *Produktivitätskennzahlen* messen beispielsweise die Produktivität der Mitarbeiter und der medizintechnischen Einrichtungen, bei *Rentabilitätskennzahlen* werden als Beispiel genau definierte Kosten zu bestimmten Leistungseinheiten ins Verhältnis gesetzt und *Qualitätskennzahlen* können den Grad einer Zielerreichung ausdrücken.

Kennzahlen können als wichtiges Instrument der Betriebsführung dazu beitragen, Planung, Steuerung und Kontrolle mit dem Ziel optimierter Zuordnungen und möglichst wirtschaftlicher Abläufe sichern zu helfen. Wie auch im Gesamtsystem des Gesundheitsbetriebs dienen die Kennzahlen insbesondere mit ihren Querfunktionen und Zuordnungen der exakten Verfolgung der Vorgänge, ihrer Beurteilung nach Rentabilität sowie der optimalen Zuordnung von Teilvorgängen im Gesamtsystem mit den anderen Bereichen und Funktionen. Sie haben bei der Erkennung von Störgrößen und Engpässen im Wesentlichen drei Aufgaben zu erfüllen:

- Die Analyse des Istzustands des Gesundheitsbetriebs und die Festlegung der Schwachstellen,
- die Entwicklung einer neuen Soll-Position gegenüber der bisherigen Ist-Position,
- die Entwicklung von entsprechenden Maßnahmen und die Kontrolle des Aktionsplans durch Kennzahlen bis zu einer optimalen Lösung.

Tab. 3.13 Kennzahlenbeispiele zur Steuerung des Gesundheitsbetriebs

Kennzahl	Formel	Beschreibung
Leistungskennzahlen		
Fallzahlen stationär	Absolute stationäre Fallzahlen	Fallzahlentwicklung
Fallzahlen ambulant	Absolute ambulante Fallzahlen	Fallzahlentwicklung
durchschnittl. Pflegetage	Gesamtzahl Pflegetage ÷ Patientenanzahl (stationär)	Entwicklung der durchschnittl. Pflegetage
Bettenauslastungsgrad	[(Gesamtzahl Betten x mögliche Belegungstage) ÷ tatsächliche Belegungstage] × 100	Entwicklung der Bettenbelegung
Rentabilitätskennzahlen		
Eigenkapitalrentabilität	(Betriebsgewinn ÷ Eigenkapital) × 100	Sicherstellung der Mindestverzinsung des Eigenkapitals
Gesamtkapitalrentabilität	[(Betriebsgewinn + Fremdkapitalzinsen) ÷ Gesamtkapital] × 100	Ausdruck für die Leistungsfähigkeit des in dem Gesundheitsbetrieb arbeitenden Kapitals
Umsatzrentabilität	(Betriebsgewinn ÷ Betriebsumsatz) × 100	Anteil des Betriebsgewinns und der Kosten am Gesamtumsatz
Return on Investment	(Betriebsgewinn ÷ Betriebsumsatz) × (Betriebsumsatz ÷ gesamtes investiertes Kapital)	Verhältnis des gesamten investierten Kapitals und des Betriebsumsatzes zum Betriebsgewinn
Cashflow	Betriebseinnahmen (zahlungswirksame Erträge) − Betriebsausgaben (zahlungswirksame Aufwendungen)	Umsatzüberschuss oder Finanzüberschuss, der sich als Nettozugang an flüssigen Mitteln aus der Umsatztätigkeit innerhalb eines Zeitraums darstellt
Zuwachsraten		
Umsatzzuwachsrate	(Betriebsumsatz Periode A ÷ Betriebsumsatz Periode B) × 100	Entwicklung des Betriebsumsatzes
Gewinnzuwachsrate	(Betriebsgewinn Periode A ÷ Betriebsgewinn Periode B) × 100	Entwicklung des Betriebsgewinns
Kostenzuwachsrate	(Betriebskosten Periode A ÷ Betriebskosten Periode B) × 100	Entwicklung der Betriebskosten
Liquiditätskennzahlen		
1. Liquiditätsgrad	Zahlungsmittelbestand ÷ kurzfristige Verbindlichkeiten	Verhältnis zwischen Zahlungsmittelbestand und kurzfristigen Verbindlichkeiten
2. Liquiditätsgrad	(Zahlungsmittelbestand + kurzfristige Forderungen) ÷ kurzfristige Verbindlichkeiten	Verhältnis zwischen Teilen des Umlaufvermögens und kurzfristigen Verbindlichkeiten
3. Liquiditätsgrad	Umlaufvermögen ÷ kurzfristige Verbindlichkeiten	Verhältnis zwischen gesamtem Umlaufvermögen und kurzfristigen Verbindlichkeiten

(Fortsetzung)

Tab. 3.13 (Fortsetzung)

Kennzahl	Formel	Beschreibung
Mitarbeiterkennzahlen		
Monatl. Arbeitsstunden	Gesamtzahl der monatlichen Arbeitsstunden ÷ Anzahl der Betriebsangehörigen	Entwicklung der durchschnittlichen Arbeitszeiten je Betriebsangehörigen
Überstundenquote	(Ist-Arbeitsstunden ÷ Soll-Arbeitsstunden) × 100	Einsatzbereitschaft des Betriebspersonals; Personalbemessung
Krankheitsquote	(Monatliche Krankenausfallstunden ÷ Monatliche Arbeitsstunden) × 100	Ausfallzeiten des Betriebspersonals
Fluktuationsquote	(Personalabgang ÷ durchschnittlicher Personalbestand der Betriebs) × 100	Personalbewegungen; Arbeitsplatzzufriedenheit

Um einen laufenden Vergleich von Soll- und Ist-Werten zu ermöglichen ist es zunächst erforderlich, in der Planung Sollgrößen zu erarbeiten, die in einem Zeitraum x anzustreben sind. Hierzu gehört, realistisch für die nächsten Jahre kalkuliert anstrebbare Verbesserungen im Gesundheitsbetrieb einzusetzen und diese mit den gegebenen Ist-Größen laufend im Rahmen der Planung zu vergleichen (vgl. Tab. 3.13).

3.4.3 Betriebliche Kontrolle und medizinische Qualitätskontrolle

Im Zentrum der Kontrolle von Gesundheitsbetrieben steht die **Medizinische Qualitätskontrolle** (vgl. Abb. 3.9).

Ihr Ziel ist es, eine bedarfsgerechte und wirtschaftliche Patientenversorgung auf hohem Niveau sicherzustellen, die fachlich qualifiziert, ausreichend und zweckmäßig ist, sich an der Lebensqualität orientiert und dabei erwünschte Behandlungsergebnisse erreicht.

Beispiel

Die Qualitätskontrolle der Klinik für Neurochirurgie am *Klinikum Kassel* umfasst beispielsweise:

- „Tägliche interne Indikationsbesprechung
- Tägliche ausführliche OP-Planungsbesprechung
- Tägliche neurochirurgisch-neuroradiologische Besprechung
- Wöchentliche neuropädiatrisch-pädiatrisch-onkologisch-neurochirurgisch-neuroradiologische Besprechung (LAEKH zertifiziert)
- 2-wöchentliche interdisziplinäre Tumorkonferenz (LAEKH zertifiziert)

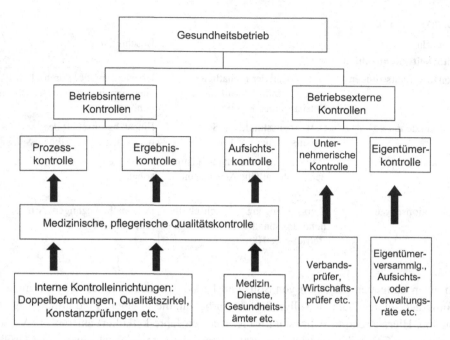

Abb. 3.9 Kontrolle des Gesundheitsbetriebs

- Monatliche pädiatrische Tumorkonferenz (LAEKH zertifiziert)
- Monatliche Schädelbasiskonferenz
- Monatliche interdisziplinäre Teamkonferenz NINT
- 2 monatliche neurochirurgisch-neuropathologische Konferenz
- Vierteljährliche Komplikationskonferenz
- Regelmäßige Besprechungen mit OP-Team, Stationsteam" (Klinikum Kassel 2016, S. 1).

Neben den *internen* Kontrollmechanismen von Gesundheitsbetrieben zur Kontrolle von Behandlungsergebnissen und Prozessen gibt es eine Reihe von *externen* Kontrolleinrichtungen wie beispielsweise der Vergleich verschiedener Betriebe auf der Basis von messbaren Qualitätsindikatoren nach Vorgaben des *Gemeinsamen Bundesausschusses (G-BA)*, dem höchsten Gremium der gemeinsamen Selbstverwaltung im deutschen Gesundheitswesen. Er setzt die gesetzlichen Regelungen in praktische Vorgaben für die Gesundheitsbetriebe um, sodass die von ihm beschlossenen Richtlinien für alle Ärzte und Krankenhäuser verbindlich gelten. Die Kontrolle wird ermöglicht durch

- Festlegung und Auswahl bestimmter Operationen und Diagnosen,
- Sammlung vergleichbarer Operations- und Diagnosedaten in einer Vielzahl von Krankenhäusern,

- Festlegung von Qualitätsmerkmalen,
- anonymisierte Datenauswertung anhand der Qualitätsmerkmale,
- jährliche Zusendung der Ergebnisauswertung (Referenzdaten),
- Abgleich der externen Referenzdaten mit den internen Daten im eigenen Betrieb,
- schriftliche Stellungnahme an den G-BA und Aufforderung, konkrete Verbesserungsmaßnahmen einzuleiten, wenn wesentlichen Abweichungen von den Referenzdaten
  festgestellt werden,
- ausgewählte Ergebnisse (beispielsweise Komplikationsraten) müssen von den
  Gesundheitsbetrieben in einem regelmäßig zu erstellenden Qualitätsbericht veröffentlicht werden (vgl. Gemeinsamer Bundesausschuss 2016, S. 1).

In ähnlicher Weise funktioniert die Kontrolle durch das **Critical Incident Reporting-
System (CIRS),** einem anonymisierten Fehlerberichtssystem, welches durch die Meldung kritischer Ereignisse dazu beiträgt, die eigenen Prozesse zu überprüfen, um die
gemeldeten Fehler zu vermeiden. Anhand der Daten können lediglich das Ereignis,
nicht jedoch der Meldende, seine Klinik, Praxis, Pflegeheim oder geschädigte Patienten
zurückverfolgt werden. Im Vordergrund stehen dabei die Lernvorgänge und die damit
verbundene Initiierung von Kontrollen im eigenen Bereich (vgl. Bühle 2014, S. 57).

> **Beispiel**
>
> Das *CIRSmedical* wird vom *Ärztlichen Zentrum für Qualität in der Medizin (ÄZQ)*
> betreut und ist Teil der Qualitätssicherungsmaßnahmen der Bundesärztekammer und
> der Kassenärztlichen Bundesvereinigung (vgl. Ärztliches Zentrum für Qualität in der
> Medizin 2016b, S. 1).
>
> Mithilfe des von *M. Cartes* an der *Medizinischen Hochschule Hannover* entwickel-
> ten „3Be-System" (Berichten – Bearbeiten – Beheben) lassen sich ebenfalls Risiken
> bearbeiten, um so aus den identifizierten kritischen Situationen und Risiken Strategien
> zur Vermeidung und Handhabung zu entwickeln und umzusetzen (vgl. Cartes 2008).
> Weitere Fehlerberichtssysteme sind beispielsweise im Bereich der Altenpflege das
> Fehlervermeidungssystem des *Kuratoriums Deutsche Altershilfe (KDA)* der *Wilhel-
> mine-Lübke-Stiftung e.V.* (vgl. Kuratorium Deutsche Altershilfe 2016, S. 1) oder das
> Fehlerberichts- und Lernsystem für Hausarztpraxen unter www.jeder-fehler-zaehlt.de.

Weitere Kontrolleinrichtungen insbesondere für den ökonomischen Bereich der Gesundheitsbetriebe, beispielsweise für Betriebe in Form großer und mittelgroßer Kapitalgesellschaften die unter das *Publizitätsgesetz (PublG)* fallen, sind vorgeschriebene **Prüfungen,**
wie beispielsweise die Jahresabschlussprüfung, die in der Regel nur von Wirtschaftsprü-
fern und Wirtschaftsprüfungsgesellschaften vorgenommen werden darf (vgl. § 6 PublG),
oder Einrichtungen wie eine **Interne Revision,** die beispielsweise die Ordnungsmäßig-
keit und Zuverlässigkeit des Finanz- und Rechnungswesens überprüft.

Der **Medizinische Dienst der Krankenversicherung (MDK)** hat hauptsächlich
medizinische, zahnmedizinische und pflegerische Beratungs- und Begutachtungsaufga-

ben im Rahmen der gesetzlichen Kranken- und Pflegeversicherung wahrzunehmen. Er
führt allerdings auch Qualitätskontrollen in Pflegeeinrichtungen durch, wobei überprüft
wird, ob die Leistungen der Pflegeeinrichtungen den vereinbarten Qualitätsstandards entsprechen und hat dazu auch Einsichtsrecht in die Patientenunterlagen. Darüber hinaus
kann er auch stichprobenartige Kontrollen in Räumen von Krankenhäusern durchführen,
um zu prüfen, ob die durchgeführten Leistungen dem Patientenbedarf entsprechen und
keine Fehlbelegung vorliegt. Kontrollen in der Psychiatrie und Psychotherapie dienen
dazu festzustellen, inwieweit das mit dem Fachpersonal umgesetzte Behandlungskonzept
eine ausreichende Qualität aufweist (vgl. Medizinischer Dienst der Krankenversicherung
2016, S. 1).

3.4.4   Risikomanagement im Gesundheitsbetrieb

Die Einrichtung eines **Risikomanagements** im Gesundheitsbetrieb wird in Gesetzen
sowie von Wirtschaftsprüfungsgesellschaften und Haftpflichtversicherungen gefordert.
Es handelt sich dabei um die systematische Erfassung und Bewertung von Risiken im
Gesundheitsbetrieb, sowie deren Steuerung und möglichste Vermeidung durch geeignete
Präventionsmaßnahmen.

Beispiel

„Dass ein internes Überwachungssystem im Unternehmen sinnvoll ist, ist nicht neu.
Seit 1998 wurde mit dem Gesetz zur Kontrolle und Transparenz im Unternehmens-
bereich (KonTraG) der Vorstand einer Aktiengesellschaft verpflichtet, ein geeignetes
Überwachungssystem einzurichten. Eine wesentliche Rolle in einem solchen System
spielt dabei die Interne Revision. Bis zum heutigen Zeitpunkt findet dieser Bereich im
Sozial- und Gesundheitswesen jedoch nur eine geringe Beachtung, obwohl das Kon-
TraG (unabhängig von der Rechtsform) einen Handlungsimpuls bei den gemeinnützigen Organisationen initiieren sollte. Die Leitungsorgane in Sozialkonzernen vertrauen
meist nur auf Controllinginstrumente. Dabei unterscheiden sich die Aufgaben deutlich. Die Kernfunktion des klassischen Controllings ist die Steuerung – nicht jedoch
die Kontrolle" (Miller 2009, S. 36).

Die rechtlichen gesetzlichen Grundsätze zur Pflicht eines Risiko- und Notfallmanage-
ments betreffen nicht nur gewerbliche Gesundheitsbetriebe, insbesondere Kapitalgesellschaften, und die in dieser Rechtsform betriebenen Pflegeheime, Krankenhäuser und
Gesundheitseinrichtungen, sondern die Vielzahl allgemeiner Schutz- und Sicherheitsvor-
schriften (bspw. Brandschutz, allgemeine Verkehrssicherungspflichten, Arbeitssicher-
heitsrecht, Unfallverhütungsvorschriften) gelten ebenfalls für Einrichtungen öffentlicher
Träger, die zudem häufig weitergehenden Verpflichtungen durch öffentliches Recht
sowie innerbehördliche Vorschriften unterliegen. Bundesweit geltende bzw. allgemein
anerkannte Regeln der Technik in Sicherheitsfragen oder die Verpflichtung zur Erstel-

lung und Übung von Alarm- und Einsatzplänen machen keinen Unterschied, ob sich der betreffende Gesundheitsbetrieb in privatrechtlicher oder öffentlich-rechtlicher Trägerschaft befindet.

Arbeitsfehler, Unsorgfältigkeiten und unzureichend organisierte Arbeitsabläufe können bei ärztlichen und pflegerischen Leistungen sowie verwaltungstechnische Tätigkeiten der Patientenversorgung Schadensereignisse und Unglücksfälle nach sich ziehen, bei denen Patienten oder Mitarbeiter des Gesundheitsbetriebs zu schaden kommen können.

Beispiel

„Auch für Deutschland zeigen vereinzelte Analysen, dass die Anzahl an medizinischen Behandlungsfehlern nicht unbeträchtlich ist. So kommt das Robert-Koch-Institut in seinem Bericht „Medizinische Behandlungsfehler" zu dem Schluss, dass in Deutschland von ca. 40.000 Behandlungsfehler-Vorwürfen pro Jahr auszugehen ist. Dabei betrifft ein Großteil der Vorwürfe (ca. 60 %) den Versorgungsbereich der Krankenhäuser. Da diese Zahl allerdings lediglich die Fälle betrifft, in denen das Vorkommnis durch eine Klage bekannt geworden ist, ist die wirkliche Zahl an Adverse Events in deutschen Krankenhäusern wesentlich höher anzusetzen" (v. Eiff und Middendorf 2004, S. 538).

Obwohl viele Untersuchungs- und Behandlungsverfahren erfolgreicher geworden sind, ist das Risiko von Komplikationen und Gefahren nicht signifikant gesunken. Es ist anzunehmen, dass nicht der medizinische Fortschritt, also die Optimierung der Behandlungs- und Operationsmethoden, zu einer Risikovermehrung führt, sondern die Ursachen hierfür in erster Linie in den Arbeitsabläufen zu suchen sind: Dünne Personaldecken verursachen Fehleranhäufungen, Informationsdefizite führen zu falschen Behandlungen oder zur Verabreichung falscher Medikamente, unsachgemäßer Umgang mit Geräten aufgrund von Unachtsamkeit oder mangelnder Schulung und Einweisung des jeweiligen Personals verursacht Schadensfälle. Hinzu kommt das klassische Risiko von Infektionen, wie Wund- und Harnwegsinfektionen, von Lungenentzündungen und Blutvergiftungen.

Das Risikomanagement im Gesundheitsbetrieb hat daher in erster Linie den Zweck, Patienten, deren Angehörige und Mitarbeiter vor Schädigungen zu schützen. Ferner dient es dem Schutz und der Bewahrung seiner Sachwerte, dem Schutz vor finanziellen Verlusten sowie der Erhaltung immaterieller Werte.

Beispiel

„Unter Risiken des Geschäftsbetriebs fallen alle Risiken, die aus der Erbringung der originären Krankenhausleistungen für den Patienten entstehen. Beispiele sind Behandlungs- und Aufklärungsfehler durch Ärzte, etwa durch die Verabreichung falscher Medikamente. Zentral ist eine lückenlose Dokumentation der gesamten Behandlung. Nur so können Risiken frühzeitig identifiziert werden und unbegründete Haftungsansprüche abgewehrt werden. Zu den Risiken des Geschäftsbetriebs zählen ferner alle sonstigen Haftungsfälle, wie zum Bespiel das Ausrutschen auf einem frisch gewischten Flur" (Schmola 2016, S. 300).

Dazu ist die *Erfassung von Zwischenfällen (Incident Reporting)* durchzuführen, die Vorfälle oder Fehler bei der Leistungserstellung darstellen, welche zur Verletzung einer Person oder zur Sachbeschädigung führen könnten oder bereits geführt haben. Mithilfe von Fehlerpotenzialanalysen lassen sich mögliche Fehler bei der Entwicklung und organisatorischen Umsetzung eines neuen Leistungsangebots oder bei neuen Abläufen im Gesundheitsbetrieb vermeiden, indem deren Wahrscheinlichkeit bewertet und Maßnahmen zur Verhinderung ergriffen werden. Auch das Beschwerdemanagement kann dadurch, dass die in den Beschwerden enthaltenen Informationen Aufschluss auf betriebliche Schwächen und somit wichtige Hinweise für kontinuierliche Verbesserungen geben, zur Fehlerbeseitigung beitragen.

Doch nicht nur Behandlungsfehlervorwürfe, auch Brände, Stromausfälle, Wassereinbrüche etc. stellen mögliche Schadensereignisse für Gesundheitsbetriebe dar und damit das Risiko von Situationen, in denen Pflegeheime, Krankenhäuser oder Arztpraxen nachhaltig beeinträchtigt werden können, sodass Patienten oder Mitarbeiter in eine gefährliche oder gar lebensbedrohliche Notlage geraten.

Das Risikomanagement des *Bundesamtes für Bevölkerungsschutz und Katastrophenhilfe (BBK)* zum Schutz kritischer Infrastrukturen, wie beispielsweise Krankenhäusern, definiert folgende **Schutzziele** (vgl. Bundesamt für Bevölkerungsschutz und Katastrophenhilfe 2008, S. 19 ff.):

- Überlebenswichtige Behandlungs- und Pflegevorgänge dürfen nicht unterbrochen werden,
- alle anwesenden Personen müssen sich in sicherer Umgebung befinden oder problemlos in eine solche gelangen können,
- es dürfen zu keinem Zeitpunkt gefährliche oder gesundheitsschädliche Materialien freigesetzt werden,
- alle für das Überleben von Menschen notwendigen Prozessbausteine sind so zu sichern, dass sie möglichst gar nicht ausfallen oder in sehr kurzer Zeit wieder einsatzbereit sind.

Das **Risikomanagementsystem** des *BBK* teilt sich in 4 Phasen auf:

- Phase 1, Vorplanung:
  Rahmenbedingungen des Risiko- und Krisenmanagement-Prozesses festlegen, Aufgaben und Eigenschaften des Gesundheitsbetriebs zusammenzustellen und den Untersuchungsbereich abgrenzen (interdisziplinäre Projektgruppe einsetzen: Technik, Verwaltung, Medizin, Pflege; in engem Kontakt zu den Verantwortlichen für die Betriebsalarmplanung; Zusammenfassung grundlegender Informationen über Organisationsformen und Strukturen des Gesundheitsbetriebs; Standortanalyse mit

räumlicher Lage im Siedlungszusammenhang sowie zu möglichen Gefahrenquellen, Versorgungsbereich, Einbindung in das regionale Gesundheitsnetzwerk und die Vernetzung mit und Abhängigkeiten von Infrastrukturen; Zusammenstellung von Schutzanforderungen sensibler und kritischer Daten, Systeme, Prozesse und Komponenten; Dokumentation der Abhängigkeit von anderen Organisationen oder Systemen: Telefon- und Internetanschluss, öffentliche Versorgung, staatliche Leistungen; Information über Berichte früherer Schwachstellenanalysen oder Risikobewertungen; Risikowahrnehmung wichtigster Gefahren, elementarer Funktionen, unverzichtbare Informationen, Systeme, Komponenten; Beachtung relevanter Grundsätze und Verfahrensweisen: Abläufe der Sicherheits- und Notfallplanung, bereits vorhandene Vorgaben des Arbeitsschutzes, der betrieblichen Kontinuitätsplanung und Katastrophenschutzpläne),

- Phase 2, Risikoanalyse:
  Kritikalitätsanalyse: Kritische Prozesse identifizieren und alle Prozessbausteine erfassen, die direkt oder indirekt für die kontinuierliche Funktionsfähigkeit der kritischen Prozesse notwendig sind (bspw. Prozessbausteine aus dem Bereich der zur Aufrechterhaltung der Intensivstation); Gefährdungsanalyse: Sammlung von Informationen über Gefahrenkategorien und potenzielle Gefahrenquellen (Naturereignisse, Unfälle und Havarien, kriminelle und terroristische Handlungen), Formulierung möglicher Szenarien, die daraus resultierende Gefährdung und deren Eintrittswahrscheinlichkeit; Verwundbarkeitsanalyse: Identifizierung möglicher Anfälligkeiten jedes kritischen Prozessbausteins, Berücksichtigung bereits umgesetzter Schutzmaßnahmen (bspw. Zugangskontrollen, Einbruchsicherungen, Schutz von Daten und Informationen, Hochwasserschutzmaßnahmen, Ersatzstromanlagen, Notbrunnen etc.), Abschätzung der Verwundbarkeit,
- Phase 3, Risikobewertung:
  Vergleich der Ergebnisse der Risikoanalyse, Überprüfung auf Plausibilität, Definition des Handlungsbedarfs,
- Phase 4, Maßnahmen:
  Risikovermeidung: bspw. Schließung exponierter Standorte; Risikominderung: Maßnahmen, zur Verringerung der Verwundbarkeit von Prozessbausteinen; Risikoüberwälzung: Absicherung finanzieller Risiken durch Versicherungen etc.; Risikoakzeptanz: Risiko ist grundsätzlich hinzunehmen, aber zumindest definiert und bekannt.

Zusammenfassung

Ausgehend von strategischen Erfolgspotenzialen, die überragende, wichtige Eigenschaften des Gesundheitsbetriebs darstellen und mit denen er sich auch dauerhaft von vergleichbaren Einrichtungen abgrenzen kann, ist das längerfristig ausgerichtete, planvolle Anstreben der strategischen Ziele zu planen. Die Planung in Gesundheitsbetrieben ist eine wichtige Aufgabe, die unterschiedlichste Planungsbereiche umfasst: Sie reicht von der betrieblichen Finanzplanung im Finanzwesen, über die Planung der Leistungserstellungsprozesse (Behandlungsplanung, Belegungsplanung, Therapieplanerstellung,

Erstellung von Hygieneplänen, Schichteinsatzplan etc.) bis hin zur Strategischen Planung des gesamten Gesundheitsbetriebs. Die Entscheidung zählt zusammen mit der Planung, der Zielsetzung, der Information, der Kontrolle u. a. zu den übergeordneten Prozessen (Meta-Prozessen) des Gesundheitsbetriebs. Ihre Bedeutung ist jedoch im Vergleich zu beispielsweise produzierenden Betrieben weitaus größer, da sich ihre Konsequenzen oft unmittelbar auf das leibliche Wohl der Patienten auswirken. Für die Mitarbeiterführung gilt: Wie in kaum einem anderen Dienstleistungsbereich machen die Mitarbeiter einen wesentlichen Teil der Leistungsfähigkeit eines Gesundheitsbetriebs aus. Sie stellen das entscheidende Potenzial für die Bewältigung der hohen Anforderungen im heutigen und zukünftigen Gesundheitswesen dar. Aufgabe der Personalbereitstellung in Gesundheitsbetrieben ist es, geeignete Mitarbeiter in der benötigten Anzahl und zum richtigen Zeitpunkt einzusetzen. Die Vielfalt der Ausbildungsmöglichkeiten im Gesundheitswesen ist im Vergleich zu den meisten anderen Dienstleistungsbereichen besonders groß. Im Mittelpunkt der Weiterbildung im Gesundheitsbetrieb steht die Verbesserung der persönlichen und fachlichen Qualifikation der Mitarbeiter. Die erfolgreiche wirtschaftliche Steuerung eines Gesundheitsbetriebes zwingt dazu, sich Ziele zu setzen, sie als Leistungsanreize vorzugeben und ihr Erreichen zu kontrollieren, da ohne ein Controlling der Einhaltung dieser Vorgabewerte die Planung wirkungslos ist. Die Einrichtung eines Risikomanagements im Gesundheitsbetrieb wird in Gesetzen sowie von Wirtschaftsprüfungsgesellschaften und Haftpflichtversicherungen gefordert. Es handelt sich dabei um die systematische Erfassung und Bewertung von Risiken im Gesundheitsbetrieb, sowie deren Steuerung und möglichste Vermeidung durch geeignete Präventionsmaßnahmen.

Literatur

Ärztliches Zentrum für Qualität in der Medizin. (Hrsg.). (2016a). 4 Eckpunkte des Qualitätsmanagements in der Praxis. Berlin. http://www.aezq.de/aezq/kompendium_q-m-a/4-eckpunkte-des-qualitaetsmanagements-in-der-praxis. Zugegriffen: 28. Febr. 2016.
Ärztliches Zentrum für Qualität in der Medizin. (Hrsg.). (2016b). CIRSmedical. Berlin. http://www.aezq.de/patientensicherheit/cirs. Zugegriffen: 06. März. 2016.
Approbationsordnung für Ärzte (ÄApprO) vom 27. Juni 2002 (BGBl. I S. 2405), zuletzt durch Artikel 2 der Verordnung vom 2. Aug. 2013 (BGBl. I S. 3005) geändert.
Bayerisches Staatsministerium für Gesundheit und Pflege. (Hrsg.). (2015). *Krankenhausplan des Freistaats Bayern*. (40. Fortschreibung). München.
Behar, B., Guth, C., & Salfeld, R. (2016). *Modernes Krankenhausmanagement – Konzepte und Lösungen*. Wiesbaden: Gabler.
Berresheim, K., & Christ, H. (2008). *Ausbildung der Medizinischen Fachangestellten – Leitfaden für die ausbildende Arztpraxis*. Köln: Deutscher Ärzte-Verlag.
Berufsbildungsgesetz (BBiG) vom 23. März 2005 (BGBl. I S. 931), zuletzt durch Artikel 436 der Verordnung vom 31. Aug. 2015 (BGBl. I S. 1474) geändert.
Bühle, E. H. (2014). Erfolgreiche Strategien zur Fehlervermeidung, -erkennung und -korrektur sowie zur Fehlerbehebung. In W. Merkle (Hrsg.), *Risikomanagement und Fehlervermeidung im Krankenhaus* (S. 41–58). Berlin: Springer.

Bundesärztekammer (Hrsg.). (2015). Ärztliche Ausbildung in Deutschland. http://www.bundesa-erztekammer.de/page.asp?his=1%2E101%2E169&all=true#Weiterbildung. Zugegriffen: 06. März 2016.

Bundesärzteordnung (BÄO) in der Fassung der Bekanntmachung vom 16. Apr. 1987 (BGBl. I S. 1218), zuletzt durch Artikel 2 der Verordnung vom 21. Juli 2014 (BGBl. I S. 1301) geändert.

Bundesamt für Bevölkerungsschutz und Katastrophenhilfe – BBK. (2008). Schutz Kritischer Inf-rastruktur: Risikomanagement im Krankenhaus. In: Bundesamt für Bevölkerungsschutz und Katastrophenhilfe (Hrsg.), *Schriftenreihe „Praxis im Bevölkerungsschutz". Reihe 2.* Bonn: Bundesamt für Bevölkerungsschutz und Katastrophenhilfe.

Bundesgerichtshof. (Hrsg.). (2006). Direktansprache am Arbeitsplatz. Urteil des I. Zivilsenats vom 09.02.2006. Az I ZR 73/02. Karlsruhe.

Bundesministerium für Bildung und Forschung. (Hrsg.). (2015). *Berufsbildungsbericht 2015.* Bonn.

Cartes, M. (2008). Einführung von Critical Incident Reporting System an der Medizinischen Hochschule Hannover – „Das 3Be-System – Berichts-, Bearbeitungs-, Behebungssystem für Beinahe-Zwischenfälle". Hannover. https://www.mh-hannover.de/fileadmin/organisation/res-sort_krankenversorgung/downloads/risikomanagement/RMAktuellerStand/2008/Das_3Be-Sys-tem_Cartes.pdf. Zugegriffen: 06. März 2016.

Eiff, W. von., & Middendorf, C. (2004). Klinisches Risikomanagement – Kein Bedarf für Kran-kenhäuser? *Das krankenhaus, 96*(7), S 537–542. Kohlhammer: Stuttgart.

Fortbildungsordnung der Bayerischen Ärztekammer. Beschluss des 72. Bayerischen Ärztetages. Inkrafttreten am 01.01.2014.

Frodl, A. (2013). *Betriebsführung im Gesundheitswesen – Führungskompendium für Gesundheits-berufe.* Wiesbaden: Springer Gabler.

Gemeinsamer Bundesausschuss –G-BA. (Hrsg.). (2016). *Qualitätssicherung.* Berlin. https://www.g-ba.de/institution/themenschwerpunkte/qualitaetssicherung/. Zugegriffen: 06. März 2016.

Gesundheit Nord gGmbH Klinikverbund Bremen. (Hrsg.). (2016). Der Teilersatzneubau – Das neue Klinikum Bremen-Mitte. Bremen http://www.gesundheitnord.de/krankenhaeuserundzent-ren/kbm/das-neue-klinikum-bremen-mitte.html. Zugegriffen: 28. Febr. 2016.

Henke, F. (2015). *Formulierungshilfen zur Pflegeplanung – Dokumentation der Pflege und Betreu-ung nach ATL, ABEDL und entbürokratisierten SIS-Themenfeldern mit Hinweisen aus Exper-tenstandards, NBA und MDK-Richtlinien.* 8. Aufl., Stuttgart: Kohlhammer.

Jugendarbeitsschutzgesetz (JArbSchG) vom 12. April 1976 (BGBl. I S. 965), zuletzt durch Artikel 8a des Gesetzes vom 17. Juli 2015 (BGBl. I S. 1368) geändert.

Kehl, T., Güntensperger, M., Schmidt, W., & Friedag, H. (2005). Strategieentwicklung und ihre Umsetzung mit der Balanced Scorecard – das Praxis-Beispiel der Zürcher Höhenkliniken. In Der Controlling-Berater. Sonderdruck aus. 4(2005). Freiburg: Haufe.

Klinikum Kassel. (Hrsg.). (2016). Qualitätskontrolle. Kassel. http://www.klinikum-kassel.de/index.php?parent=5428. Zugegriffen: 06. März 2016.

Kuratorium Deutsche Altershilfe. (Hrsg.). (2016). KDA-Fehlervermeidungssystem. Köln. http://www.kda.de/fehlervermeidungssytem.html. Zugegriffen: 06. März 2016.

Medizinischer Dienst der Krankenversicherung – MDK. (Hrsg.). (2016). Aufgaben und Leistungen der medizinischen Dienste. Essen. http://www.mdk.de/317.htm. Zugegriffen: 12. März 2016.

Miller, T. (2009). Vertrauen ist gut – aber Kontrolle darf nicht fehlen. *Neue caritas nc, 13*(2009). Freiburg.

(Muster-)Weiterbildungsordnung. (2003). (MWBO) der Bundesärztekammer in der Fassung vom 23.10.2015.

Naegler, H. (2008). *Personalmanagement im Krankenhaus – Grundlagen und Praxis*. Berlin: Medizinisch Wissenschaftliche Verlagsgesellschaft.

Orthopädische Universitätsklinik Friedrichsheim gGmbH. (Hrsg.). (2016). Pflegeleitbild. Frankfurt a. M. http://www.orthopaedische-uniklinik.de/therapie-und-pflege/pflegeleitbild/. Zugegriffen: 28. Febr. 2016.

Publizitätsgesetz (PublG) vom 15. August 1969 (BGBl. I S. 1189), zuletzt durch Artikel 3 des Gesetzes vom 17. Juli 2015 (BGBl. I S. 1245) geändert.

Schmola, G. (2016). Grundlagen und Instrumente des Risikomanagements. In G. Schmola & B. Rapp (Hrsg.), *Compliance, Governance und Risikomanagement im Krankenhaus – Rechtliche Anforderungen – Praktische Umsetzung – Nachhaltige Organisation* (S. 289–340). Wiesbaden: Gabler.

Schirmer, H. (2003). Krankenhäuser – Controlling gewinnt an Bedeutung. *Deutsches Ärzteblatt, 100*(18), S. A 1212.

Statistisches Bundesamt. (Hrsg.). (2016). Studierende – Studienfach Medizin (Allgemein-Medizin). Wiesbaden. https://www.destatis.de/DE/ZahlenFakten/Indikatoren/LangeReihen/Bildung/lrbil05.html. Zugegriffen: 06. März 2016.

Statistisches Bundesamt. (Hrsg.). (2015). *Bildung und Kultur – Berufliche Schulen (Schuljahr 2014/2015). Fachserie 11. Reihe 2*. Wiesbaden: Statistisches Bundesamt.

Teilzeit- und Befristungsgesetz. (TzBfG) vom 21. Dezember 2000 (BGBl. I S. 1966), zuletzt durch Artikel 23 des Gesetzes vom 20. Dezember 2011 (BGBl. I S. 2854) geändert.

Treml, M. K. (2009). *Controlling immaterieller Ressourcen im Krankenhaus – Handhabung und Konsequenz von Intangibles in Einrichtungen des in stationären Gesundheitswesens*. Wiesbaden: Gabler GWV Fachverlage.

Verordnung über die Berufsausbildung zum Medizinischen Fachangestellten/zur Medizinischen Fachangestellten (MedFAusbAngV) vom 26. April 2006 (BGBl. I S. 1097).

Vogd, W. (2004). Ärztliche Entscheidungsfindung im Krankenhaus – Komplexe Fallproblematiken im Spannungsfeld von Patienteninteressen und administrativ-organisatorischen Bedingungen. *Zeitschrift für Soziologie, 33*(1), S 26–47. Lucius & Lucius: Stuttgart.

4.1 Aufbauorganisatorische Gestaltung des Gesundheitsbetriebs

4.1.1 Stellenbildung

Der Rahmen für die Organisation eines Gesundheitsbetriebs ist in Form von Gesetzen, Verordnungen und Bestimmungen vorgegeben. Neben diesen *externen* Ordnungsfaktoren benötigt der Betrieb wie jedes System, in dem Menschen arbeiten, um Leistungen zu erstellen, eine *interne* Ordnung der einzelnen Arbeitsabläufe sowie Regeln, die die tägliche Arbeit bestimmen. Die einzelnen Aufgaben im Gesundheitsbetrieb sind so zu regeln, dass eine möglichst erfolgreiche und effiziente Funktionsfähigkeit erreicht wird. Dazu muss die Gestaltung der Arbeitsabläufe, die Zusammenarbeit zwischen den Mitarbeitern sowie der Einsatz der organisatorischen Hilfsmittel in ein betriebliches Ordnungssystem gebracht werden (vgl. Frodl 2011, S. 26 ff.).

Um die **Aufbauorganisation** im Gesundheitsbetrieb gestalten zu können, ist zunächst eine Stellenbildung vorzunehmen. Dazu wird in einer **Aufgabenanalyse** eine schrittweise Zerlegung oder Aufspaltung der Gesamtaufgabe in ihre einzelnen Bestandteile anhand von alternativen Gliederungsmerkmalen wie Verrichtung, Objekt, Rang, Phase, Zweckbeziehung durchgeführt (vgl. Tab. 4.1).

In der anschließenden **Aufgabensynthese** werden die in der Aufgabenanalyse ermittelten Einzelaufgaben so zusammengefügt, dass sie von einem Mitarbeiter mit Normalkapazität und der erforderlichen Eignung bzw. Übung bewältigt werden können. Das Ergebnis dieser Zuordnung wird als **Stelle** bezeichnet (vgl. Abb. 4.1).

© Springer Fachmedien Wiesbaden GmbH 2017
A. Frodl, *Gesundheitsbetriebslehre*, DOI 10.1007/978-3-658-16564-2_4

Tab. 4.1 Aufgabenanalyse am Beispiel der Beschaffung von medizinischem Verbrauchsmaterial

Gliederungsmerkmal	Beschreibung	Beispiel
Verrichtung	Gliederung der Aufgaben nach Tätigkeitsarten	Angebotsvergleich, Auftragserteilung, Rechnungskontrolle, Bezahlung
Objekt	Zuordnung der Verrichtung zu Objekten	Medizinische Kataloge, Auftragsmail, Rechnung, Überweisungsträger
Rang	Bei jeder Ausführungsaufgabe geht eine Entscheidungsaufgabe vorher	Erst Entscheidung über die Materialbeschaffung, danach Beschaffung des Materials
Phasen	Aufgabenerledigung erfolgt üblicherweise in den Phasen Planung, Durchführung und Kontrolle	Planung der Materialbeschaffung, Beschaffen des Materials, Kontrolle der Materialbeschaffung
Zweckbeziehung	Zerlegung der Gesamtaufgabe in Zweckaufgaben, die primär und unmittelbar den Betriebszielen dienen und Verwaltungsaufgaben, die nur sekundär und indirekt den Zielen nützen	Behandlungsleistung als Zweckaufgabe und Materialbeschaffung als Verwaltungsaufgabe

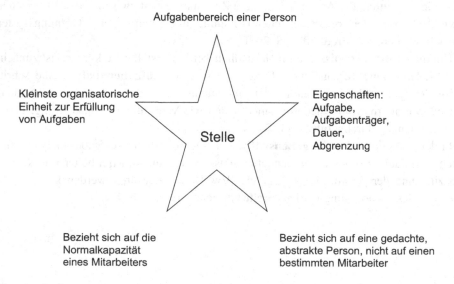

Aufgabenbereich einer Person

Kleinste organisatorische
Einheit zur Erfüllung
von Aufgaben

Eigenschaften:
Aufgabe,
Aufgabenträger,
Dauer,
Abgrenzung

Stelle

Bezieht sich auf die
Normalkapazität
eines Mitarbeiters

Bezieht sich auf eine gedachte,
abstrakte Person, nicht auf einen
bestimmten Mitarbeiter

Abb. 4.1 Aufbauorganisatorische Kennzeichen von Stellen in Gesundheitsbetrieben

Beispiel

In jedem Gesundheitsbetrieb gibt es die Aufgabe der Materialwirtschaft. Diese Gesamtaufgabe lässt sich beispielsweise in die Teilaufgaben Materiallagerung, Materialbeschaffung, Materialpflege etc. unterteilen. Es ist sinnvoll einzelne Teilaufgaben, wie beispielsweise die Materialpflege, weiter zu zerlegen, um dieses umfangreiche Aufgabengebiet auf mehrere Mitarbeiter zu verteilen. Nach der Aufgabenzerlegung lassen sich Aufgabenpakete für einzelne Arbeitsplätze schnüren, wie etwa die Zuständigkeit eines oder, je nach Umfang, mehrerer Mitarbeiter für die Materiallagerung und -beschaffung und weiterer Mitarbeiter für die Reinigung und Pflege der einzelnen Räume sowie der darin befindlichen Geräte und Instrumente.

Um die Aufbauorganisation vollständig zu gestalten und den Aufgabenumfang so zu bemessen, dass er durch einen Mitarbeiter auf dieser Stelle auch kapazitativ bewältigt werden kann, sind jeder Stelle *immaterielle* und *materielle* **Elemente** zuordnen (vgl. Tab. 4.2).

Je nach Befugnisumfang, Aufgabenart und -umfang ergeben sich verschiedene **Arten** von Stellen für den Gesundheitsbetrieb (vgl. Tab. 4.3).

4.1.2 Bildung von Organisationseinheiten

Die **Struktur** der Aufbauorganisation kommt schließlich durch die Zusammenfassung von mehreren Stellen zu hierarchischen Einheiten zustande (vgl. Abb. 4.2).

Die **Gruppe** (häufig auch als Team bezeichnet) besteht aus einer Anzahl von Mitarbeitern (in der Regel 4–7), die eine gemeinsame Aufgabe funktions- und arbeitsteilig durchführen. Sie ist häufig durch ein erhöhtes Maß an Koordination und Selbstbestimmung gekennzeichnet. In ihr stehen die einzelnen Stellen nicht nebeneinander, sondern werden anhand bestimmter Kriterien geordnet und zusammengefasst. Die Gruppe stellt eine Hierarchieebene dar und steht zwischen der Stelle und der Abteilung.

Beispiel

Beispiele für Organisationseinheiten, die üblicherweise in Größe einer Gruppe auftreten, sind die Patientenaufnahme, das Histologische Labor oder der Zentrale Schreibdienst. Aufgrund der geringen Größe von Arztpraxen ist die Bildung derartiger Organisationseinheiten eher selten. Ein Beispiel wäre die Bildung einer Gruppe Verwaltung und einer Gruppe Behandlungsassistenz mit jeweils einer Leitung.

Eine **Abteilung** umfasst in der Regel mehrere Gruppen, die aufgrund einer aufgabenorientierten, personenorientierten oder sachmittelorientierten Zuordnung zu einer Organisationseinheit auf einer höheren Hierarchieebene zusammengefasst werden. Die Leitungsspanne umfasst in der Regel 40 Mitarbeiter und mehr. Mehrere Abteilungen werden zu einer **Hauptabteilung** oder zu einem **Bereich** zusammengefasst. Häufig erfolgt die Bildung auch nach

Tab. 4.2 Immaterielle und materielle Stellenelemente

Art	Elemente		Beispiele
Immaterielle Stellenelemente	Aufgaben		Verpflichtung zur Vornahme bestimmter, der Stelle zugewiesener Verrichtungen, wie beispielsweise die Privat- und Kassenliquidation
	Befugnisse	Entscheidungsbefugnis	Beinhaltet das Recht, bestimmte Entscheidungen treffen zu können, ohne etwa den Chefarzt rückfragen zu müssen
		Anordnungsbefugnis	Begründet das Vorgesetzten-Untergebenen-Verhältnis und somit beispielsweise das Recht, einer Auszubildenden Weisungen erteilen zu dürfen
		Verpflichtungsbefugnis	Umfasst das Recht, den Gesundheitsbetrieb rechtskräftig nach außen vertreten zu können (bspw. Unterschriftsvollmacht)
		Verfügungsbefugnis	Begründet das Recht auf Verfügung über Sachen und Werte des Betriebs
		Informationsbefugnis	Beinhaltet den Anspruch auf den Bezug bestimmter Informationen
	Verantwortung		Möglichkeit, für die Folgen eigener oder fremder Handlungen im Gesundheitsbetrieb Rechenschaft ablegen zu müssen
Materielle Stellenelemente	Aufgabenträger		Ein Mitarbeiter allein, es sein denn, mehrere Mitarbeiter sind einer Stelle zugeordnet (beispielsweise OP-Team)
	Stellenbeschreibung		Kenntnisse, Fähigkeiten, Fertigkeiten, Erfahrungen, erforderliche Kapazitäten (bspw. Vollzeit-, Halbtagsstelle etc.)
	Sachmittel	Basissachmittel	Werden üblicherweise zur Aufgabenerledigung benötigt (Raum, Mobiliar etc.)
		Entlastende Sachmittel	Entlasten bei der Aufgabenerledigung entlasten, ohne jedoch davon zu befreien (beispielsweise Terminplaner für die Vergabe von Patiententerminen)
		Automatische Sachmittel	Befreien von der Aufgabenerledigung, ohne jedoch deswegen Kontrollfunktionen und Verantwortung abzugeben (beispielsweise KIS, PVS)

Tab. 4.3 Stellenarten im Gesundheitsbetrieb

Merkmale	Beschreibung	Stellen-Beispiele
Aufgabenzuordnung	Zentral, dezentral	Zusammenfassung gleichartiger Aufgaben in einer Stelle (bspw. werden alle Verwaltungsarbeiten einer Zahnarztpraxis einer ZMV zugeordnet); Verteilung gleichartiger Aufgaben auf mehrere Stellen (bspw. werden die Hygieneaufgaben auf mehrere Mitarbeiter verteilt)
Befugnisumfang	Anordnungsbefugnis, Vertretungsbefugnis	Ersthelferin mit Anordnungsbefugnis, Prokurist in der Krankenhausverwaltung mit Unterschriftsvollmacht
Aufgabenart	Ausführungsaufgaben, Leitungsaufgaben	Chefarzt mit Leitungsaufgaben, Pflegekraft mit Ausführungsaufgaben
Aufgabenumfang	Hauptaufgabe, Nebenaufgabe	Facility Manager eines Krankenhauses als Hauptaufgabe, gleichzeitig Brandschutzbeauftragter als Nebenaufgabe

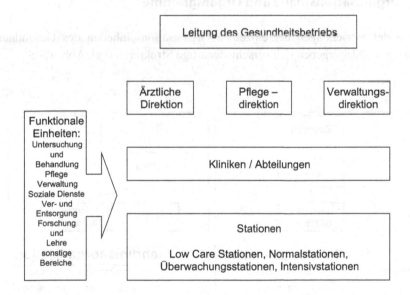

Abb. 4.2 Bildung von Organisationseinheiten im Gesundheitsbetrieb

- Fachabteilungen: Ambulanz, Chirurgie, Innere Medizin, Radiologie, Gynäkologie, Labor etc.
- Berufsgruppen: Verwaltung, Ärzte, Pflegekräfte etc.
- Funktionen: Untersuchung und Behandlung, Pflege, Verwaltung, Soziale Dienste, Ver- und Entsorgung, Forschung und Lehre, sonstige Bereiche.

Eine Grundlage für die Bildung von Organisationseinheiten stellt auch die *DIN 13080* *„Gliederung des Krankenhauses in Funktionsbereiche und Funktionsstellen"* dar, die ihrerseits häufig als Bezugsnorm für Bauanträge verwendet wird.

Beispiel

Funktionsflächenbeschreibung des *Städtischen Klinikums Karlsruhe,* Kompetenz-zentrum Kopf – 2. BA, Planung der Technischen Gebäudeausrüstung für den Erwei-terungsbau und den Verbindungsbau, als Beispiel für ein Raumprogramm zu einem Förderantrag gem. DIN 13080 aus der gleichzeitig die organisatorischen Einheiten hervorgehen: „Der Erweiterungsbau als 2. BA beinhaltet gem. Raumprogramm zum Förderantrag gem. DIN 13080 folgende Funktionen (HNF). 1.2 Klinischer Arztdienst: 1.2.4 Augenheilkunde 484 qm; 1.2.5 Hals-, Nasen-, Ohrenheilkunde: 628 qm; 1.2.7 Mund-, Kiefer-, Gesichtschirurgie: 332qm; 1.9 Operation: 1 209 qm; 4. Soziale Dienste und 5. Ver- und Entsorgung: ca. 300" (Städtisches Klinikum Karlsruhe 2008, S. 1).

4.1.3 Organisationspläne und Organigramme

Aufgrund der Beziehungen der einzelnen Organisationseinheiten des Gesundheitsbe-triebs untereinander ergeben sich verschiedenartige Strukturen (vgl. Abb. 4.3):

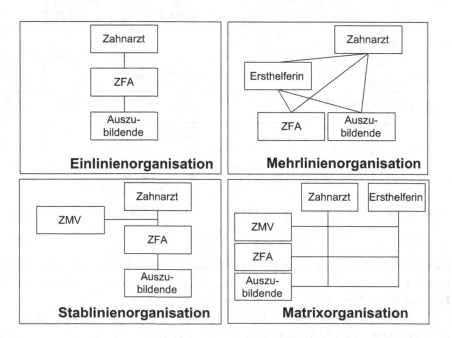

Abb. 4.3 Aufbauorganisatorische Strukturen

- Einlinienorganisation: Klassische Organisationsform des Gesundheitsbetriebs, die sich durch klare Zuständigkeitsabgrenzung und einen einheitlichen Instanzenweg auszeichnet, wobei ihr Nachteil in einer gewissen Schwerfälligkeit und einer Überlastung der Führungskräfte liegen kann.
- Mehrlinienorganisation: Mehrere Leitungsstellen können vorgesetzt sein, sodass die einzelne Stelle von mehreren übergeordneten Seiten Anordnungen erhalten kann.
- Stablinienorganisation: Wird hauptsächlich eingesetzt, um den Nachteil der Überlastung der Führungskräfte zu mindern, wobei Konflikte durch die Trennung von Entscheidungsvorbereitung und eigentlicher Entscheidung sowie durch Spezialisierungseffekte der Stabstelle entstehen können.
- Matrixorganisation: Mehrfachunterstellung, aufgrund derer es zu Konflikten kommen kann.

Die Aufbauorganisation lässt sich mithilfe verschiedener **Organisationspläne** darstellen und dokumentieren:

- Stellenbesetzungsliste: Ausweis der personalen Besetzung der eingerichteten Stellen, aus dem die Stellenbezeichnungen sowie die Namen der Stelleninhaber hervorgehen (vgl. Tab. 4.4).

Tab. 4.4 Beispiel für eine Stellenbesetzungsliste in einer Arztpraxis

Stelle	Name	Nebenfunktion	Qualifikation	Vollzeitkapazität
Praxisleitung, Qualitätsmanagement, Fort- und Weiterbildung	Dr. med. Schäfer, F.	Arbeits- und Brandschutzbeauftragte	Fachärztin	1,0
Praxisleitung, Praxismanagement, Patientenmanagement	Dr. med. Funke, H.	Transfusionsverantwortlicher, MP-Verantwortl	Facharzt	1,0
Anmeldung, Behandlung I	Conrad, B.	Ausbildungsbeauftragte	MFA	1,0
Labor	Blank, L.	Hygienebeauftragte	MFA	0,75
Behandlung II, Kleine Chirurgie	Seifert, M.		MFA	1,0
Abrechnung, IT	Caspar, O.	Datenschutzbeauftragter	Verw.-Angest	0,5
Reinigung	Meyer, V.		Angest	0,2

- Stellenbeschreibung: Enthält als Tätigkeitsdarstellung oder Arbeitsplatzbeschreibung eine formularisierte Fixierung aller wesentlichen Stellenmerkmale und dient neben der aufbauorganisatorischen Dokumentation, der Vorgabe von Leistungserfordernissen und Zielen sowie der Objektivierung der Lohn- und Gehaltsstruktur durch Angabe von Arbeitsplatz-/Stellenbezeichnung, Rang, Unter- und Überstellungsverhältnis, Ziel des Arbeitsplatzes/der Stelle, Stellvertretungsregelung, Einzelaufgaben, sonstige Aufgaben, besondere Befugnisse, besondere Arbeitsplatz-/Stellenanforderungen etc.
- Funktionsmatrix: Verknüpft die Aufgaben und Befugnisse des Gesundheitsbetriebs mit seinen Stelle, wobei üblicherweise in den Spalten die Stellen und in den Zeilen die Aufgaben ausgewiesen und im Schnittpunkt zwischen Spalten und Zeilen die Art der Aufgaben und/oder Befugnisse dargestellt werden.
- Organigramm: Grafische Darstellung der Aufbauorganisation des Gesundheitsbetriebs anhand vertikaler oder horizontaler Darstellungsarten (vgl. Abb. 4.4 und 4.5).

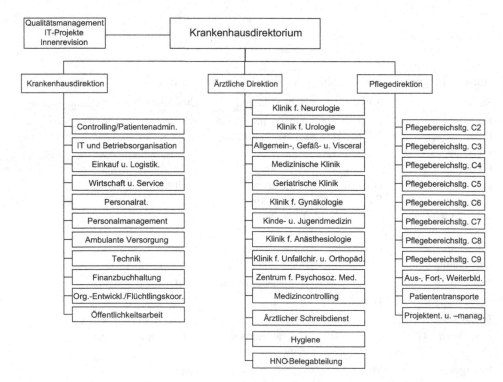

Abb. 4.4 In Anlehnung an das Organigramm des *Klinikums Itzehohe*. (vgl. Klinikum Itzehohe 2016, S. 1)

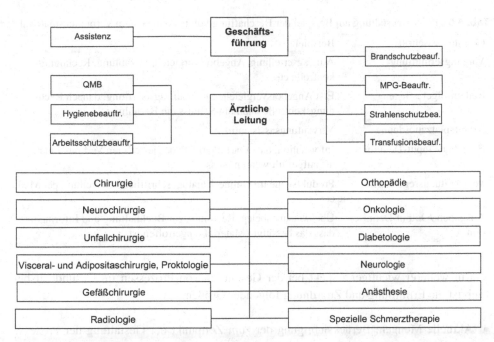

Abb. 4.5 In Anlehnung an das Organigramm des *MVZ am Klinikum Passau GmbH* (vgl. MVZ am Klinikum Passau GmbH 2016, S. 1)

4.2 Ablauforganisatorische Gestaltung des Gesundheitsbetriebs

4.2.1 Gestaltung von Prozessen

Um Abläufe im Gesundheitsbetrieb zu strukturieren, sind zunächst die einzelnen **Vorgänge** zu ermitteln. Hierzu ist festzustellen, aus welchen Vorgängen sich der Arbeitsablauf zusammensetzt und welche Arbeitsschritte jeder Vorgang einschließt. Die Arbeitsschritte und Vorgänge werden üblicherweise in einer bestimmten **Reihenfolge** durchgeführt, die festzustellen ist. Sie werden auch an einem oder mehreren Arbeitsplätzen ausgeführt, sodass für jeden Vorgang die zugehörigen **Arbeitsplätze** und deren aufbauorganisatorische Einordnung zu ermitteln sind. Da jeder Vorgang in der Regel durch eine bestimmte Informationseingabe, durch das Eintreffen einer Bedingung oder durch Formulare, Belege ausgelöst wird, sind diese notwendigen **Eingaben/Input** festzuhalten. Jeder Vorgang beinhaltet einen bestimmten Arbeitsauftrag. Diese **Verarbeitung** muss nach bestimmten, zu beschreibenden Arbeitsregeln oder Entscheidungsregeln für die Durchführung der Vorgänge erfolgen. Schließlich sind die Informationen/Ergebnissen/Belege als **Ausgabe/Output** zu definieren, die aus dem Vorgang hervorgehen sollen (vgl. Tab. 4.5).

Tab. 4.5 Prozessgestaltung am Beispiel der Beschaffung von medizinischem Verbrauchsmaterial

Gestaltungsschritt	Beispiel
Vorgangsermittlung	Auftragserteilung, Angebotsvergleich, Bezahlung, Rechnungskontrolle etc
Reihenfolgefestlegung	Erst Angebotsvergleich, dann Auftragserteilung, danach Rechnungskontrolle und zum Schluss die Bezahlung
Arbeitsplatzzuordnung	Verwaltungsassistentin
Eingaben-/Input-Definition	Information, dass der Lagerplatz des jeweiligen Verbrauchmaterials aufgefüllt werden muss
Verarbeitungsregelung	Produktsuche im Online-Katalog, schriftliche Bestellung per Mail etc.
Ausgaben-/Output-Definition	Überweisungsbeleg, Rechnung zur Buchhaltung und Information, dass das benötigte Material eingetroffen ist

Ein weiterer wichtiger Aspekt bei der Gestaltung von Prozessen im Gesundheitsbetrieb ist die Ermittlung und Zuordnung folgender Größen:

- Aktuelle Mengen: Berücksichtigung der zum Zeitpunkt der Gestaltung der Prozesse gegebenen Arbeitsmengen.
- Zukünftige Mengen: Geplante Mengen, da die Prozesse für einen längeren Zeitraum konzipiert werden und daher während ihrer Einsatzdauer Veränderungen der aktuellen Menge erfolgen können (Schätzung der Werte beispielsweise durch Mittelwertbildung, gleitender Mittelwert, exponentielle Glättung, Regressionsanalyse etc.).
- Bezugsgrößen: Repräsentative Werte, um die einzelnen Vorgänge quantifizieren zu können (beispielsweise Patienten pro Quartal, Behandlungsfälle pro Tag etc.).
- Arbeitszeit: Je Vorgang, nach *REFA* die Zeitspanne vom Beginn bis zum Ende eines Vorganges ohne Liege- und Transportzeiten (beispielsweise bei einer Laboruntersuchung die reine Untersuchungszeit ohne die Zeitanteile für den Transport der Probe ins Labor oder die „Liegezeit", bis die Probe untersucht wird).
- Durchlaufzeit: Nach *REFA* die Differenz zwischen End- und Starttermin eines Vorganges (Summe aus Arbeitszeit, Liege- und Transportzeit je Vorgang).
- Zeitpunkt: Die *kontinuierliche* Arbeitsdurchführung, die eine andauernde Arbeitsdurchführung während der ganzen Arbeitszeit bedeutet (beispielsweise bei langwierigen, mehrstündigen operativen Eingriffen) und die *diskontinuierliche* Arbeitsdurchführung, die eine immer wieder aufgenommene Bearbeitung darstellt (beispielsweise Stapelbearbeitung, bei der eine Bearbeitung nur dann erfolgt, wenn ein Bearbeitungsstapel gegeben ist, wie etwa bei der Bearbeitung mehrerer Proben hintereinander im Labor).
- Frequenz: Bei *regelmäßiger,* diskontinuierlicher Arbeitsdurchführung die Häufigkeit der Durchführungszeitpunkten (beispielsweise täglich, wöchentlich, monatlich, vierteljährlich etc.), bei *unregelmäßiger,* diskontinuierlicher Arbeitsdurchführung Ermittlung der durchschnittliche Frequenz oder Mittelwert der Häufigkeit.

- Personalkapazität: Verfügbare und benötigte Kapazität für jeden Arbeitsgang anhand von Maßeinheiten (beispielsweise Stunden je Arbeitstag, Wochenstunden oder Personentage je Monat etc.) und personenbezogenen Merkmalen (beispielsweise Qualifikation, Spezialkenntnisse, Befugnisse etc.).
- Gerätekapazität: Normkapazitäten der medizintechnischen Behandlungseinrichtungen (beispielsweise in der Computertomografie, Magnetresonanztomografie, Radiografie etc.).

Die Strukturierung eines Prozesses schließt auch die Feststellung der in diesem Arbeitsablauf eingesetzten Sachmittel ein. Aus Praktikabilitätsgründen wird dabei üblicherweise auf die Zuordnung allgemein üblicher Sachmittel verzichtet, und es werden nur die ablaufspezifischen erfasst (vgl. Tab. 4.6).

4.2.2 Prozessmodellierung und -darstellung

Bei der **Prozessmodellierung** im Gesundheitsbetrieb geht es um die grafische Darstellung der Abläufe, mit den Zielen, die Prozesse zu dokumentieren und Kenntnisse über sie zu erlangen, gleichzeitig aber auch, um neue Organisationsstrukturen einzuführen, Abläufe umzugestalten oder zu straffen und organisatorische Veränderungen zu begleiten.

Die Definition der Prozesse beginnt häufig mit den **Kernprozessen** des Gesundheitsbetriebs, weil sie einen wesentlichen Beitrag zum Erfolg des Betriebs liefern, eine starke Außenwirkung entfalten und das größte Potenzial für eine Prozessoptimierung bieten, sowohl durch Verbesserung der Leistungserstellung und damit des Patientenservices, der Produktivität und durch Senkung der Kosten. Eine Reihe von selbstständigen, aber in der Regel untereinander vernetzten Kernprozessen decken die Leistungsspanne eines Gesundheitsbetriebs ab.

> **Beispiel**
> Insbesondere im Krankenhausbereich findet man unterschiedliche Darstellungen von Prozessarten und deren Inhalten, wie beispielsweise folgende Unterscheidung nach Prozessebenen (vgl. Kirchner und Knoblich 2013, S. 693 f.):

Tab. 4.6 Beispiel für eine Sachmittelzuordnung bei der Prozessgestaltung

Merkmal	Beispiel
Sachmittelart	Röntgengerät
Menge	1
Einsatzart	Dauereinsatz
Kapazität	10 Röntgenaufnahmen/Stunde
Mehrfacheinsatz	Mitbenutzung des Gerätes durch andere Arztpraxen

- Primärprozesse: Wertschöpfende Prozesse und daraus entstehende Leistungen, die direkt am Patienten erbracht werden und den eigentlichen Betriebszweck darstellen (z. B. Leistungen der Patientenbehandlung).
- Sekundärprozesse: Wertschaffende Prozesse und daraus entstehende Leistungen, die indirekt dem Betriebszweck dienen (z. B. Diagnoseleistungen).
- Tertiärprozesse: Unterstützende Prozesse und daraus entstehende Leistungen, die keine unmittelbaren Auswirkungen auf den Betriebszweck haben (z. B. Beschaffung von medizinischem Verbrauchsmaterial).
- Tertiärprozesse mit Querschnittsfunktion: Unterstützende Prozesse und daraus entstehende Leistungen, die keine unmittelbaren Auswirkungen auf den Betriebszweck haben, aber eine übergreifende Funktion über andere Prozessebenen aufweisen oder externe Prozesse einbinden (z. B. strategische Krankenhauslogistik unter Einbeziehung von Lieferanten und Unterstützung von Primär- bzw. Sekundärprozessen).
- Managementprozesse: Wertdefinierende Prozesse ohne direkten Anteil am Patienten zur Steuerung des Gesundheitsbetriebs (z. B. Krankenhausleitung).

Die Verantwortung für komplette, in sich abgeschlossene Prozesse wird einem Prozessverantwortlichen (Prozess-Owner) übergeben, der die notwendigen Rahmenbedingungen schafft, seine Vorgehensweise mit anderen Prozessverantwortlichen koordiniert und sich um den Informationsaustausch zwischen den einzelnen Kernprozessen kümmert, um die gesamte Zielorientierung aller Abläufe im Gesundheitsbetrieb sicherzustellen.

Bei der Modellierung von Kernprozessen aus Teilprozessen und Elementarprozessen werden sogenannte **Wertschöpfungskettendiagramme** erzeugt, die ein Modellierungsmodell darstellen, welches für den Gesundheitsbetrieb beispielsweise folgende wichtige Prozesse zusammenfasst:

- Managementprozesse,
- Medizinische Leistungserstellungsprozesse,
- Unterstützungsprozesse.

Mit ihrer Hilfe lassen sich Verbesserungen bei Liegezeiten, Wartezeiten, Arbeitszeiten im Management der Prozesse ermitteln.

Beispiel

Bei einer Prozessmodellierung der *Universität Zürich* wurde ein Routineprozess aus der Angiologie-Abteilung (Behandlung von Arteriosklerose mittels eines speziellen Behandlungsverfahrens, PTA) eines schweizerischen Universitätsspitals mit ca. 1000 Patienten pro Jahr aus der ganzen Schweiz untersucht. Ziel war es dabei, anhand einer Modellierung des Istzustandes (vgl. Tab. 4.7) eine Prozessanalyse durchzuführen, um zu einer Optimierung zu gelangen (in Klammern Ist-/Soll-Werte): Tage (7/5), Warten (6/5), Transporte (10/9) etc. (vgl. Knorr et al. 2016, S. 55).

Tab. 4.7 Auszug aus einer Prozessmodellierung der *Universität Zürich* eines Beispielprozesses aus der Angiologie-Abteilung eines schweizerischen Universitätsspitals (vgl. Knorr et al. 2016, S. 9 ff.)

Tag	Vorgang	Vorgangsart	Dauer in Min.
1	Anmeldung Schalter	Aktivität	1–2
	Transport zum Behandlungszimmer	Transport	5–15
	Wartezone Behandlungszimmer	Warten	10
	Durchführung Oszillografie	Aktivität	20–30
	Untersuchung Arzt	Aktivität	1–15
	Information Oberarzt	Kontrolle	10
	Aufklärung über Diagnose	Aktivität	3
	Transport zur Blutabnahme/Gefäßröntgen	Transport	5–15
	Wartezone Gefäßröntgen	Warten	5
	Blutabnahme/Gefäßröntgen	Aktivität	1–15
	Entlassung	Verwaltung	3
2	Anmeldung Schalter Röntgen	Aktivität	3
	Transport zu Gefäßröntgen	Transport	5–20
	Wartezone zu Gefäßröntgen	Warten	30–60
	Gefäßröntgen	Aktivität	10
	Transport	Transport	240
	Überwachung nach Eingriff	Kontrolle	3
	Entlassung	Verwaltung	3
3	Befundbesprechung	Aktivität	5–30
4	Aufnahme stationär	Aktivität	5
	Transport	Transport	5
	Wartezeit	Warten	5–15
	Status und Anamnese	Aktivität	10–20
	Transport Station	Transport	5
	Stationärer Aufenthalt	Warten	
5	Transport zur PTA	Transport	5
	PTA (eigentlicher Eingriff)	Aktivität	30–120
	Transport Station	Transport	5–20
	Überwachung	Kontrolle	
6	Transport	T Transport	5–20
	Nachkontrolle Oszillogramm	Aktivität	10
	Untersuchung	Aktivität	10
	Rücktransport Station	Transport	5–20
	Entlassung nach Hause	Verwaltung	5–20
7	Nachkontrolle nach 1–3 Monaten	Aktivität	

In Abb. 4.6 sind einige Darstellungsmöglichkeiten für Prozesse im Gesundheitsbetrieb wiedergegeben:

Mithilfe von **Listen** lassen sich vorzugsweise lineare Abläufe darstellen, die keine Alternativbearbeitung, Schleifenbearbeitungen oder Parallelbearbeitungen aufweisen. **Ablaufdiagramme** stellen eine Kombination zwischen tabellarischer und symbolischer Darstellungstechnik dar. Sie eignen sich allerdings auch nur für die Abbildung linearer Abläufe.

Bei einem **Blockschaltbild** werden in einer Matrix Tätigkeiten, Stellen und Aufgaben miteinander verknüpft. Im jeweiligen Schnittpunkt von Zeilen und Spalten können dann beispielsweise Aufgaben, Eingabedaten, Ergebnisdaten oder Datenträger genannt werden. Das Blockschaltbild eignet sich ebenfalls vornehmlich für lineare Abläufe. Jedoch können auch einfache Alternativen oder Schleifen mit ihm dargestellt werden.

Das **Flussdiagramm** ist an die Symbolik eines Datenflussplanes nach *DIN 66001* angelehnt und bietet den Vorteil, auch Alternativen, Schleifen und Parallelbearbeitungen gut darstellen zu können. Es ist eine häufig eingesetzte Dokumentationstechnik, die für vielfältige Ablaufarten gut verwendet werden kann.

Lfd.Nr.	Vorgang	Stelle
1.	Materialbedarf feststellen	MFA
2.	Preise vergleichen	MFA
3.	Auftrag erteilen	MFA
4.	Materialeingang kontrollieren	MFA
5.	Überweisung erstellen	Verw.-Helferin
6.	Überweisung unterschreiben	Arzt
7.	Rechnungsbetrag überweisen	Verw.-Helferin
8.	Rechnung verbuchen	Verw.-Helferin

Liste

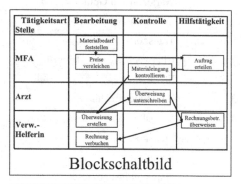

Blockschaltbild

Lfd. Nr.	Vorgang	MFA	Arzt	Verw.-Helferin
1.	Materialbedarf feststellen			
2.	Preise vergleichen			
3.	Auftrag erteilen			
4.	Materialeingang kontrol.			
5.	Überweisung erstellen			
6.	Überweisung unterschr.			
7.	Rechnungsbetrag überw.			
8.	Rechnung verbuchen			

Ablaufdiagramm

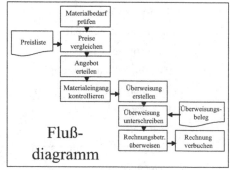

Fluß-
diagramm

Abb. 4.6 Darstellungsmöglichkeiten für Prozesse im Gesundheitsbetrieb

4.2.3 Optimierung von Prozessen

Langjährig unveränderte Arbeitsprozesse bergen Verbesserungspotenziale, die es aufzudecken gilt. In diesem Zusammenhang übernimmt die **Prozessoptimierung** eine wichtige Funktion, wenn es darum geht, Abläufe im Gesundheitsbetrieb zu optimieren, die ablauforganisatorischen Strukturen anzupassen und Verbesserungsmaßnahmen umzusetzen. Die Aufgabe der Prozessstrukturierung ist nicht einmalig, denn die einzelnen Bereiche und Arbeitsabläufe im Gesundheitsbetrieb lassen sich aufgrund neuer Entwicklungen und Erfahrungen ständig besser gestalten. Hinzu kommt, dass mangelnde Organisation oft zu Unzufriedenheit bei den Patienten und beim Personal führt. Eine Erhöhung des Arbeitstempos stellt keinen Ersatz wichtiger organisatorischer Maßnahmen dar und führt nicht zu grundlegenden Änderungen. Auch ist der Nutzeneffekt nur vereinzelt durchgeführter organisatorischer Optimierungsmaßnahmen nicht sehr hoch.

Dauerhafte und möglichst erfolgreiche Prozessoptimierungen lassen sich nicht durch aufgezwungene Einzelmaßnahmen und stärkerem Druck auf die Mitarbeiter erreichen. Diese müssen sich darum bemühen, offen zu sein für Veränderungen. Wenn gute Ideen nicht in die Tat umgesetzt werden, stehen oft Vorbehalte, Ängste und Unsicherheiten im Weg. Begeisterungsfähigkeit für Veränderungen ist notwendig und eine gemeinsame Vision, wie die Prozesse zukünftig ausschauen sollen. Nur wenn dieses Vorhaben von allen Mitarbeitern gemeinsam getragen wird, lassen sich auch alle organisatorische Aktivitäten auf ein gemeinsames Ziel ausrichten. Der Patient ist als „Kunde" ein wesentlicher Bestandteil des Gesamtsystems. Der Gesundheitsbetrieb muss sich nach ihm ausrichten und seine Prozesse möglichst patientenorientiert organisieren. (vgl. Abb. 4.7).

Der **Ablauf** der Prozessoptimierung beginnt in der Regel mit einem von den Mitarbeitern oder den Patienten empfundenen Problem, welches zu einem Veränderungsbedürfnis

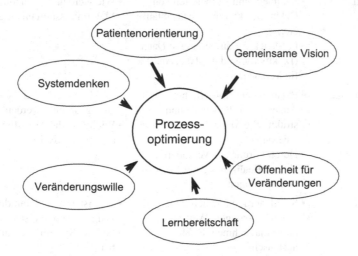

Abb. 4.7 Voraussetzungen für eine erfolgreiche Prozessoptimierung

führt. In dieser Vorphase ist das Problem jedoch noch unscharf beschrieben, gehen die Meinungen über Art und Ausmaß des Problems und die Lösungsmöglichkeiten nicht selten auseinander. In einer anschließenden Diagnosephase geht es um die Sammlung und Aufbereitung von problemrelevanten Daten, um das empfundene Problem für alle Beteiligten im Gesundheitsbetrieb möglichst zu objektivieren. In der Entwicklungsphase sind strukturelle und personelle Veränderungen zu planen und durchzuführen. Den Abschluss bildet eine Stabilisierungsphase, in der die eingeleiteten Prozessänderungen fortlaufend überprüft und wenn nötig durch ergänzende Aktivitäten in ihrer Wirkung abgesichert werden (vgl. Tab. 4.8).

Zu den bekanntesten Prozessoptimierungskonzepten zählt die **Prozessneugestaltung** *(Health Process Reengineering),* die eine grundlegende, radikale Neugestaltung und Flexibilisierung aller im Gesundheitsbetrieb ablaufenden Prozesse zum Inhalt hat, um die Kostensituation und die Handlungsgeschwindigkeit zu verbessern. Dabei findet ein grundlegendes Überdenken des Betriebs und seiner gesamten Prozessorganisation statt, mit den Zielen, die Durchlauf- und Wartezeiten zu verkürzen, der Beschränkung auf die Kernkompetenzen, der Steigerung von Qualität, Patientenservice und Produktivität sowie

Tab. 4.8 Phasen der Prozessoptimierung in Anlehnung an Becker und Langosch 2002, S. 21 ff.

Phasen	Beschreibung	Fragestellungen
Vorphase	• Entstehung des Veränderungsbedürfnisses, Auftauchen von Problemen • Bestimmung der zu ändernden Prozesse • Einbeziehung der Betroffenen	• Was braucht der Gesundheitsbetrieb, um seine Ziele zu erreichen? • Wo liegen die Kernprobleme/die größten Potenziale?
Diagnosephase	• Sammeln und Aufbereiten von Daten (Strukturen, Arbeitsabläufe etc.) • Feedback der aufbereiteten Daten (Diskussion und Analyse, Ansätze für Veränderungen etc.)	• Wie werden die Personal- und Materialressourcen eingesetzt?
Entwicklungsphase	• Planung der erforderlichen Änderungen (Personale und strukturelle Maßnahmen, Konkretisierung etc.) • Durchführung der Veränderungsaktion (Realisierung der Prozessveränderungen)	• Wie kann schneller, besser, einfacher gearbeitet werden? • Wie muss die Ablauforganisation angepasst werden?
Stabilisierungsphase	• Stabilisierung (Absicherung durch Messungen, Weiterbildungsmaßnahmen, Erfahrungsaustausch) • Erfolgskontrolle (Bewertung und Beurteilung der Prozessoptimierung)	• Was ist zu tun, damit die Umsetzung erfolgreich ist? • Welche Systemunterstützung wird benötigt?

der Beschleunigung der medizinischen Leistungserstellung durch Abbau von Hierarchien.

Ein weiteres Konzept stellt der **Kontinuierliche Verbesserungsprozess (KVP)** dar, der eine stetige Verbesserung der medizinischen Leistungserstellungs-, Prozess- und Patientenservicequalität zum Ziel hat. Die Mitarbeiter analysieren dabei ihren Arbeitsbereich in Teams, erarbeiteten konkrete Verbesserungsvorschläge und werden zur Umsetzung ihrer Ideen ermächtigt. Dazu wird eine Kultur im Gesundheitsbetrieb benötigt, die die Ideen der Mitarbeiter ausdrücklich unterstützt und anerkennt.

Lean Healthcare wird in Anlehnung an das Lean-Management-Prinzip als Beschreibung für eine bestimmte Art eines gesundheitsbetrieblichen Prozesses verwendet, wenn dieser Prozess hochgradig effizient und effektiv ist und in seiner gesamten Aktivität am Patienten mit seinen Wünschen und Bedürfnissen ausgerichtet ist (vgl. Scholz 2016, S. 5 ff.). Wesentliche Elemente sind dabei:

- Gesundheitsbetriebliche Philosophie, Visualisierung, stabile und standardisierte Prozesse sowie eine geglättete Leistungserstellung.
- Just in time (alles zur richtigen Zeit und in der richtigen Menge) und Prozesse, die nur Qualität erzeugen können.
- Kontinuierliche Verbesserung (KVP), Mitarbeiter und Verschwendungsreduzierung.
- Beste Qualität, geringste Kosten, höchste Sicherheit, kürzeste Durchlaufzeit und hoher Mitarbeiterzufriedenheit als Ziele.

Bei dem Konzept, das als **Klinischer Pfad** *(Clinical Pathway)* bezeichnet wird, sind vergleichbare Prozesse für Gesundheitsbetriebe vordefiniert: Der Patient wird nach einem standardisierter Behandlungsplan, der bestimmte durchzuführende Untersuchungen bzw. Behandlungen festlegt, je nach Krankheitsbild kriterienorientiert und in der Regel interdisziplinär, unter Beteiligung mehrerer Fachdisziplinen, durch den Gesundheitsbetrieb durchgeleitet. Durch eine transparente Aufgabenverteilung und die klare Festlegung von Verantwortlichkeiten, sowie die gute Kenntnis der Mitarbeiter über den Behandlungsverlauf aufgrund klar definierter Abläufe, kann die Patientenzufriedenheit gestärkt werden. Gleichzeitig soll eine Reduktion der Verweildauer erreicht werden, durch Vermeidung unnötiger Tests, Therapien und Doppeluntersuchungen.

Beispiel

„Die Etablierung klinischer Pfade hat fast immer etwas mit dem Wunsch nach Änderung von Prozessen zu tun!" (Bethge 2008, S. 11).

Grundlage sind dabei die **Diagnosis Related Groups (DRG),** die diejenigen Fälle im Gesundheitsbetrieb zusammenfassen, welche in Bezug auf den diagnostischen, therapeutischen und versorgungstechnischen Aufwand von Beginn an bis zum Ende des Aufenthaltes einen ähnlichen Ressourcenverbrauch aufweisen, und dadurch auch in Bezug auf ihre Kosten weitgehend einheitlich sind. Dadurch, dass jeder Patient einer Fallgruppe nach DRG zugeordnet wird, erfolgt eine Honorierung der stationären Behandlung zu pauschalisierten Preisen.

Bei einem **Patientenpfad** steht der gesamte Prozess und nicht nur der eigentliche Behandlungsablauf im Vordergrund, sodass der Patient aufgrund eines optimierten, transparenten und klar definierten Prozesses über den Stand der Behandlung und die weitere Vorgehensweise informiert ist.

Im Gegensatz zu allgemeinen IT-Systemen im Gesundheitsbetrieb, die primär daten- und funktionsorientiert arbeiten, stellen *Workflowsysteme (WFS)* den Arbeitsablauf in den Vordergrund. Während die Mitarbeiter in der Welt herkömmlicher Datenverarbeitungssysteme die Abläufe selbst festlegen und sich danach von Anwendung zu Anwendung bewegen müssen, je nachdem, welchen Bearbeitungsschritt er gerade vollzieht, arbeitet ein **Workflow** prozessorientiert und gibt die Abläufe über einzelne Arbeitsplätze hinweg im Sinne einer einheitlich strukturierten Prozessorganisation vor. Unter Workflow ist somit ein rechnergesteuertes Hilfsinstrument zur Automatisierung und lückenlosen Verfolgung von Prozessen im Gesundheitsbetrieb zu verstehen.

Beispiel

„Im Gesundheitswesen wird gelegentlich vom ‚Clinical Process Management' gesprochen. Allerdings hat sich der Begriff bislang nicht durchgesetzt. Geschäftsprozesse bzw. auch Prozesse sind betriebliche Arbeitsabläufe einer Organisation. Im Gesundheitswesen sind medizinische und nichtmedizinische Prozesse zu unterscheiden. Das Workflow-Management umfasst die computerunterstützte Ausführung von Geschäftsprozessen. Daher spricht man in diesem Zusammenhang auch von Workflows, also von zumindest teilautomatisierten Geschäftsprozessen" (Gadatsch 2013, S. 5).

Der Einsatz eines Workflowsystems versetzt die Mitarbeiter in die Lage, den tatsächlichen Ablauf eines Vorganges abzubilden und alle an einem Vorgang im Gesundheitsbetrieb beteiligten Personen in den Informationsfluss einzubeziehen. Die Organisationshierarchie wird dadurch automatisiert unterstützt, und der jeweilige Bearbeitungsstand eines Vorganges kann von jedem in das System integrierten Arbeitsplatz eingesehen und kontrolliert werden. Workflow unterstützt somit allgemein strukturierbare Vorgänge und trägt zu einer weitgehenden Automatisierung von Routinetätigkeiten im Gesundheitsbetrieb bei. Es ermöglicht dadurch die Steuerung der Prozessorganisation und die damit verbundene Implementierung und rasche Aktualisierung von aufbau- und ablauforganisatorischen Regelungen. WFS stellen somit die technische Basis für das Management und die effiziente Kontrolle von Prozessketten im Gesundheitsbetrieb dar. Die Aufgabe von WFS ist es, sich wiederholende (repetitive) Prozesse betriebsübergreifend zu automatisieren. Mit dieser Funktion gehen die Kontrolle und Aufzeichnung unterschiedlicher Aufgaben und Arbeitsabläufe sowie die Bereitstellung und Kombination aller notwendigen Informationen einher.

Beispiel

Die Anwendung von Workflowsystemen wird auch durch Arztpraxisinformationssysteme unterstützt. Nicht nur für Bestellpraxen bestehen in der Regel Möglichkeiten der automatisierten Terminverwaltung. Mit der Anmeldung des Patienten in der Praxis wird sein Name üblicherweise zusammen mit der Ankunftszeit in der Terminliste vermerkt. So kann der Praxisablauf automatisch gesteuert werden, indem beispielsweise Terminpatienten nach der Terminliste in der Reihenfolge ihrer Termine unabhängig von der Ankunftszeit behandelt werden und Vorrang vor unangemeldeten Patienten erhalten. Da auf die Terminliste grundsätzlich von jedem Arbeitsplatz aus zugegriffen werden kann, lässt sich der Praxisablauf optimal organisieren. Für Notfälle oder andere unvorhersehbare Vorkommnisse lassen sich in den Workflow eingreifen und der vorgesehene Ablauf außer Kraft setzen. Auch lassen sich telefonisch oder bei der letzten Behandlung vereinbarte Termine für eine zusätzliche Behandlungs- oder Untersuchungsart elektronisch vermerken. Mithilfe der Terminliste können diejenigen Patienten automatisch herausgefiltert werden, die ihren Termin versäumt haben oder demnächst für aufwendige Untersuchungen anstehen. Diese Patienten kann die Praxis gezielt ansprechen.

Eine Prozessoptimierung im Gesundheitsbetrieb ist oft auch im Rahmen des sogenannten **Change Management** (*Veränderungsmanagement*) möglich. Darunter lassen sich Maßnahmen und Tätigkeiten verstehen, die umfassende, betriebsübergreifende und inhaltlich weit reichende Veränderungen zur Umsetzung von neuen Strukturen und Prozessen in einem Gesundheitsbetrieb zum Ziel haben.

Beispiel

„Doch Veränderungen gelingen nicht von alleine, sie brauchen Führung. Und Führung braucht Zeit – Zeit für Gespräche, Zeit für die Entwicklung von Strukturen und Strategien. Wichtigste Voraussetzung für einen erfolgreichen Veränderungsprozess, in dem Chefärzte souverän agieren und ihre Mitarbeiter informiert und eingebunden sind, ist ein strukturiertes Projektmanagement. Es entlastet alle Beteiligten und trägt wesentlich zur Zielklarheit, -transparenz und -verbindlichkeit bei. Dafür sind ein klares Projektziel zu definieren (mit Meilensteinen), ein Projektleiter und sein Stellvertreter festzulegen, die Projektmitglieder zu benennen, ein Berichtswesen zu etablieren und Projektfortschritte regelmäßig vor Steuerungsgremium zu präsentieren" (Fleischer 2012, S. A 501).

4.3 Behandlungsorganisation

4.3.1 Entwicklung von Behandlungspfaden

Die Behandlungsorganisation weist die Vorteile eines möglichst ökonomischen Umgangs mit der Behandlungszeit und der Straffung der Behandlung durch gezielte Vorbereitungsmaßnahmen auf. Wichtige Voraussetzungen für eine erfolgreiche Behandlungsplanung sind die Klarheit über den Zeitbedarf für die einzelnen Behandlungsmaßnahmen.

Eine Möglichkeit, die optimale Abfolge und Terminierung der wichtigsten Interventionen zu erreichen, ist die Festlegung klinischer **Behandlungspfade**. Sie werden von allen Disziplinen bei der Versorgung eines Patienten mit einer bestimmten Diagnose oder Behandlung durchgeführt und stellen ein Instrument dar, die Koordination aller Fachgebiete, die mit der Behandlung des Patienten betraut sind, möglichst optimal zu gestalten. In der Regel basieren sie auf klinischen Leitlinien und Algorithmen.

Bei den **Klinischen Leitlinien** handelt es sich um systematisch entwickelte Feststellungen, die die diagnostischen und therapeutischen Entscheidungen über eine angemessene Versorgung für spezifische klinische Umstände unterstützen sollen und dazu in definierten Situationen einen Handlungsspielraum vorgeben. Ihre Grundlage bildet idealerweise die **Evidenzbasierte Medizin (EbM),** die bei jeder medizinischen Behandlung deren empirisch nachgewiesene Wirksamkeit (aus möglichst vielen randomisierten, kontrollierten Studien oder zumindest klinischen Berichten) zum Ziel hat.

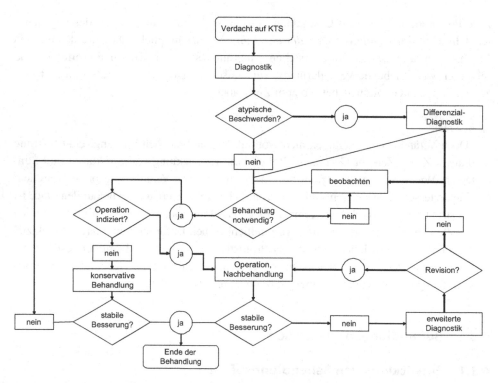

Abb. 4.8 In Anlehnung an Klinischer Algorithmus der *Arbeitsgemeinschaft der Wissenschaftlichen Medizinischen Fachgesellschaften(AWMF)* zur Diagnostik und Therapie des Karpaltunnelsyndroms. (vgl. Arbeitsgemeinschaft der Wissenschaftlichen Medizinischen Fachgesellschaften 2012, S. 21)

Zur Darstellung Klinischer Leitlinien kann ein **Klinischer Algorithmus** dienen, der schrittweise und mithilfe logischer Bedingungen das klinische Problem in einem grafischen Format wiedergibt (vgl. Abb. 4.8).

Auf der Basis der klinischen Leitlinien und Algorithmen wird der Behandlungspfad in der Regel unter Berücksichtigung organisatorischer Aspekte des jeweiligen Gesundheitsbetriebs und seiner örtlichen Gegebenheiten entwickelt. Nach dem Bottom-up-Ansatz kann dabei von den Patientendaten eines konkreten Falls ausgegangen werden. Festzuhalten sind bei der Pfadentwicklung üblicherweise zudem folgende Angaben:

- Patientengruppe, für die der Behandlungspfad erstellt wurde,
- Begründung, warum dieser Pfad ausgewählt wurde,
- Beteiligte an der Pfaderstellung,
- Leitlinien, Studienergebnisse und andere Informationsquellen, die bei der Erstellung berücksichtigt wurden,
- Einrichtungen des Gesundheitsbetriebs, die bei Schnittstellenproblematiken betroffen sein könnten,
- Handlungsanweisungen mit Aufgabenlisten,
- Umsetzbare Einzelmaßnahmen getrennt nach Behandlungstagen.

Beispiel

Auch im ambulanten und integrierten Versorgungsbereich werden strukturierte Behandlungsabläufe eingesetzt, unter anderem als Steuerungs- und Finanzierungsinstrument und zur Gestaltung von Verträgen zwischen Krankenkassen und Leistungserbringern zur integrierten Versorgung. Die Planung, Modellierung und Umsetzung von Behandlungspfaden für die ambulante und vernetzte Patientenversorgung erfolgt anhand einer Klassifikation von strukturierten Behandlungsabläufen nach Versorgungsbereichen. Auch sind sie für ein effizientes Arzneimittelmanagement, eine erfolgsorientierte Vergütung und die Entwicklung zukunftsorientierter Vergütungsstrukturen von Bedeutung (vgl. Hellmann 2010, S. 3 ff.).

4.3.2 Planung von Behandlungskapazitäten

Bei der Behandlungsorganisation sind es gleichermaßen ethische und ökonomische Parameter, die herangezogen werden müssen, um eine angestrebte optimale medizinische Versorgung und wirtschaftliche Effizienz beurteilen zu können. Die Diskussion darüber ist mit Kontroversen und Unsicherheiten behaftet, wobei es allgemeingültige Antworten oft nicht gibt.

Beispiel

„OP-Management führt damit zu einem Paradigmenwechsel in der Krankenhausorganisation. Nicht das Interesse der einzelnen Berufsgruppen steht im Vordergrund, sondern das übergeordnete Bewusstsein, eine optimierte medizinische Versorgung trotz knapper finanzieller Ressourcen zu ermöglichen. Es ist der Gedanke der Effizienz" (Diemer 2009, S. 6).

Bei der **Kapazitätsplanung** werden die Kapazitätsbedarfe aus der vorliegenden Behandlungsplanung (beispielsweise anhand von Behandlungspfaden) berücksichtigt. Die Kapazitäts*belastung* durch geplante Behandlungsmaßnahmen wird dem Kapazitäts*angebot* an medizinischem Personal, benötigter medizintechnischer Geräteausstattung, OP-Räumlichkeiten etc. gegenübergestellt. Anhand der aktuellen Auslastung der Behandlungskapazitäten werden geeignete Instrumente zum Kapazitätsabgleich eingesetzt, um einerseits eine möglichst gleichmäßig hohe Kapazitätsauslastung zu erreichen und andererseits für möglichst viele Behandlungsmaßnahmen die vereinbarten oder erforderlichen Termine einzuhalten.

Das **Kapazitätsangebot** gibt beispielsweise an, welche Leistung an einem Behandlungsplatz in einem bestimmten Zeitraum erbracht werden kann. Es wird bestimmt durch:

- Arbeitsbeginn, Arbeitsende,
- Pausendauer,
- Nutzungsgrad der Kapazität (beispielsweise 80 % der theoretisch nutzbaren Zeit, 20 % entfallen auf Rüstzeiten, Verteilzeiten etc.),
- Anzahl der Einzelkapazitäten (beispielsweise Anzahl der Geräte für Computertomografie, Magnetresonanztomografie, Ultraschalldiagnostik oder Radiografie).

Je Behandlungsplatz können verschiedene **Kapazitätsarten** definiert werden, zum Beispiel:

- Kapazität der medizintechnischen Einrichtungen,
- Personalkapazität,
- Reservekapazität für Eilbehandlungen,
- Kapazität für Reinigungs- und Hygienearbeiten,
- Kapazität für Wartungsarbeiten.

Der **Kapazitätsbedarf** gibt an, welche Leistung die einzelnen Behandlungsmaßnahmen an einem Behandlungsplatz benötigen.

Um beurteilen zu können, in wieweit die Personal- oder Behandlungsplatzkapazitäten ausgelastet sind, ist eine Verdichtung der Kapazitätsangebote und Kapazitätsbedarfe auf einer Stufe notwendig (vgl. Tab. 4.9).

Um die unterschiedlichen Auslastungsgrade anzupassen, ist ein **Kapazitätsabgleich** erforderlich (vgl. Abb. 4.9). Dazu stehen für die Erhöhung bzw. Senkung des Kapazitätsangebotes verschiedene Möglichkeiten zur Verfügung:

Tab. 4.9 Beispiel für die Kapazitätsbelastung einer MTRA an einem Behandlungsplatz

Kapazitätsart: MTA				Behandlungsplatz: Röntgenraum I			
Kalender-woche	Kap. Einheit	Bedarf	Kap. Angebot brutto	Nutzungs-grad in %	Kap. Angebot netto	Belas-tungs-grad in %	Freie Kapazität
38.	Std.	50,25	38,00	80,00	30,40	165,30	−19,85
39.	Std.	48,30	34,00	80,00	27,20	177,57	−21,10
40.	Std.	32,15	38,00	80,00	30,40	105,76	−1,75
41.	Std.	40,10	38,00	70,00	26,60	150,75	−13,50
42.	Std.	23,30	38,00	80,00	30,40	76,64	7,10
43.	Std.	35,40	36,00	80,00	28,80	122,92	−6,60
44.	Std.	48,20	38,00	50,00	19,00	253,68	−29,20
45.	Std.	21,35	38,00	80,00	30,40	70,23	9,50
46.	Std.	46,15	34,00	80,00	27,20	170,67	−18,95
47.	Std.	28,45	38,00	80,00	30,40	27,80	1,95
Gesamt	Std.	373,65	370,00	76,00	280,80	132,13	−92,40

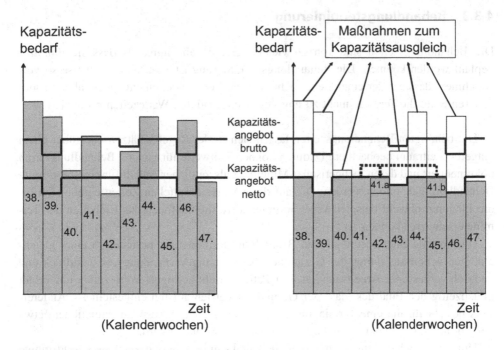

Abb. 4.9 Abgleich von Behandlungskapazitäten

- Ausweichbehandlungsplätze mit freien Kapazitäten suchen,
- Änderungen der Behandlungsmenge,
- Behandlungstermine verschieben,
- Überstunden,
- zusätzliche Schichten,
- Einsatz von Leihpersonal,
- Verschiebung von medizintechnischen Wartungsarbeiten,
- Kurzarbeit,
- Reduzierung der Schichtzahl,
- Vorziehen von medizintechnischen Wartungsarbeiten etc.

Für jede zu terminierende Behandlung ist zu prüfen, ob für sie zum zuvor berechneten Termin ausreichend freie Kapazität zur Verfügung steht. Ist ausreichend freie Kapazität vorhanden, kann die Behandlung ohne Änderungen eingeplant werden. Bei fehlenden Kapazitäten ist die Behandlung auf einen Termin zu verschieben, zu dem sie durchgeführt werden kann. Die Reihenfolge der eingeplanten Behandlungsmaßnahmen beeinflusst wesentlich das Ergebnis der gesamten Behandlungsplanung, da später einzuplanende Behandlungsmaßnahmen nur noch vorhandene Kapazitätslücken nutzen können.

4.3.3 Behandlungsterminierung

Die Behandlungszeiten sind von zu vielen Faktoren abhängig, als dass sie minutiös geplant werden könnten. Die Behandlungsterminierung ist zweckmäßigerweise so vorzunehmen, dass auf der einen Seite nicht zu viele Leerlaufzeiten entstehen, aber auf der anderen Seite die Termine nicht zu eng liegen und dadurch Wartezeiten produziert werden.

Die benötigten Behandlungszeiten lassen sich in der Regel schätzen oder über einen längeren Zeitraum beobachten. Dadurch können Zeitwerte für gleiche Behandlungsarten dokumentiert und deren rechnerischer Mittelwert als zeitlicher Anhalt für eine bestimmte Behandlung genommen werden. Die auf diese Weise ermittelten Zeiten eignen sich für die Planung, obwohl beispielsweise auftretende Komplikationen das Einhalten der Termine erschweren können.

Die Vorteile einer bestmöglichen Behandlungsterminierung bestehen in einer gleichmäßigen Arbeitsauslastung des Gesundheitsbetriebs, der Vermeidung von Zeitdruck und dadurch verbesserter Arbeitsqualität. Der Patient erlebt geringere Wartezeiten und erhält gleichzeitig den Eindruck, dass der Gesundheitsbetrieb auf ihn eingestellt ist. Andererseits besteht für ihn eine Terminabhängigkeit, da er bis auf Ausnahmesituationen, etwa bei Notfällen, nur zu den vereinbarten Zeitpunkten behandelt wird.

Um einen Behandlungstermin pünktlich und zügig ablaufen zu lassen, sind einige **Vorbereitungen** zu treffen:

- Abschluss der Beratung mit dem Patienten (unter Verwendung der Untersuchungs-ergebnisse, von Bildtafeln, Kostendarstellungen etc.) und Entscheidung über die Behandlungsmaßnahme,
- Abschluss notwendiger Voruntersuchungen,
- Bereithalten von Röntgenbildern, Laboruntersuchungsergebnissen, Anschauungsma-terial, Instrumenten etc.,
- rechtzeitige Anfertigung und Eröffnung von Kostenvorausschätzungen für selbst zah-lende Patienten,
- Planung verschiedener Behandlungsarten unter Berücksichtigung von Tageszeiten, Wochenenden oder Feiertagen (beispielsweise unter Berücksichtigung der Möglich-keit, Nachkontrollen durchzuführen),
- Berücksichtigung von Vorlaufzeiten bei Änderungen, damit die Ablaufplanung des betreffenden Tages rechtzeitig geändert und die Termine anderweitig belegt werden können,
- Information aller Beteiligten bei auftretenden Verzögerungen über deren Grund,
- Verdecken auftretender Verzögerungen gegenüber Patienten durch fraktionierte War-tezeiten (beispielsweise durch zeitliche Streckung von Maßnahmen der Behandlungs-vorbereitung etc.),
- Einbeziehung von Zeitpuffern und Notfallzonen.

Beispiel

Für die Behandlungsterminierung schwierige Zeiträume sind beispielsweise die Tage vor und nach Ferien- und Urlaubszeiten. An den ersten Arbeitstagen nach einem Pra-xisurlaub kommen erfahrungsgemäß zu den bestellten Patienten häufig Patienten mit Beschwerden, die an dem vorhergehenden Wochenende aufgetreten sind, sowie Patienten, die auf die Rückkehr ihres Arztes gewartet haben, zusammen. Weitere schwierige Tage in einer Arztpraxis sind beispielsweise die Abrechnungstermine oder allgemein Tage mit krankheitsbedingtem Personalausfall.

Bei der Terminierung des Behandlungsprozesses mit **Zeitmarken** wird dem Weg des Patienten zur, in und aus der Behandlung gefolgt. Je Zeitmarke werden für die Verfei-nerung der Terminierungen die entsprechenden Start- und Endzeiten, Wartezeiten sowie eventuelle Vorkommnisse festgehalten (vgl. Tab. 4.10).

Zur prozessorientierten Terminierung eines Behandlungsablaufs lassen sich Zeitmar-ken beispielsweise folgendermaßen kombinieren bzw. aneinanderreihen (vgl. Bethge 2016, S. 1):

- Patient wird eingeschleust, liegt auf der Schleuse (Einschleusen).
- Beginn des Besorgens der Instrumente (Richtzeit Beginn).
- Ende des Richtens, Freigabe für OP durch Pflege (Richtzeit Ende).
- Erstes Medikament, erste Punktion wird gesetzt (Start Einleitung).
- Freigabe durch Anästhesie zur OP oder Beginn der Lokalanästhesie (Freigabe).

Tab. 4.10 Beispiele für Zeitmarken bei der OP-Organisation (vgl. Berufsverband Deutscher Anästhesisten 2011, S. 685 ff.)

Nr.	Bezeichnung	Definition
P Patientenlogistik		
P1	Patientenanforderung	Zeitpunkt der Patientenanforderung
P2	Eintreffen Patient an der Schleuse	Der Patient trifft an der Schleuse ein
P3	Beginn Einschleusen	Der Patient wird aus dem Stationsbett/Transportliege auf den OP-Tisch umgebettet
P4	Ende Einschleusen	Der Patient liegt nach Umbettung auf dem OP-Tisch
P5	Patient im OP	Auffahren des OP-Tisches auf die Saal-Säule
P6	Anmeldung nachsorgende Einheit	Terminierung von Kapazität zur postoperativen Weiterversorgung des Patienten
P7	Patient aus OP	Abfahren des OP-Tisches von der Saal-Säule
P8	Umbettung	Der Patient wird vom OP-Tisch in das Stationsbett/Transportliege umgebettet
P9	Beginn Saalreinigung	Beginn der nach Hygieneordnung notwendigen Reinigungs- und Desinfektionsmaßnahmen
P10	Ende Saalreinigung	Ende der nach Hygieneordnung notwendigen Reinigungs- und Desinfektionsmaßnahmen
A Anästhesie		
A1	Beginn Vorbereitung Anästhesie-Funktionsdienst	Beginn aller notwendigen Arbeiten zur Vorbereitung einer Anästhesie
A2	Ende Vorbereitung Anästhesie-Funktionsdienst	Ende aller notwendigen Vorbereitungen für eine Anästhesie
A3	Eintreffen Anästhesie Einleitung	Der Patient trifft am Ort der Anästhesieeinleitung ein
A4	Beginn Präsenz Anästhesie-Funktionsdienst	Beginn der Patientenbindung des Anästhesie-Funktionsdienstes
A5	Beginn Präsenz Anästhesie-Arzt	Beginn der Patientenbindung des Anästhesie-Arztes
A6	Beginn Anästhesie	Zeitpunkt der Injektion des ersten Narkosemedikaments bzw. bei Regionalanästhesie der Zeitpunkt der Hautdesinfektion
A7	Freigabe Anästhesie	Der Anästhesist gibt den Patienten für operative Maßnahmen frei
A8	Ende Anästhesie-Einleitung	Ende aller Maßnahmen der Anästhesie-Einleitung

(Fortsetzung)

Tab. 4.10 (Fortsetzung)

Nr.	Bezeichnung	Definition
A9	Ende Anästhesie	Extubation des Patienten oder äquivalente Situation (z. B. Abbau der Überwachung bei Patienten mit regionalen Anästhesieverfahren) oder Zeitpunkt der Übergabe des intubierten Patienten an die nachsorgende Einheit
A10	Ende Präsenz Anästhesie-Funktionsdienst	Ende der Patientenbindung des Anästhesie-Funktionsdienstes
A11	Beginn nachsorgende Einheit	Eintreffen des Patienten in der nachsorgenden Einheit
A12	Ende Präsenz Anästhesie-Arzt	Ende der Übergabe des Patienten an ärztliches oder pflegerisches Personal in der nachsorgenden Einheit (Aufwachraum, IMC, Intensivstation)
A13	Bereitmeldung Anästhesie-Arzt	Der Anästhesie-Arzt hat sich nach Beendigung der Patientenbindung und ggf. nach Absolvieren des Rückweges im OP-Bereich rückgemeldet und ist einsatzbereit für eine erneute Patientenbindung
A14	Ende Nachbereitung Anästhesie-Funktionsdienst	Ende aller notwendigen Arbeiten zur Nachbereitung einer Anästhesie
A15	Freigabe Abholung in der nachsorgenden Einheit	Vereinbarung einer Zielzeit für die Abholung des Patienten aus der nachsorgenden Einheit
A16	Ende nachsorgende Einheit	Abholung des Patienten aus der nachsorgenden Einheit durch transportierendes Personal
O Operation		
O1	Beginn Vorbereitung OP-Funktionsdienst	Beginn OP-Saalvorbereitung
O2	Ende Vorbereitung OP-Funktionsdienst	Ende OP-Saalvorbereitung
O3	Beginn Lagern	Beginn der operativen Vorbereitungsmaßnahmen am Patienten
O4	Ende Lagern	Ende des Lagerns am anästhesierten respektive lokalanästhesierten Patienten
O5	Beginn Abwaschen/Abdecken	Abwaschen und Abdecken für die OP nach Ende des Zeitpunktes Lagern (O3)
O6	Beginn Präsenz Erster Operateur	Beginn der Patientenbindung des 1. Operateurs
O7	Ende Abwaschen/Abdecken	Ende der für den OP-Beginn notwendigen operativen Maßnahmen am Patienten
O8	Schnitt/OP-Beginn	Anlegen des Hautschnittes nach Hinzutreten des Operateurs an das Operationsfeld

(Fortsetzung)

Tab. 4.10 (Fortsetzung)

Nr.	Bezeichnung	Definition
O9	Ende Präsenz Erster Operateur	Ende der Patientenbindung des 1. Operateurs
O10	Naht	Ende der letzten Hautnaht
O11	Ende nachbereitender operativer Maß nahmen	Abschluss aller der Operation zu geordneten operativen Maßnahmen am Patienten (Verband, Gips)
O12	Ende Nachbereitung OP-Funktionsdienst	Ende aller notwendigen Arbeiten zur Nachbereitung einer Operation

- Beginn der Desinfektion (Beginn operative Maßnahmen).
- Beginn des Schnitts (Schnitt).
- Ende der Naht (Naht).
- Ende der Nachbereitung, z. B. Ende eines Verbandes (Ende operative Maßnahmen).
- Patient wird z. B. extubiert (Ende Narkosemaßnahmen).
- Patient wird aus Saal gefahren (entspricht i. d. R. der Ausschleusung)
- Alle benutzten Materialien sind entsorgt (Ende der Entsorgung).
- Patient verlässt Aufwachraum (Ende Aufwachraum).

4.4   Hygieneorganisation

4.4.1   Überbetriebliche Hygieneorganisation

Die Hygieneorganisation nimmt im Gesundheitsbetrieb einen hohen Stellenwert ein. Hygienegerechtes Arbeiten ist eine wichtige Form der Gesundheitsvorsorge nicht nur für die Patienten, sondern auch für die Mitarbeiter. In Gesundheitsbetrieben treten beispielsweise vermehrt Krankheitskeime auf, die in Wunden gelangen und Infektionen auslösen können, wie etwa das Eindringen und Vermehren pathogener Mikroorganismen, wie Bakterien, Viren, Pilze oder Protozoen, die über die Haut oder Schleimhaut in den Körper gelangen.

Beispiel

Nach einem Urteil des *Bundesgerichtshofs BGH* kommt bei Hygienerisiken, die durch den Klinikbetrieb oder die Arztpraxis gesetzt und durch sachgerechte Organisation und Koordinierung des Behandlungsgeschehens objektiv voll beherrscht werden können, der Rechtsgedanke des § 282 BGB zur Anwendung, wonach die Darlegungs- und Beweislast für Verschuldensfreiheit bei der Behandlungsseite liegt (vgl. Bundesgerichtshof 2007).

Das *Infektionsschutzgesetz (IfSG)* regelt die Verhütung und Bekämpfung von Infektionskrankheiten und übernimmt damit auf Bundesebene Aufgaben im Rahmen der Gefahrenabwehr, die ansonsten durch die Bundesländer wahrgenommen werden. Für den Gesundheitsbetrieb enthält es beispielsweise neben begrifflichen Definitionen Meldepflichten für bestimmte Krankheiten, Aussagen zu behördlich angeordneten Desinfektionsmaßnahmen, zur Erfassung nosokomialer Infektionen und resistenter Erreger einschließlich deren Bewertung und Dokumentation sowie zur Einhaltung der Infektionshygiene, zu Hygieneplänen und Begehungen. Für Krankenhausküchen sind Regelungen zur Küchenhygiene vorhanden. Meldepflichten gibt es beispielsweise zu Botulismus, Salmonellen, Legionellen, Tbc, Typhus, Tollwut, Polio, Meningokokken-Meningitis und – Sepsis, Masern, Akute Virushepatitis, Diphtherie etc. (vgl. § 6 IfSG).

Ergänzt werden die Regelungen des *IfSG* durch die Empfehlungen und Richtlinien des *Robert-Koch-Instituts (RKI),* die beispielsweise durch die *Kommission für Krankenhaushygiene und Infektionsprävention (KRINKO)* erstellt und regelmäßig ergänzt werden, wie Empfehlungen und Richtlinien zu

- Infektionsprävention in Pflege, Diagnostik und Therapie,
- Reinigung, Desinfektion, Sterilisation,
- Lebensmittel, Wasser, Luft,
- Abfallbeseitigung,
- Hygienemanagement,
- Erfassung und Bewertung nosokomialer Infektionen,
- Bekämpfung und Kontrolle,
- Zahnmedizin und
- Betriebsorganisation in speziellen Bereichen (vgl. Robert-Koch-Institut 2016, S. 1).

Die *Biostoffverordnung (BioStoffV)* regelt den Umgang und die Arbeit mit biologischen Arbeitsstoffen im Gesundheitsbetrieb, worunter nach § 2 BioStoffV unter anderem beispielsweise Mikroorganismen, Zellkulturen und Endoparasiten einschließlich ihrer gentechnisch veränderten Formen zu verstehen sind, die den Menschen durch Infektionen, übertragbare Krankheiten, Toxinbildung, sensibilisierende oder sonstige, die Gesundheit schädigende Wirkungen gefährden können. Für den Umgang und die Arbeit mit derartigen Stoffen hat die Leitung des Gesundheitsbetriebs eine Gefährdungsbeurteilung der Arbeitsplätze zu erstellen und entsprechende hygienische Schutzmaßnahmen durchzuführen.

Auch das Arbeitsschutzrecht, insbesondere das *Arbeitsschutzgesetz (ArbSchG)* und die *Arbeitsstättenverordnung (ArbStättV),* sieht entsprechende Schutzmaßnahmen vor. So ist durch eine Beurteilung der für die Beschäftigten mit ihrer Arbeit verbundenen Gefährdung zu ermitteln, welche Maßnahmen des Arbeitsschutzes erforderlich sind (vgl. § 3 ArbStättV). Die Beurteilung ist je nach Art der Tätigkeiten vorzunehmen. Eine Gefährdung im Gesundheitsbetrieb kann sich insbesondere ergeben durch

- die Gestaltung und die Einrichtung der Praxis und ihrer Arbeitsplätze,
- physikalische, chemische und biologische Einwirkungen,
- die Gestaltung, die Auswahl und den Einsatz von Arbeitsmitteln, insbesondere von Arbeitsstoffen, Maschinen, Geräten und Anlagen sowie den Umgang damit,
- die Gestaltung von Arbeitsverfahren, Arbeitsabläufen und Arbeitszeit und deren Zusammenwirken,
- unzureichende Qualifikation und Unterweisung der Beschäftigten,
- psychische Belastungen bei der Arbeit.

Der Gesundheitsbetrieb muss über je nach Art der Tätigkeiten und der Zahl der Beschäftigten erforderlichen Unterlagen verfügen, aus denen das Ergebnis der Gefährdungsbeurteilung, die von ihm festgelegten Maßnahmen des Arbeitsschutzes und das Ergebnis ihrer Überprüfung ersichtlich sind (vgl. § 5 f. ArbSchG).

Die *Medizinproduktebetreiberverordnung (MPBetreibV)* regelt zum einen die Voraussetzungen für das Errichten, Anwenden, Betreiben und Instandhalten von Medizinprodukten nach dem *Medizinproduktgesetz (MPG)* (vgl. § 3 MPG). So ist beispielsweise die Aufbereitung von bestimmungsgemäß keimarm oder steril zur Anwendung kommenden Medizinprodukten unter Berücksichtigung der Angaben des Herstellers mit geeigneten validierten Verfahren so durchzuführen, dass der Erfolg dieser Verfahren nachvollziehbar gewährleistet ist und die Sicherheit und Gesundheit von Patienten, Anwendern oder Dritten nicht gefährdet wird. Dies gilt auch für Medizinprodukte, die vor der erstmaligen Anwendung desinfiziert oder sterilisiert werden (vgl. § 4 MPBetreibV). Auf der Grundlage der MPBetreibV und in der Regel zusammen mit dem RKI gibt auch das *Bundesinstitut für Arzneimittel und Medizinprodukte (BfArM)* Hinweise und Empfehlungen an die Hygiene bei der Aufbereitung von Medizinprodukten heraus, wie beispielsweise den Hinweis des BfArM und des RKI zu komplex aufgebauten Endoskopen (Duodenoskopen), deren Aufbereitung und damit verbundenen Infektionsrisiken (vgl. Bundesinstitut für Arzneimittel und Medizinprodukte 2016, S. 1).

Der *DIN-Normenausschuss Medizin (NAMed)* ist unter anderem auch zuständig für Hygienestandards, beispielsweise auf den für Gesundheitsbetriebe wichtigen Gebieten (vgl. Deutsches Institut für Normung 2016, S. 1)

- Medizinprodukte,
- Sterilisation,
- Desinfektion,
- Sterilgutversorgung.

Beispiele für gesundheitsbetrieblich relevante Normen sind:

- DIN EN 285: Sterilisation – Dampf-Sterilisatoren – Groß-Sterilisatoren.
- DIN EN 1500: Chemische Desinfektionsmittel und Antiseptika – Hygienische Händedesinfektion – Prüfverfahren und Anforderungen.

- DIN EN 1946: Raumlufttechnik – Teil 4: Raumlufttechnische Anlagen in Gebäuden und Räumen des Gesundheitswesens.
- DIN 5034: Tageslicht in Innenräumen.
- DIN 5035: Innenraumbeleuchtung mit künstlichem Licht.
- DIN EN 13060: Dampf-Klein-Sterilisatoren.
- DIN EN 11140: Sterilisation von Produkten für die Gesundheitsfürsorge – Chemische Indikatoren – Teil 1: Allgemeine Anforderungen.
- DIN EN 11607: Verpackungen für in der Endverpackung zu sterilisierende Medizinprodukte – Teil 1: Anforderungen an Materialien, Sterilbarrieresysteme und Verpackungssystem.
- DIN EN 15883–1: Reinigungs-Desinfektionsgeräte- Teil 1: Allgemeine Anforderungen, Begriffe und Prüfverfahren.
- DIN EN 17664: Sterilisation von Medizinprodukten – Vom Hersteller bereitzustellende Informationen für die Aufbereitung von resterilisierbaren Medizinprodukten.
- DIN EN 17665: Sterilisation von Produkten für die Gesundheitsfürsorge – Feuchte Hitze – Teil 1: Anforderungen an die Entwicklung, Validierung und Lenkung der Anwendung eines Sterilisationsverfahrens für Medizinprodukte.
- DIN EN 58929: Betrieb von Dampf-Klein-Sterilisatoren im Gesundheitswesen – Leitfaden zur Validierung und Routineüberwachung der Sterilisationsprozesse.
- DIN 58946–7: Sterilisation – Dampf-Sterilisatoren – Teil 7: Bauliche Voraussetzungen sowie Anforderungen an die Betriebsmittel und den Betrieb von Dampf-Sterilisatoren im Gesundheitswesen.

Die *Deutsche Gesellschaft für Sterilgutversorgung (DSGV)* hat die Schaffung eines einheitlich hohen Qualitätsstandards bei der Aufbereitung von Medizinprodukten zum Ziel (vgl. Deutsche Gesellschaft für Sterilgutversorgung 2016, S. 1). Die Empfehlungen des Fachausschusses Qualität geben Tipps und Handlungsanweisungen für die Praxis der Aufbereitung. Im Bereich der Qualifizierung des mit der Aufbereitung betrauten Personals werden durch Rahmenlehrpläne anerkannte, gesundheitsbetriebliche Standards gesetzt. Die inhaltliche Arbeit der DGSV erfolgt vor allem in den Fachausschüssen für

- Bildung,
- Öffentlichkeit,
- Qualität,
- Hygiene, Bau und Technik und
- Arzt-/Zahnarztpraxen.

Die *Technischen Regeln für Biologische Arbeitsstoffe* (Biologische Arbeitsstoffe im Gesundheitswesen und in der Wohlfahrtspflege, TRBA 250) geben den Stand der sicherheitstechnischen, arbeitsmedizinischen, hygienischen sowie arbeitswissenschaftlichen Anforderungen bei Tätigkeiten mit Biologischen Arbeitsstoffen wieder. Diese Regelungen finden Anwendung auf Tätigkeiten mit biologischen Arbeitsstoffen in Bereichen des

Gesundheitswesens und der Wohlfahrtspflege, in denen Menschen medizinisch untersucht, behandelt oder gepflegt werden (vgl. Ziff. 1 TRBA 250). Die Tätigkeiten mit Biologischen Arbeitsstoffen können unter anderem in Krankenhäusern, Kliniken, Arzt- und Zahnarztpraxen oder auch Praxen von Heilpraktikern stattfinden. Weitere Regelungen finden sich unter anderem auch in der TRBA 300 (Arbeitsmedizinische Vorsorge) sowie der TRBA 400 (Handlungsanleitung zur Gefährdungsbeurteilung bei Tätigkeiten mit biologischen Arbeitsstoffen).

4.4.2 Hygieneplanung

Die Umsetzung von hygienischen Maßnahmen in Gesundheitsbetrieben in einem **Hygieneplan** ist nach *IfSG* und nach *TRBA 250* letztendlich für das gesamte Gesundheitswesen vorgeschrieben. Die Maßnahmen der Desinfektion, Sterilisation sind schriftlich festzulegen und deren Einhaltung zu überwachen. Der Hygieneplan enthält Angaben zum Objekt, Art, Mittel, Zeitpunkt und Verantwortlichkeit über einzelne Hygienemaßnahmen im Gesundheitsbetrieb. Jeweils geeignete Maßnahmen, Desinfektionsmittel etc. richten sich beispielsweise auch nach den anerkannten Desinfektionsmittel und -verfahren der *Deutschen Gesellschaft für Hygiene und Mikrobiologie (DGHM)* bzw. des *Verbunds für Angewandte Hygiene e. V. (VAH)*. Er stellt eine Bündelung wissenschaftliche Fachgesellschaften und Berufsverbände sowie Experten aus den Bereichen Hygiene, Öffentliches Gesundheitswesen und Infektiologie und somit aller Kräfte auf dem Gebiet der angewandten Hygiene dar, um Prüfvorschriften und Bewertungsmöglichkeiten für Verfahren der Dekontamination, Desinfektion, Antiseptik und Sterilisation zu erarbeiten, sowie den Erfahrungsaustausch und die fachübergreifende Kooperation mit relevanten medizinischen und nichtmedizinischen Disziplinen sowie die nationale und internationale Zusammenarbeit zur Abstimmung über Indikation, Toxikologie und Ökologie von Produkten und Maßnahmen der angewandten Hygiene zu pflegen (vgl. Verbund für Angewandte Hygiene 2016, S. 1).

Für die Erstellung der Hygieneplanung enthält das *IfSG* keine detaillierten Vorgaben, sondern überlässt dies weitgehend dem Ermessen des jeweiligen Gesundheitsbetriebs. Der Hygieneplan muss allerdings die innerbetrieblichen Verfahrensweisen zur Infektionshygiene umfassen und auf die Situation im jeweiligen Betrieb angepasst und durch betriebsspezifische Details und Festlegungen ergänzt sein (vgl. Tab. 4.11). Zu berücksichtigen sind dabei auch eventuell vorhandene regionale Regelungen und Landesvorschriften.

Beispiel

Das *Amt für Gesundheit der Stadt Frankfurt a. M.* hat eine Anleitung zur Erstellung eines Hygieneplanes für Arztpraxen mit folgenden, auszugsweise wiedergegebenen Inhalten erstellt (vgl. Hausemann/Heudorf/Hofmann/Jager/Otto 2013, S. 4 ff.):

Tab. 4.11 Auszug aus dem Rahmen-Hygieneplan gemäß § 36 Infektionsschutzgesetz für Alten- und Altenpflegeheime. (vgl. Länder-Arbeitskreis zur Erstellung von Hygieneplänen 2006, S. 33 ff.)

Reinigungs-/Desinfektions-bereich	R D S	Wann?	Womit?	Einwirkzeit/ Konzentration/ Zubereitung	Wie?	Wer?
Hände waschen	R	Zum Dienstbeginn; vor Umgang mit Lebensmitteln; nach dem Essen; bei Ver-schmutzung; nach Toiletten-benutzung; nach Tierkontakt; sonstige Verschmutzungen	Waschlotion in Spendern		Auf die feuchte Haut geben und mit Wasser aufschäumen; Hände gut trocknen	P H
Hände desinfizieren	D	Nach Pflegemaßnahmen, Schmutzarbeiten; nach Kontakt mit infektiösen Bewohnern; nach Kontakt mit Stuhl, mit Urin, infektiösem Material u. a.; nach Ablegen der Schutzhand-schuhe; vor dem Anlegen von Verbänden bzw. Verbands-wechsel; vor Medikamenten-verabreichung; vor Kontakt mit infektionsgefährdeten Bewoh-nern; vor Handhabungen an liegenden Kathetern, Drainage-systemen usw.	Händedesinfekti-onsmittel	Empfehlung des VAH; gebrauchs-fertig	Ausreichende Menge, mind. 3–5 ml auf der trockenen Haut bis zum Ende der Einwirkzeit gut verreiben; bei sichtbarer, grober Verschmutzung diese vorher mit Zellstoff beseitigen	P H
Hände pflegen		Nach dem Waschen	Hautcreme aus Tuben oder Spendern		Auf trockenen Händen gut verreiben	P H

(Fortsetzung)

Tab. 4.11 (Fortsetzung)

Reinigungs-/Desinfektionsbereich	R D S	Wann?	Womit?	Einwirkzeit/Konzentration/Zubereitung	Wie?	Wer?
Kontaminierte Flächen/Gegenstände	R D	Sofort	Flächendesinfektionsmittel	Empfehlung des VAH/Herstellerangaben	Wischdesinfektion nach Entfernung grober Verunreinigungen	P
Arbeitsflächen in Funktionsräumen	R D	Täglich; vor Zubereitung von Injektionen, Infusionen etc.	Flächendesinfektionsmittel	Empfehlung des VAH/Herstellerangaben	Wischdesinfektion	P
In Pflegebereichen: Griffbereich von Bettgestellen, Nachttisch, Tisch, Türklinken, Handläufen	R D	Täglich	Reinigungslösung, Desinfektionsreiniger	Empfehlung des VAH/DGHM/Herstellerangaben		P
Schränke, Türen	R	Wöchentlich	Reinigungslösung		Feuchtreinigung	P
Gemeinschafts-sanitäreinrichtungen: WC-Sitz und Zubehör, Handwaschbecken	R D	Täglich	Desinfektionsreiniger; Flächendesinfektionsmittel	Empfehlung des VAH/Herstellerangaben	Wischdesinfektion	R
Gemeinschaftssanitäreinrichtungen: Badewanne, Dusche, Waschschüsseln, Toilettenstühle	R D	Nach Benutzung	Desinfektionsreiniger; Flächendesinfektionsmittel	Empfehlung des VAH/Herstellerangaben	Wischdesinfektion	R P
Türen und Türklinken im Sanitärbereich	R	Täglich; bei Verschmutzung	Reinigungslösung; Wasser		Feucht reinigen	P
Steckbecken, Urinflaschen	R D	Nach Benutzung	Automat	Herstellerangaben	Thermisch	P

(Fortsetzung)

Tab. 4.11 (Fortsetzung)

Reinigungs-/Desinfektionsbereich		Wann?	Womit?	Einwirkzeit/Konzentration/Zubereitung	Wie?	Wer?
Nackenrollen, Knierollen	R D	Bei Nutzerwechsel	Flächendesinfektionsmittel	Empfehlung des VAH/Herstellerangaben	Wischdesinfektion	P
Fieberthermometer	R	Nach jeder Benutzung	Reinigungslösung	Gebrauchsfertig	Feucht abwischen	P
	D	Nach rektaler Benutzung	Desinfektionsmittel oder tuch	Gebrauchsfertig	Wischdesinfektion	P
Vernebler, Sauerstoff, Befeuchter-, Absaugsysteme (Mehrwegmaterial)	R D (S)	Täglich; bei Bewohnerwechsel	Automat	Empfehlung des VAH/Herstellerangaben	Automat; Sterilisation in der Schwerstpflege	P
Instrumente	R D (S)	Nach Gebrauch	Instrumentendesinfektionsmittel		Automat oder Eintauchverfahren; Sterilisation falls erforderlich	P
Fußböden Zimmer, Korridore usw., glatt	R	Täglich; anlassbezogen	Fußbodenreiniger		Nassreinigung	R
Fußböden Zimmer, Korridore usw., textil	R	Täglich; anlassbezogen	Bürststaubsauger		Staubsauger mit Mikro-/Absolutfilter	R
	R	Abhängig vom Verschmutzungsgrad	Feuchtsaugen		Sprühextraktionsgerät	R
Fußböden Gemeinschafts-sanitäranlagen, Schmutzarbeitsräume	R D	Täglich; anlassbezogen	Desinfektionsreiniger	Empfehlung des VAH/Herstellerangaben	Wischdesinfektion	R
Reinigungsgeräte, Reinigungstücher und Wischbezüge	R	Arbeitstäglich	Desinfektionsmittel, Waschmittel	Gelistetes Verfahren	Waschmaschine (mind. 60 °C), anschließend trocknen	R

R = Reinigung, D = Desinfektion, S = Sterilisation, P = Personal, R = Reinigungskräfte, H = Heimbewohner

- Händehygiene: Händewaschen (Händewaschen/Händepflege – wann; Händewaschen – wie), Hygienische Händedesinfektion (Hygienische Händedesinfektion – wann, Hygienische Händedesinfektion – wie, Anleitung zur hygienischen Händedesinfektion, Hygienische Händedesinfektion – Besonderheiten).
- Chirurgische Händedesinfektion: Chirurgische Händedesinfektion – wann, Chirurgische Händedesinfektion – wie, Chirurgische Händedesinfektion – Besonderheit.
- Hautantiseptik (Hautdesinfektion): Hautantiseptik – wann, Hautantiseptik bei Injektionen, Kapillarblutentnahmen, Venenpunktionen – wie, Hautantiseptik – Besonderheit (Hautantiseptik bei Punktion steriler Körperhöhlen und Arterien/ Legen zentraler Venenkatheter, Hautantiseptik vor operativen Eingriffen/Operationen).
- Flächenreinigung/-desinfektion: Routinemäßige Flächendesinfektion, gezielte Flächendesinfektion (Flächendesinfektion – wann/wo, Flächendesinfektion – wie), Flächendesinfektionsmaßnahmen – Besonderheiten (Flächendesinfektionsmaßnahmen in Eingriffs- und Operationsräumen, desinfizierende Reinigung nach Betriebsende – Endreinigung/-desinfektion, Umgang mit Flächen- und Instrumentendesinfektionsmitteln, Reinigungs- und Desinfektionsplan, Reinigung/Desinfektion von medizinischen Geräten).
- Aufbereitung von Medizinprodukten (Instrumenten): Risikogruppen, Reinigung/ Desinfektion, Spülung und Trocknung (Sachgerechte Aufbereitung – wie, Manuelle Desinfektion/Reinigung, Spülung/Trocknung/Kontrolle/Pflege, Ultraschall – Reinigung/Desinfektion (Besonderheit), Ultraschall – Reinigung/Desinfektion – wie, Maschinelle Aufbereitung, Sterilisation (Verpackung, Sterilisation, Arbeitsanweisung zur Sterilisation, Lagerfristen von Sterilgut).
- Persönliche Schutzmaßnahmen: Arbeitskleidung/Berufskleidung Definition, Schutzkleidung Definition (Bereichskleidung, OP-Kittel/-Abdeckmaterialien, Benutzte Wäsche, Tragen von Schutzhandschuhen – wann, Tragen von sterilen Schutzhandschuhen – wann).
- Umgang mit Medikamenten: Zubereitung von Injektionslösungen, orale Medikamente, Lokal zu applizierende Medikamente.
- Hygienisch-mikrobiologische/-physikalische Routineuntersuchungen.
- Erfassung/Meldung übertragbarer Krankheiten: Meldepflicht für übertragbare Krankheiten.

Die Leitung des Gesundheitsbetriebs trägt die Verantwortung für die Sicherstellung der hygienischen Anforderungen. Die Sicherung der personellen, materiellen, technischen und räumlichen Voraussetzungen hierfür liegt in der Verantwortlichkeit des jeweiligen Trägers. Die Anleitung und Kontrolle wird aufbauorganisatorisch häufig durch einen Hygienebeauftragten oder eine entsprechende Organisationseinheit wahrgenommen, die unter anderem den Hygieneplan zu erstellen und aktualisieren haben, die Meldung von Infektionskrankheiten und -häufungen kontrollieren müssen, die Einhaltung der im Hygieneplan festgelegten Maßnahmen überwachen sollen und die Hygienebelehrungen durchzuführen und zu dokumentieren haben. Auch die Durchführung hygienisch-mikrobiologischer Umgebungsuntersuchungen in Absprache mit dem Gesundheitsamt kann zu ihren Aufgaben gehören. Die Fortbildung nach aktuellen hygienefachlichen Gesichtspunkten wird beispielsweise nach Maßgabe der *Deutschen Gesellschaft für Krankenhaushygiene (DGKH)* durchgeführt.

Beispiel

Das Curriculum für einen Grundkurs für hygienebeauftragte Ärzte umfasst beispielsweise folgende Inhalte (vgl. Deutsche Gesellschaft für Krankenhaushygiene 2016, S. 1):

- Gesetzliche und normative Regelungen zur Krankenhaushygiene,
- Hygienemanagement und Aufgaben des Hygienefachpersonals,
- Nosokomiale Infektionen (klinische, mikrobiologische und epidemiologische Grundlagen),
- Surveillance von nosokomialen Infektionen,
- Ausbruchmanagement,
- Hygienemaßnahmen beim Umgang mit infektiösen Patienten,
- krankenhaushygienische Begehungen, -Analysen und Umgebungsuntersuchungen,
- Verfahrensweisen zur Prävention von nosokomialen Infektionen (ärztlich, pflegerisch, technisch),
- Hygieneanforderungen in verschiedenen Funktions- und Risikobereichen (z. B. OP, Endoskopie, Dialyse),
- Händehygiene,
- Haut-, Schleimhaut- und Wundantiseptik,
- Aufbereitung von Medizinprodukten, Desinfektion, Sterilisation,
- Schutzkleidung und -ausrüstung,
- Anforderungen an Krankenhauswäsche,
- Lebensmittel- und Küchenhygiene,
- Hygieneanforderungen an die Wasserversorgung, Trinkbrunnen, Bäder u. a.,
- Anforderungen an bauliche und technische Ausstattungen zur Prävention nosokomialer Infektionen,
- Anforderungen an die Entsorgung (Abfälle, Abwasser).

Die Hygieneplanung ist jährlich im Hinblick auf ihre Aktualität zu überprüfen und durch Begehungen routinemäßig sowie bei Bedarf zu kontrollieren. Sie muss für alle Mitarbeiter jederzeit zugänglich und einsehbar sein, und sie sind mindestens einmal jährlich hinsichtlich der erforderlichen Hygienemaßnahmen zu belehren.

4.4.3   Organisation von Reinigungs-, Desinfektions- und Sterilisationsarbeiten

Die Organisation der Hygienearbeiten richtet sich überwiegend nach Art und Umfang der medizinischen Leistungserstellung des jeweiligen Gesundheitsbetriebs. Je nachdem, ob es sich beispielsweise um eine Pflegeeinrichtung handelt, in einer Hausarztpraxis nur einfache Diagnosen, in einem MVZ ambulante Eingriffe und Operationen oder aber in einem Krankenhaus der Vollversorgung Organtransplantationen vorgenommen werden, ist der organisatorische Aufwand für Reinigungs-, Desinfektions- und Sterilisationsarbeiten unterschiedlich.

Für die Hygiene bei der **Flächendesinfektion** und -reinigung stellt das *Robert-Koch-Institut (RKI)* Anforderungen, die beispielsweise den Umgang, die Aufbereitung und Aufbewahrung von zum mehrmaligen Gebrauch bestimmter Reinigungs- und Wischtücher umfassen, den Reinigungsvorgang beschreiben (Nassreinigung mit ausreichender Menge des Desinfektionsmittels und Vermeidung von Feuchtreinigen bzw. nebelfeuchtem Wischen) oder den Einsatz von Sprühdesinfektion, den Umgang mit kontaminiertem Material und die Einhaltung der Einwirkzeiten regeln (vgl. Robert-Koch-Institut 2004, S. 52 ff.).

Bei der **Händedesinfektion** stehen beispielsweise der Einsatz von hoch dosierten alkoholischen Präparaten auf Propanol- und/oder Ethanolbasis (Verbesserung der Viruswirksamkeit), von Spendereinrichtungen mit Ellenbogenbedienung sowie eine ausreichende Einwirkzeit im Vordergrund.

Die **Hautdesinfektion** richtet sich nach Ausmaß und Gefährdungsgrad der Eingriffe (invasive Untersuchungen, kleinere invasive Eingriffe, Operationen) und reicht beispielsweise vom Einsatz eines aufgesprühten Antiseptikum's bei eingehenden klinischen Untersuchungen, Injektionen, oder Legen von peripheren Verweilkanülen für Kurzzeitinfusionen, über eine satt aufgetragene Antiseptik bei ausgedehnter primärer Wundversorgung, Interventionen, Punktionen von Gelenken oder Körperhöhlen (hinzu kommt das Tragen steriler Handschuhe, Kittel etc.), der Anwendung von unverdünnt und mit satt getränkten sterilen Stiel-Tupfern aufgetragenen Desinfektionsmittel vor Operationen, bei denen die Haut im Eingriffsgebiet über den gesamten Zeitraum feucht gehalten werden muss, bis hin zu besonderen Anforderungen bei der Desinfektion von talgdrüsenreicher Haut oder Schleimhäuten.

Den größten organisatorischen Aufwand verursacht sicherlich die **Operationsdesinfektion** bei Operationen und anderen invasiven Eingriffen. Nach Angaben des RKI werden dabei die Eingriffe nicht nur nach Ausmaß und Gefährdungsgrad, sondern auch nach Kontaminationsgrad differenziert, die beispielsweise zwischen nicht kontaminierten Regionen (Gr. I) bis hin zu manifest infizierte Regionen (Gr. IV) unterscheiden. Die Anforderungen umfassen beispielsweise die Trennung der Personalschleuse (einschl. Waschbecken, Toiletten) und Patientenübergaben in reine und unreine Seiten, der Einsatz steriler Kittel, sterile Handschuhe, von Haarschutz bzw. Mund- und Nasenschutz, die chirurgische Händedesinfektion, die Zwischendesinfektion patientennaher Flächen, sichtbar kontaminierter Flächen oder des gesamten Fußbodens, die täglich nach Betriebsende vorzunehmende Enddesinfektion aller Räume im Operationsbereich sowie Maßnahmen zur Prävention postoperativer Infektionen im Operationsgebiet (vgl. Robert-Koch-Institut 2000, S. 644 ff.).

Die Anforderungen an die *maschinelle* Desinfektion bzw. Sterilisation beziehen sich hauptsächlich auf den Einsatz von Reinigungs-Desinfektions-Geräten (RDG), Sterilisatoren (Autoklaven), Ultraschallreinigungsgeräten und anderen mehr. Neben der sachgerechten Anwendung (Desinfektion, Spülung, Trocknung, Prüfung auf Sauberkeit, Unversehrtheit, Funktionsprüfung, Sterilisation, Verpackung, Kennzeichnung etc.) nehmen die *Sachkunde* (bei unkritischen Medizinprodukten, wie Stethoskop, EKG-Elektroden, Beatmungsmaske und halbkritischen Produkten, wie Spekulum, flexibles Endoskop, Larynxmaske, Tubus etc.) sowie die *Fachkunde* (bei kritischen Medizinprodukten, wie Wundhaken, chirurgische Pinzetten, Scheren, Endoskopzangen etc.) nach Maßgabe der *Deutschen Gesellschaft für Sterilgutversorgung (DGSV) e. V.* der Mitarbeiter eine wichtige Rolle ein und sind beim organisatorischen Aufwand für die Reinigungs-, Desinfektions- und Sterilisationsarbeiten zu berücksichtigen.

Bei der **Lagerung** desinfizierter bzw. steriler Medizinprodukte sind sachgerechte Lagerbehältnisse (feste Sterilisierbehälter, Container, Klarsichtverpackungen, Sterilisationsvlies etc.) sowie Lagerfristen (bis zu 2 Tagen bei ungeschützter Lagerung, bis zu 6 Monaten bei geschützter Lagerung, bis zu 5 Jahre mit Umhüllung etc.) zu berücksichtigen. Geeignete Lagerbedingungen für Sterilgut sind unter anderem (vgl. Deutsche Gesellschaft für Sterilgutversorgung 2014, S. 197)

- trocken,
- staubgeschützt/staubarm,
- lichtgeschützt,
- geschützt vor Beschädigung,
- geschützt vor mechanischen Einflüssen,
- bei Raumtemperatur (max. 25 °C),
- geschützt vor extremen Temperaturschwankungen,
- getrennt von unsterilen Produkten,
- sauber,
- frei von Ungeziefer.

Zusammenfassung

Neben externen Ordnungsfaktoren, wie beispielsweise Gesetze, Verordnungen und Bestimmungen, benötigt ein Gesundheitsbetrieb wie jedes System, in dem Menschen arbeiten, um Leistungen zu erstellen, eine interne Ordnung der einzelnen Arbeitsabläufe sowie Regeln, die die tägliche Arbeit bestimmen. Die der Aufbauorganisation kommt durch die Zusammenfassung von mehreren Stellen zu hierarchischen Einheiten zustande. Bei der Prozessmodellierung im Gesundheitsbetrieb geht es um die grafische Darstellung der Abläufe, mit den Zielen, die Prozesse zu dokumentieren und Kenntnisse über sie zu erlangen, gleichzeitig aber auch, um neue Organisationsstrukturen einzuführen, Abläufe umzugestalten oder zu straffen und organisatorische Veränderungen zu begleiten. Eine Möglichkeit, die optimale Abfolge und Terminierung der wichtigsten Interventionen zu erreichen, ist die Festlegung klinischer Behandlungspfade. Die Hygieneorganisation nimmt im Gesundheitsbetrieb einen hohen Stellenwert ein, denn hygienegerechtes Arbeiten ist eine wichtige Form der Gesundheitsvorsorge nicht nur für die Patienten, sondern auch für die Mitarbeiter.

Literatur

Arbeitsgemeinschaft der Wissenschaftlichen Medizinischen Fachgesellschaften – AWMF. (Hrsg.). (2012). *Diagnostik und Therapie des Karpaltunnelsyndroms. AWMF Leitlinien-Register Nr. 005/003. Stand: 06/2012.* Düsseldorf: Richter Verlag.
Arbeitsschutzgesetz (ArbSchG) vom 7. August 1996 (BGBl. I S. 1246), zuletzt durch Artikel 427 der Verordnung vom 31. August 2015 (BGBl. I S. 1474) geändert.
Arbeitsstättenverordnung (ArbStättV) vom 12. August 2004 (BGBl. I S. 2179), zuletzt durch Artikel 282 der Verordnung vom 31. August 2015 (BGBl. I S. 1474) geändert.
Becker, H., & Langosch, I. (2002). *Produktivität und Menschlichkeit* (5. Aufl.). Stuttgart: Lucius & Lucius.
Berufsverband Deutscher Anästhesisten – BDA. (2011). Glossar perioperativer Prozesszeiten und Kennzahlen. In Berufsverband Deutscher Anästhesisten (Hrsg.), *Entschließungen, Empfehlungen, Vereinbarungen – EEV* (5. Aufl., S. 681–696). Nürnberg: Perimed Erlangen.
Betghe, J. (2008). *Prozessoptimierung im Krankenhaus – Chance für eine positive Entwicklung.* Mannheim: Präsentationsunterlage.
Betghe, J. (2016). Zeitmarken, Wiesbaden. http://www.op-inside.de/page36/page38/page38.html. Zugegriffen: 10. Apr. 2016.
Biostoffverordnung (BioStoffV) vom 15. Juli 2013 (BGBl. I S. 2514).
Bundesgerichtshof (Hrsg.). (2007). Zur Darlegungs- und Beweislast des Arztes nach den Grundsätzen voll beherrschbarer Risiken bei einem Spritzenabszess des Patienten infolge einer Infektion durch eine als Keimträger feststehende Arzthelferin. Urteil des VI. Zivilsenats vom 20.03.2007. Az VI ZR 158/06. Karlsruhe.
Bundesinstitut für Arzneimittel und Medizinprodukte – BfArM. (Hrsg.). (2016). Hinweis des BfArM und des RKI zu komplex aufgebauten Endoskopen (Duodenoskopen), deren Aufbereitung und damit verbundenen Infektionsrisiken. Stand: 17.07.2015, Bonn. https://www.bfarm. de/SharedDocs/Risikoinformationen/Medizinprodukte/DE/bfarm_rki_aufbereitung_endoskop. html. Zugegriffen: 10. Apr. 2016.
Deutsche Gesellschaft für Krankenhaushygiene – DGKH. (Hrsg.). (2016). Curriculum für einen Grundkurs für hygienebeauftragte Ärzte, Berlin. http://www.krankenhaushygiene.de/pdfdata/ weiterbildung/curriculum_grundkurs_hygienebeauftragter_aerzte.pdf. Zugegriffen: 09. Apr. 2016.
Deutsche Gesellschaft für Sterilgutversorgung – DGSV. (Hrsg.). (2016). Über uns, Wustermark. http://www.dgsv-ev.de/conpresso/_rubric/index.php?rubric=%DCber+uns. Zugegriffen: 10. Apr. 2016.
Deutsche Gesellschaft für Sterilgutversorgung – DSGV. (2014). Empfehlung zur Lagerdauer für sterile Medizinprodukte – Empfehlung des Fachausschusses für Qualität (85). *Zentralsterilisation, 22*(3), 197–198.

Deutsches Institut für Normung – DIN. (Hrsg.). (2016). DIN-Normenausschuss Medizin (NAMed), Berlin. http://www.din.de/de/mitwirken/normenausschuesse/named. Zugegriffen: 10. Apr. 2016.

Diemer, M. (2009). Ökonomisches Denken und medizinische Verantwortung – Voraussetzung für ein effizientes OP-Management. In J. Ansorg, M. Diemer, J. Heberer, E. Tsekos, & W. Von Eiff (Hrsg.), *OP-Management* (2. Aufl., S. 5–8). Berlin: Medizinisch Wissenschaftliche Verlagsgesellschaft.

Fleischer, W. (2012). Change Management – Veränderungsprozesse erfolgreich gestalten. *Deutsches Ärzteblatt, 109*(10), 501–502.

Frodl, A. (2011). *Organisation im Gesundheitsbetrieb.* Wiesbaden: Gabler.

Gadatsch, A. (2013). *IT-gestütztes Prozessmanagement im Gesundheitswesen – Methoden und Werkzeuge für Studierende und Praktiker.* Berlin: Springer.

Hausemann, A., Heudorf, U., Hofmann, H., Jager, E., Otto, U. (2013). Anleitung zur Erstellung eines Hygieneplanes für Arztpraxen. Stadt Frankfurt a.M. – Amt für Gesundheit/ Abteilung Medizinische Dienste und Hygiene (Hrsg). Frankfurt a. M.: Heudorf.

Hellmann, W. (2010). Klinische Pfade und Behandlungspfade – Einführung und Überblick. In W. Hellmann & S. Eble (Hrsg.), *Ambulante und Sektoren übergreifende Behandlungspfade* (S. 3–58). Berlin: Medizinisch Wissenschaftliche Verlagsgesellschaft.

Infektionsschutzgesetz (IfSG) vom 20. Juli 2000 (BGBl. I S. 1045), durch Artikel 6a des Gesetzes vom 10. Dezember 2015 (BGBl. I S. 2229) geändert.

Kirchner, M., & Knoblich, J. (2013). Facility Management im Krankenhaus. In J. Debatin, A. Ekkernkamp, B. Schulte, & A. Tecklenburg (Hrsg.), *Krankenhausmanagement Strategien, Konzepte, Methoden* (2. Aufl., S. 691–708). Berlin: Medizinisch Wissenschaftliche Verlagsgesellschaft.

Klinikum Itzehoe. (Hrsg.). (2016). Organigramm. Stand: 03/2016, Itzehoe. https://www.klinikum-itzehoe.de/fileadmin/media/Obere_Metanavigation/Wir_ueber_uns/Organisationsstruktur/2016-03-01_Organigramm_Klinikum_neu.pdf. Zugegriffen: 30. März 2016.

Knorr, K., Calzo, P., Röhrig, S., Teufel, S. (2016). Prozessmodellierung im Krankenhaus. Präsentationsunterlage, Zürich. http://wi99.iwi.uni-sb.de/Folien/Sek05_Knorr.PDF. Zugegriffen: 01. Apr. 2016.

Länder-Arbeitskreis zur Erstellung von Hygieneplänen. (Hrsg.). (2006) Rahmen-Hygieneplan für Alten- und Altenpflegeheime. Potsdam.

Medizinprodukte-Betreiberverordnung (MPBetreibV) in der Fassung der Bekanntmachung vom 21. August 2002 (BGBl. I S. 3396), zuletzt durch Artikel 3 der Verordnung vom 11. Dezember 2014 (BGBl. I S. 2010) geändert.

Medizinproduktegesetz (MPG) in der Fassung der Bekanntmachung vom 7. August 2002 (BGBl. I S. 3146), zuletzt durch Artikel 278 der Verordnung vom 31. August 2015 (BGBl. I S. 1474) geändert.

MVZ am Klinikum Passau GmbH. (Hrsg.). (2016). Organigramm, Passau. http://www.mvz-klinikum-passau.de/fileadmin/MVZ/download/OrganigrammMVZneu.pdf. Zugegriffen: 30. März 2016.

Robert-Koch-Institut – RKI. (Hrsg.). (2016). Empfehlungen der Kommission für Krankenhaushygiene und Infektionsprävention (KRINKO), Berlin. http://www.rki.de/DE/Content/Infekt/Krankenhaushygiene/Kommission/kommission_node.html. Zugegriffen: 10. Apr. 2016.

Robert-Koch-Institut – RKI. (2000). Anforderungen an die Hygiene bei Operationen und anderen invasiven Eingriffen – Empfehlungen der Kommission für Krankenhaushygiene und Infektionsprävention. In Robert-Koch-Institut –RKI (Hrsg.), *Bundesgesundheitsblatt – Gesundheitsforschung -Gesundheitsschutz* (S. 644–648). Berlin: Springer.

Robert-Koch-Institut – RKI. (Hrsg.). (2004). Anforderungen an die Hygiene bei der Reinigung und Desinfektion von Flächen – Empfehlungen der Kommission für Krankenhaushygiene und Infektionsprävention. *Bundesgesundheitsblatt – Gesundheitsforschung -Gesundheitsschutz 47,*:51–61 10.1007/s00103-003-0752-9. (S. 51–61). Berlin: Springer.

Scholz, A. (2016). *Die Lean-Methode im Krankenhaus* (2. Aufl.). Wiesbaden: Gabler.

Städtisches Klinikum Karlsruhe. (Hrsg.). (2008). Ausschreibung Kompetenzzentrum Kopf – 2. BA, Planung der Technischen Gebäudeausrüstung für den Erweiterungsbau und den Verbindungsbau, Karlsruhe. http://www.competitionline.com/de/ausschreibungen/14467. Zugegriffen: 30. März 2016.

Technische Regel für Biologische Arbeitsstoffe TRBA 250 – Biologische Arbeitsstoffe im Gesundheitswesen und in der Wohlfahrtspflege -. Ausgabe: November 2003 (BArbBl. 11/2003 S. 53, zuletzt geändert GMBl Nr. 15–20 vom 25. April 2012, S. 380).

Verbund für Angewandte Hygiene. (Hrsg.). (2016). Der VAH, Bonn. http://www.vah-online.de/index.php?page=der-vah. Zugegriffen: 09. Apr. 2016.

Betriebliche Leistungserstellung

5

5.1 Theorie der Leistungserstellung im Gesundheitsbetrieb

5.1.1 Externe Faktoren im Faktorensystem der Leistungserstellung

Einerseits lässt sich die Leistungserstellung im Gesundheitsbetrieb (Behandlungsleistungen, Pflegeleistungen, Patientenserviceleistungen etc.) als eine **Phase** des betrieblichen Prozesses definieren, die zwischen der Beschaffung der Einsatzfaktoren (medizinisches Personal, medizinische Verbrauchsmaterialien etc.) und der Absatzwirtschaft (beispielsweise das Marketing von Gesundheitsbetrieben) angesiedelt ist. Andererseits stellt die Leistungserstellung wie jedes betriebliche Geschehen einen **Faktorkombinationsprozess** dar, bei dem die Einsatzfaktoren zum Zwecke der Leistungserstellung miteinander kombiniert werden (vgl. Abb. 5.1).

Der Faktoreneinsatz beim **Input** erschöpft sich nicht auf Repetierfaktoren bzw. Bestandsfaktoren wie beispielsweise Betriebs- und Heilmittel, sondern wird durch den *dispositiven* Faktor (Planung, Leitung, Organisation, Kontrolle) im Rahmen der menschlichen Arbeit ergänzt. Er spielt gerade im Gesundheitsbetrieb eine wichtige Rolle, da er auf den Faktorkombinationsprozess gestalterisch einwirkt und ihn wesentlich beeinflusst. Vereinfacht ausgedrückt: Der Behandlungserfolg hängt wesentlich von den Entscheidungen des Arztes über den Einsatz von medizinischen Betriebs- und Heilmitteln ab.

Eine mindestens ebenso große Bedeutung erlangt die Einbeziehung eines **Externen Faktors** als Abnehmer der erstellten Leistung im Gesundheitsbetrieb: Der Patient. Er entzieht sich weitestgehend einer von ihm unabhängigen Disponierbarkeit im Faktorkombinationsprozess, die im Falle der medizinischen Betriebs- und Heilmittel und der menschlichen Arbeit in der Regel gegeben ist.

© Springer Fachmedien Wiesbaden GmbH 2017
A. Frodl, *Gesundheitsbetriebslehre*, DOI 10.1007/978-3-658-16564-2_5

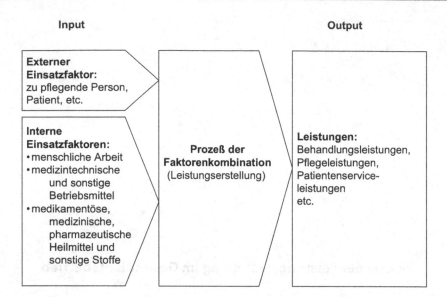

Abb. 5.1 Faktorenkombination im Leistungserstellungsprozess des Gesundheitsbetriebs

---

Beispiel

Hinreichend bekannt ist beispielsweise die von *T. Parsons* (1902–1979) vorgenom-
mene Beschreibung der passiven und aktiven Rolle des Patienten als externen,
menschlichen Faktor und damit als Nachfrager bei der Erstellung von Gesundheitsleistungen im Rahmen der Arzt-Patienten-Beziehung. In neueren medizinsoziologi-
schen Forschungen wird von weiteren nicht-medizinischen Einflussfaktoren ärztlicher
Entscheidungsprozesse ausgegangen, die neben Patientenmerkmalen und ärztlichen
Merkmalen auch von Merkmalen des jeweiligen Gesundheitssystems abhängen (vgl.
Von dem Knesebeck 2009, S. 33 f.).

Der **Output** des Faktorkombinationsprozesses im Gesundheitsbetrieb, die Behandlungs-,
Pflege-, Patientenservice- und sonstigen Leistungen, ist somit weitestgehend abhängig
von der zeit- und mengenmäßigen Nachfrage des Patienten als Externen Faktor. Diese
Nachfrage ist mit großen Unsicherheiten verbunden und birgt die Gefahr, dass vorgehal-
tene und bereitgestellte Leistungen (Notdienste, Rufbereitschaften, Sprechstunden etc.)
ungenutzt bleiben und sogenannte Leerkosten verursachen. Andererseits stellt der medizinische Bereitschaftsdienst an sich eine gewünschte Leistung dar, die auch unabhängig
von ihrer Nutzung und Auslastung betrachtet werden kann und muss.

Ferner schließt der Output beispielsweise auch die Veränderung oder Erhaltung des
Gesundheitszustandes des Patienten ein, denn eine Behandlungsleistung ist in der Regel
erst dann beendet, wenn der gewünschte Zustand eingetreten ist, oder sie kann dauerhaft
erforderlich sein (chronische Erkrankungen, Pflegefälle etc.).

Beispiel

In anderen Faktorensystemen (vgl. Seelos 2012, S. 174 f.) werden beispielsweise materielle und immaterielle Güter als gesundheitsbetriebliche Produktionsfaktoren bezeichnet, die miteinander kombiniert werden, um die angestrebte Gesundheitsleistung zu realisieren. Als interne Produktionsfaktoren werden diejenigen bezeichnet, über die der Gesundheitsbetrieb autonom verfügen kann (betriebliche Entscheidungsinstanzen, Planung, Organisation, Kontrolle, Betriebs-, Hilfsstoffe, Rohstoffe, Betriebsmittel, objektbezogene Arbeitsleistungen, natürliche Umwelt, Informationen, Rechte auf materielle und immaterielle Güter, Dienstleistungen Dritter, legale Faktoren, Geld, Darlehenswerte, Beteiligungswerte). Als externe Produktionsfaktoren gelten diejenigen, die aus der gesundheitsbetrieblichen Umwelt in den Produktionsprozess gelangen und durch den Gesundheitsbetrieb nicht disponierbar sind (Untersuchungsgut, Informationen, Rechte auf materielle und immaterielle Güter, Patienten, Auszubildende).

5.1.2 Produktivität im Gesundheitsbetrieb

Die **Produktivität** zählt sicherlich zu den umstrittensten Begriffen im gesamten Gesundheitswesen. Im Allgemeinen wird sie mit dem Verhältnis von Output zu Input als Quotient der einander zahlenmäßig gegenübergestellten Größen wiedergegeben (vgl. Abb. 5.2).

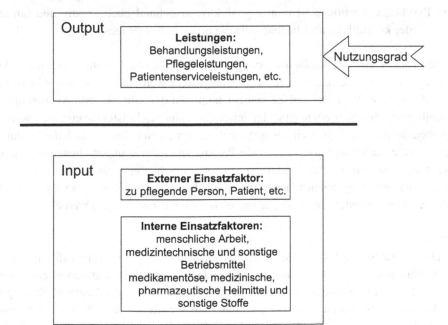

Abb. 5.2 Produktivitätsbegriff des Gesundheitsbetriebs

Bei dieser Art der Betrachtung würden jedoch alle Einsatzfaktoren *gemeinsam* einen Beitrag zu einer Erhöhung des gesundheitsbetrieblichen Outputs liefern und eine verursachungsgerechte Zuordnung einzelner Faktoren auf die Leistungsverbesserung wäre nicht möglich.

Im Vergleich zu produzierenden Betrieben, bei denen der technische Fortschritt oder hoher Kapitaleinsatz relativ leicht einen Produktivitätszuwachs bewirken können, überwiegt in Gesundheitsbetrieben zudem der menschliche Arbeitseinsatz, was bei vergleichsweise langwierigen medizintechnologischen oder pharmazeutischen Entwicklungen in der Regel auch nur verzögerte bzw. geringere Produktivitätszuwächse bedeuten kann. Ferner erscheint ein Produktivitätszuwachs auch nur dann sinnvoll, wenn dieser ohne Verluste bei der Behandlungsqualität zu erzielen ist.

Beispiel

Beispielsweise lassen sich in der psychiatrischen Krankenpflege hinsichtlich des Produktivitätsbegriffs folgende Hypothesen aufstellen (Krause 2015, S. 2):

- „Die traditionelle Input-Output-Rechnung wird der Pflege nicht gerecht.
- Die derzeitigen unechten Produktivitätsberechnungen haben Fehlanreize (Personalentlassungen anstatt Prozessoptimierungen).
- Produktivitätskennzahlen sollten den passgenauen Personaleinsatz und Personalmix positiv zum Ausdruck bringen.
- Produktivitätskennzahlen sollten Effizienz und Effektivität widerspiegeln.
- Psychiatrische Pflege ist immer produktiv, manchmal auch kreativ und hin und wieder konstruktiv, aber bedauerlicherweise nicht immer messbar."

Da der Patient eine Behandlungsleistung beispielsweise von einem bestimmten Arzt erbracht haben möchte, kann auch nicht sichergestellt werden, dass sich der Input hinsichtlich Qualität, Mengen- und Zeiteinsatz homogen darstellt, da jede Arbeitskraft im Gesundheitsbetrieb über ein unterschiedliches, individuelles Leistungsvermögen verfügt.

Neben der individuellen Beeinflussung durch den Externen Faktor ist auch der Nutzungsgrad der bereitgestellten Leistungen in die Produktivitätsüberlegungen einzubeziehen. Mit einer Steigerung ungenutzter Leistungen würde sich schließlich auch eine rechnerische Produktivitätserhöhung erzielen lassen, dies wäre aber weder im Sinne des Gesundheitsbetriebs, noch des Patienten, der diese Leistungen ja auch nicht nachfragen würde.

Beispiel

„Die effiziente Gestaltung des Transformationsprozesses ist für profit- und nicht profitorientierte Organisationen im Gesundheitswesen gleichermaßen erstrebenswert. Eine Erhöhung der Effizienz kann den Gewinn bzw. die Rentabilität steigern oder finanzielle Spielräume für Unternehmen schaffen, die andere Zielsetzungen verfolgen (z. B. Erfüllung eines öffentlichen Interesses oder einer christlichen Mission, Bedarfsdeckung, Image)" (Busse 2013, S. 12).

Versucht man nun eine Antwort auf die Frage zu finden, wie sich dennoch die Produktivität im Gesundheitsbetrieb ohne Qualitätsabnahme und trotz begrenzter Einflussmöglichkeiten auf die menschliche Arbeit als Einsatzfaktor und dem Externen Einsatzfaktor „Patient" steigern lässt, so ergeben sich folgende Ansatzpunkte:

- Stärkere „Einbeziehung" des Patienten in den Behandlungsprozess (beispielsweise durch frühestmögliche Entlassung aus dem Krankenhaus und Nutzung der häuslichen Regenerationsmöglichkeiten, verstärkte Prophylaxe, Erhöhung des Patientenanteils an Rehabilitationsprozessen, verstärkte Nutzung von E-Health-Instrumenten, statt Vor-Ort-Präsenz in der Arztpraxis etc.): Dadurch werden „Aktivitäten" von dem Gesundheitsbetrieb auf den Patienten verlagert, was zudem die Unsicherheit hinsichtlich des Nutzungsgrads reduziert. In Bezug auf die Produktivität bedeutet dies eine Umschichtung von den internen Einsatzfaktoren hin zum Externen Faktor bei insgesamt gleich bleibenden Input und einer beabsichtigten Erhöhung des Outputs.
- Verbesserung der Mitarbeiterentwicklung durch Verbesserung ihrer Fähigkeiten und Fertigkeiten, sowie das Schließen von Wissenslücken und den Ausgleich von Informationsdefiziten: Dadurch wird die menschliche Arbeit auf der Inputseite aufgewertet, was sich durch eine Verringerung des Arbeitseinsatzes, von Arbeitsmengen und -zeiten bei gleich bleibendem Leistungsumfang ausdrücken kann.
- Maßnahmen zur Prozessoptimierung (beispielsweise durch schlankere Abläufe, Vermeidung von Doppeluntersuchungen, Entlastung der Ärzte von Dokumentationsaufgaben etc.) Dadurch wird die menschliche Arbeit als Einsatzfaktor auf der Inputseite entlastet, was wiederum zu einer Verringerung des Faktoreinsatzes führen kann.
- Verstärkte Berücksichtigung der medizintechnologischen Entwicklung durch Anwendung zeitgemäßer Behandlungsmaßnahmen, fortschrittlicher Heilmittel und neuer Medizintechnik. Auch dadurch wird auf der Inputseite der Betriebsmitteleinsatz optimiert und die menschliche Arbeitskraft als Einsatzfaktor entlastet.

5.1.3   Theorie der Leistungserstellungsfunktionen

Leistungserstellungsfunktionen im Gesundheitsbetrieb weisen eine hohe Individualität auf, weswegen sich die Aufstellung einer mathematisch formulierten Input-Output-Beziehung, vergleichbar einer Produktionsfunktion, als schwierig erweist. Ebenso problematisch erscheint es, die Gültigkeit der betriebswirtschaftlichen Produktionstheorie, die für die Sachgütererstellung formuliert wurde, ohne weiteres auf die Leistungserstellung im Gesundheitsbetrieb zu übertragen.

Beispiel

Die klassischen betriebswirtschaftlichen Produktionsfunktionen drücken Zusammenhänge zwischen den Einsatzmengen betrieblicher Produktionsfaktoren und den damit erzeugten Leistungsmengen aus, wobei sie nach *E. Gutenberg* (1897–1984) von frei variierbaren Faktoreinsatzmengen ausgehen (Typ A) oder von limitierten Einsatzfaktoren (Typ B). Bei einem Krankenhaus ergeben sich beispielsweise folgende Determinanten:

- Technische Limitierung: Es bestehen zwischen der Leistungsmenge und den für die Leistungserstellung erforderlichen Einsatzfaktoren feste Relationen (z. B. Pflegeaufwand je Patient, Medikationsmenge, Strahlendosierung etc.).
- Scheinsubstitutionalität: Es bestehen nur begrenzte Möglichkeiten zum Austausch von Einsatzfaktoren, da mitunter die Qualität und/oder Quantität der konstant gehaltenen Faktoren variiert (z. B. Einsatz von Pflegehilfs- statt Fachpersonal mindert unter Umständen die pflegerische Gesamtleistung).

Zusammenfassend charakterisiert insbesondere die von *E. Heinen* (1919–1996) entwickelte Produktionsfunktion vom Typ C gesundheitsbetriebliche Prozesse, da sie unter anderem zusätzlich technische Einflussfaktoren, gemischt limitationale-substitutionale Faktorbeziehungen und mehrstufige Prozesse berücksichtigt (vgl. Eichhorn 2008, S. 89 f.).

Die Leistungserstellung im Gesundheitsbetrieb befasst sich mit allen Maßnahmen zur Erhaltung, Stabilisierung und Wiederherstellung der Gesundheit, worunter alle medizinischen Untersuchungs- und Behandlungsmaßnahmen, aber auch Maßnahmen der Pflege, der Rehabilitation und Vorbeugung zu verstehen sind. Während präventive Maßnahmen und Leistungen (Vorsorgeuntersuchungen, Dentalhygiene, Sehschule etc.) weitestgehend planbar sind, handelt es sich bei Maßnahmen im Rahmen von Akut-Versorgungen oder aus Anlass von gesundheitlichen Beschwerden um Leistungen, die einen verringerten Planbarkeitsgrad aufweisen bzw., zumindest was den Zeitpunkt der Inanspruchnahme dieser Leistungen betrifft, sogar nicht-planbar sein können.

Der **Diagnostik** kommt bei der Leistungserstellung im Gesundheitsbetrieb eine besondere Aufgabe zu: Sie umfasst die genaue Zuordnung von Zeichen, Befunden oder Symptomen durch Anamnese, Funktionsuntersuchungen, Sonografie, Endoskopie, Druckmessungen, Laboranalytik von Blutwerten, bildgebende Verfahren (beispielsweise durch Röntgendiagnostik, Computertomografie (CT), Magnetresonanztomografie (MRT) etc.) zu einem Krankheitsbild oder einer Symptomatik und liefert Informationen über den Gesundheitszustand des Patienten bzw. erforderliche Behandlungsaktivitäten.

Auf der Grundlage der Diagnoseergebnisse können zum einen Maßnahmen der **Prophylaxe** ergriffen werden, um Krankheiten vorzubeugen:

- Verbesserung des allgemeinen Gesundheitszustands und Vermeidung der Entstehung von Krankheiten (primäre Prophylaxe beispielsweise durch Impfungen zum Schutz von Infektionskrankheiten),

- Früherkennung von Krankheiten und möglichst frühzeitige Behandlung (sekundäre Prophylaxe beispielsweise durch Krebsvorsorge),
- Vorbeugung vor Rückfallerkrankungen, Vermeidung von Folgestörungen, Linderung chronischer Erkrankungen (tertiäre Prophylaxe beispielsweise durch Rehabilitation).

Andererseits liefert die Diagnose die Grundlage für die **Therapie** und damit Behandlungsmaßnahmen wie beispielsweise die direkte Einwirkung auf den Patientenkörper im Rahmen der Chirurgie, die Medikamentenverabreichung in der Inneren Medizin, die Physiotherapie, Psychotherapie, Ergotherapie, Pharmakotherapie, Chemotherapie, Strahlentherapie, Lichttherapie und vieles andere mehr, um die Heilung, Beseitigung oder Linderung der Krankheitssymptome und die Wiederherstellung der Körperfunktionen zu erreichen.

Versteht man alle Maßnahmen im Rahmen von Diagnostik, Prophylaxe und Therapie leistungstheoretisch als Kombinationsprozess von *internen* und *externen* Einsatzfaktoren, so lässt sich ein leistungstheoretisches **Modell** aufstellen. Es besteht aus einer Anzahl von Teilfunktionen, da es aufgrund der Heterogenität der unterschiedlichen Diagnose-, Prophylaxe- und Therapieaktivitäten, der Vielfältigkeit von medizinischen Heil- und Betriebsmitteln, der möglichen Qualitätsunterschiede menschlicher, medizinischer Arbeit sowie der Patienten, mit ihrer individuellen Befund- und Krankheitssituation, kaum möglich ist, eine *einheitliche* Leistungserstellungsfunktion zu formulieren. Daher wird für jede (Behandlungs-)Maßnahme im Rahmen der Leistungserstellung, die sich an den Patienten richtet und sich von anderen qualitativ unterscheidet, eine eigene Teilfunktion formuliert (vgl. Tab. 5.1).

Da im Rahmen von Diagnostik, Prophylaxe und Therapie in der Regel jeweils auch mehrere Diagnostik-, Prophylaxe- und Therapieleistungen erstellt werden, ist die Anzahl der Teilfunktionen auch wesentlich höher, wobei jede einzelne Funktion eine genau definierte Faktorkombination darstellt, deren Input aus dem mengenmäßigen Verzehr der Einsatzfaktoren und deren Output aus einer Leistungseinheit besteht.

Tab. 5.1 Modell der Leistungserstellungsfunktionen im Gesundheitsbetrieb

Leistungen Patienten	Diagnostik D	Prophylaxe P	Therapie T	...	n
1	LF_{D1}	LF_{P1}	LF_{T1}	...	LF_{n1}
2	LF_{D2}	LF_{P2}	LF_{T2}	...	LF_{n2}
3	LF_{D3}	LF_{P3}	LF_{T3}	...	LF_{n3}
...	...	...	...	...	...
i	LF_{Di}	LF_{Pi}	LF_{Ti}	...	LF_{ni}

LF = Leistungserstellungsfunktion

5.2   Gestaltung von medizinischen Leistungen

5.2.1 Überbetriebliche Gesundheitsforschung als Gestaltungsgrundlage

Die Gestaltung medizinischer Leistungen des Gesundheitsbetriebs basiert weitestgehend auf den Erkenntnissen des Patientenmarktes und dem Entwicklungsstand in der medizinischen Forschung. Festzulegen sind unter anderem, welche Behandlungs- oder Pflegeleistungen in welcher Form und Qualität angeboten werden sollen. Sofern es sich um Leistungen handelt, die nicht im Rahmen der GKV liquidiert werden, kann der Preis ein weiteres Gestaltungsmerkmal sein (vgl. Frodl 2014, S. 40 ff.).

Es ist dabei notwendig, sich ändernden Patientenwünschen und Anforderungen des Patientenmarktes durch Leistungsinnovationen und -variationen anzupassen und sich den Erkenntnissen der Gesundheitsforschung zu bedienen.

Die **Gesundheitsforschung** wird in der Regel nicht von einzelnen Gesundheitsbetrieben zum Zwecke der Entwicklung neuer Leistungsangebote durchgeführt, sondern durch eine Vielzahl von Einrichtungen, die beispielsweise unterstützt werden von der

- *Deutschen Forschungsgemeinschaft (DFG),*
- *Max-Planck-Gesellschaft (MPG),*
- *Fraunhofer-Gesellschaft (FhG),*
- *Helmholtz-Gemeinschaft (HGF),*
- *Wissenschaftsgemeinschaft Gottfried Wilhelm Leibniz (WGL).*

Sie bilden und fördern zusammen mit Stiftungen, Pharmaunternehmen, dem Bund, den Ländern mit ihren Universitäten und vielen anderen mehr die deutsche Forschungslandschaft (vgl. Tab. 5.2).

Gerade die wissenschaftlichen Erkenntnisse der letzten Jahre in den molekularen Lebenswissenschaften haben neue, innovative Therapieansätze ermöglicht, die ein großes Potenzial für eine rationale Behandlung auf der Basis der zugrunde liegenden

Tab. 5.2 Geförderte Zentren und Institute der Gesundheitsforschung in Deutschland (vgl. Bundesministerium für Bildung und Forschung 2016a, S. 1)

Zentrum	Aufgaben
Deutsches Zentrum für Neurodegenerative Erkrankungen (DZNE)	Am DZNE wird an insgesamt 8 Standorten versucht, Erkenntnisse der modernen Neurobiologie in neue Ansätze zur Diagnose und Behandlung von neurodegenerativen Erkrankungen umzusetzen. Auch die Erforschung neuer Pflege- und Versorgungskonzepte ist ein wichtiger Schwerpunkt

(Fortsetzung)

Tab. 5.2 (Fortsetzung)

Zentrum	Aufgaben
Deutsches Zentrum für Diabetesforschung (DZD)	Molekularbiologische Methoden und klinische Marker erlauben es zunehmend, bei Menschen mit Diabetes mellitus oder hohem Diabetesrisiko Subgruppen zu bilden. Gegenstand der Arbeiten in 5 Forschungseinrichtungen ist es, wie die optimale Prävention und Therapie bei den Betroffenen aussieht
Deutsches Zentrum für Infektionsforschung (DZIF)	In 27 Einrichtungen an 7 Standorten versucht die Forschung, zu klären, wie bestimmte Krankheitserreger die Zellen und Organe des menschlichen Körpers schädigen. Epidemiologische Studien und klassische Feldforschungen geben Auskunft über die Ausbreitung einzelner Keime, ihrer Wirtsorganismen und Überträger. In der pharmazeutischen Infektionsforschung geht es vor allem darum, neue Antibiotika zu identifizieren. Die Präventionsforschung konzentriert sich einerseits auf die Eindämmung lokaler Epidemien, andererseits auf die Entwicklung effektiver und sicherer Impfstoffe
Deutsche Konsortium für Translationale Krebsforschung (DKTK)	An 8 Standorten werden insbesondere Signalwege in der Krebsentstehung, die Molekulardiagnostik, Krebsimmunologie und Immuntherapien bei Krebs, Stammzellen, Strahlentherapie und Bildgebung, das Phänomen der Behandlungsresistenz und Prävention und Früherkennung erforscht
Deutschen Zentrum für Herz-Kreislauf-Forschung (DZHK)	Die Forschungsprogramme widmen sich in 26 Einrichtungen an 7 Standorten den Themen Gefäßerkrankungen, erbliche und entzündliche Herzerkrankungen, Herzversagen, Herzrhythmusstörungen, kardiovaskuläre Prävention und bildgebende Verfahren des Herzens
Deutsches Zentrum für Lungenforschung (DZL)	In 18 Einrichtungen an 5 Standorten stehen folgende Themen im Zentrum der Forschung: Asthma und Allergien, die chronisch-obstruktive Lungenerkrankung (COPD), die zystische Fibrose (Mukoviszidose), die Lungenentzündung, die diffus-parenchymatösen Lungenerkrankungen, der Lungenhochdruck, das Atemnotsyndrom und der Lungenkrebs

biologischen Mechanismen versprechen. Derartige Therapieverfahren grenzen sich weitestgehend von etablierten Verfahren ab, bei denen beispielsweise strahlentherapeutische, pharmakologische oder chirurgische Methoden angewendet werden. Auf zellulärer und molekularer Basis lassen sich bislang unerschlossene Krankheitsprozesse entschlüsseln. Darüber hinaus werden neuartige Therapieverfahren ermöglicht, die beispielsweise auf biotechnologisch gewonnenen Nukleinsäuren oder Proteinen aufbauen. Gleichzeitig werden durch die spezifischere Wirkungsweise dieser Therapieansätze Bestrebungen unterstützt, nebenwirkungsärmere Behandlungsmethoden zu entwickeln.

Neuentwickelte medizinische Behandlungsverfahren können somit auf einer Vielzahl von Forschungsschwerpunkten der überbetrieblichen Gesundheitsforschung aufbauen (vgl. Tab. 5.3).

Ziel der Gestaltung medizinischer Leistungen des Gesundheitsbetriebs ist somit auf der Grundlage der Erforschung der Ursachen und Entstehungsprozesse von Krankheiten

Tab. 5.3 Forschungsprogramm der Gesundheitsforschung in Deutschland (vgl. Bundesministerium für Bildung und Forschung 2016b, S. 1)

Aktionsfeld	Beschreibung
Gebündelte Erforschung von Volkskrankheiten	Die Zahl der Menschen wächst, die an Volkskrankheiten wie Krebs, Herz-Kreislauf-, Stoffwechsel-, Infektions-, Lungen- oder neurodegenerativen Erkrankungen sowie an psychischen, muskuloskelettalen oder allergischen Erkrankungen leiden. Ziel ist es, den Translationsprozess, bei dem Ergebnisse aus der Grundlagen- und der klinischen Forschung in die medizinische Regelversorgung gelangen und Patienten von ihnen profitieren, zu beschleunigen
Individualisierte Medizin	Unterstützung der Entwicklung von Diagnostika und Therapeutika entlang des Innovationsprozesses von der lebenswissenschaftlichen Grundlagenforschung über die präklinische und klinisch-patientenorientierte Forschung bis zur Marktreife, auf der Basis des Verständnisses grundlegender Krankheitsmechanismen und einer auf die individuellen Bedürfnisse und Voraussetzungen zugeschnittenen Medizin
Präventions- und Ernährungsforschung	Aktionsplan, der die Forschungsförderung zu allen für Präventions- und Ernährungsforschung relevanten Ansätzen – von der Epigenetik bis zur Epidemiologie – zusammenführt und interdisziplinär verknüpft
Versorgungsforschung	Aufbau einer leistungsstarken deutschen Versorgungsforschung und Gesundheitsökonomie, mit Patientenorientierung und Patientensicherheit im Mittelpunkt

(Fortsetzung)

Tab. 5.3 (Fortsetzung)

Aktionsfeld	Beschreibung
Gesundheitswirtschaft	Erhöhung der Innovationskraft der Gesundheitswirtschaft als eines der großen Wachstumsfelder, die neben der Arzneimittelindustrie, der Biotechnologie sowie der Medizintechnik auch die Versorgung mit medizinischen Dienstleistungen umfasst, wobei z. B. mit der Telemedizin neue Dienstleistungsformen entstehen
Gesundheitsforschung in internationaler Kooperation	Stärkung der Internationalisierung der Gesundheitsforschung durch den gemeinsamen Aufbau von Forschungsinfrastrukturen, Verknüpfung von Forschenden und Institutionen über Grenzen hinweg und internationale Koordinierung von Forschungsprogrammen

die Bekämpfung von Krankheitssymptomen durch eine effektive Diagnostik und Therapie, zum Schutz der Bevölkerung, zur Krankheitsvermeidung und zur Wiederherstellung der Gesundheit.

5.2.2 Normierung und Standardisierung bei der medizinischen Leistungserststellung

Mit Normierung und Standardisierung bei der medizinischen Leistungserststellung im Gesundheitsbetrieb wird versucht, Beiträge zur Qualitätsverbesserung von Behandlungen, Erhöhung der Patientensicherheit, Verringerung von Über- und Unterversorgung im Gesundheitssystem und zur Gesundheitsökonomie zu leisten. Unter **Standardisierung** wird dabei die Vereinheitlichung von medizinischen Begriffen, Bezeichnungen, Behandlungsverfahren etc. verstanden. Als **Normierung** wird dabei die Vereinheitlichung von einzelnen Medizinprodukten, Teilen davon oder bestimmte Vorgehensweisen bezeichnet.

Der Weg einer Vereinheitlichung ist in der Medizin nicht unumstritten. Einerseits ist die Setzung von Standards oder Normen ein Ausdruck der medizinischen Selbstregulierungskompetenz, aufgrund der besonderen Sach- und Fachkunde des freien ärztlichen Berufs, der neben der Therapiefreiheit auch die allgemeine berufliche Handlungsfreiheit beinhaltet. Das Handeln hat sich am Allgemeinwohl und am Wohlergehen des Individuums zu orientieren und steht unter staatlicher Aufsicht. So gesehen kann davon ausgegangen werden, dass medizinische Normen und Standards grundsätzlich guter ärztlicher Behandlung entsprechen. Andererseits wird häufig die Auffassung vertreten, dass die Anwendung medizinischer Standards die ärztliche Therapiefreiheit einschränkt und den Arzt in eine Rolle als „Normvollzieher" drängen. Auch ist zu beachten, dass die Standardisierung für eine individuelle, qualitativ hochwertige Patienteninformation über die Erkrankung, ihre Behandlung und mögliche Alternativen genügend Raum lassen muss.

Ferner stellt sich rechtlich und medizinisch die Frage nach der Berücksichtigung individueller Behandlungs- und Sicherheitserwartungen der Patienten.

Dennoch gibt es eine Vielzahl von Standards und Normen im medizinischen Bereich, die insgesamt bei der medizinischen Leistungserststellung im Gesundheitsbetrieb zu berücksichtigen sind.

Der *Normenausschuss Medizin (NAMed)* im *Deutschen Institut für Normung e. V. (DIN)* ist zuständig für die nationale Normung auf den Gebieten Medizinprodukte, Transfusion, Infusion, Injektion, Laboratoriumsmedizin und Klinische Chemie, Sterilisation, Desinfektion, Sterilgutversorgung, Medizinische Mikrobiologie und Immunologie, Technische Hilfen für Behinderte und Medizinische Informatik. Er vertritt auch die nationalen Normierungsinteressen gegenüber internationalen Organisationen wie der *Internationalen Organisation für Normung (International Organization for Standardization, ISO)* oder des *Europäischen Komitees für Normung (Comité Européen de Normalisation, CEN)* (vgl. Deutsches Institut für Normung 2016a, S. 1).

Beispiel

Themeninhalte der Normierungsgremien des NAMed sind beispielsweise (vgl. DIN-Normenausschuss Medizin 2015, S. 5 ff.):

- Nicht aktive Medizinprodukte und Verfahren: Katheter, Drainagen; Extrakorporaler Kreislauf, Apparate und Einmalartikel; Kondome und Intrauterinpessare; Medizinische Einmalhandschuhe; Verbandmittel und Behältnisse; Sterilisation von Medizinprodukten; Operationstextilien; Qualitätsmanagementsysteme im Gesundheitswesen; Kleinlumige Konnektoren für Flüssigkeiten und Gase zur Verwendung im Gesundheitsbereich; Aseptische Herstellung; Qualitätsmanagement und entsprechende allgemeine Aspekte für Medizinprodukte.
- Transfusion, Infusion, Injektion: Injektionssysteme; Transfusions-/Infusionsbehältnisse und -geräte aus Kunststoffen; Verpackungssysteme für die Befüllung und Applikation von medizinischen Produkten; Filtermaterialien; Kühl- und Gefriergeräte für Arzneimittel; Blutentnahmesysteme und Einmalprobengefäße für die In-vitro-Diagnostik; Qualitätsmanagementsysteme für Primärpackmittel; Elastomere Pharmapackmittel und zugehörige Komponenten.
- Laboratoriumsmedizin und Klinische Chemie: Qualitätsmanagement in medizinischen Laboratorien; Hämostaseologie; Hämatologie; Fotometer; Patientennahe Sofortdiagnostik (POCT).
- Sterilisation, Desinfektion, Sterilgutversorgung: Dampf-Sterilisatoren; Niedertemperatur-Sterilisatoren; Desinfektionsapparate; Sterilgutversorgung; Sterilisierbehälter; Sterilisatoren für pharmazeutische Sterilisiergüter; Chemische Desinfektionsmittel und Antiseptika in der Humanmedizin; Indikatoren; Reinigungs-Desinfektionsgeräte.
- Medizinische Mikrobiologie und Immunbiologie: Tuberkulose- und Mykobakteriendiagnostik; Kulturmedien.

- Technische Hilfen für Behinderte: Terminologie; Behindertengerechte Erzeugnisgestaltung; Kommunikations- und Orientierungshilfen für Blinde und Sehbehinderte; Inkontinenzhilfen und Stomaversorgung.
- Medizinische Informatik: Elektronische Gesundheitsakte; Interoperabilität; Terminologie; Sicherheit.

Die Zuständigkeit des *Normenausschusses Rettungsdienst und Krankenhaus (NARK)* liegt auf den Gebieten rettungsdienstliche Systeme, Krankenhaus und Medizintechnik. Er befasst sich auch mit der Normung von Begriffen, grafischen Symbolen (Bildzeichen), Modul- und Organisationssystemen sowie Wand- und Geräteschutz im Krankenhaus. Zum weiteren Aufgabenbereich des NARK gehört die Medizintechnik, mit Schwerpunkten insbesondere bei der Normung von Trachealtuben, Anästhesie- und Beatmungsgeräten, Laryngoskope, zentralen Gasversorgungsanlagen, und Druckkammern für hyperbare Therapie (vgl. Deutsches Institut für Normung 2016b, S. 1).

Beispiel

Themeninhalte der Normierungsgremien des NARK sind beispielsweise (vgl. DIN-Normenausschuss Rettungsdienst und Krankenhaus 2016, S. 4 ff.):

- Rettungsdienstliche Systeme: Krankenkraftwagen und deren medizinische und technische Ausstattung; Luftfahrzeuge zum Patiententransport; Lifter; Rollstühle; Kraftfahrzeuge zur Beförderung mobilitätsbehinderter Personen; Begriffe im Rettungswesen.
- Medizinische Technik: Anästhesie und Beatmung; Medizinprodukte für das Atemwegssystem; Terminologie; Zentrale Gasversorgungsanlagen; Druckkammern.

Neben den medizinischen Normen tragen auch medizinische Richtlinien, Leitlinien und Empfehlungen zu einer Standardisierung bei. Sie lassen sich nach Angaben der *Bundesärztekammer* folgendermaßen voneinander abgrenzen:

Beispiel

„Eine Richtlinie der Bundesärztekammer basiert jeweils auf einer gesetzlichen Grundlage, die insbesondere den Inhalt, Umfang und das Verfahren einschließlich der Beteiligung von Institutionen oder Personen vorschreibt. Richtlinien stellen generell abstrakte Handlungsanweisungen dar; sie spiegeln den Stand der Erkenntnisse der medizinischen Wissenschaft zu einem bestimmten Zeitpunkt wider. Die Einhaltung des Standes der Erkenntnisse der medizinischen Wissenschaft wird (widerlegbar) vermutet, wenn die jeweilige Richtlinie beachtet worden ist.

Im Unterschied zu den Richtlinien beruhen Leitlinien nicht auf einer gesetzlichen Grundlage. Sie werden als Handlungsempfehlungen nach einer bestimmten Methodik (S1-, S2- oder S3-Leitlinien) entwickelt und geben den Erkenntnisstand der Medizin zu einem bestimmten Zeitpunkt wieder. Leitlinien sollen die Entscheidungsfindung von Ärzten und Patienten für eine angemessene Versorgung bei spezifischen Gesundheitsproblemen unterstützen.

Empfehlungen lenken die Aufmerksamkeit der Ärzteschaft und der Öffentlichkeit auf bestimmte Themen oder Sachverhalte, indem umfassende Informationen und Anregungen, Ratschläge oder Hinweise sowie konsentierte Lösungsstrategien zu ausgewählten Fragestellungen vermittelt werden.

Stellungnahmen sind Ausführungen, in denen ein Standpunkt zu einem ausgewählten Thema oder zu einer Frage vermittelt wird. Dieser wird insbesondere mit Blick auf die Ärzteschaft sowie die Öffentlichkeit nachvollziehbar, überzeugend und plausibel begründet" (Bundesärztekammer 2016, S. 1).

Richtlinien sind somit Handlungsvorschriften mit bindendem Charakter, auch wenn sie keine Gesetzeseigenschaften aufweisen. Die Organisation, die sie herausgibt, ist allerdings in der Regel gesetzlich ermächtigt und kann daher über den Geltungsbereich von Richtlinien verfügen.

Beispiel

So bestimmt beispielsweise der *Gemeinsame Bundesausschuss (GBA)* als oberstes Beschlussgremium der gemeinsamen Selbstverwaltung der Ärzte, Zahnärzte, Psychotherapeuten, Krankenhäuser und Krankenkassen in Deutschland in Form von Richtlinien den Leistungskatalog der *Gesetzlichen Krankenversicherung (GKV)*. Er legt damit fest, welche Leistungen der medizinischen Versorgung von der *GKV* erstattet werden und beschließt Maßnahmen der Qualitätssicherung für den ambulanten und stationären Bereich des Gesundheitswesens (vgl. Gemeinsamer Bundesausschuss 2016a, S. 1).

Bei **Leitlinien** handelt es sich um nicht bindende, systematisch entwickelte Handlungsempfehlungen. Sie geben den fachlichen Entwicklungsstand wieder und leisten Orientierung im Sinne von Entscheidungs- und Handlungsoptionen. Sie müssen an den Einzelfall angepasst werden, was bei der fallspezifischen Betrachtung einen Ermessensspielraum des Behandlers sowie die Einbeziehung der Präferenzen der Patienten in die Entscheidungsfindung ermöglicht, und sollen Ärzte, Angehörige anderer Gesundheitsberufe und Patienten bei ihren Entscheidungen über die richtige Gesundheitsversorgung für spezifischen, klinischen Umstände unterstützen. In der Regel unterliegen sie einem transparenten Entwicklungsprozess, sind wissenschaftlich fundiert und praxisorientiert.

Hinsichtlich der Herkunft, Adressaten und der Inhalte lassen sich die Leitlinien beispielsweise unterscheiden in:

- Internationale Leitlinien: Internationale Empfehlungen beispielsweise nach der Leitlinien-Datenbank des *Guidelines International Network (GIN)*, einer weltweiten Vereinigung medizinischer Organisationen, Ärzten und Wissenschaftlern mit dem Ziel, internationaler Entwicklung und Verbreitung medizinischer Leitlinien auf der Grundlage evidenzbasierter Medizin. Mit der International Guideline Library des GIN handelt es sich um die weltweit größte Datenbank medizinischer Leitlinien (vgl. Ärztliches Zentrum für Qualität in der Medizin 2016a, S. 1).

- Nationale Versorgungsleitlinien (NVL): Empfehlungen beispielsweise des *Ärztlichen Zentrums für Qualität in der Medizin (ÄZQ)* und der *Arbeitsgemeinschaft der Wissenschaftlichen Medizinischen Fachgesellschaften (AWMF)* für die strukturierte medizinische Versorgung, wie in Form von *Disease-Management-Programmen (DMP)* als systematische Behandlungsprogramme für chronisch kranke Menschen.
- Medizinische Leitlinien: Vorgaben für Ärzte, Zahnärzte u. a.
- Patientenleitlinien: Fachinformationen für Patienten.
- Expertenstandards: Leitlinienähnliche Pflegestandards in der Krankenpflege und Altenhilfe, beispielsweise nach den Empfehlungen des *Deutschen Netzwerks für Qualitätsentwicklung in der Pflege (DNQP)*.

Beispiel

Die *Arbeitsgemeinschaft der Wissenschaftlichen Medizinischen Fachgesellschaften (AWMF)* ist der deutsche Dachverband von mehr als 170 wissenschaftlichen Fachgesellschaften aus allen medizinischen Gebieten. Er koordiniert unter anderem die Entwicklung von Leitlinien nach folgenden Qualitätsstufen (vgl. Arbeitsgemeinschaft der Wissenschaftlichen Medizinischen Fachgesellschaften 2016, S. 1):

- S1: Empfehlung wird im informellen Konsens in einer repräsentativ zusammengesetzten Expertengruppe der Fachgesellschaft(en) erarbeitet und vom Vorstand der Fachgesellschaft(en) verabschiedet.
- S2k: Leitliniengruppe ist repräsentativ für den Adressatenkreis; Vertreter der entsprechend zu beteiligenden Fachgesellschaft/en und/oder Organisation/en sind in die Leitlinienentwicklung frühzeitig eingebunden; die Methoden zur Formulierung der Empfehlungen sind klar beschrieben; jede Empfehlung wird im Rahmen einer strukturierten Konsensfindung unter neutraler Moderation diskutiert und abgestimmt; der Leitlinie ist eine Beschreibung zum methodischen Vorgehen beigefügt; Empfehlungen aus S2k Leitlinien enthalten keine Angabe von ‚Evidenz'- und Empfehlungsgraden, da keine systematische Aufbereitung der ‚Evidenz' zugrunde liegt.
- S2e: Leitlinie ist eine Beschreibung zum methodischen Vorgehen; erfordert eine systematische Recherche, Auswahl und Bewertung wissenschaftlicher Belege (‚Evidenz') zu den relevanten klinischen Fragestellungen; hat eine eigene Literaturrecherche nach einer weitgehend standardisierten Methodik zur Folge; wendet zur Suche nach der ‚Evidenz' systematische Methoden an; legt die Auswahlkriterien für die ‚Evidenz' explizit dar, insbesondere die Ausschlussgründe; die nach a priori festgelegten Kriterien recherchierte und ausgewählte ‚Evidenz' wird hinsichtlich ihrer methodischen Qualität bewertet und die Ergebnisse in einer ‚Evidenz'-Tabelle zusammengefasst; das Ergebnis der Bewertung führt zur Feststellung der Stärke der ‚Evidenz' („Evidenzgrad").

- S3: zusätzlich zu den Merkmalen einer S2-Leitlinie sind die Methoden zur Formulierung der Empfehlungen klar beschrieben, dazu sind formale Konsensus-
  techniken erforderlich; jede Empfehlung wird im Rahmen einer strukturierten
  Konsensfindung unter neutraler Moderation diskutiert und abgestimmt; das Ergebnis der strukturierten Konsensfindung führt zur Festlegung der Empfehlungsgrade
  A (starke Empfehlung), B (Empfehlung) oder 0 (offene Empfehlung); in der fer-
  tigen Leitlinie werden zu jeder Empfehlung ‚Evidenz'- und Empfehlungsgrad
  angegeben; der Leitlinie eine Beschreibung zum methodischen Vorgehen (Leitli-
  nien-Report) hinterlegt.

5.2.3 Planung des Leistungsprogramms

Als wachstumsstarker Markt ist das Gesundheitswesen mit der Erbringung, Inanspruchnahme und Finanzierung von Gesundheitsleistungen auch ein großer Markt für neue
Leistungsangebote. Die diesen zugrunde liegenden Geschäftsideen sind Gegenstand des
Business Planning in der Gesundheitswirtschaft, und der jeweilige Businessplan ist
ein Hilfsmittel zur Bewertung und Kommunikation der Innovationen, der ihre Kernaspekte und ihre Umsetzung strukturiert beschreibt. Als kritische Aspekte der Profitabilität
einer Geschäftsidee, damit verbundener Leistungsangebote und ihrer Preisgestaltung im
Gesundheitswesen sind insbesondere anzusehen (vgl. Koerber et al. 2016, S. 22):

- Der erzielbare Preis mit bestehenden Vergütungen als Referenzpreisen,
- die veräußerbare Leistungsanzahl in Abhängigkeit von der Größe des Gesundheits-
  problems und der Erstattungsfähigkeit,
- die mit der eigenen Wertschöpfung verbundenen potenziell hohen Kosten von Forschung und Entwicklung gesundheitlicher Technologien,
- die Auswahl der richtigen Partner im Gesundheitswesen,
- der gesundheitliche Zusatznutzen der Innovation im Vergleich zum Wettbewerb und
- der Einfluss auf die Versorgungskosten.

Die eigentliche Planung des Leistungsprogramms umfasst die art- und mengenmäßige
Festlegung der vom Gesundheitsbetrieb zu erstellenden Leistungen.

Bei der **Leistungsdiversifikation** (Leistungsbreite) ist die Anzahl der verschiedenen
Leistungsarten, die erbracht werden sollen, zu bestimmen. Man unterscheidet dabei üblicherweise

- Horizontale Diversifikation: Behandlungs- und Pflegeleistungen stehen in einem sach-
  lichen Zusammenhang.
- Vertikale Diversifikation: Vor- oder nachgelagerte Behandlungs- und Pflegeleistungen.
- Laterale Diversifikation: Kein sachlicher Zusammenhang zwischen Behandlungs- und
  Pflegeleistungen.

Grundlage sind dafür die festgelegten **Leistungsfelder**, auf dem sich der Gesundheitsbetrieb betätigt und die eine gedankliche Einheit von verwandten oder ähnlichen medizinischen Leistungen darstellen.

Beispiel

Ein Sportmediziner bietet in seiner Praxis die Behandlung von Sportverletzungen, Sportschäden, allgemein Check-ups, Leistungsdiagnostik, Tauglichkeitsbescheinigungen etc. an (Horizontale Diversifikation). Für Taucher bietet er im Anschluss an eine Leistungsdiagnostik die Tauch-Tauglichkeitsbescheinigung an (Vertikale Diversifikation). Daneben hält er allgemeine Vorträge zum Thema „Orthopädie" (Laterale Diversifikation).

Die **Leistungstiefe** gibt Umfang, Vollständigkeit und Komplexitätsgrad der einzelnen Leistungsart, die erbracht werden soll, an.

Beispiel

Ein Zahnmediziner bietet in seiner Praxis zusätzlich kieferorthopädische Leistungen an oder überweist an einen Kieferorthopäden. Ein Allgemeinarzt bietet selbst diagnostische Leistungen mit bildgebenden Verfahren an oder überweist an eine spezialisierte Diagnosepraxis bzw. -klinik.

Art und Umfang des Leistungsprogramms richten sich im Wesentlichen nach der allgemeinen Versorgungssituation, der Aufnahmefähigkeit des Patientenmarktes, den Kapazitäten, die für die Leistungserstellung zur Verfügung stehen, den benötigten Qualifikationen sowie nach der Beschaffungssituation für das notwendige medizinische Personal und die medizintechnische Ausstattung (vgl. Tab. 5.4).

Tab. 5.4 Leistungsprogrammbeispiele von Gesundheitsbetrieben

Betrieb	Leistungsprogramme
Arztpraxis Innere Medizin und Allgemeinmedizin	Gesundheitsuntersuchung (Check-up), Früherkennungsuntersuchung auf Krebs, Kindervorsorgeuntersuchungen (U-Untersuchungen), Jugendgesundheits-, Jugendarbeitsschutzuntersuchung, Schmerztherapie, therapeutische Lokalanästhesie, Ultraschalluntersuchung des Bauches, der Schilddrüse, Langzeit-Blutdruck-Messung, Diätberatung, Beratung bei Suchtproblemen, Ruhe-, Langzeit-, Belastungs-EKG, Desensibilisierung bei Allergien, Mikrowellenbehandlung, Infusionstherapie, Reiseberatung, ggf. mit Reiseimpfungen, Immuntherapeutische/homöopathische Maßnahmen, Tauglichkeitsuntersuchungen (z. B. für Führerschein, Tauchsport und andere Sportarten), Betreuung von Patienten in Pflege-und Altenheimen, präoperative Diagnostik, Hausbesuche

(Fortsetzung)

Tab. 5.4 (Fortsetzung)

Betrieb	Leistungsprogramme
Zahnarztpraxis	Ästhetische Zahnheilkunde: Bleaching, Veneers; Zahnrestauration: Kunststofffüllungstherapie, Gold- oder Vollkeramik-Inlays, Amalgansanierung, Kunststoff- und Komposit-Füllungen; Zahnersatz: Kronen, Brücken, Teil- und Vollprothetik, implantatgetragene hochwertige Prothetik, metallfreie Kronen, Brücken; Implantologie; Prophylaxe: Professionelle Zahnreinigung, Air Flow, schmerzfreie Zahnbelagentfernung mit Pulverstrahl; Endodontie; Funktionsdiagnostik und Therapie; Zahnschmuck
Nervenklinik	Behandlung von Persönlichkeitsstörungen, Depressionen, Psychosen, bipolare Störungen, Angststörungen, Zwangsstörungen, Anpassungsstörungen, somatoforme Störungen, psychischen Störungen im höheren Lebensalter, Suchterkrankungen, Schlafstörungen
Orthopädische Klinik	Unfall-, Hand- und Wiederherstellungschirurgie, spezielle Orthopädie und orthopädische Chirurgie, Hüftgelenksoperation mit künstlichem Gelenk, Kniegelenksoperation mit künstlichem Kniegelenk, Schmerztherapie, Rheumaorthopädie, Rheumatologische Tagesklinik, Erkrankung peripherer Nerven/Muskeln, Fußchirurgie, Kniegelenksoperation bei Bandverletzungen, Schulteroperation mit künstlichem Gelenk, Wirbelsäulenorthopädie, Anästhesiologie und Intensivmedizin
Pflegeeinrichtung	Grundpflege: Hilfe bei der Körperpflege, im Bereich der Ernährung, der Mobilität; Behandlungspflege: Wundversorgung, Verabreichung von Arzneimitteln, Überwachung der Arzneimitteleinnahme, Blutdruck- und Blutzuckerkontrollen, Injektionen i. m. und s. c., Katheterwechsel und -versorgung, Überwachung von Infusionstherapien, Antithrombosestrümpfe

5.3   Einsatz und Bewirtschaftung von medizinischem Verbrauchsmaterial

5.3.1   Materialbeschaffung

Die Leistungserstellung von Gesundheitsbetrieben ist in der Regel mit dem Einsatz von medizinischem Verbrauchsmaterial verbunden, sei es von A wie Absaugkatheder bis hin zu Z wie Zellstofftupfer.

Beispiel

Am Beispiel der Materialkategorien von Lieferanten wird der Umfang von Verbrauchsmaterialien, Ausstattungszubehör und Kleingeräten deutlich (vgl. Fischer 2016, S. 1):

- Arztkoffer, -taschen, Notfallkoffer, -taschen, -Zubehör: Arzttaschen, Arztkoffer, Notfallkoffer, Notfalltaschen, Pflegetaschen, Ampullarien, Ampullenspender, Kalt-/Warm-Kompressen, Notfallzubehör, Verbandschienen, Pulsoximeter, Kryotherapie, Kühlspray etc.
- Chirurgische Instrumente, Einweg + Mehrweg: Skalpelle, Skalpellklingen und -griffe, Einmal-Instrumente etc.
- Diagnosegeräte: Blutdruckmessgeräte, Stethoskope, Fieberthermometer etc.
- Einrichtung, Mobiliar, Ausstattung: Mobiliar, Ausstattung, Praxiseinrichtung, Untersuchungsliege, Ruheliege, AGA, Bürostuhl, Chefsessel, Wartezimmerstuhl, Stapelstuhl, Stuhl mit Reihenverbinder, Schalenstuhl, Schränke, Praxistresen, Praxisrezeption, Karteikartenschrank, Paravent, Massageliege, Praxisliege, Laborschrank, Laboreinrichtung, Fußauftritte, Unterfahrtische, Praxisausstattung, etc.
- EKG, Spirometrie, Monitoring, Ultraschall: EKG Geräte z. B.: Bioscop C, Schiller; Spirometer + Zubehör zur Spirometrie z. B.: Vitalograph Alpha IV, Monitoring z. B.: Bio 3 A, Doppler/Ultraschall z. B.: Dopplex, Handydop etc.
- Hygienebedarf, Handschuhe, OP-Textilien: Latex-, Vinyl-, Nitril, PE-Handschuhe steril + unsteril, Hygienepapier, Hygienebekleidung, OP-Kleidung etc.
- Injektion/Infusion: Aderlass, Infusions- Spüllösungen, Transfusion, Infusionsbestecke, Infusionsständer, Zubehör, Tupfer, Tupferbefeuchter, Ampullenöffner, Einmalspritzen, Einmalkanülen, Venenpunktionskanülen, Perfusionsbestecke, Venenverweilkanülen, Entsorgung, Spritzen-, Kanülenspender etc.
- Krankenpflege- und Klinikprodukte: Dispenser, Rasierer, Schnabelbecher, Zahndose, Medikamentenbecher, Urinflaschen, Waschhandschuhe, Esslätzchen, Matratzenschoner, etc.
- Laborbedarf: Laborhilfen, Verbrauchsmaterial, Laborgeräte, Laborartikel etc.
- Reinigung/Desinfektion: Haut- und Händedesinfektion, Instrumentenreinigung und -desinfektion, Desinfektion für Flächen, Ultraschall-Geräte und Zubehör etc.
- Verbandmaterial, Notfall-, Wundversorgung: Ampullenspender, verschiedene Binden, Steifverbände, Pflaster, Verbandfixierung, Verbandschienen, Pflasterbinden, Wundschnellverbände, Kompressen, Sprühpflaster, Salbenkompressen, Zinkleimbinden, Schlauch-, Netz- und Fingerverbände, Schlinggazetupfer, Verbandmittel-/Pflaster-Spender, Gipsbinden, Notfallzubehör, AED, Defibrillator, Pocket-CPR, Absaugkatheter, Beatmungsbeutel, -masken, Guedel-Tubus, Edotrachealtubus, Absaugpumpe, Beatmungsmaske, Übungssets Erste-Hilfe Söhngen, etc.

Auslöser für den Beschaffungsprozess ist die **Materialbedarfsermittlung**, die die zukünftig benötigten Materialmengen anhand unterschiedlicher Verfahren plant:

- Deterministische Bedarfsermittlung: Einzelbedarfsermittlung anhand der Planung konkreter, umfangreicher Behandlungsmaßnahmen.
- Stochastische Bedarfsermittlung: Bedarfsfestlegung anhand von Statistiken, Erfahrungswerten über den Verbrauch an medizinischem Material vergangener Perioden.

- Heuristische Bedarfsermittlung: Bedarfsfestlegung anhand von Schätzungen, wie viel medizinischen Material in einer bestimmten Periode verbraucht werden könnte.

Beispiel

Wurde der Bedarf auf 40.000 Einmalhandschuhe geschätzt und beläuft sich der aktuelle Verbrauch auf 45.000 Handschuhe, so lässt sich beispielsweise mithilfe der *Exponentiellen Glättung* (Bn = Ba + α × (Va − Ba), mit α = Glättungsfaktor (0,3), Bn = Bedarfsschätzung neu, Ba = Bedarfsschätzung alt, Va = Aktueller Verbrauchswert) 40.000 + 0,2 × (45.000 − 40.000) = 41.000 als neuer Bedarfswert und unter Berücksichtigung eines gewichteten „Prognosefehlers" für eine zukünftige Periode ermitteln.

Bei der Ermittlung des Bedarfs an medizinischem Verbrauchsmaterial sind im Rahmen der Nettobedarfsermittlung zusätzlich Lagerbestände, Sicherheitsbestände, Sonderbedarfe etc. sowie unterschiedliche Verbrauchsverläufe (konstant, zufällig, saisonal – beispielsweise Häufung von Skiunfällen im Winter-, etc.) zu berücksichtigen. Die optimale **Beschaffungsmenge** lässt sich unter Einbeziehung von Beschaffungs- und Lagerkosten ermitteln.

Beispiel

Viele der heutzutage angewendeten Modelle zur Berechnung des Mengenoptimums beruhen auf der von *K. Andler* bereits 1929 aufgestellten Losgrößenmethode:

$$\text{Bm}_{opt.} = \sqrt{[(200 \times K \times m) \div (1 \times p)]},$$

mit Bm = Beschaffungsmenge, K = Kosten je Beschaffung, m = Jahresbedarf, l = Lagerkostensatz in % des Lagerwertes, p = Preis je Mengeneinheit.

Das **Beschaffungsmarketing** für medizinisches Verbrauchsmaterial hat eine optimalen Versorgung des Gesundheitsbetriebs langfristig sicherzustellen und umfasst dazu die Ermittlung von Beschaffungsquellen, Preisen, Lieferkonditionen, -qualität und -zuverlässigkeit, Sortimentsumfang, aber auch die Ermittlung von Substitutionsgütern sowie der zukünftigen Marktentwicklung, anhand von Online-Datenbanken, Katalogen, Fachzeitschriften, Messebesuchen etc. (vgl. Tab. 5.5).

In die Bewertung von Lieferanten für medizinisches Verbrauchsmaterial können Kriterien wie Größe, räumliche Nähe, Flexibilität, Qualität, Zuverlässigkeit etc. des Lieferanten eingehen. Im Rahmen der Materialbestellung wird der Liefervertrag geschlossen, der hauptsächlich Angaben zum Material, Lieferort, -termin, und -menge, Mengeneinheit, Verpackung, Zahlungsbedingen etc. enthält.

Für die Gesundheitsbetriebe, die häufig und in großen Mengen medizinisches Verbrauchsmaterial beschaffen, ist der **Rahmenvertrag** dabei von besonderer Bedeutung. Er regelt grundsätzliche Aspekte der Zusammenarbeit mit dem Lieferanten und beinhaltet jedoch Flexibilität für konkrete Beschaffungsfälle. So können Material, Preis und Qualität fest vereinbart werden, die Liefermenge und der Lieferzeitpunkt jedoch zunächst

Tab. 5.5 Beispiele für internationale medizinische Fachmessen

Messe	Thema	Ort
EXPO HOSPITAL	Internationale Messe für Krankenhaustechnologien, -produkte und -dienstleistungen	Santiago de Chile, Chile
Sisdak Health Expo	Internationale Ausstellung zu Medizinprodukten und Gesundheitsbranche	Dakar, Senegal
MEDICALL Chennai	Internationale Medizinmesse	Chennai, Indien
INDOMEDICA EXPO	Internationale Ausstellung für medizinische und Krankenhausausrüstungen und Gesundheitswesen	Jakarta, Indonesien
FIME	Internationale Medizinausstellung	Miami Beach, USA
Health Asia	Internationale Ausstellung und Konferenz	Karachi, Pakistan
MoldMedizin und MoldDent	Internationale Fachmesse für Medizin-, Labor-, Dentaltechnik, Pharmazeutika, Optik und Krankenhauseinrichtung	Kischinew, Moldau
tecnosalud	Medinzmesse	Lima, Peru
BIHE	Internationale Medizinmesse	Baku, Aserbaidschan
ExpoMedical	Internationale Messe für Produkte, Ausstattung und Dienstleistungen der Gesundheitsbranche	Buenos Aires, Argentinien
Pharmed & Healthcare Vietnam	Vietnams internationale Messe für Produkte, Geräte, und Zubehör für die Pharmazie, Medizin, Klinik und Rehabilitation	Ho-Chi-Minh-Stadt, Vietnam
Astana Zdorovie	Internationale Medizinfachmesse	Astana, Kasachstan
PUBLIC HEALTH (UKRAINAMEDICA)	Internationale Medizinfachmesse	Kiew, Ukraine
UZMEDEXPO	International Fachausstellung für die Gesundheitsbranche	Taschkent, Usbekistan
SLOVMEDICA/NON-HANDICAP	Internationale Fachausstellung und Kongress für Medizintechnik in Diagnostik und Therapie, Ophthalmologie, Pharmazeutika und Rehabilitation	Bratislava, Slowakische Republik

(Fortsetzung)

Tab. 5.5 (Fortsetzung)

Messe	Thema	Ort
MEDIDENT	Internationale Ausstellung für medizinische Ausrüstung und pharmazeutische Industrie	Belgrad, Serbien
CMEF Autumn	Fachmesse für medizinische Geräte	Chongqing, China
PRAGOMEDICA	Internationale Medizinmesse	Prag, Tschechische Republik
HOSPITAL EXPO	Indonesiens Internationale Ausstellung für Krankenhaus, Pharmazeutik, Labortechnik, und medizinische Ausrüstung	Jakarta, Indonesien
MEDICA	Internationale Fachmesse für Medizin, medizin. Geräte und Medizintechnik	Cluj-Napoca, Rumänien
MEDIZIN TheraPro	Medizinische Fachmesse und Kongress	Stuttgart, Deutschland
ZDRAVOOKHRANENIYE	Internationale Fachmesse für das Gesundheitswesen, Medizintechnik	Moskau, Russland
SALMED	Internationale Medizinfachmesse	Posen, Polen
EXPOMED Eurasia	Internationale Fachmesse für Medizintechnik, Krankenhausausstattung	Istanbul, Türkei
MEDICAL FAIR INDIA	Internationale Fachmesse für Diagnostik und Medizintechnik	Mumbai, Indien
KIMES	Internationale Ausstellung für Medizin, Kliniken und Krankenhäuser	Seoul, Korea
KIHE	Internationale Medizinfachmesse	Almaty, Kasachstan
REHAB	Internationale Fachmesse für Rehabilitation, Therapie und Prävention	Karlsruhe, Deutschland

offen bleiben (beispielsweise Abruf- oder Sukzessivlieferungsvertrag). Dies bedeutet für den Gesundheitsbetrieb in der Regel niedrigere Preise und eine Preisgarantie für einen längeren Zeitraum.

Im Rahmen der Lieferüberwachung sind die Liefertermine zu kontrollieren und der Wareneingang (Qualität, Vollzähligkeit, Vollständigkeit etc.) zu überprüfen, wobei im Falle von Lieferunstimmigkeiten (Mangel) die gesetzlichen Optionen (Umtausch, Wandlung, Minderung etc.) zur Verfügung stehen.

Steigende Bedeutung bei der Beschaffung von medizinischem Verbrauchsmaterial gewinnt das sogenannte **E-Procurement**, die elektronische Materialbeschaffung über das Internet. Dies geschieht in der Regel über Lieferantensysteme, bei denen der Gesundheitsbetrieb sich hinsichtlich Bestellmodalitäten und Zahlungsabwicklung am vorgegebenen System des jeweiligen Lieferanten orientiert. Dabei wird dem Einkäufer ein auf seine Bedürfnisse abgestimmtes Produktsortiment vorgegeben, das über eine mit dem Materialwirtschaftssystem des Gesundheitsbetriebs verbundene Bestellplattform Bestellungen elektronisch an die Lieferanten weiterleitet, sowie Lieferschein, Rechnung etc. automatisiert an den Besteller übermittelt. Ein elektronischer Datenaustausch für die Rechnungsbearbeitung und Finanzbuchhaltung ist dabei ebenso möglich, wie eine Re-Identifikation des Materials für den einzelnen Patienten anhand von Patienten- oder Fallnummern (beispielsweise für Rückrufaktionen oder bei herstellerseitigen Produktionsfehlern).

Beispiel

Die *Arbeitsgemeinschaft Kardiologie und medizinischer Sachbedarf (AGKAMED) GmbH* stellt eine Einkaufsgemeinschaft von über 170 Krankenhäusern und 100 Altenheimen dar, die neben umfangreichen Dienstleistungen beispielsweise in den Bereichen Optimierung von Prozessabläufen, Abwicklung und Unterstützung von Investitionsprojekten und Ausschreibungen nach EU-Recht, auch Lösungen bei der Anbindung an E-Procurement-Plattformen bietet (vgl. Arbeitsgemeinschaft Kardiologie und medizinischer Sachbedarf 2016, S. 1).

5.3.2 Materialbestandsführung

Der Materialbestandsführung kommt im Gesundheitsbetrieb eine wichtige Aufgabe zu. Nach einem bekannten Grundsatz in der **Logistik** muss das richtige Material, in der richtigen Art und Menge, zum richtigen Zeitpunkt, am richtigen Ort, in der richtigen Qualität bereitstehen. Andernfalls drohen Behandlungsausfälle, Terminverschiebungen, Leerlaufzeiten, etc., weil dringend benötigtes medizinisches Verbrauchsmaterial nicht zur Verfügung steht, oder unnötige Lagerkosten, Kapitalbindungskosten etc., weil nicht oder nicht mehr benötigtes Material Lagerraum in Anspruch nimmt.

Beispiel

Es ist davon auszugehen, dass aufgrund der wachsenden Budgetverantwortung des OP-Managements sich die Tätigkeiten der zentralen Materialwirtschaft auf Dauer auf die kaufmännische Abwicklung der Materialströme beschränken werden. Klassische Aufgaben wie die Materialbestandsführung werden zunehmend entweder auf die einzelnen Nutzerbereiche des Krankenhauses oder auf die beliefernde Industrie übertragen (vgl. Busse 2010, S. 110).

Die Materialbestandsführung übernimmt somit eine wichtige Kontrollfunktion: Sie überwacht den Bestand an medizinischem Verbrauchsmaterial, die Sicherstellung von Mindestreservemengen, den geeigneten Bestellzeitpunkt, die Lagerzeit bei lagerzeitbefristeten Artikeln und vieles andere mehr. Dazu werden die einzelnen Materialien anhand ihrer Stammdaten erfasst (Bezeichnung, Artikelnummer, Chargennummer, Mengeneinheit, Verfallsdatum etc.) und alle Materialein- und -ausgänge möglichst zeitnah verbucht. Dies ermöglicht eine Übersicht über die tatsächlichen Lagerbestände. Bestandsdifferenzen aufgrund von nicht verbuchten Entnahmen, Schwund, Diebstahl etc. lassen sich durch eine **Inventur** (körperliche Bestandsaufnahme durch Zählung) ermitteln (vgl. Tab. 5.6).

Die Festlegung eines **Mindestbestandes** hat den Zweck, das entsprechende Verbrauchsmaterial bei unvorhergesehenen höheren Verbräuchen oder auch Lieferengpässen im Gesundheitsbetrieb vorrätig zu haben. Dieser Bestand richtet sich daher nach den durchschnittlichen Lieferzeiten der Händler und nach dem Verbrauch des jeweiligen Materials. Grundlage hierfür sind Erfahrungswerte, die durch Beobachtung über einen längeren Zeitraum hin gesammelt werden können.

Tab. 5.6 Materialbestände bei medizinischem Verbrauchsmaterial

Bestandsart	Beschreibung
Lagerbestand	Gesamter im Lager befindlicher Bestand an medizinischen Verbrauchsmaterialien
Durchschnittsbestand	Durchschnittlicher Lagerbestand über einen längeren Zeitraum hinweg
Maximalbestand	Wirtschaftlicher (nicht volumenmäßiger) Höchstbestand zur Vermeidung unnötig hoher Lagerbestände, bei gleichzeitiger Sicherstellung der Versorgungssicherheit
Mindestbestand	Sicherheitsbestand als „eiserne Reserve", die bei Lieferstörungen die Versorgung mit medizinischen Verbrauchsmaterialien über einen bestimmten Zeitraum hin sichern soll
Meldebestand	Bestandshöhe (Bestellpunkt), bei deren Erreichung die Bestellung erfolgen muss, um den Verfügungsbestand in der erforderlichen Wiederbeschaffungszeit rechtzeitig zu decken
Sperrbestand	Gesperrte medizinische Verbrauchsmaterialien, für die aufgrund von Qualitätsproblemen, abgelaufene Lagerzeit etc. ein Entnahme- und Anwendungsverbot besteht
Reservierungsbestand	Für die laufende oder geplante Behandlungsmaßnahmen bereits fest eingeplanter Bestand an medizinischen Verbrauchsmaterialien
Dispositionsbestand	Bereits verschickte Bestellungen, bei denen das Material noch nicht eingetroffen ist (Material befindet sich in Liefererwartung)
Verfügungsbestand	Materialbestand, über den für Entnahmen frei verfügt werden kann (rechnerisch Lagerbestand zuzüglich Dispositionsbestand und abzüglich Reservierungs-, Mindestbestand)

Beispiel

Wenn der durchschnittliche Tagesbedarf eines bestimmten Artikels an einem „normalen" Behandlungstag ca. 10 Packungen beträgt und von der Bestellung bis zur Lieferung durchschnittlich zwei Arbeitstage vergehen, könnte beispielsweise eine Mindestreservemenge von ca. 40 Packungen angelegt werden, um einerseits einen erhöhten Tagesbedarf (beispielsweise 15–20 Packungen) ausgleichen und die Lieferzeit von zwei Tagen überbrücken zu können. Unter Berücksichtigung von Wochenenden, Feiertagen etc. kann der Mindestbestand noch höher ausfallen.

Das Verfahren, bei dem der Zeitpunkt der Bestellung so gelegt wird, dass der Verfügungsbestand ausreicht, um den Bedarf in der erforderlichen Wiederbeschaffungszeit zu decken, richtet sich nach dem Bestellpunkt. In der Regel ändern sich Bedarf und Wiederbeschaffungszeit, sodass man in der Praxis auch den Bestellpunkt modifiziert (gleitender Bestellpunkt) bzw. anhand der Lagerreichweite ermittelt, wie lange der Verfügungsbestand zur Bedarfsdeckung ausreicht. Führt man eine regelmäßige Überprüfung der Bestellnotwendigkeit in festgelegten Zeitabständen durch, so handelt es sich um einen Bestellrhythmus, der Auftragsvorbereitungs-, Bestell- und Lieferzeiten und damit die Wiederbeschaffungszeit im Rahmen eines Kontrollzyklus berücksichtigt. Oft sind auch zusätzliche Zeitanteile einzuplanen, um etwa ausstehende Lieferungen und fehlende Artikel beim Lieferanten anzumahnen oder etwa Lieferunstimmigkeiten hinsichtlich der bestellten Menge problemlos klären zu können.

5.3.3   Materiallagerung, -kommissionierung und -transport

Die **Lagerung** von medizinischen Verbrauchsmaterial, insbesondere von Arzneimitteln in Gesundheitsbetrieben richtet sich nach zahlreichen rechtlichen Rahmenbedingungen, wie beispielsweise dem *Betäubungsmittelgesetz (BtMG)*, der dazugehörigen *Verschreibungsverordnung (BtMVV)*, dem *Arzneimittelgesetz (AMG)*, dem *Chemikaliengesetz (ChemG)*, der *Gefahrstoffverordnung (GefStoffV)* sowie zahlreichen Leitlinien und Empfehlungen von Fachverbänden und Berufsgenossenschaften.

Beispiel

Nach der *Richtlinie 4114 – K (1.07)* über *Maßnahmen zur Sicherung von Betäubungsmittelvorräten im Krankenhausbereich, in öffentlichen Apotheken, Arztpraxen sowie Alten- und Pflegeheimen (Stand: 1.1.2007)* des *Bundesinstitut für Arzneimittel und Medizinprodukte – Bundesopiumstelle – (BfArM)* hat jeder Teilnehmer am Betäubungsmittelverkehr die in seinem Besitz befindlichen Betäubungsmittel gesondert aufzubewahren und gegen unbefugte Entnahme zu sichern. Eine ausreichende Sicherung gegen eine unbefugte Entnahme von Betäubungsmitteln ist grundsätzlich nur gewährleistet, wenn die dafür vorgesehenen Behältnisse oder Räumlichkeiten mindestens folgenden Anforderungen für Krankenhaus-Teileinheiten (Stationen o. ä.), Arztpraxen,

Alten- und Pflegeheime genügen: „Es sind zertifizierte Wertschutzschränke mit einem Widerstandsgrad 0 oder höher nach EN 1143–1 zu verwenden. Wertschutzschränke mit einem Eigengewicht unter 200 kg sind entsprechend der EN 1143–1 zu verankern. Sog. Einmauerschränke sind in eine geeignete Wand fachgerecht einzubauen. Ausgenommen hiervon ist die Aufbewahrung von Betäubungsmittelmengen, die höchstens den durchschnittlichen Tagesbedarf einer Teileinheit darstellen und ständig griffbereit sein müssen. Diese sind durch Einschließen so zu sichern, dass eine schnelle Entwendung wesentlich erschwert wird" (Bundesinstitut für Arzneimittel und Medizinprodukte 2007, S. 2).

Die **Lagerbedingungen** für Arzneimittel werden durch Licht, Feuchtigkeit, Temperatur, mechanische Einwirkungen, hygienische Bedingungen und Luftsauerstoff beeinflusst und müssen so beschaffen sein, dass Wirkstoffgehalt, Reinheit, pH- und Elektrolytwerte, Gleichförmigkeit von Masse und Gehalt des Lagergutes nicht verändert werden, es zu keiner Partikelkontamination kommt und die mikrobiologische Qualität und Virussicherheit nicht beeinträchtigt werden.

Daraus ergeben sich Anforderungen an die **Lagerbehältnisse** (Eindosisbehältnisse, Mehrdosenbehältnisse etc.), die das Lagergut vor Verschmutzung, Zersetzung, Lichteinfall etc. schützen, somit den Inhalt nicht verändern und gleichzeitig in geeigneter Weise eine Entnahme ermöglichen.

Bei der Organisation der Lagerung im Gesundheitsbetrieb herrschen in der Regel die Prinzipien der **Festplatzlagerung** (beispielsweise im „Apothekerschrank": Das medizinische Verbrauchsmaterial liegt immer auf demselben Lagerplatz) sowie die **„Chaotische" Lagerung** (beispielsweise automatisierte Zentrallagerung in einem Großklinikum: Die Lagerorte für die Materialien werden nach Abmessungen, Lagerbedingungen, Haltbarkeit, Zugriffshäufigkeit etc. von einem Lagerverwaltungssystem immer wieder neu vergeben) vor. Entsprechend häufig kommen je nach Beschaffenheit der zu lagernden medizinischen Verbrauchsmaterialien *statische* Lagersysteme (Schubladenregale, Block- oder Flächenlager etc.) sowie *dynamische* Systeme (Paternosterregale, automatisches Behälterlager, Durchlaufregale nach dem „first-in-first-out-Prinzip" (fifo) etc.) zur Anwendung (vgl. Abb. 5.3).

Da die Haltbarkeit von Arzneimitteln eine besondere Rolle bei der Lagerung von medizinischem Verbrauchsmaterial spielt, gewinnt das fifo-Prinzip an Bedeutung. Zur besseren Überwachung von Chargen-Nummer, Laufzeit und Verfallsdatum eignen sich insbesondere schräg angeordnete Schubladen und Kassetten, bei der die Materialien automatisch zur Bedienerseite in Griffnähe vorrutschen, was gleichzeitig die Lagerdichte erhöht.

Das **Unit-Dose-System** stellt eine patientenindividuelle Arzneimittelversorgung dar, bei der vorgeschnittene Tablettenblister, Ampullen, Kurz-Infusionen und Spritzen in Einzelverpackungen bereitgestellt, mit einem Barcode versehen und beispielsweise an die Stationen eines Krankenhauses abgegeben werden. Während in Gesundheitsbetrieben häufig statische „Person-zur-Ware"-Materialkommissionierungssysteme vorkommen,

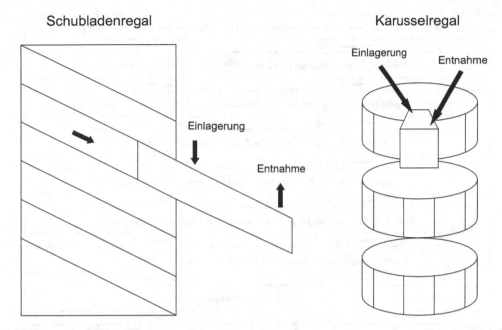

Abb. 5.3 Regallagerung nach dem fifo-Prinzip

handelt es bei dem Unit-Dose-System um ein dynamisches System, nach dem „Ware-zur-Person"-Prinzip, bei dem die **Kommissionierung** manuell oder anhand elektronischer Verordnungsdaten automatisch erfolgt und Medikament bzw. Patient beispielsweise mit Barcode Lesern verifiziert werden. Auf diese Weise lassen sich tägliche Medikationen aus sorten- bzw. chargenreinen Lagerbeständen zusammenstellen und nicht verabreichte Medikamente könne wieder eingelagert und verwendet werden (vgl. Abb. 5.4).

Zu den wichtigsten Vorteilen eines Unit-Dose-Systems zählen:

- Reduzierung der Rate an Medikationsfehlern,
- Erhöhung der Patientensicherheit,
- höhere Lagerdichte,
- Reduzierung des Arzneimittelschwunds durch konsequente Überwachung von Verfallsdaten und der Verwendung der Arzneimittel,
- Bestandsreduzierung auf den Stationen,
- Wiederverwendung des Präparats durch Verbleib im Blister,
- Reduzierung des Aufwands für die Medikationsbereitstellung,
- Verringerung der Arzneimittelkosten durch geringeren Verbrauch und weniger Arzneimittelarten.

Zur Unterstützung des innerbetrieblichen **Transports** von medizinischem Verbrauchsmaterial, aber auch von anderen Gütern im Rahmen der Ver- und Entsorgung von Gesundheitsbetrieben lassen sich insbesondere in größeren Einrichtungen **Fördersysteme** einsetzen.

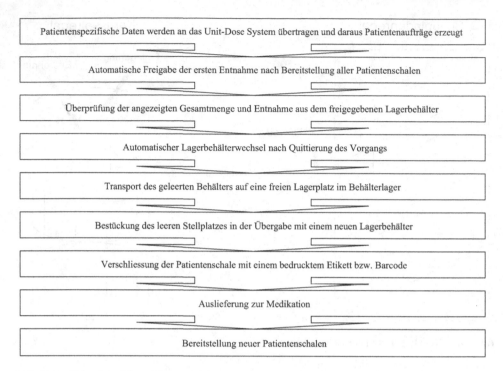

Abb. 5.4 Ablauf der Materialkommissionierung bei einem Unit-Dose-System

Rohrpostsysteme ermöglichen den kurzfristigen Transport von leichten, kleinformatigen medizinischen Gütern (Arzneimittel, Laborproben, sensitive medizinische Güter, Dokumente etc.) über Kurzstrecken oder weitere Wege, ebenerdig, unterirdisch oder über mehrere Etagen in festen Transportbüchsen oder Einwegbeuteln. Die Transportgeschwindigkeit beträgt dabei mehrerer Meter pro Sekunde und das maximales Transportgewicht ca. 8 kg. Der automatisierte und optimierte Materialfluss entlastet insbesondere das Pflegepersonal von zeitaufwendigen Botengängen. Der Austausch eventuell kontaminierter Luft innerhalb von verschiedenen Bereichen eines Gesundheitsbetriebs lässt sich durch eine entsprechende Ein- und Ausschleustechnik vermeiden.

Schienengebundene Fördersysteme bestehen aus Förderbehältern, die sich auf einem Basisfahrwerk über ein Schienennetz bewegen. Sie lassen sich ebenso wie Rohrpostsysteme über eine horizontal oder vertikal verlaufende Streckenführung einsetzen und zeichnen sich durch reduzierten Platzbedarf aus. Sie eignen sich ebenso für den Transport von Medikamenten, Laborproben, Blutkonserven, Akten oder Sterilgut. Je nach Transportbehälter lassen sich Hygieneanforderungen durch automatisierte Ultraschall- oder Nassdesinfektion erfüllen, wobei durch ein größeres Transportgewicht und -volumen (bis zu 50 kg) die Vorteile der Rohrpost mit denen von Kastenförderanlagen kombiniert werden.

Fahrerlose Transportsysteme (FTS) rationalisieren die Materialströme in Gesundheitsbetrieben. Sie ermöglichen für planbare innerbetriebliche Materialtransporte

(Wäschever- und -entsorgung, Verpflegungsbereitstellung etc.) Zeitpunkt, Gegenstand und Behältnis frühzeitig zu definieren. Mithilfe von bis zu 500 kg fassenden Containern, Laser-Navigationssystemen zur Erkennung von Gebäudekonturen und Hindernissen sowie elektronischen Be- und Entladeeinrichtungen lässt sich bei geringem Platzbedarf der logistische Materialfluss im Gesundheitsbetrieb automatisieren.

Zur Optimierung innerbetrieblicher Transporte in Gesundheitsbetrieben tragen auch elektronische Systeme zur Transportdisposition bei, die die jeweils optimale Zuordnung der vorhandenen Transportaufträge zu geeigneten Läufern und Fahrzeugen errechnen und die notwendige Kommunikation über Mobiltelefone, Handhelds, Piepser, Pager und Datenfunkterminals sicherstellen.

Beispiel

Einen beispielhaften Einblick in den innerbetrieblichen Transportbedarf geben die Zahlen des *Universitätsklinikums Jena:* „Die Großküche des Klinikums stellt für Patienten und Mitarbeiter täglich 5500 Essensportionen bereit, dafür werden täglich zwei Tonnen Lebensmittel verarbeitet, darunter 1000 Brötchen, 300 kg Kartoffeln und 160 kg Äpfel. Täglich werden bis zu 8 Tonnen Wäsche ins Klinikum geliefert oder verlassen dieses wieder in Richtung Wäscherei. Zum Transport all der Güter, der Speisen und auch zur Abfallentsorgung legen allein im Neubau die dort eingesetzten 24 Transportroboter täglich etwa 280 km zurück" (Universitätsklinikum Jena 2016, S. 1).

Der Einsatz von Techniken der **Mobilen Datenerfassung (MDE)** in Gesundheitsbetrieben, bei der über Batch-Terminals an Dockingstationen Patientendaten, aber auch Transport- oder Kommissionieraufträge eingelesen und in der übertragenen Reihenfolge abgearbeitet werden können und bei denen die Identifizierung der Patienten oder medizinischen Materialien über Barcodelabels und Scanner oder per Chip **(Radio Frequency Identification, RFID)** geschieht, ist nicht unumstritten. So wurde in einer Studie niederländischer Wissenschaftler nachgewiesen, dass RFID-Etiketten auf einer Intensivstation die Funktion von lebenswichtigen medizinischen Geräten stören können. Insbesondere bei den zur Ablesung erforderlichen elektromagnetischen Wellen handelt es sich um ein potenzielles Sicherheitsrisiko (vgl. Krüger-Brand 2008, S. 1749).

5.3.4   Materialentsorgung

Die Entsorgung von Verbrauchsmaterialien in Gesundheitsbetrieben variiert entsprechend dem Einsatzzweck der Materialien, ihrer Umweltbelastung, Zusammensetzung und ihrem Zustand erheblich, was sich auf die Art und Weise der Entsorgung auswirkt.

Das *Kreislaufwirtschaftsgesetz (KrWG)* stellt eine wichtige rechtliche Grundlage der Organisation der Entsorgung und des Umweltschutzes im Gesundheitsbetrieb dar.

Danach stehen die Maßnahmen der Vermeidung und der Abfallbewirtschaftung in folgender Rangfolge (vgl. § 6 KrWG):

- Vermeidung,
- Vorbereitung zur Wiederverwendung,
- Recycling,
- sonstige Verwertung, insbesondere energetische Verwertung und Verfüllung,
- Beseitigung.

Ausgehend von der Rangfolge soll diejenige Maßnahme Vorrang haben, die den Schutz von Mensch und Umwelt bei der Erzeugung und Bewirtschaftung von Abfällen unter Berücksichtigung des Vorsorge- und Nachhaltigkeitsprinzips am besten gewährleistet. Für die Betrachtung der Auswirkungen auf Mensch und Umwelt ist der gesamte Lebenszyklus des Abfalls zugrunde zu legen. Hierbei sind insbesondere zu berücksichtigen

- die zu erwartenden Emissionen,
- das Maß der Schonung der natürlichen Ressourcen,
- die einzusetzende oder zu gewinnende Energie sowie
- die Anreicherung von Schadstoffen in Erzeugnissen, in Abfällen zur Verwertung oder in daraus gewonnenen Erzeugnissen.

Die technische Möglichkeit, die wirtschaftliche Zumutbarkeit und die sozialen Folgen der Maßnahme sind zu beachten.

Nach der *Richtlinie über die ordnungsgemäße Entsorgung von Abfällen aus Einrichtungen des Gesundheitsdienstes* des *Robert-Koch-Instituts (RKI)* hat die Entsorgung nach den Grundsätzen der Kreislaufwirtschaft zu erfolgen. Grundlage hierfür sind die Bestimmungen des Abfall-, Infektionsschutz-, Arbeitsschutz-, Chemikalien- und Gefahrgutrechts.

Beispiel

„Die Entsorgung von Abfällen aus Einrichtungen des Gesundheitsdienstes hat so zu erfolgen, dass die Gesundheit und das Wohl des Menschen, die Umwelt (Luft, Wasser, Boden, Tiere, Pflanzen und Landschaft) und die öffentliche Sicherheit und Ordnung nicht gefährdet werden. Nach den Grundsätzen der Kreislaufwirtschaft sind Abfälle in erster Linie zu vermeiden, insbesondere durch Verminderung ihrer Menge oder Schädlichkeit, in zweiter Linie stofflich oder energetisch zu verwerten, soweit dies technisch möglich, hygienisch vertretbar, wirtschaftlich zumutbar und ein Markt vorhanden ist oder geschaffen werden kann. Nicht verwertbare Abfälle sind unter dauerhaftem Ausschluss aus der Kreislaufwirtschaft ohne Beeinträchtigung des Allgemeinwohls, insbesondere der Umwelt, zu beseitigen.“...„Die ordnungsgemäße Entsorgung des Abfalls betrifft das Sammeln, Verpacken, Bereitstellen, Lagern, Transportieren, Behandeln, Verwerten oder Beseitigen innerhalb und außerhalb der Einrichtung des Gesundheitsdienstes – bis zur abschließenden Verwertung oder

Beseitigung.".... „Es bestehen keine hygienischen Bedenken gegen die stoffliche Verwertung von Glas, Papier, Metall oder anderen Materialien, sofern diese bereits in den einzelnen Bereichen der Einrichtung getrennt gesammelt werden und kein Blut, Sekret und Exkret oder schädliche Verunreinigungen (mit biologischen und chemischen Agenzien) enthalten oder mit diesen kontaminiert sind (z. B. Verpackungen)" (Robert-Koch-Institut 2002, S. 2 f.).

Zur Entsorgung werden die Abfälle von Gesundheitsbetrieben gemäß der RKI-Richtlinie je nach Art, Beschaffenheit, Zusammensetzung und Menge den Abfallarten nach der Verordnung über das *Europäische Abfallverzeichnis (Abfallverzeichnis-Verordnung, AVV)* und der dazugehörigen *Abfallschlüssel (AS)* zugeordnet (vgl. Tab. 5.7).

Zu den *innerbetrieblichen* Anforderungen an die Entsorgung der Gesundheitsbetriebe gehören nach der RKI-Richtlinie insbesondere

- die getrennte Erfassung der Abfälle an der Anfallstelle,
- das Sammeln und Transportieren zu zentralen innerbetrieblichen Sammelstellen (Lager- und Übergabestellen) sowie
- gegebenenfalls die Vorbehandlung und das Bereitstellen für die Entsorgung.

Die lückenlose **Erfassung** aller anfallenden Abfälle ist dabei als Voraussetzung für ein ordnungsgemäßes Entsorgungssystem der Gesundheitsbetriebe anzusehen. **Sammlung** und **Transport** der Abfälle sollen am Anfallort in den jeweils vorgesehenen Behältnissen hygienisch einwandfrei (unter Vermeidung einer äußeren Kontamination) gesammelt und zum Transport bereitgestellt werden, wobei organische Abfälle in der Regel täglich von der Anfallstelle zu zentralen Sammelstellen zu transportieren sind. Die Sammelbehältnisse müssen nach den Anforderungen der Entsorgung (transportfest, feuchtigkeitsbeständig, fest verschließbar) ausgewählt und für jedermann erkennbar abfall- und gefahrstoffrechtlich gekennzeichnet sein. Die innerbetriebliche Behandlung (z. B. desinfizieren, zerkleinern oder verdichten) von Abfällen darf je nach Abfallart beispielsweise nur in vom RKI zugelassenen Desinfektionsanlagen und außerhalb der Patienten- und Versorgungsbereiche erfolgen, wobei der hygienebeauftragte Arzt oder der für die Hygiene Zuständige (z. B. der Krankenhaushygieniker oder die Hygienefachkraft), der Betriebsbeauftragte für Abfall sowie die Sicherheitsfachkraft und der Betriebsarzt an der Planung und Inbetriebnahme von betriebsinternen Abfallbehandlungseinrichtungen zu beteiligen sind.

Die *außerbetrieblichen* Anforderungen beim Umgang mit den Abfällen außerhalb der Gesundheitsbetriebe erstrecken sich insbesondere auf die Anforderungen des Umweltschutzes, des Arbeitsschutzes, der Seuchenhygiene und der öffentlichen Sicherheit (vgl. Robert-Koch-Institut 2002, S. 17 ff.).

Die Inhalte der RKI-Richtlinie sind nahezu vollständig in die *Vollzugshilfe zur Entsorgung von Abfällen aus Einrichtungen des Gesundheitsdienstes* der *Bund/Länderarbeitsgemeinschaft Abfall (LAGA)* übernommen worden. Sie listet anhand der Abfallschlüssel die relevanten Abfallarten auf (vgl. Tab. 5.8).

Tab. 5.7 Abfallentsorgung nach der *Richtlinie über die ordnungsgemäße Entsorgung von Abfällen aus Einrichtungen des Gesundheitsdienstes des RKI* (vgl. Robert-Koch-Institut 2002, Anlage 1)

Abfallart	Anfallstellen	Bestandteile	Sammlung/Lagerung	Entsorgung
Spitze und scharfe Gegenstände („sharps")	Gesamter Bereich der Patientenversorgung	Skalpelle, Kanülen von Spritzen und Infusionssystemen, Gegenstände mit ähnlichem Risiko für Schnitt- und Stichverletzungen	Erfassung am Abfallort in stich- und bruchfesten Einwegbehältnissen, kein Umfüllen, Sortieren oder Vorbehandeln	Keine Sortierung; überwachungsbedürftig bei Beseitigung
Körperteile, Organabfälle, gefüllte Behältnisse mit Blut und Blutprodukten	Operationsräume, ambulante Einrichtungen mit entsprechenden Tätigkeiten	Körperteile, Organabfälle, Blutbeutel, mit Blut oder flüssigen Blutprodukten gefüllte Behältnisse	Gesonderte Erfassung am Anfallort, keine Vermischung mit Siedlungsabfällen, kein Umfüllen, Sortieren oder Vorbehandeln, Sammlung in sorgfältig verschlossenen Einwegbehältnissen (zur Verbrennung geeignet); zur Vermeidung von Gasbildung begrenzte Lagerung	Gesonderte Beseitigung in zugelassener Verbrennungsanlage, z. B. Sonderabfallverbrennung (SAV), einzelne Blutbeutel: Entleerung in die Kanalisation möglich (unter Beachtung hygienischer und infektionspräventiver Gesichtspunkte). Kommunale Abwassersatzung beachten; überwachungsbedürftig bei Beseitigung

(Fortsetzung)

Tab. 5.7 (Fortsetzung)

Abfallart	Anfallstellen	Bestandteile	Sammlung/Lagerung	Entsorgung
Abfälle, die mit melde-pflichtigen Erregern behaf-tet sind, wenn dadurch eine Verbreitung der Krankheit zu befürchten ist	Operationsräume, Isolierein-heiten von Krankenhäusern, mikrobiologische Labora-torien, klinisch-chemische und infektionsserologische Laboratorien, Dialysesta-tionen und -zentren bei Behandlung bekannter Hepatitisvirusträger, Abtei-lungen für Pathologie	Abfälle, die mit erreger-haltigem Blut, Sekret oder Exkret behaftet sind oder Blut in flüssiger Form ent-halten, z. B. mit Blut oder Sekret gefüllte Gefäße, blut oder sekretgetränkter Abfall aus Operationen, gebrauchte Dialysesysteme aus Behand-lung bekannter Virusträger, mikrobiologische Kulturen aus z. B. Instituten für Hygiene, Mikrobiologie und Virologie, Labormedizin, Arztpraxen mit entsprechen-der Tätigkeit	Am Anfallort verpacken in reißfeste, feuchtigkeits-beständige und dichte Behältnisse. Sammlung in sorgfältig verschlossenen Einwegbehältnissen (zur Verbrennung geeignet, Bauartzulassung), kein Umfüllen oder Sortieren, zur Vermeidung von Gasbil-dung begrenzte Lagerung	Keine Verwertung, keine Verdichtung oder Zer-kleinerung. Entsorgung als besonders überwa-chungsbedürftiger Abfall mit Entsorgungsnachweis: Beseitigung in zugelassener Abfallverbrennungsanlage, z. B. Sonderabfallver-brennung (SAV) oder: Desinfektion mit vom RKI zugelassenen Ver-fahren, Einschränkung bei bestimmten Erregern; besonders überwachungs-bedürftiger Abfall (büA)

(Fortsetzung)

Tab. 5.7 (Fortsetzung)

Abfallart	Anfallstellen	Bestandteile	Sammlung/Lagerung	Entsorgung
Mit Blut, Sekreten bzw. Exkreten behaftete Abfälle, wie Wundverbände, Gipsverbände, Einwegwäsche, Stuhlwindeln, Einwegartikel etc.	Gesamter Bereich der Patientenversorgung	Wund- und Gipsverbände, Stuhlwindeln, Einwegwäsche, Einwegartikel (z. B. Spritzenkörper), etc., gering mit Zytostatika kontaminierte Abfälle, wie Tupfer, Ärmelstulpen, Handschuhe, Atemschutzmasken, Einmalkittel, Plastik-/Papiermaterial, Aufwischtücher, leere Zytostatikabehältnisse nach bestimmungsgemäßer Anwendung (Ampullen, Spritzenkörper ohne Kanülen etc.), Luftfilter und sonstiges gering kontaminiertes Material von Sicherheitswerkbänken; nicht: Getrennt erfasste, nicht kontaminierte Fraktionen von Papier, Glas, Kunststoffen	Sammlung in reißfesten, feuchtigkeitsbeständigen und dichten Behältnissen; Transport nur in sorgfältig verschlossenen Behältnissen (ggf. in Kombination mit Rücklaufbehältern); kein Umfüllen (auch nicht im zentralen Lager), Sortieren oder Vorbehandeln (ausgenommen Aufgabe in Presscontainer)	Verbrennung in zugelassener Abfallverbrennungsanlage (HMV) oder Deponierung, solange noch zulässig. Behältnisse mit größeren Mengen Körperflüssigkeiten können unter Beachtung von hygienischen und infektionspräventiven Gesichtspunkten in die Kanalisation entleert werden (kommunale Abwassersatzung beachten); alternativ ist durch geeignete Maßnahmen sicherzustellen, dass keine flüssigen Inhaltsstoffe austreten; überwachungsbedürftig bei Beseitigung

(Fortsetzung)

Tab. 5.7 (Fortsetzung)

Abfallart	Anfallstellen	Bestandteile	Sammlung/Lagerung	Entsorgung
Chemikalien, die aus gefährlichen Stoffen bestehen oder solche enthalten	Diagnostische Apparate, Laborbereiche, Pathologie	Säuren, Laugen, halogenierte Lösemittel, sonstige Lösemittel, anorganische Laborchemikalien, einschließlich Diagnostikarestmengen, organische Laborchemikalien, einschließlich Diagnostikarestmengen, Fixierbäder, Entwicklerbäder, Desinfektions- und Reinigungsmittelkonzentrate, nicht restentleerte Druckgaspackungen, Formaldehydlösungen	Vorzugsweise getrennte Sammlung der Einzelfraktionen unter eigenem Abfallschlüssel; Sammlung und Lagerung in für den Transport zugelassenen verschlossenen Behältnissen. Lagerräume mit ausreichender Belüftung	Entsorgung als besonders überwachungsbedürftiger Abfall mit Entsorgungsnachweis
Sonstige Chemikalien	Diagnostische Apparate, Laborbereiche	Reinigungsmittel, Händedesinfektionsmittel, verbrauchter Atemkalk; Abfälle aus diagnostischen Apparaten mit geringer Chemikalienkonzentration	Ggf. getrennte Sammlung der Einzelfraktionen unter eigenem AS, Sammlung und Lagerung in für den Transport zugelassenen verschlossenen Behältnissen. Lagerräume mit ausreichender Belüftung	Entsprechend der Abfallzusammensetzung; überwachungsbedürftig bei Beseitigung

(Fortsetzung)

Tab. 5.7 (Fortsetzung)

Abfallart	Anfallstellen	Bestandteile	Sammlung/Lagerung	Entsorgung
CMR-Arzneimittel nach TRGS 525; Abfälle, die aus Resten oder Fehlchargen dieser Arzneimittel bestehen oder deutlich erkennbar mit CMR-Arzneimitteln verunreinigt sind	Bereich der Patientenversorgung mit Anwendung von Zytostatika und Virusstatika (z. B. Onkologie), Apotheken, Arztpraxen, Laborbereich	Nicht vollständig entleerte Originalbehälter (z. B. bei Therapieabbruch angefallene oder nicht bestimmungsgemäß angewandte Zytostatika), verfallene CMR-Arzneimittel in Originalpackungen, Reste an Trockensubstanzen und zerbrochene Tabletten, Spritzenkörper und Infusionsflaschen/-beuteln mit deutlich erkennbaren Flüssigkeitsspiegeln/Restinhalten (> 20 ml), Infusionssysteme und sonstiges mit Zytostatika kontaminiertes Material (>20 ml), z. B. Druckentlastungs- und Überleitungssysteme, durch Freisetzung großer Flüssigkeitsmengen oder Feststoffe bei der Zubereitung oder Anwendung von Zytostatika kontaminiertes Material (z. B. Unterlagen, persönliche Schutzausrüstung	In bauartgeprüften, stich- und bruchfesten Einwegbehältnissen; kein Umfüllen und Sortieren, kein Vorbehandeln; Transport und Lagerung fest verschlossen	Entsorgung als besonders überwachungsbedürftiger Abfall mit Entsorgungsnachweis in zugelassenen Abfallverbrennungsanlagen, z. B. Sonderabfallverbrennung (SAV); besonders überwachungsbedürftig

(Fortsetzung)

Tab. 5.7 (Fortsetzung)

Abfallart	Anfallstellen	Bestandteile	Sammlung/Lagerung	Entsorgung
Altarzneimittel, einschließlich unverbrauchter Röntgenkontrastmittel	Krankenhäuser, Apotheken, Arztpraxen	Altarzneimittel, Röntgenkontrastmittel, Infusionslösungen	Getrennte Erfassung, zugriffsichere Sammlung, um missbräuchliche Verwendung auszuschließen	Vorzugweise Verbrennung in zugelassenen Abfallverbrennungsanlagen (Hausmüllverbrennung, Sonderabfallverbrennung), überwachungsbedürftig bei Beseitigung
Inhalte von Amalgamabscheidern, Amalgamreste, extrahierte Zähne mit Amalgamfüllungen	Zahnarztpraxen, Zahnkliniken	Amalgam (Quecksilber), extrahierte Zähne mit Amalgamfüllung, Amalgamabscheiderinhalte	Getrennte Sammlung, regelmäßige Entsorgung	Stoffliche Verwertung durch den Hersteller oder Vertreiber von Amalgam bzw. dem von diesen beauftragten Verwerter; besonders überwachungsbedürftig
Verpackungsmaterial aller Art	Gesamter Klinikbereich	Verpackungen aus Papier, Pappe, Kunststoffe, Glas, Holz, Metall, Verbundmaterialien	Getrennte Sammlung der Einzelfraktionen unter eigenem AS, ebenso wie Verpackungen, die Rückstände gefährlicher Stoffe enthalten oder durch gefährliche Stoffe verunreinigt sind	Entsorgung über Rücknahmesysteme der Vertreiber (z. B. DSD); Verwertung der nicht schädlich verunreinigten Fraktionen; verunreinigte Fraktionen als besonders überwachungsbedürftiger Abfall (büA) mit Entsorgungsnachweis

Tab. 5.8 Gesundheitsbetriebliche Abfallarten nach LAGA (vgl. Bund/Länderarbeitsgemeinschaft Abfall 2009, S. 6 ff.)

AVV-Kapitel/-Gruppe/AS-Abfallschlüssel	Abfallart (* = gefährliche Abfälle)
AVV 18	Abfälle aus der humanmedizinischen oder tierärztlichen Versorgung und Forschung (ohne Küchen- und Restaurantabfälle, die nicht aus der unmittelbaren Krankenpflege stammen)
AVV 18 01	Abfälle aus der Geburtshilfe, Diagnose, Behandlung oder Vorbeugung von Krankheiten beim Menschen
AS 18 01 01	Spitze oder scharfe Gegenstände (außer 18 01 03*)
AS 18 01 02	Körperteile und Organe, einschließlich Blutbeutel und Blutkonserven (außer 18 01 03*)
AS 18 01 03*	Abfälle, an deren Sammlung und Entsorgung aus infektionspräventiver Sicht besondere Anforderungen gestellt werden: Übertragung durch unmittelbaren Kontakt mit verletzter oder nicht-intakter Haut oder Schleimhaut (z. B. durch Inokulation), fäkal-orale Übertragung (Schmierinfektion), aerogene Übertragung/Tröpfcheninfektion; Schmierinfektion
AS 18 01 04	Abfälle, an deren Sammlung und Entsorgung aus infektionspräventiver Sicht keine besonderen Anforderungen gestellt werden (z. B. Wund- und Gipsverbände, Wäsche, Einwegkleidung, Windeln)
AS 18 01 06*	Chemikalien, die aus gefährlichen Stoffen bestehen oder solche enthalten
AS 06 01 06*	Säuren: Andere Säuren oder Zuordnung zu AS 06 01 01* bis AS 06 01 05*
AS 06 02 05*	Laugen: Andere Basen oder Zuordnung zu AS 06 02 01* bis AS 06 02 04*
AS 07 01 03*	Halogenierte Lösemittel: Halogenorganische Lösemittel, Waschflüssigkeiten und Mutterlaugen
AS 07 01 04*	Sonstige organische Lösemittel: Andere organische Lösemittel, Waschflüssigkeiten und Mutterlaugen
AS 09 01 01*	Entwicklerbäder: Entwickler und Aktivatorenlösungen auf Wasserbasis
AS 09 01 03*	Entwicklerbäder: Entwicklerlösungen auf Lösemittelbasis
AS 09 01 04*	Fixierbäder
AS 09 01 05*	Bleichlösungen und Bleich-Fixier-Bäder
AS 16 05 06*	Laborchemikalien: Laborchemikalien, die aus gefährlichen Stoffen bestehen oder solche enthalten, einschließlich Gemische von Laborchemikalien

(Fortsetzung)

Tab. 5.8   (Fortsetzung)

AVV-Kapitel/-Gruppe/AS-Abfallschlüssel	Abfallart (* = gefährliche Abfälle)
AS 16 05 07*	Laborchemikalien: gebrauchte anorganische Chemikalien, die aus gefährlichen Stoffen bestehen oder solche enthalten
AS 16 05 08*	Laborchemikalien: gebrauchte organische Chemikalien, die aus gefährlichen Stoffen bestehen oder solche enthalten
AS 15 02 02*	Aufsaug- und Filtermaterialien (einschließlich Ölfilter a. n. g.), Wischtücher und Schutzkleidung, die durch gefährliche Stoffe verunreinigt sind
AS 18 01 07	Chemikalien mit Ausnahme derjenigen, die unter 18 01 06* fallen
AS 18 01 08*	Zytotoxische und zytostatische Arzneimittel
AS 18 01 09	Arzneimittel mit Ausnahme derjenigen, die unter 18 01 08* fallen
AS 18 01 10*	Amalgamabfälle aus der Zahnmedizin
AS 15 01 01	Verpackungen aus Papier und Pappe
AS 15 01 02	Verpackungen aus Kunststoff
AS 15 01 03	Verpackungen aus Holz
AS 15 01 04	Verpackungen aus Metall
AS 15 01 05	Verbundverpackungen
AS 15 01 07	Verpackungen aus Glas
AS 15 01 06	Gemischte Verpackungen
AS 09 01 07	Filme und fotografische Papiere, die Silber oder Silberverbindungen enthalten
AS 09 01 08	Filme und fotografische Papiere, die kein Silber und keine Silberverbindungen enthalten
AS 15 01 10*	Verpackungen, die Rückstände gefährlicher Stoffe enthalten oder durch gefährliche Stoffe verunreinigt sind
AS 20 03 01	Gemischte Siedlungsabfälle

Beispiel

„Mit rund 100.000 stationären und ebenso vielen ambulanten Patienten im Jahr, mehr als 6.000 Mitarbeitern an zwei Standorten in Nürnberg und mit mehreren Zehntausend Besuchern im Jahr ist das Klinikum Nürnberg eine richtige kleine Stadt. Und wie bei einer kleinen Stadt fällt auch im Klinikum jede Menge Abfall an.

11,4 Tonnen sind es jeden Tag, der Schutt von den kleinen und großen Baustellen ist dabei gar nicht mit eingerechnet. Es sind normaler Hausmüll, Papier, Küchenabfälle,

Tab. 5.9 Systematisierung der Betriebsmittel des Gesundheitsbetriebs

Betriebsmittelarten	Beispiele
Betriebsmittel mit direkter Beteiligung an der Leistungserstellung des Gesundheitsbetriebs und eigener Leistungserbringung	Therapiesysteme für Strahlentherapie und Urologie, Systeme zur Stoßwellentherapie, Anästhesiegeräte, Inkubatoren etc.
Betriebsmittel mit direkter Beteiligung an der Leistungserstellung des Gesundheitsbetriebs, ohne eigene Leistungserbringung	Laborsysteme, klinisch-chemische Analysesysteme, Diagnostiksysteme der Angiografie, Computertomografie, Fluoroskopie, Magnetresonanztomografie, Mammografie, Molekulare Bildgebung – Nuklearmedizin, Radiografie, Ultraschalldiagnostik, Chirurgie-Systeme etc.
Betriebsmittel ohne direkte Beteiligung an der Leistungserstellung des Gesundheitsbetriebs	Grundstücke, Gebäude, sonstige Betriebsausstattung etc.

Glas und Plastik, Batterien, Elektroschrott, gebrauchte Spritzen und Verbände, Medikamente, Substanzen aus der Chemotherapie und natürlich auch Körperteile und Organe.

Der Abfall muss konsequent getrennt werden. Entsprechend dem europäischen Abfallschlüsselverzeichnis hat jeder Abfall seine eigene sechsstellige Nummer und muss entsprechend der gesetzlichen Vorschriften entsorgt werden – in die normale Müllverbrennung, zu Abfallverwertungsfirmen oder speziellen Entsorgern" (Siegler 2012, S. 1).

5.4   Einsatz medizintechnischer Betriebsmittel

5.4.1   Betriebsmittelplanung

Die **Betriebsmittel** eines Gesundheitsbetriebs setzen sich aus der gesamten medizintechnischen Ausstattung zusammen, die für die betriebliche Leistungserstellung benötigt wird, und übernehmen Hilfs-, Schutz- und Ersatzfunktionen menschlicher medizinischer und pflegerischer Arbeit (vgl. Baumann 2008, S. 42). Sie unterscheiden sich beispielsweise hinsichtlich ihres Beitrags zur Leistungserstellung des Gesundheitsbetriebs (vgl. Tab. 5.9).

Beispiel

Der Dental-Laser eines Zahnarztes stellt ein Betriebsmittel mit direkter Beteilung an der Leistungserstellung der Zahnarztpraxis und eigener Leistungserbringung dar. Bei dem Behandlungsstuhl hingegen handelt es sich zwar um ein Betriebsmittel mit direkter Beteilung an der Leistungserstellung, aber ohne eigene Leistungserbringung. Das Behandlungszimmer schließlich stellt ein Betriebsmittel ohne direkte Beteiligung an der Leistungserstellung dar.

Die Betriebsmittel eines Gesundheitsbetriebs sollen dem Betrieb in der Regel auf Dauer (> 1 Jahr) dienen, gehören zu dessen Sachanlagevermögen und werden infolgedessen in der Bilanz im Anlagevermögen ausgewiesen, wobei Betriebsmittel auch *Geringwertige Wirtschaftsgüter (GWG)* darstellen können.

Während der Einsatz von Betriebsmitteln beispielsweise in der industriellen Produktion häufig aus Rationalisierungs- und Produktivitätssteigerungsüberlegungen heraus erfolgt, überwiegen in Gesundheitsbetrieben die Motive der Behandlungs- und Pflegequalität und der Nutzung des medizintechnischen Fortschritts zu einer genaueren Diagnostik sowie einer verbesserten Erzielung von Behandlungserfolgen.

So kommt der technische Fortschritt bei der Entwicklung neuer medizintechnologischer Betriebsmittel nicht unbedingt dadurch zum Ausdruck, dass Leistungen mit niedrigeren Kosten oder bei gleichen Kosten höhere Leistungsgrade erzielt werden sollen, sondern in erster Linie durch verbesserte oder neuartige Leistungen für den Behandlungseinsatz. Die Berücksichtigung des technischen Fortschritts bei medizintechnischen Betriebsmitteln stellt somit nicht nur eine Kostenfrage dar, die durch die Investitionsrechnung zu lösen ist. Ihre Einführung kann für den Gesundheitsbetrieb als notwendig erachtet werden, um seine Konkurrenzfähigkeit sicherzustellen, und um bestmögliche Behandlungserfolge zu erzielen. Dazu leistet die Medizintechnik einen wichtigen Beitrag, durch die Entwicklung schneller, präziser und schonender Diagnoseverfahren sowie neuer Therapieverfahren mit geringeren Nebenwirkungen.

Medizintechnische Betriebsmittel zeichnen sich durch ein hohes zukünftiges Nutzungspotenzial und durch die enge Kooperation von Wissenschaft und Wirtschaft bei der anwendungsorientierten Grundlagenforschung aus. Medizintechnische Forschungen und Entwicklungen werden überwiegend am anwendungs- und patientenorientierten Bedarf ausgerichtet und auch öffentlich gefördert. An besonderer Bedeutung gewinnt dabei die Entwicklung von Methoden und Instrumenten zur Evaluation bzw. zur Bewertung medizinischer und medizintechnischer Verfahren.

Beispiel

Anhand von Studien zur Situation der Medizintechnik wird deutlich, welche Technologien in welchen medizinischen Fachgebieten von Bedeutung sind: „Der Einsatz von Computern in Diagnose, Therapieplanung und Therapiekontrolle nimmt zu, insbesondere bei Bildverarbeitung sowie Modellierung und Simulation. Die Vision sieht so aus: Mithilfe von neuen modellbasierten Methoden der Biosignalverarbeitung werden die physiologischen Ursachen einer Erkrankung aufgedeckt. ‚Intelligente Implantate' werden auf Grund verbesserter Hardware leistungsfähiger. Modellbasierte Regelkreise werden so möglich. Therapiesysteme, die z. B. bei Dialyse oder Beatmung eingesetzt werden, erhalten eine noch intelligentere Steuerung. Die Bildverarbeitung erfolgt modellbasiert, so dass wichtige funktionelle Informationen für die Therapieplanung dargestellt werden können. Ein umfassendes Wissensmanagement wird möglich (kontextbasiertes Datenmanagement, d. h. bei der Behandlung eines

Patienten, werden alle vergleichbaren Fälle der Vergangenheit analysiert und die Dia-
gnostik- und Therapievorschläge daraus abgeleitet). Funktionelle Modelle werden ein
virtuelles Abbild des individuellen Patienten erlauben und damit eine Optimierung der
Therapie (-planung) ermöglichen" (Bundesministerium für Bildung und Forschung
2005, S. 18).

Nur begrenzt führt der technische Fortschritt von Betriebsmitteln in Gesundheitsbetrieben dazu, dass durch Mechanisierung, Elektrifizierung oder Digitalisierung manuelle Arbeiten des medizinischen oder pflegerischen Personals von medizintechnischen
Geräten übernommen werden können. Ist dies dennoch der Fall, so entsteht häufig ein
zusätzlicher Aufwand für die Überwachung und Sicherstellung der Funktionsfähigkeit
der eingesetzten Medizintechnik. Ebenso geht die vermehrte Automatisierung, soweit
sie überhaupt möglich ist, in der Regel mit einer höheren körperlichen Belastung durch
geistig-nervliche Anspannung, ständige Wachsamkeit und dauernde Bereitschaft für den
Fall von technischen Störungen, die gesundheitsschädigende oder gar lebensbedrohliche
Auswirkungen haben können, einher.

Die **Nutzungsdauer** von Betriebsmitteln in Gesundheitsbetrieben richtet sich nach
dem Leistungspotenzial der eingesetzten Medizintechnik, ihrer Belastung, Verschleiß-
anfälligkeit, Wartung und Instandhaltung. Neben der technischen Nutzungsdauer ist die
wirtschaftliche Nutzungsdauer maßgeblich, die im Wesentlichen abhängt von den Wertminderungen und den damit verbundenen Abschreibungsmöglichkeiten, dem technischen
Fortschritt und den Änderungen im Leistungserstellungsprogramm des Gesundheitsbetriebe. Mithilfe der auf der technischen Nutzungsdauer (nach Herstellerangaben) und den
notwendigen Wiederbeschaffungskosten basierenden kalkulatorischen Abschreibungen,
lässt sich nach Ende der realen Nutzungsdauer die Ersatzbeschaffung ermöglichen.

5.4.2 Betriebsmittelbeschaffung

Der Beschaffung von Betriebsmitteln für den Gesundheitsbetrieb geht zunächst eine
Situationsanalyse voraus. Dabei ist neben der medizinischen Notwendigkeit festzulegen, welches Aufgabenspektrum zukünftig mit dem für die Anschaffung vorgesehenen
Betriebsmittel bewältigt werden soll, insbesondere unter Berücksichtigung jener Aufgaben, die gegenwärtig einen besonders hohen Zeit- und Arbeitsaufwand erfordern, bei
deren Erfüllung sich ständig Probleme ergeben oder aber auch unstrukturierte Arbeitsabläufe, über die die Betriebsangehörigen klagen.

Aus dem Ergebnis der Situationsanalyse bzw. der Festlegung des Aufgabenspektrums
lassen sich die **Anforderungen** an die anzuschaffende Medizintechnik ableiten. Diese
münden in der Regel in ein **Lastenheft**, dass als Anforderungsspezifikation (Requirement Specification) die zu erwartende Leistung möglichst genau definiert und die Grundlage für eine spätere Ausschreibung darstellen kann, in dem es die Forderungen an die

Lieferung und Leistung eines Auftragnehmers innerhalb eines Auftrages beschreibt. Das Lastenheft enthält zu diesem Zweck üblicherweise Informationen zu Zielsetzung der Anschaffung, deren Einsatzbedingungen, Anforderungen an Lieferumfang, Benutzbarkeit, Effizienz, Zuverlässigkeit, Änderbarkeit, Risikoeigenschaften sowie Abnahmekriterien etc.

Bei größeren Beschaffungsvolumina wird zur Angebotseinholung eine **Ausschreibung** durchgeführt, mit der eine Vergabe von Aufträgen im Wettbewerb erreicht werden und potenzielle Lieferanten zur Angebotsabgabe aufgefordert werden sollen (Tab. 5.10).

Tab. 5.10 Ausschreibungsarten für die Betriebsmittelbeschaffung

Ausschreibungsart	Synonym	Erläuterung
Leistungsanfrage	Request for Information, RFI	Ausschreibungsvariante zur ersten Sondierung des medizintechnischen Marktes in der Regel anhand von Listenpreisen mit Anfrage an potenzielle Lieferanten, ob Sie einen bestimmten Bedarf grundsätzlich erfüllen können
Preisanfrage	Request for Quotation, RFQ	Anfragen an Lieferanten, von deren grundsätzlicher Leistungsfähigkeit der Gesundheitsbetrieb überzeugt ist, anhand detaillierter Bedarfsbeschreibungen mit unverbindlicher Preisanfrage
Angebotsanfrage	Request for Proposal, RFP	Ausschreibung im engeren Sinn mit der Anforderung innerhalb der angegebenen Gültigkeitsfrist vertraglich bindender Angebote, bestmöglichen Preis, detaillierter Leistungsbeschreibung sowie alle zum Vertragsabschluss gehörenden Zusatzvereinbarungen
Angebotserweiterungsanfrage	Request for Feature, RFF	Verhandlungen und Anfrage zur Erweiterung eines Systems oder Angebots
Auftragsauktionen	–	Versteigerung von Aufträgen des Gesundheitsbetriebs in zumeist internetbasierten Auktionen

Für Gesundheitsbetriebe in öffentlicher Trägerschaft bzw. Rechtsform sind Ausschreibung nach dem öffentlichen **Vergaberecht** vorgegeben. Dieses setzt sich im Wesentlichen zusammen aus der

- *Vergabeverordnung (VgV):* Rechtsverordnung, die das Verfahren bei der Vergabe von öffentlichen Aufträgen und deren Nachprüfung regelt,
- *Vergabe- und Vertragsordnung für Bauleistungen (VOB):* Regelungen für die Vergabe von Bauaufträgen durch öffentliche Auftraggeber und für den Inhalt von Bauverträgen,
- *Verdingungsordnung für Leistungen (VOL):* Regelt die Ausschreibung und die Vergabe von Lieferungen und Dienstleistungen (vgl. Tab. 5.11),
- *Verdingungsordnung für freiberufliche Leistungen (VOF):* Regelt die Ausschreibung und Vergabe von Leistungen, die im Rahmen einer freiberuflichen Tätigkeit erbracht werden.

Beispiel

„Die aktuellen Ausschreibungen der Städtisches Krankenhaus Kiel GmbH und der Städtisches Krankenhaus Service GmbH finden Sie hier geordnet nach der entsprechenden

Tab. 5.11 Ablaufschemata zu Vergabeverfahren nach VOL/A, Abschnitt 1 (vgl. Lamm et al. 2009, Teil C 4.1, S. 1 ff.)

	Vergabeart		
Schritt	Öffentliche Ausschreibung	Beschränkte Ausschreibung	Freihändige Vergabe
1	Prüfung, ob VOL/A anwendbar		
2	Erstellung der Verdingungsunterlagen		
3	Wahl der Vergabeart		
4	Bekanntmachung der Ausschreibung	Marktübersichtprüfung bzw. Bewerberkreiserkundung	
5	Versendung der Vergabeunterlagen	Auswahl der Unternehmen für die Angebotsabgabe	
6	Ggf. Einholung zusätzlicher Auskünfte	Versendung der Vergabeunterlagen	
7	Angebotsabgabe	Ggf. Einholung zusätzlicher Auskünfte	
8	Verwahrung und Öffnung der Angebote	Angebotsabgabe	
9	Prüfung der Angebote	Verwahrung und Öffnung der Angebote	
10	Wertung der Angebote	Prüfung der Angebote	
11	Erteilung des Zuschlags	Wertung der Angebote	
12	Benachrichtigung nicht berücksichtigter Bieter	Erteilung des Zuschlags	
13	Vergabevermerk	Benachrichtigung nicht berücksichtigter Bieter	
14	–	Vergabevermerk	

Vergabe- und Vertragsordnung für Bauleistungen (VOB), den Verdingungsordnungen für Leistungen (VOL) und freiberufliche Leistungen (VOF). Unter „Weitere" finden Sie gegebenenfalls Teilnahmenwettbewerbe, die nicht auf der Grundlage solcher Ordnungen durchgeführt werden.

Alle Angaben, etwa zu Fristen und Bezugsbedingungen für Unterlagen, finden Sie jeweils in den Ausschreibungen selbst. Die Dokumente stehen Ihnen im PDF-Format zum Herunterladen zur Verfügung" (Städtisches Krankenhaus Kiel GmbH 2016, S. 1).

Sofern das Vergaberecht nichts anderes vorsieht oder eine Auftragsvergabe im privat-rechtlichen Rahmen möglich ist, ist eine **Auswahlentscheidung** unter Berücksichtigung medizinischer, wirtschaftlicher und ergonomischer Kriterien zu treffen, wie beispiels-weise

- Anforderungserfüllung,
- Ausstattung/Patientenkomfort/Leistung,
- Bedienfreundlichkeit,
- Preis,
- Wartungsaufwand,
- Serviceumfang.

Zur Entscheidungsunterstützung bietet sich die Anwendung einer **Nutzwertanalyse (NWA)** an, die anhand von Kategorien für den Erfüllungsgrad der Kriterien, deren Gewichtung und der anschließenden Bewertung der einzelnen Angebotsalternativen zu einer quantitativen Ergebnismatrix gelangt (vgl. Tab. 5.12).

Die **Einführungsphase** von komplexen medizintechnischen Systemen in Gesund-heitsbetrieben verlangt eine gründliche Vorbereitung, um gerade zu Beginn der Nutzung der neuen Betriebsmittel Bedienungsfehler, Pannen oder sonstige Schwierigkeiten zu vermeiden. Der eigentliche **Umstellungsvorgang** auf die Anwendung neuer Medizin-technik kann auf verschiedene Arten vollzogen werden:

- Totalumstellung: Gerade in der Anlaufphase kommt es in der Regel immer zu Schwierigkeiten, wobei die Gefahr besteht, dass es bei einer sofortigen Totalumstel-lung zu erheblichen organisatorischen Problemen kommen kann und die Mitarbeiter zu den herkömmlichen Verfahren greifen müssen und das neue System unter Umstän-den ablehnen.
- Teilumstellung: Die einzelnen Bereiche des Gesundheitsbetriebs, die zukünftig mit der neuen Medizintechnik arbeiten sollen, werden nach und nach umgestellt. Immer dann, wenn ein Teilbereich einwandfrei funktioniert, wird mit der Umstellung des nächsten Teilbereichs begonnen. Dieses Verfahren ist zwar langwieriger, führt aber, insbesondere wenn mit unproblematischen Teilbereichen begonnen wird, zu raschen Erfolgen und einer Erhöhung der Akzeptanz bei den Mitarbeitern.
- Parallelumstellung: Bei ihr werden alle Funktionen für einen gewissen Zeitraum sowohl mit der neuen Medizintechnik als auch parallel dazu mit den herkömmlichen

Tab. 5.12 Nutzwertanalyse zur Entscheidung über Beschaffungsalternativen

Kriterium	Gewicht	Radiologisches System A	Radiologisches System B
Anforderungserfüllung (1)	25	Übererfüllt die gestellten Anforderungen	Erfüllt die gestellten Anforderungen
Ausstattung/Patientenkomfort/Leistung (2)	30	Neuester Stand der Medizintechnik	Auslaufmodell
Bedienfreundlichkeit (3)	5	Einfache Bedienung	Umfangreiche Einweisung notwendig
Preis (4)	25	150.000	120.000
Wartungsaufwand (5)	10	Einmal jährlich	Alle 6 Monate
Serviceumfang (6)	5	Service nach Terminvereinbarung durch Fremdfirma	24 Std. Rufbereitschaft d. Herstellers
Summe	100		

Kriterium	0 Punkte	2 Punkte	5 Punkte	8 Punkte	10 Punkte	Gewicht	Erf.grad A	Nutzwert A	Erf.grad B	Nutzwert B
1	Nicht erfüllt	...	Ausr. erfüllt	...	Vollst. erfüllt	25	10	250	10	250
2	Gering. Komf./Leistg.	...	Ausr. Komf./Lstg.	...	Hoher Komf./Lstg.	30	10	300	5	150
3	Schlecht	...	Ausreichend	...	Sehr gut	5	8	40	2	10
4	Überteuert	...	Angemessen	...	Preisgünstig	25	2	50	8	200
5	Hoch	...	Akzeptabel	...	Gering	10	8	80	2	20
6	Schlecht	...	Ausreichend	...	Sehr gut	5	2	10	10	50
						Nutzwert		730		680

Methoden durchgeführt. Erst wenn alle Teilbereiche des Gesundheitsbetriebs einwandfrei mithilfe der neuen Betriebsmittel funktionieren, erfolgt der Verzicht auf die bisherigen Arbeitsweisen. Dies bedeutet für den Zeitraum des Parallelbetriebs einen erhöhten Arbeits- und Kostenaufwand, vermeidet jedoch Arbeitsunterbrechungen und bietet den direkten Vergleich zwischen den bisherigen Verfahren und den neuen Möglichkeiten. Anpassungen und Korrekturen können direkt vorgenommen werden.

Das **Akzeptanzproblem** bei den Patienten und den Mitarbeitern des Gesundheitsbetriebs in Zusammenhang mit der Einführung neuer Betriebsmittel ist nicht zu unterschätzen. Es beruht bei den Mitarbeitern häufig in der Angst, den neuen Anforderungen nicht gewachsen zu sein, zu versagen, vor dem Überflüssigwerden erworbener und bewährter Kenntnisse, neue Fertigkeiten erwerben zu müssen und bei den Patienten vor dem unmittelbaren Kontakt mit der Technik und dem Misstrauen ihr gegenüber. Daher ist es wichtig, Mitarbeiter und Patienten bereits so früh wie möglich zu informieren und in den Einführungsprozess einzubeziehen.

Beispiel

Wird den Mitarbeitern des Gesundheitsbetriebs eine Technik vorgesetzt, die ausschließlich die Betriebsleitung bestimmt hat, so wird die Bereitschaft zur Identifikation mit der neuen Technik unter Umständen nicht sehr groß sein. Können sie aber bei der Anschaffung, der Auswahl und Einführung mitbestimmen, so eignen sie sich über eine verbesserte positive Grundeinstellung nicht nur schneller das nötige Wissen an, sondern erleben bei der gemeinsamen Problembewältigung auch Teamarbeit und Teamgeist, was zu einer gleichzeitigen Verbesserung des Arbeitsklimas führen kann. Dabei ist es auch wichtig, Einwände und Sorgen der Mitarbeiter ernst zu nehmen und vor allen Dingen auch inoffizielle „Rangordnungen" zu beachten, damit sich ältere Mitarbeiter gegenüber jüngeren, die vielleicht einen leichteren Zugang zu neuen Technologien haben, nicht zurückgesetzt fühlen.

5.4.3 Einsatzbedingungen

Beim Einsatz medizintechnischer Geräte in Gesundheitsbetrieben besteht grundsätzlich das Risiko, dass es aufgrund von technischen Eigenschaften/Gerätedefekten oder der Gebrauchstauglichkeit als auch durch die Anwendung selbst zu unerwünschten Ereignissen kommen kann. Auch besteht die Gefahr von physischen Belastungen der Mitarbeiter von Gesundheitsbetrieben durch mangelnde Ergonomie und Gebrauchstauglichkeit beim Umgang mit Medizinprodukten und Einrichtungsgegenständen.

Beispiel

„Ärzte und Pflegekräfte berichten besonders häufig von Belastungen des Muskel-Skelett-Systems, mechanischen Gefährdungen und psychischen Belastungen durch mangelnde

Ergonomie und Gebrauchstauglichkeit beim Umgang mit Medizinprodukten und Einrichtungsgegenständen. Ergonomische Probleme betreffen nicht nur komplexe Medizinprodukte, sondern sämtliche Produktkategorien. Ergonomische Defizite an Produkten sind ohne entsprechende Expertise nicht leicht zu identifizieren, ergonomische Defizite in Architektur, Prozessen oder Organisation dagegen deutlich leichter. Die ergonomische Gestaltung und Verbesserung betrieblicher Prozesse ist eine wesentliche Voraussetzung für gefährdungsarmes Arbeiten.

Der Beschaffungsprozess von Medizinprodukten ist verbesserungswürdig. Die Mitarbeiter der Einkaufsabteilung sollten mit den Anwendern die spezifischen Anforderungen für das Einrichten, Anwenden, Lagern, Transportieren und Reinigen erheben sowie die baulichen Voraussetzungen für den Umgang mit den Produkten prüfen. Schulung und Einweisung sind in Methodik und Durchführung oft unzureichend. Die notwendigen Ressourcen werden nicht überall bereitgestellt. Durch Schulung und Einweisung können ergonomische Defizite verringert werden.

Die Durchführung der Gefährdungsbeurteilung sowie die Einrichtung und Nutzung von Meldewegen für Gefährdungen durch ergonomische Defizite muss verbessert werden. Ressourcenmängel führen häufig zu Gefährdungen. Der Druck zur Kostensenkung, eine knappe Personaldecke sowie ungünstige bauliche Vorgaben sind wesentliche Hindernisse, die einer wirksamen Prävention im Weg stehen" (Hölscher et al. 2016, S. 1).

Um Risiken und Gefährdungen zu minimieren, unterliegt der Einsatz medizintechnischer Geräte in Gesundheitsbetrieben den Bestimmungen des *Medizinproduktegesetzes (MPG)* und der *Medizinproduktebetreiberverordnung (MPBetreibV)*.

Das MPG regelt allgemein die Anforderungen an Medizinprodukte und deren Betrieb (u. a. klinische Bewertung und Prüfung, Sicherheitsbeauftragter für Medizinprodukte, Verfahren zum Schutz vor Risiken).

Beispiel

„Medizinprodukte sind alle einzeln oder miteinander verbunden verwendeten Instrumente, Apparate, Vorrichtungen, Software, Stoffe und Zubereitungen aus Stoffen oder andere Gegenstände einschließlich der vom Hersteller speziell zur Anwendung für diagnostische oder therapeutische Zwecke bestimmten und für ein einwandfreies Funktionieren des Medizinproduktes eingesetzten Software, die vom Hersteller zur Anwendung für Menschen mittels ihrer Funktionen zum Zwecke

- der Erkennung, Verhütung, Überwachung, Behandlung oder Linderung von Krankheiten,
- der Erkennung, Überwachung, Behandlung, Linderung oder Kompensierung von Verletzungen oder Behinderungen,
- der Untersuchung, der Ersetzung oder der Veränderung des anatomischen Aufbaus oder eines physiologischen Vorgangs oder

- der Empfängnisregelung

zu dienen bestimmt sind und deren bestimmungsgemäße Hauptwirkung im oder am menschlichen Körper weder durch pharmakologisch oder immunologisch wirkende Mittel noch durch Metabolismus erreicht wird, deren Wirkungsweise aber durch solche Mittel unterstützt werden kann" (§ 3 MPG).

Die MPBetreibV ist für das Errichten, Betreiben, Anwenden und Instandhalten von Medizinprodukten nach den Bestimmungen des MPG gültig und damit das Regelwerk für alle Anwender und Betreiber von Medizinprodukten. Nach ihr dürfen medizinisch-technische Betriebsmittel nur nach den Vorschriften der Verordnung, den allgemein anerkannten Regeln der Technik und den Arbeitsschutz- und Unfallverhütungsvorschriften und nur von Personen, die eine entsprechende Ausbildung, Kenntnis und Erfahrung besitzen, errichtet, betrieben, angewendet und instand gehalten werden (vgl. § 2 MPBetreibV).

Besondere Regelungen trifft die MPBetreibV für aktive Medizinprodukte und Medizinprodukte mit Messfunktion (vgl. Tab. 5.13).

Tab. 5.13 Aktive Medizinprodukte und Medizinprodukte mit Messfunktion nach der (vgl. Anlagen 1 und 2 MPBetreibV)

Produktart	Produktbeschreibung
Nichtimplantierbare aktive Medizinprodukte	Produkte zur Erzeugung und Anwendung elektrischer Energie zur unmittelbaren Beeinflussung der Funktion von Nerven und/oder Muskeln beziehungsweise der Herztätigkeit einschließlich Defibrillatoren
	Produkte zur intrakardialen Messung elektrischer Größen oder Messung anderer Größen unter Verwendung elektrisch betriebener Messsonden in Blutgefäßen beziehungsweise an freigelegten Blutgefäßen
	Produkte zur Erzeugung und Anwendung jeglicher Energie zur unmittelbaren Koagulation, Gewebezerstörung oder Zertrümmerung von Ablagerungen in Organen
	Produkte zur unmittelbare Einbringung von Substanzen und Flüssigkeiten in den Blutkreislauf unter potenziellem Druckaufbau, wobei die Substanzen und Flüssigkeiten auch aufbereitete oder speziell behandelte körpereigene sein können, deren Einbringen mit einer Entnahmefunktion direkt gekoppelt ist
	Produkte zur maschinellen Beatmung mit oder ohne Anästhesie
	Produkte zur Diagnose mit bildgebenden Verfahren nach dem Prinzip der Kernspinresonanz
	Produkte zur Therapie mit Druckkammern
	Produkte zur Therapie mittels Hypothermie
	Säuglingsinkubatoren
	Externe aktive Komponenten aktiver Implantate

(Fortsetzung)

Tab. 5.13   (Fortsetzung)

Produktart	Produktbeschreibung
Medizinprodukte, die messtechnischen Kontrollen unterliegen	Medizinprodukte zur Bestimmung der Hörfähigkeit (Ton- und Sprachaudiometer)
	Medizinprodukte zur Bestimmung von Körpertemperaturen (mit Ausnahme von Quecksilberglasthermometern mit Maximumvorrichtung): medizinische Elektrothermometer, mit austauschbaren Temperaturfühlern, Infrarot-Strahlungsthermometer
	Messgeräte zur nichtinvasiven Blutdruckmessung
	Medizinprodukte zur Bestimmung des Augeninnendruckes (Augentonometer): allgemein, zur Grenzwertprüfung
	Therapiedosimeter bei der Behandlung von Patienten von außen: mit Photonenstrahlung im Energiebereich bis 1,33 meV (allgemein; mit geeigneter Kontrollvorrichtung, wenn der Betreiber in jedem Messbereich des Dosimeters mindestens halbjährliche Kontrollmessungen ausführt, ihre Ergebnisse aufzeichnet und die bestehenden Anforderungen erfüllt werden); mit Photonenstrahlung im Energiebereich ab 1,33 meV und mit Elektronenstrahlung aus Beschleunigern mit messtechnischer Kontrolle in Form von Vergleichsmessungen; mit Photonenstrahlung aus Co-60-Bestrahlungsanlagen
	Diagnostikdosimeter zur Durchführung von Mess- und Prüfaufgaben, sofern sie nicht nach der Röntgenverordnung dem Mess- und Eichgesetz unterliegen
	Tretkurbelergometer zur definierten physikalischen und reproduzierbaren Belastung von Patienten

Für sie ist unter anderem ein **Medizinproduktebuch** zu führen, das unter anderem folgende Angaben enthalten muss (vgl. § 7 MPBetreibV):

- Bezeichnung und sonstige Angaben zur Identifikation des Medizinprodukts,
- Beleg über Funktionsprüfung und Einweisung,
- Name des Beauftragten, Zeitpunkt der Einweisung sowie Namen der eingewiesenen Personen,
- Fristen und Datum der Durchführung sowie das Ergebnis von vorgeschriebenen sicherheits- und messtechnischen Kontrollen und Datum von Instandhaltungen sowie der Name der verantwortlichen Person oder der Firma, die diese Maßnahme durchgeführt hat,
- soweit mit Personen oder Institutionen Verträge zur Durchführung von sicherheits- oder messtechnischen Kontrollen oder Instandhaltungsmaßnahmen bestehen, deren Namen oder Firma sowie Anschrift,
- Datum, Art und Folgen von Funktionsstörungen und wiederholten gleichartigen Bedienungsfehlern,
- Meldungen von Vorkommnissen an Behörden und Hersteller.

Alle aktiven nichtimplantierbaren Medizinprodukte der jeweiligen Betriebsstätte sind in ein **Bestandsverzeichnis** mit folgenden Angaben einzutragen (vgl. § 8 MPBetreibV):

- Bezeichnung, Art und Typ, Loscode oder die Seriennummer, Anschaffungsjahr des Medizinproduktes,
- Name oder Firma und die Anschrift des für das jeweilige Medizinprodukt Verantwortlichen nach MPG,
- die der CE-Kennzeichnung hinzugefügte Kennnummer der benannten Stelle, soweit diese nach den Vorschriften des MPG angegeben ist,
- soweit vorhanden, betriebliche Identifikationsnummer,
- Standort und betriebliche Zuordnung,
- die vom Hersteller angegebene Frist oder die vom Betreiber festgelegte Frist für die sicherheitstechnische Kontrolle.

Darüber hinaus regelt die *Medizinprodukte-Sicherheitsplanverordnung (MPSV)* Verfahren zur Erfassung, Bewertung und Abwehr von Risiken in Betrieb befindlicher Medizinprodukte. Danach haben Personen, die Medizinprodukte beruflich oder gewerblich betreiben oder anwenden, dabei aufgetretene Vorkommnisse der zuständigen Bundesoberbehörde zu melden. Das gilt beispielsweise für Ärzte und Zahnärzte, denen im Rahmen der Behandlung von mit Medizinprodukten versorgten Patienten Vorkommnisse bekannt werden, soweit die Behandlung im Zusammenhang mit dem Medizinprodukt steht (vgl. § 3 MPSV).

> **Beispiel**
>
> „Die Maßnahmen, die sich aus dem Medizinprodukterecht für den Arzt als Anwender herleiten, sind ohne Zweifel mit zusätzlichem Aufwand verbunden. Da jeder – heute als Anwender, morgen als Patient – mit Medizinprodukten in Berührung kommen kann und diese der Sicherheit von Patienten und Anwendern dienen, sind sie jedoch unerlässlich und durch eigenes Zutun mit Leben zu füllen" (Dräger 2007, S. A 1002).

5.4.4 Betriebsmittelinstandhaltung

Beim Gebrauch medizintechnischer Geräte und Systeme können eine Reihe von Gefahren für den Patienten, den Bediener und die Umgebung auftreten. Um diese weitestgehend zu reduzieren, ist eine fachgerechte Wartung und Instandhaltung der im Gesundheitsbetrieb eingesetzten Medizinprodukte nötig.

> **Beispiel**
>
> Aus der *DIN-Norm 31.051* lassen sich als Aufgaben der Instandhaltung von Betriebsmitteln des Gesundheitsbetriebes die Wartung, Inspektion, Instandsetzung und Verbesserung ableiten, um die Funktionsfähigkeit der medizintechnischen Geräte zu erhalten oder sie bei Ausfall wieder herzustellen.

Während bei der **Wartung** die Abnutzungsreduzierung im Vordergrund steht, um beispielsweise durch fachgerechten, planmäßigen Austausch von Verschleißteilen funktionserhaltendes Reinigen, Konservieren oder Nachfüllen von Verbrauchsstoffen eine möglichst lange Lebensdauer und einen geringen Verschleiß der gewarteten Medizinprodukte zu erzielen, ist die **Instandhaltung** als übergeordnete Aufgabe des Gesundheitsbetriebs insgesamt stärker auf die Vorbeugung zur Vermeidung von Systemausfällen ausgerichtet.

Dazu verfolgt sie zweckmäßigerweise einen *risikoorientierten Ansatz (Risk Based Maintenance, RBM),* der das Gefahrenpotenzial und die Eintrittswahrscheinlichkeit eines Fehlerereignisses bei medizinischtechnischen Betriebsmitteln und die daraus entstehenden möglichen Folgen für Patienten oder Mitarbeiter berücksichtigt. Hierfür bieten sich grundsätzliche folgende Instandhaltungsstrategien an, die das Risiko einer möglichen Fehlfunktion unterschiedlich berücksichtigen:

- Ausfallorientierung: Betrieb bis zum Eintreten eines Fehlers *(Run to Failure)* mit Schwerpunkt auf einer möglichst schnellen Instandsetzung.
- Intervallorientierung: Betriebsstunden, Zählerstände oder Zeitintervalle als Auslöser für Wartungs- und Instandhaltungsmaßnahmen.
- Zustandsorientierung: Wartungs- und Instandhaltungsmaßnahmen auf der Basis von Gerätezustandsmeldungen, Datenabfragen oder Teleservice (Datenaustausch mit entfernt stehenden medizintechnischen Anlagen zum Zweck der Zustandsdiagnose, Fernwartung Datenanalyse oder Optimierung).
- Zuverlässigkeitsorientierung (Reliability Centered Maintenance, RCM): Intervall- und Zustandsbasierte Instandhaltung unter zusätzlicher Berücksichtigung möglicher Risiken aus Umwelteinflüssen, Einsatzbedingungen und sonstigen Daten, die mögliche Besonderheiten der Nutzungsumgebung (beispielsweise Stromschwankungen, Strahleneinfluss, klimatische Bedingungen etc.) widerspiegeln.

Während bei der *Vorbeugenden Instandhaltung (preventive Maintenance)* von Medizinprodukten nach den Herstellervorgaben häufig die Intervall- und Zustandsorientierung im Vordergrund stehen, macht eine *Vorausschauende Instandhaltung (predictive Maintenance)* eine erweiterte Risikobewertung zur Festlegung von Instandhaltungsmethoden und -zyklen durch den Gesundheitsbetrieb notwendig. Nicht eine mögliche Kostenersparnis, Ersatzteilminimierung oder Abschreibungsoptimierung stehen dabei im Vordergrund, sondern die Sicherheit, Funktionsfähigkeit und Verfügbarkeit der medizintechnischen Ausstattung. Die Risikoorientierung führt letztendlich dazu, dass bei Betriebsmitteln mit gleichen technischen Zuständen dasjenige in der Instandsetzung priorisiert wird, dessen Ausfall den höheren gesundheitlichen Schaden verursachen kann.

Vor diesem Hintergrund und den Zielen einer Erhöhung und optimale Nutzung der Lebensdauer von Medizinprodukten, der Optimierung ihrer Betriebssicherheit und Verfügbarkeit sowie der Reduzierung möglicher Störungen gewinnen auch das Wissen und die Erfahrung der Mitarbeiter im Umgang mit der Medizintechnik für den Gesundheitsbetrieb an Bedeutung, insbesondere wenn es darum geht, aktuelle Systemzustände aufgrund der Erfahrung aus dem täglichen Umgang mit den Geräten zu bewerten. Betriebseigenes Know-how wird immer wichtiger, da es aufgrund des technischen Fortschritts in der Medizintechnik, der Zunahme von Elektronik und Digitalisierung und der damit verbundenen Schwachstellen immer schwieriger wird, den tatsächlichen Zustand einzelner Bauteile oder Baugruppen zu erfassen. Mikrotechnologien in immer kleineren, Platz sparenderen und leichteren Medizinprodukten reagieren häufig auch sensibler auf Verschleißerscheinungen und mögliche Defekte.

Je nach Gerät und Nutzung in Gesundheitsbetrieben sind zum rechtzeitiges Erkennen von Gerätemängeln und daraus entstehenden Gefahren für Patienten, Anwender oder Dritte unter anderem folgende Überprüfungen relevant (vgl. Döscher 2011, S. 16 ff.):

- Sicherheitstechnische Kontrolle (STK): Feststellung, ob das Gerät (z. B. Defibrillatoren, EKG-Geräte, Reizstromtherapiegeräte, Laser und Dialysegeräte) zum Zeitpunkt der Prüfung funktionsfähig ist, es sich in ordnungsgemäßem Zustand befindet und zu erwarten ist, dass dies auch bis zur nächsten Überprüfung so bleibt.
- Messtechnische Kontrolle (MTK): Feststellung, ob das Gerät/Medizinprodukt (z. B. Blutdruckmessgeräte, Ergometer, elektrische Thermometer, Augentonometer) die zulässigen maximalen Messabweichungen (Fehlergrenzen), die vom Hersteller angegeben sind, einhält.
- VDE-Prüfung nach UVV BGV-A3: Regelmäßige fachgerecht Überprüfung aller elektrischen Medizingeräte und Betriebsmittel zur Vermeidung von Stromunfällen und Bränden durch Verschleiß oder unsachgemäße Nutzung der elektrischen Geräte.

Darüber hinaus sind in der Regel folgende VDE-Prüfungen relevant:

- VDE 0751–1 für Medizingeräte, bei denen keine sicherheitstechnische Kontrolle vorgeschrieben oder vom Hersteller vorgegeben ist (z. B. Mikroskope).
- VDE 0701/0702 für Betriebsmittel mit folgenden Kontrollintervallen:
  - Ortsveränderliche elektrische Betriebsmittel alle zwei Jahre: Elektrogeräte, die während des Betriebs bewegt oder zu einem anderen Platz gebracht werden können, während sie an den Versorgungsstromkreis angeschlossen sind (z. B. Kaffeemaschinen, Staubsauger, Drucker, Telefon).
  - Ortsfeste elektrische Betriebsmittel alle vier Jahre: Fest installierte elektrische Geräte, die nicht leicht bewegt werden können.
  - Stationäre Anlagen: Sind mit ihrer Umgebung fest verbunden (z. B. medizintechnische Installationen in Gebäuden).
  - Nichtstationäre Anlagen: Werden nach ihrem Einsatz wieder abgebaut und am neuen Einsatzort wieder aufgebaut (z. B. mobile medizintechnische Anlagen).

5.5 Qualitätssicherung im Gesundheitsbetrieb

5.5.1 Medizinisches Qualitätsmanagement

Die Einrichtung eines Qualitätsmanagements in Gesundheitsbetrieben ist im *Sozialgesetzbuch (SGB)* vorgeschrieben.

Beispiel

„Die Leistungserbringer sind zur Sicherung und Weiterentwicklung der Qualität der von ihnen erbrachten Leistungen verpflichtet." ... „Vertragsärzte, medizinische Versorgungszentren, zugelassene Krankenhäuser, Erbringer von Vorsorgeleistungen oder Rehabilitationsmaßnahmen und Einrichtungen, mit denen ein Versorgungsvertrag ... besteht, sind ... verpflichtet, sich an einrichtungsübergreifenden Maßnahmen der Qualitätssicherung zu beteiligen, die insbesondere zum Ziel haben, die Ergebnisqualität zu verbessern und einrichtungsintern ein Qualitätsmanagement einzuführen und weiterzuentwickeln, wozu in Krankenhäusern auch die Verpflichtung zur Durchführung eines patientenorientierten Beschwerdemanagements gehört" (§ 135a SGB V).

Neben dieser allgemeinen Verpflichtung zur Qualitätssicherung gibt es für die einzelnen Sektoren unter anderem folgende Vorgaben, aus denen sich Anforderungen an ein Qualitätsmanagement ableiten lassen (vgl. Hensen 2016, S. 51 ff.):

- Krankenhaus und vertragsärztlicher Sektor: Qualitätsmanagement-Richtlinie Krankenhäuser (KQM-RL) des G-BA.
- Vorsorge- und Rehabilitationssektor: § 137d SGB V (Qualitätssicherung bei der ambulanten und stationären Vorsorge oder Rehabilitation), § 20 SGB IX (Qualitätssicherung).
- Pflegesektor: § 72 SGB XI (Zulassung zur Pflege durch Versorgungsvertrag), § 112 SGB XI (Qualitätsverantwortung), § 114 SGB XI (Qualitätsprüfungen).
- Bereich therapeutischer Leistungen: Heilmittel-Richtlinie (HeilM-RL) des G-BA.

Ein systematisches medizinisches **Qualitätsmanagement (QM)** hilft darüber hinaus dem Gesundheitsbetrieb, die Qualität der Behandlungsleistungen permanent zu verbessern und zu sichern. Es besteht aus der Planung und Verwirklichung aller Maßnahmen, die notwendig sind, die Leistungen des Gesundheitsbetriebs und deren Entstehung so zu gestalten, dass die Patientenbedürfnisse erfüllt werden. Zu einer erfolgreichen Umsetzung des Qualitätsmanagements im Gesundheitsbetrieb tragen wichtige Faktoren, wie Patientenorientierung, Transparenz, Prozessoptimierung, Mitarbeiterbeteiligung, Flexibilität und Information bei (vgl. Tab. 5.14).

Ein **Qualitätsmanagementsystem (QMS)** für einen Gesundheitsbetrieb besteht somit aus der Organisationsstruktur, den Verfahren, Prozessen und Mitteln, die dazu notwendig sind, die medizinischen Qualitätsforderungen zu erfüllen.

Tab. 5.14 Erfolgsfaktoren des Qualitätsmanagements im Gesundheitsbetrieb

Faktor	Erläuterung
Patientenorientierung	Alle Mitarbeiter müssen wissen, ob und wie sie Beiträge liefern, die letztendlich den Patienten zugute kommen; je stärker die Bedürfnisse der Patienten im Qualitätsmanagementsystem verankert werden, desto stärker trägt es zum Erfolg des Gesundheitsbetriebs bei
Transparenz	Je klarer und eindeutiger die Vorgaben durch die Betriebsleitung festgelegt werden, umso effektiver lassen sich die Prozesse im Betrieb gestalten
Prozessoptimierung	Nur eine systematische Strukturierung führt zu einer Verbesserung der Abläufe im Gesundheitsbetrieb
Mitarbeiterbeteiligung	Mitarbeiter dürfen auf Fehler aufmerksam machen, ohne bereits eine Lösung parat haben zu müssen; diese kann auch gemeinsam erarbeitet werden
Flexibilität	Qualitätsmanagement im Gesundheitsbetrieb ist ein lebendiger Prozess; eine flexible Anpassung des Qualitätsmanagementsystems an neue Erfordernisse muss jederzeit möglich sein; Inhalte und Struktur des Systems dürfen nicht zu Hindernissen werden
Information	Die Beteiligung aller Mitarbeiter erfordert auch deren vollständige Information; die Kommunikation über die Frage, was noch besser gemacht werden kann, muss mit allen Mitarbeitern des Gesundheitsbetriebs geführt werden

Grundlage für den Aufbau eines Qualitätsmanagementsystems ist es, die Organisationsstruktur und Prozesse des Gesundheitsbetriebs eindeutig und transparent zu machen, um Fehlerquellen zu erkennen, was gleichzeitig die Voraussetzung für ihre Beseitigung darstellt. Hohe Qualität setzt voraus, dass Fehler nicht nur in jedem Fall korrigiert werden, sondern, dass ihrer Wiederholung vorgebeugt wird. Ein konsequent praktiziertes medizinisches Qualitätsmanagementsystem soll durch Beherrschen der medizintechnischen, organisatorischen und menschlichen Faktoren, welche die Qualität der Behandlungsleistungen und medizinischen Produkte beeinflussen, dabei helfen, Fehler durch ein transparentes System klarer Abläufe und Zusammenhänge zu vermeiden.

Aufbau und Aufrechterhaltung eines medizinischen Qualitätsmanagementsystems bedeuten einen nicht unerheblichen Aufwand: Die betriebsinternen Organisationsstrukturen müssen kritisch hinterfragt und erforderliche Änderungen konsequent durchgesetzt werden.

Beispiel

„Die entscheidenden Impulse für ein wirklich umfassendes Qualitätsverständnis wurden durch den Amerikaner W. E. Deming Mitte des letzten Jahrhunderts initiiert. Er war es, der den Qualitätsregelkreis Plan-Do-Check-Act (PDCA-Zyklus) etabliert hat. Dieser Regelkreis besagt, dass jede qualitätsrelevante Tätigkeit in einer Organisation,

z. B. in einem Pflegeheim, zunächst geplant, dann erst umgesetzt, anschließend überprüft und, falls notwendig, verbessert werden sollte" (Lobinger et al. 2013, S. 8).

Die Qualität von Behandlungs- und Serviceleistungen im Gesundheitsbetrieb ist im
Wesentlichen abhängig von der Qualifikation und Motivation der Betriebsangehörigen, die die Leistungen ausführen. Ferner besteht in der Regel keine Möglichkeit, eine
Behandlungsleistung, bevor sie der Patient erhält, einer Endprüfung zu unterziehen, um
sicherzustellen, dass sie die gewünschten Qualitätsmerkmale aufweist. In dem Moment,
wo die Behandlungsleistung erbracht wird, hat sie der Patient auch schon erhalten. Das
bedeutet auch, dass Behandlungsfehler oder Qualitätsabweichungen in diesem Augen-
blick nicht mehr rückgängig gemacht werden können. Besonders medizinische Behandlungsleistungen, die von ihrem Wesen her überwiegend immaterieller Natur sind und
individuell dem einzelnen Patienten erbracht werden, neigen zu unterschiedlichen Qua-
litätsniveaus. Je mehr Zeit es in Anspruch nimmt, eine Behandlungs- und Serviceleis-
tung zu erbringen, je mehr Mitarbeiter des Gesundheitsbetriebs daran beteiligt sind,
desto höher mag auch die Anfälligkeit für Fehler sein. Umso wichtiger ist im Gesundheitsbetrieb Qualität auf Anhieb. Die Abläufe müssen möglichst so gestaltet sein, dass
sie reproduzierbar sind, um ein einheitliches Qualitätsniveau zu garantieren, andererseits
aber auch so, dass potenzielle Fehler durch den Ablauf antizipiert werden und damit im
betrieblichen Alltag möglichst gar nicht mehr auftreten können.

Beispiel

Die medizinische Qualität lässt sich in Anlehnung an *DIN EN ISO 8402* definieren
als Gesamtheit von Merkmalen (und Merkmalswerten) medizinischer Leistungen
und Produkte bezüglich ihrer Eignung, festgelegte und vorausgesetzte Erfordernisse
zu erfüllen. Diese Erfordernisse bedeuten eine patienten- und bedarfsgerechte medizinische Versorgung, die unter Beachtung wirtschaftlicher Gesichtspunkte fachlich
qualifiziert erfolgt, sich an der Lebensqualität orientiert und zu den gewünschten
Behandlungsergebnissen führt.

Letztlich wird die Qualität ärztlicher Leistungen auch durch den Patienten bestimmt.
Werden seine Erwartungen erfüllt, die sowohl subjektiver als auch objektiver Natur sein
können, ist das erwartete Qualitätsniveau nach dem *patientenbezogenen* Qualitätsbegriff
gegeben. Dadurch, dass die Patienten als Leistungsempfänger und die Krankenkassen
bzw. Versicherungen als Kostenträger nicht identisch sind, beteiligen sich zudem die
Kostenträger an der Qualitätsüberwachung.

Die **Qualitätssicherung** im Gesundheitsbetrieb bedeutet, medizinische Leistungen
und Produkte in unveränderter, gleich bleibender Qualität zu erbringen bzw. zu erstellen.
Mit der Qualitätssicherung ist somit zunächst keine Qualitätssteigerung zwangsläufig
verbunden. Sie hat vielmehr zum Ziel, die Qualität medizinischer Leistungen und Produkte verlässlich zu erhalten, sie langfristig sicherzustellen und damit einen Qualitätsver-
lust zu vermeiden. Dennoch muss es das Ziel aller Bemühungen im Gesundheitsbetrieb

im Sinne der Patienten und der Konkurrenzfähigkeit sein, darüber hinaus möglichst ein höheres Qualitätsniveau anzustreben.

Beispiel

„Qualitätssicherung hat eine lange Tradition in der Medizin, Pflege und den Therapie-berufen. Überall dort, wo technische Geräte und biologisches Material zum Einsatz kommen (z. B. im klinischen Labor, Pathologie, Mikrobiologie), Leistungsstandards und Schnittstellenübergänge definiert werden, um die Patientenversorgung einheitlich auf hohem Niveau zu sichern (z. B. Expertenstandards, Verfahrensanweisungen, Leit-linien) oder in „Hoch-Zuverlässigkeitsbereichen", in denen Gefahr für die Sicherheit oder das Wohlergehen von Patienten durch Organisationsverschulden oder menschli-ches Versagen droht (z. B. Transfusionsmedizin, OP-Bereiche, Intensivmedizin), exis-tieren zahlreiche kontrollierende und präventive Maßnahmen, die grundsätzlich der Qualitätssicherung im engeren Sinne zugehörig sind" (Hensen 2016, S. 48).

Dazu dienen verschiedene organisatorische Ansätze *innerhalb* des Gesundheitsbetriebs:

Regelmäßig sollten Gespräche mit allen Mitarbeitern über mögliche Qualitätsver-besserungen zur Optimierung der betrieblichen Abläufe und der Patientenzufriedenheit stattfinden. Dieses Konzept der **Qualitätszirkel** *(quality circle)* ist ein Weg, die kreative und innovative Kraft der Mitarbeiter zielgerichtet zur Qualitätsverbesserung und Kos-tensenkung im Gesundheitsbetrieb einzusetzen. In regelmäßigen Sitzungen befassen sich dabei alle Mitarbeiter in kleinen Gruppen mit der Optimierung ihres Aufgabenge-bietes. Die Arbeit des Qualitätszirkels beschränkt sich dabei nicht nur auf eine einzelne Behandlungsleistung, sondern erstreckt sich auf das Aufzeigen aller Schwachstellen in diesem Bereich. Die Zielsetzung des Qualitätszirkels bestehen in der Verbesserung der Leistungsfähigkeit des Gesundheitsbetriebs durch höhere Effizienz sowie der Kostenre-duzierung durch innovative Maßnahmen. Erwünschte Begleiterscheinungen sind die Ver-besserung der Kommunikation der Mitarbeiter untereinander und ihre Motivation durch übergreifende Verantwortung.

Eine ganzheitliche Durchdringung des Gesundheitsbetriebs mit einem Qualitätsden-ken wird im Rahmen des **Total Quality Management (TQM)** angestrebt. Dabei wird der Aufbau eines Qualitätsmanagementsystems im Gesundheitsbetrieb nur als Zwischen-ziel verstanden, auf dem Weg, die Qualitätsphilosophie über alle betrieblichen Bereiche und Aktivitäten auszudehnen. Dieser übergreifende Ansatz ist eine auf der Mitwirkung aller Mitarbeiter beruhenden Führungsmethode, die Qualität in den Mittelpunkt stellt und durch Zufriedenstellung der Patienten auf den langfristigen betrieblichen Erfolg zielt. Total Quality Management bedeutet dabei:

- Total: Ganzheitlich, umfassend, über alle betrieblichen Bereiche in Bezug auf Patien-ten, Mitarbeiter, Prozesse, medizinische Produkte und Behandlungsleistungen.
- Quality: Vorausgesetzte und vereinbarte Eigenschaften bei medizinischen Produkten sowie Behandlungs- und Serviceleistungen.

- Management: Kooperativer Führungsstil durch gemeinsame Zielvereinbarungen mit den Mitarbeitern und ihrer Beteiligung an Entscheidungen.

Eine außenwirksame Bestätigung der betriebsinternen Qualitätsanstrengungen ist nach verschiedenen Normen und Konzepten möglich, die sogenannte Zertifizierung. Voraussetzungen dafür sind unter anderem in der Regel ein Qualitätsmanagement, ein Qualitätssicherungshandbuch, eine entsprechende Schulung der Mitarbeiter sowie eine externe Überprüfung (Auditierung) des Qualitätsmanagementsystems.

Die Einführung von Qualitätsmanagementsystemen im Gesundheitswesen ist jedoch auch nicht unumstritten. Im Zentrum der Kritik stehen vor allen Dingen der damit verbundene Aufwand, die Sammlung von Daten und Dokumentationspflichten. Häufig handelt es sich dabei um Anwendungs- und Umsetzungsprobleme des Qualitätsmanagements in der gesundheitsbetrieblichen Praxis.

Beispiel

„Die Einführung des QM in ein Krankenhaus bedeutet einen immensen bürokratischen, finanziellen und personellen Aufwand. Mitarbeiter aller Berufsgruppen werden nach entsprechender, langwieriger Schulung angehalten, Sitzungen abzuhalten und Management-Vorgaben zu erfüllen. Dies soll regelmäßig stattfinden, wird jedoch überall nur dann erfüllt, wenn eine Zertifizierung oder ein Audit ansteht. Während der Arbeitszeit wird das evaluiert, was die Evaluierenden für wichtig erachten und vorgeben. Man arbeitet sogenannte SOP (Standard Operating Procedures) aus, die abgeheftet oder abgespeichert werden, Hunderte von Seiten, die kein Mitarbeiter jemals anschaut" (Costa 2014, S. A 1557).

5.5.2   Medizinische Qualitätssicherungsinstitutionen

Neben der *innerbetrieblichen* Qualitätssicherung durch Qualitätsmanagementsysteme, Qualitätszirkel, TQM etc. gibt es *außerhalb* des Gesundheitsbetriebs zahlreiche medizinische Qualitätssicherungsinstitutionen mit zum Teil unterschiedlichen Aufgaben, deren Arbeit direkt oder indirekt auf die Qualitätssicherungsmaßnahmen des Gesundheitsbetriebs Einfluss nimmt.

Der *Gemeinsame Bundesausschuss (G-BA)* bestimmt als oberstes Beschlussgremium der gemeinsamen Selbstverwaltung der Ärzte, Zahnärzte, Psychotherapeuten, Krankenhäuser und Krankenkassen in Deutschland in Form von Richtlinien den Leistungskatalog der *Gesetzlichen Krankenversicherung (GKV)* und beschließt Maßnahmen der Qualitätssicherung für den ambulanten und stationären Bereich des Gesundheitswesens. Er setzt sich aus unparteiischen Mitgliedern, Vertretern der Kostenträger und Vertretern der Leistungserbringer zusammen. Alle Entscheidungen zur externen Qualitätssicherung werden sektorenübergreifend im „Unterausschuss Qualitätssicherung" vorbereitet.

> **Beispiel**
>
> „Der G-BA befasst sich mit folgenden Bereichen der Qualitätssicherung:
>
> - Bundesweit verpflichtende Maßnahmen zur Qualitätssicherung
> - Förderung der Qualitätssicherung
> - Fortbildungspflichten der Fachärzte und -ärztinnen, der Psychologischen Psychotherapeuten und -therapeutinnen und der Kinder- und Jugendlichenpsychotherapeuten und -therapeutinnen
> - Mindestmengen
> - Qualitätsbeurteilung und -prüfung in der vertragsärztlichen Versorgung
> - Qualitätsbericht der Krankenhäuser
> - Qualitätsmanagement
> - Qualitätssicherung des ambulanten Operierens
> - Qualitätssicherung der ambulanten spezialfachärztlichen Versorgung im Krankenhaus
> - Qualitätssicherungsindikatoren für Disease-Management-Programme
> - Struktur-, Prozess- und Ergebnisqualität" (Gemeinsamer Bundesausschuss 2016a, S. 1).

Das *Institut für Qualitätssicherung und Transparenz im Gesundheitswesen (IQTIG)* wurde 2015 durch den G-BA gegründet. In seinem Auftrag erarbeitet es Maßnahmen zur Qualitätssicherung und zur Darstellung der Versorgungsqualität im Gesundheitswesen und wirkt an deren Umsetzung mit. Der Schwerpunkt der Arbeit liegt in der Entwicklung und Durchführung von Verfahren der einrichtungs- und sektorenübergreifenden Qualitätssicherung, der Entwicklung von Kriterien zur Bewertung von Zertifikaten und Qualitätssiegeln und der Publikation der Ergebnisse in einer für die Allgemeinheit verständlichen Form (vgl. Institut für Qualitätssicherung und Transparenz im Gesundheitswesen 2016, S. 1).

Aufgabe des *Instituts für Qualität und Wirtschaftlichkeit im Gesundheitswesen (IQWiG)* ist es seit 2004, die Vor- und Nachteile medizinischer Leistungen für Patienten und Patientinnen objektiv zu überprüfen. Das Institut erstellt fachlich unabhängige, evidenzbasierte (beleggestützte) Gutachten beispielsweise zu:

- Arzneimitteln,
- nichtmedikamentösen Behandlungsmethoden (z. B. Operationsmethoden),
- Verfahren der Diagnose und Früherkennung (Screening),
- Behandlungsleitlinien und Disease Management Programmen (DMP).

Darüber hinaus stellt das IQWiG auch allgemein verständliche Gesundheitsinformationen für alle Bürgerinnen und Bürger zur Verfügung.

Das IQWiG ist ein fachlich unabhängiges wissenschaftliches Institut. Aufträge darf das IQWiG ausschließlich vom G-BA oder vom *Bundesministerium für Gesundheit (BMG)* annehmen. Die Ergebnisse der Aufträge des G-BA werden als Berichte, Rapid Reports (Schnellberichte), Dossierbewertungen oder Potenzialbewertungen veröffentlicht. Das Institut kann aber auch in eigener Regie Fragen von grundlegender Bedeutung aufgreifen und bearbeiten. Ergebnisse dieser Projekte werden als Arbeitspapiere veröffentlicht. Finanziert wird das IQWiG durch Zuschläge für stationäre und ambulante medizinische Behandlungen, also letztlich aus den Beiträgen der Mitglieder aller Gesetzlichen Krankenversicherungen (GKV) (vgl. Institut für Qualität und Wirtschaftlichkeit im Gesundheitswesen 2016, S. 1).

Das *Ärztliche Zentrum für Qualität in der Medizin (ÄZQ)* wurde von der *Bundesärztekammer (BÄK)* und *Kassenärztlicher Bundesvereinigung (KBV)* zur Unterstützung bei ihren Aufgaben im Bereich der Qualitätssicherung und der ärztlichen Berufsausübung als Kompetenzzentrum für medizinische Leitlinien, Patienteninformationen, Patientensicherheit, Evidenzbasierte Medizin und Wissensmanagement gegründet. Zu seinen wesentlichen Aufgaben zählen die Entwicklung und Implementierung nationaler Versorgungsleitlinien und Patientenleitlinien für prioritäre Versorgungsbereiche, die Verbreitung ausgewählter Leitlinien für ambulante und stationäre Versorgung, die Entwicklung und Beurteilung von Methoden und Instrumenten der Qualitätsförderung und Transparenz in der Medizin, die Patientensicherheit/Fehlervermeidung, Qualitäts- und Wissensmanagement in der Medizin, sowie Initiierung und Weiterentwicklung der evidenzbasierten Medizin.

Beispiel

Das ÄZQ beschreibt die Kundenorientierung als wichtige Grundlage des Qualitätsmanagements:

„**Patienten** können gleichsam als **Kunden** einer Arztpraxis gesehen werden. Der Patient nimmt die **Dienstleistungen** des Betriebes in Anspruch. Da es sich hier um unpersönliche Aspekte der medizinischen Versorgung handelt, ist es unbedingt erforderlich, sich ausführlich mit den **Wünschen** und **Erwartungen** der Patienten auseinanderzusetzen. Da der Patient als „Kranker" in seiner „Kundensouveränität" bei der **Auswahl der Leistung** und seines Arztes eingeschränkt ist, hat er einen besonderen **Anspruch** darauf, dass sich die Leistungserbringer um die Berücksichtigung seiner Erwartungen und Wünsche bemühen. Wenn man den Patienten als Kunden ansieht, so hat er auf einmal Rechte, die man ihm bisher häufig verwehrt hat oder die als unnötig angesehen wurden" (Ärztliches Zentrum für Qualität in der Medizin 2016b, S. 1).

Die *Medizinischen Dienste* der Krankenkassen und ihrer Spitzenverbände (*Medizinischer Dienst der Krankenversicherung, MDK* und *Medizinischer Dienst des Spitzenverbandes Bund der Krankenkassen, MDS*) beraten die gesetzlichen Krankenkassen und ihre Verbände in grundsätzlichen Fragen der präventiven, kurativen und rehabilitativen Versorgung sowie bei der Gestaltung der Leistungs- und Versorgungsstrukturen, wozu unter anderem auch die Qualitätssicherung in der ambulanten und der stationären Versorgung gehört. Beim *MDK Baden-Württemberg* betreiben sie ein eigenes *Kompetenz-Centrum Qualitätssicherung/Qualitätsmanagement (KCQ)*.

Zu ihren Aufgaben zählt auch der sog. *Pflege-TÜV*, die Prüfung von stationären Pflegeeinrichtungen und ambulanten Pflegeanbietern durch unangekündigte Prüfungen nach vorab definierten Kriterien und in regelmäßigen Abständen. Die Prüfungsergebnisse werden zu Transparenzberichten zusammengefasst und durch die Pflegeanbieter sowie den Landesverbänden der Pflegekassen veröffentlicht (vgl. Medizinischer Dienst des Spitzenverbandes Bund der Krankenkassen 2016, S. 1).

Das *Paul-Ehrlich-Institut (PEI)* konzentriert seine arzneimittelrechtlichen Tätigkeiten im Bereich der Humanarzneimittel insbesondere auf Sera, Impfstoffe, Blutzubereitungen, Knochenmarkzubereitungen, Gewebezubereitungen, Allergene, Gentherapeutika, somatische Zelltherapeutika, xenogene Zelltherapeutika, Stammzellzubereitungen und gentechnisch hergestellte Blutbestandteile. Ferner ist es unter anderem zuständig für:

- Genehmigung der klinischen Prüfung von im Paul-Ehrlich-Institut bearbeiteten Humanarzneimitteln.
- Bearbeitung von Zulassungsanträgen und Folgeanträgen von im Paul-Ehrlich-Institut bearbeiteten Arzneimitteln in den verschiedenen nationalen und europäischen Verfahren.
- Staatliche Prüfung und Freigabe von Chargen der im Paul-Ehrlich-Institut bearbeiteten Arzneimittel.
- Sammlung und Bewertung von Berichten über unerwünschte Arzneimittelwirkungen und gegebenenfalls das Ergreifen von Maßnahmen.
- Durchführung von Inspektionen im Rahmen der Genehmigung klinischer Prüfungen und der Bearbeitung von Zulassungsanträgen (national und europäisch), Beteiligung an Inspektionen durch die zuständigen Länderbehörden bei der Erteilung der Herstellungserlaubnis und bei der Überwachung von Arzneimitteln, sofern sie im Paul-Ehrlich-Institut bearbeitet werden.
- Forschung auf dem Gebiet der im Paul-Ehrlich-Institut bearbeiteten Arzneimittelgruppen, d. h. auf den Gebieten der Allergologie, Bakteriologie, Biotechnologie, Immunologie, Hämatologie, Transfusionsmedizin und Virologie.
- Erstellung und Veröffentlichung der Jahresberichte im Rahmen des koordinierten Meldewesens für Blut- und Gewebezubereitungen.
- Beratung verschiedener Zielgruppen.

Ziel ist es, die dem Stand von Wissenschaft und Technik entsprechende Qualität, Wirksamkeit und Unbedenklichkeit der vom Paul-Ehrlich-Institut bearbeiteten Arzneimittel zu gewährleisten und damit zur Verfügbarkeit von Arzneimitteln mit positiver Nutzen-Risiko-Bewertung beizutragen (vgl. Paul-Ehrlich-Institut 2016, S. 1).

Neben den aufgeführten Institutionen hinaus beschäftigen sich in Deutschland mit Qualitätssicherung und Qualitätsentwicklung in Medizin und Gesundheitswesen unter anderem die Mitgliedsgesellschaften der *Arbeitsgemeinschaft der Wissenschaftlichen Medizinischen Fachgesellschaften (AWMF)*, die *Gesellschaft für Qualitätsmanagement in der Gesundheitsversorgung (GQMG) e. V.*, das *Deutsche Netzwerk für Qualitätsentwicklung in der Pflege (DNQP)*, der *Deutsche Pflegerat (DPR) e. V.*, die *Landesärztekammern* und die *Bundesärztekammer*, die *Landeszahnärztekammern* und *Bundeszahnärztekammer*, die *Kassenärztlichen Vereinigungen* und *Kassenärztliche Bundesvereinigung (KBV)*, die *Kassenzahnärztlichen Vereinigungen* und die *Kassenzahnärztliche Bundesvereinigung (KZBV)*, die *Krankenhausgesellschaften* und *Deutsche Krankenhausgesellschaft (DKG)* bis hin zur *Deutsche Rentenversicherung Bund*.

5.5.3 Qualitätsmanagement nach ISO 9000/9001

Bei der *ISO 9000 bzw. 9001* handelt es sich um eine **Normenfamilie** der *International Organization for Standardization (ISO)*, die auch mit der gleichen Bezeichnung auf europäischer Ebene (EN) und als DIN-Norm beim *Deutschen Institut für Normung (DIN) e. V.* verwendet wird. Sie stellt im Gegensatz zu den überwiegend technischen Normen eine Gruppe von Managementsystemnormen dar, die sich auch auf Gesundheitsbetriebe übertragen lassen. Kerngedanke ist, einen Weg zur Schaffung von Kompetenz und Vertrauen in die Qualitätsfähigkeit eines Gesundheitsbetriebs aufzuzeigen. Der Patient soll sich darauf verlassen können, dass seine Qualitätsforderungen an die Behandlungsleistungen und medizinisch-technischen Produkte erfüllt werden. Damit wird deutlich, dass im Fokus der ISO 9000 f. die Patientenzufriedenheit steht. Die Regelungen der Norm tragen dazu bei, dieses Ziel vorrangig zu erreichen.

Als Angebotsprodukte lassen sich die angebotenen Leistungen wie Untersuchung, Operation, Therapie oder Pflege ansehen, die im Rahmen des Dienstes am Patienten erbracht werden. Die ISO 9000 f. beschreibt dabei, was durch die Elemente eines Qualitätsmanagementsystems erfüllt werden soll, nicht aber, wie der Gesundheitsbetrieb diese Elemente ausgestalten und umsetzen muss. Denn so verschieden die einzelnen Betriebe alleine schon aufgrund der unterschiedlichen Fachdisziplinen sind, so angepasst und individuell müssen auch die zur Anwendung gelangenden Qualitätsmanagementsysteme sein.

Das umfangreichste Modell im Hinblick auf die Anforderungen an ein **Qualitätsmanagementsystem** bildet die ISO 9001. Sie umfasst alle Stufen der Leistungserstellung, von der Entwicklung neuer medizinischer Produkte oder Behandlungsleistungen über die Leistungserbringung selbst bis zum Einsatz beim Patienten. Dieses Regelwerk enthält insbesondere Darlegungsforderungen an Gesundheitsbetriebe, die eigene Behandlungsleistungen oder medizinische Produkte entwickeln, herstellen und am Patienten anwenden. Da es wichtig ist, ständige medizinische Weiterentwicklung und Neuentwicklung von Behandlungsangeboten zu betreiben, kommt das Darlegungsmodell nach ISO 9001 häufiger zur Anwendung. Entscheidend für die Anwendung dieser Norm ist, dass es sich nachweisbar um die Entwicklung von Leistungen handelt, die dem Patienten entgeltlich (privat oder Kasse) überlassen werden und die nicht dem Eigenbedarf dienen. Es kann sich dabei um Leistungen nach konkreter Patientenspezifikation handeln oder um die Entwicklung von Leistungen für einen anonymen Patientenmarkt.

Zu den wesentlichen **Elementen** eines Qualitätsmanagements nach ISO 9001 zählen insbesondere (vgl. Abb. 5.5):

- Leitung des Gesundheitsbetriebs: Sie muss die Zielsetzung und Vorgehensweise festlegen, wobei aus den betrieblichen Zielen Qualitätsziele abzuleiten sind. Ferner sind die Qualitätspolitik des Betriebs zu bestimmen und sicherzustellen, dass sie eingehalten wird. Es muss dafür gesorgt werden, dass Zuständigkeiten, Verantwortlichkeiten und Befugnisse festgelegt sind. Ferner müssen die erforderlichen Mittel für ein Qualitätsmanagement bereitgestellt und für eine angemessene Ausbildung der Mitarbeiter gesorgt werden.
- Qualitätsmanagementhandbuch: Es beschreibt das im Rahmen der Qualitätspolitik erstellte Qualitätsmanagementsystem des Gesundheitsbetriebs. Es beschreibt, wie im Gesundheitsbetrieb die Zuständigkeiten, die Tätigkeiten und Abläufe sowie die Dokumentation zur Erfüllung der Forderungen der einzelnen Elemente gehandhabt werden.
- Verfahrensbeschreibungen: Sie dokumentieren die Art und Weise, eine Tätigkeit im Gesundheitsbetrieb auszuführen. Dazu lassen sich Ablaufdiagramme zur Dokumentation der Verfahrensbeschreibungen im Qualitätsmanagementhandbuch nutzen. Es muss sichergestellt sein, dass die Verfahren und Anweisungen im betrieblichen Ablauf beachtet werden.

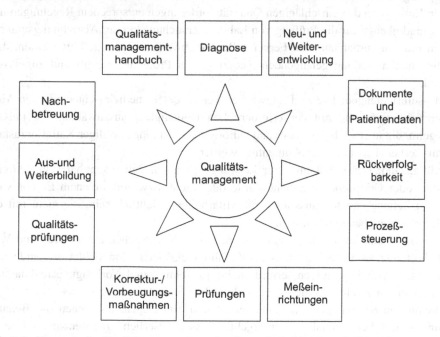

Abb. 5.5 Elemente des Qualitätsmanagements im Gesundheitsbetrieb nach ISO 9001

- Neu- und Weiterentwicklung: Um eine organisierte Weiterentwicklung von Behandlungsleistungen, medizinischen Produkten oder Therapien, müssen Verantwortlichkeiten und Verfahren festgelegt sein, damit das Entstehen neuer Leistungsangebote nicht dem Zufall überlassen, sondern durch geplantes und systematisches Vorgehen das gewünschte Ziel möglichst effizient erreicht wird. Dazu sind Verfahren zur Gestaltung der Weiterentwicklung festzulegen, um auch während der Umstellung auf eine neue Behandlungsmethode die Qualitätsanforderungen einzuhalten, sowie vor der Anwendung ausreichende Prüfungen durchzuführen und zu dokumentieren.
- Dokumenten und Patientendaten: Die Herausgabe von Dokumenten und Patientendaten muss geregelt, die Freigabe darf nur durch befugtes Personal erfolgen, entsprechende Überwachungsverfahren für die Vollzähligkeit und -ständigkeit der Patientenunterlagen müssen eingerichtet sein, Änderungen in den Patientendaten und sonstigen Dokumenten müssen eingearbeitet, überprüft und freigegeben werden.
- Rückverfolgbarkeit: Die Nachvollziehbarkeit einer Behandlungsleistung muss gewährleistet sein, was aber durch die medizinische Behandlungsdokumentation in der Regel hinreichend gegeben ist.
- Prozesssteuerung: Alle Abläufe müssen unter beherrschten Bedingungen durchgeführt werden, Kriterien zur Arbeitsausführung beispielsweise in Form von Arbeitsanweisungen für festgelegt sein, regelmäßige Instandhaltungsmaßnahmen von Behandlungseinrichtungen durchgeführt werden, um einen Ausfall der Betriebsfähigkeit zu verhindern sowie einschlägige Gesetze, Verordnungen und Normen beachtet werden.
- Prüfungen: Es muss sichergestellt sein, dass alle Behandlungsmaßnahmen und sonstigen Leistungen den einschlägigen Qualitätsforderungen entsprechen. Regelungen und Zuständigkeiten für die Prüfung von Laboruntersuchungen oder Abrechnungsunterlagen müssen vorhanden sein. Ferner sollen Nachweise darüber geführt werden, dass alle zur Anwendung gelangenden medizinischen Produkte, geprüft und zugelassen sind.
- Messeinrichtungen: Die zu Prüfzwecken verwendeten medizinischtechnischen Messeinrichtungen sind mit der erforderlichen Genauigkeit auszuwählen, sie müssen regelmäßig überwacht, gewartet und kalibriert werden, ihr jeweiliger Kalibrierzustand muss erkennbar sein und dokumentiert werden.
- Prüfzustand: Der Prüfstatus einer Leistung muss jederzeit erkennbar sein. Ob eine Blut- oder Urinprobe untersucht wurde oder nicht, bzw. mit welchem Ergebnis die Untersuchung endete, muss auch für Mitarbeiter ersichtlich sein, die nicht mit der Untersuchung beauftragt waren.
- Korrektur- und Vorbeugungsmaßnahmen: Um Fehlerursachen aufzufinden und Wiederholfehler zu vermeiden müssen Verfahren existieren, um Fehler zu entdecken, analysieren und beseitigen, erforderliche Korrektur- und Vorbeugungsmaßnahmen durchgeführt und hinsichtlich ihrer Wirksamkeit überprüft werden.
- Qualitätsaufzeichnungen: Aufzeichnungen und Unterlagen, aus denen die Behandlungs- und Servicequalität hervorgeht, müssen leserlich, zuordenbar und leicht auffindbar sein und angemessen unter Berücksichtigung vorgeschriebener Aufbewahrungsfristen archiviert werden.

- Interne Qualitätsprüfungen: Sie dienen dazu, die zu einem Qualitätsmanagementsystem gehörenden Elemente regelmäßig auf Wirksamkeit und Eignung zur Erfüllung der Qualitätsziele zu überprüfen, um vorhandene Schwachstellen und Defizite
  zu erkennen und gegebenenfalls Verbesserungen durchzuführen. Gegenstand einer
  derartigen regelmäßigen Überprüfung können die Aufbau- und Ablauforganisation des Gesundheitsbetriebs, die Qualifikation und der Einsatz der Mitarbeiter, die
  Verwaltung und die eingesetzten Hilfsmittel, die Behandlungsausführung und die
  dazugehörige Dokumentation sowie die Einhaltung von Korrekturmaßnahmen aus
  vorausgegangenen Überprüfungen sein.
- Aus- und Weiterbildung: Die Mitarbeiter des Gesundheitsbetriebs müssen für ihre
  Aufgaben ausreichend qualifiziert und geschult erden, um die gewünschten Leistungen erbringen zu können. Der Bedarf hierfür muss ermittelt und die Aus- und Weiterbildungsmaßnahmen müssen gemäß Planung durchgeführt werden.
- Nachbetreuung: Ein vorrangiges Ziel besteht nicht nur darin, Verfahren für eine medizinisch notwendige Nachbetreuung festzulegen, sondern auch Rückmeldungen vom
  Patienten über die Behandlungsleistung zu erhalten, um diese Informationen zur ständigen Verbesserung des Leistungsangebotes des Gesundheitsbetriebs zu nutzen.

Die **Zertifizierung** eines Qualitätsmanagementsystems ist die Bestätigung eines unabhängigen, sachverständigen Dritten, dass im Gesundheitsbetrieb ein Qualitätsmanagementsystem dokumentiert ist, eingeführt ist und aufrechterhalten wird. Zur Vorbereitung
auf ein Zertifizierungsaudit ist unter anderem zu klären, ob der Gesamtbetrieb oder nur
Teilbereiche zertifiziert werden sollen, welche Mitarbeiter daran beteiligt sind, welche
Norm für die Zertifizierung zugrunde gelegt werden und wann das Zertifizierungsaudit
durchgeführt werden soll. Die Durchführung eines betriebsinternen Audits anhand des
Qualitätsmanagementhandbuchs oder Checklisten vorab, lässt die Erfolgschancen des
eigentlichen Zertifizierungsaudits steigen. Bei den Zertifizierungsgesellschaften handelt
es sich um Organisationen, die durch ihre Audits feststellen, ob das Qualitätsmanagementsystem im Gesundheitsbetrieb so funktioniert, wie es beschrieben ist, und gegebenenfalls Verbesserungspotenziale aufzeigen. Das erteilte Zertifikat hat in der Regel eine
begrenzte Gültigkeitsdauer, und die Aufrechterhaltung des Qualitätsmanagementsystems
muss im Rahmen eines Überwachungsaudits regelmäßig nachgewiesen werden. Ein
Wiederholungsaudit stellt die Überprüfung des Qualitätsmanagementsystems sicher und
führt bei Erfolg zur erneuten Ausstellung eines Zertifikats.

Beispiel

Die proCum Cert GmbH (pCC) ist eine Zertifizierungsgesellschaft in konfessioneller
Trägerschaft und wurde 1998 auf Initiative des Katholischen Krankenhausverbands
Deutschlands (KKVD) gemeinsam mit dem Deutschen Evangelischen Krankenhaus-
verband (DEKV) und den kirchlichen Wohlfahrtsverbänden Caritas und Diakonie
sowie der Ecclesia Versicherungsdienst GmbH gegründet. Ihre Ziele richten sich auf
das Gesundheitswesen und die Wohlfahrtspflege. Zentrale Aufgabe ist die Sicherung
und Weiterentwicklung der Qualität in kirchlichen Krankenhäusern.

Zugleich ist proCum Cert qualifizierter Dienstleister für Sozial- und Bildungsein-
richtungen in konfessioneller Trägerschaft. Altenheime, Kindergärten, Kindertages-
stätten und Werkstätten für Menschen mit Behinderung lassen sich von proCum Cert
zertifizieren. Im Vordergrund steht dabei die Zertifizierung nach DIN ISO 9001 (vgl.
proCum Cert GmbH Zertifizierungsgesellschaft 2016, S. 1).

5.5.4   Kooperation für Transparenz und Qualität im Gesundheitswesen (KTQ)

Die *Kooperation für Transparenz und Qualität im Gesundheitswesen (KTQ)* ist ein im
Krankenhausbereich weit verbreitetes Zertifizierungsverfahren zur Darlegung und Begutachtung von Qualitätsmanagementsystemen im Gesundheitswesen. KTQ steht dabei als
eingetragenes Warenzeichen für die gleichnamige Gesellschaft und das von ihr angewendete Verfahren. Gesellschafter sind Verbände der Kranken- und Pflegekassen auf Bundesebene, die *Bundesärztekammer (BÄK)*, die *Deutsche Krankenhausgesellschaft (DKG)
e. V.* und der *Deutsche Pflegerat (DPR) e. V.* (vgl. Kooperation für Transparenz und Qualität im Gesundheitswesen 2016a, S. 1).

Die Kooperation wurde 1997 gegründet, um angesichts der sich abzeichnenden
gesetzlichen Verpflichtung, ein Qualitätsmanagement einzuführen, ein Zertifizierungsverfahren für Krankenhäuser zu entwickeln. Mittlerweile sind nicht nur eine Vielzahl von
Krankenhäusern nach dem KTQ-Verfahren zertifiziert, sondern auch Arztpraxen, MVZ,
Pflege- und Rehabilitationseinrichtungen, Rettungsdienste, Hospize etc.

Beispiel

Als erstes hessisches Krankenhaus ist das Krankenhaus Bad Arolsen GmbH im Jahr
2003 nach dem KTQ-Verfahren zertifiziert worden (vgl. Gesundheit Nordhessen
2016, S. 1).

Als einem der ersten MVZ wurde im November 2008 dem Medizinischen VersorgungsZentrum (MVZ) am CaritasKlinikum Saarbrücken, St. Theresia das Zertifikat
auf der Basis der KTQ-Manuals inkl. KTQ-Katalog für den niedergelassenen Bereich
verliehen (vgl. cts – Medizinischen VersorgungsZentrum am CaritasKlinikum Saarbrücken, St. Theresia 2016, S. 1).

Das **Zertifizierungsverfahren** (vgl. Abb. 5.6) beginnt im Krankenhausbereich mit der
Übermittlung von Strukturdaten, wie Leitbild, Organigramm, Lageplan, vorhandener
KTQ-Visitationsberichte etc. und mit einer **Selbstbewertung**, bei der die Mitarbeiter
ihre Leistungen anhand eines Kriterienkatalogs in den Kategorien

- Patientenorientierung,
- Mitarbeiterorientierung,
- Sicherheit,

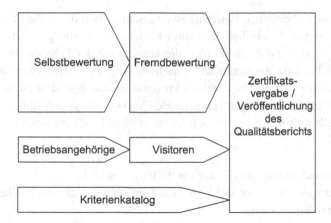

Abb. 5.6 Zertifizierungsverfahren nach KTQ

- Informationswesen,
- Führung und
- Qualitätsmanagement

im Sinne einer Analyse des Istzustands beurteilen (vgl. Kooperation für Transparenz und Qualität im Gesundheitswesen 2016b, S. 1).

Bei der Patientenorientierung wird der klassische Weg eines Patienten durch den Gesundheitsbetrieb dargestellt. Dazu gehört die Aufnahme des Patienten, die Ersteinschätzung, die Behandlungsplanung und -durchführung, die Entlassung und die interne Überprüfung der Patientenorientierung.

Die Sicherstellung der Mitarbeiterorientierung stellt die zweite Kategorie dar. Sie wird durch die Unterthemen der Personalplanung, der Mitarbeiterqualifikation und die Mitarbeiterintegration abgebildet.

In der Kategorie Sicherheit werden die Gewährleistung sicherer Arbeitsbedingungen, die betriebliche Hygiene und der Umgang mit medizinischen Materialien aufgeführt. Dazu gehören beispielsweise die Angelegenheiten des Umweltschutzes, des Arbeitsschutzes und des Umgangs mit Hygienerichtlinien.

Die Kategorie Informations- und Kommunikationssysteme handelt vom Umgang mit Patientendaten, der Informationsweiterleitung und der Nutzung von IuK-Technologien im Gesundheitsbetrieb.

Die Führung ist eine weitere eigenständige Kategorie der KTQ. Unterthemen sind hierzu die Entwicklung eines Leitbildes, eines Zielsystems, sowie die Erfüllung ethischer Aufgaben.

Die Kategorie des Qualitätsmanagements trägt zum systematischen Aufbau und Überprüfung des Qualitätsmanagementsystems des Gesundheitsbetriebs bei. Dazu gehören die Einbindung aller betrieblichen Bereiche in das Qualitätsmanagement, die Durchführung qualitätssichernder Maßnahmen, die Entwicklung von Leitlinien und Standards sowie die Sammlung und Pflege qualitätsrelevanter Daten.

Anhand einer einheitlichen Bewertungssystematik sollen dabei die Planung der Prozesse, auf die sich das jeweilige Kriterium bezieht, sowie die geregelten Verantwortlichkeiten (Plan), der „Ist-Zustand" bzw. die Umsetzung der Prozesse, auf die sich das Kriterium bezieht, (Do), die regelmäßige, nachvollziehbare Überprüfung und Bewertung der Zielerreichung der zuvor dargestellten Prozesse anhand von Messzahlen (Check) und die in eine erneute Prozessplanung eingehenden Verbesserungsmaßnahmen aufgrund der zuvor dargestellten Prozesse (Act) beschrieben werden. Darüber hinaus werden bewertet der

- Erreichungsgrad: Qualität der Kriterienerfüllung, sowie der
- Durchdringungsgrad: Breite der Umsetzung in allen für die entsprechende Einrichtung zutreffenden Bereiche.

Bei der anschließenden **Fremdbewertung** überprüfen Visitoren einer KTQ-Zertifizierungsstelle anhand der Ergebnisse der Selbstbewertung, dialogorientierten Befragungen und Begehungen. Bei den Visitoren handelt es sich in der Regel um aktive Führungskräfte (beispielsweise aus den Bereichen Ärztlicher Dienst, Pflegedienst, Verwaltung oder Management) als Fachkollegen und Gutachter, die von bei der KTQ akkreditierten Zertifizierungsstellen entsandt werden:

- Krankenhaus: Ärztlicher, pflegerischer und ökonomischer Visitor.
- Praxen/MVZ: Je nach Anzahl der Ärzte ärztlicher Visitor oder MFA oder MTA bzw. ärztlicher Visitor und MFA oder MTA.
- Rehabilitation: Ärztlicher Visitor und ein Visitor aus den Bereichen Pflege, Psychologie/Psychotherapie, Physiotherapie, Ergotherapie.
- Pflege/Hospize/alternative Wohnformen: Pflegerischer und ökonomischer Visitor.
- Rettungsdienst: Ärztlicher Visitor und Rettungsassistent.

Die Fremdbewertung dauert, je nach Größe des Gesundheitsbetriebs, häufig mehrere Tage.

Die erfolgreiche Auditierung endet mit der Übergabe des in der Regel für 3 Jahre vergebenen Zertifikats sowie der Veröffentlichung eines **Qualitätsberichts** des Gesundheitsbetriebs, der die konkreten Leistungen sowie Strukturdaten des Betriebs enthält und diese Prozessabläufe für die Öffentlichkeit transparent macht. Er wird auf der KTQ-Homepage veröffentlicht und ist auch von dem Gesundheitsbetrieb bereitzustellen.

5.5.5   Qualität und Entwicklung in Praxen (QEP)

Qualität und Entwicklung in Praxen (QEP) wurde von den Kassenärztlichen Vereinigungen und der Kassenärztlichen Bundesvereinigung (KBV) in Zusammenarbeit mit niedergelassenen Ärzten und Psychotherapeuten sowie mit Qualitätsmanagementexperten unter

Einbeziehung von Berufsverbänden und Arzthelferinnen speziell für Arztpraxen entwickelt, um die gesetzlichen Anforderungen optimierend in der einzelnen Praxis umzusetzen.

Beispiel

„QEP® ist spezifisch auf die Abläufe und Bedingungen in der ambulanten Gesundheitsversorgung zugeschnitten. Es kann von Praxen, ärztlichen oder interdisziplinären Kooperationsgemeinschaften, Medizinischen Versorgungszentren (MVZ) und allen sonstigen Einrichtungen, die es als hilfreich und nutzbringend bewerten, für den Aufbau und die Weiterentwicklung des internen Qualitätsmanagements (QM) verwendet werden. Zwischenzeitlich finden sich unter den Anwendern auch Zahnärzte und Physiotherapeuten. QEP ermöglicht je nach Ausgangssituation und Bedarf einen schrittweisen Einstieg ins QM. Als Werkzeug zur Optimierung der Führungsaufgaben und Organisation kann es wesentlich zu einer guten Patientenversorgung beitragen" (Kassenärztliche Bundesvereinigung 2015, S. 1).

QEP besteht im Wesentlichen aus den Bausteinen Qualitätsziel-Katalog mit Kernzielen und Erläuterungen, Manual mit Umsetzungsvorschlägen und Musterdokumenten sowie Einführungsseminare für niedergelassene Ärzte und deren Personal.

Der **Qualitätsziel-Katalog** besteht aus den Kapiteln Patientenversorgung, Patientenrechte und Patientensicherheit, Mitarbeiter und Fortbildung, Praxisführung und -organisation sowie Aufgaben der Qualitätsentwicklung, die prozessorientiert in Anlehnung an den Ablauf der Patientenversorgung gestaltet sind. Die Qualitätsziele bilden die vielfältigen Aspekte und Inhalte der Arbeit von Arztpraxen ab und sollen als Anregung und Ideenpool genutzt werden. Sie decken einerseits aber auch ein breites Spektrum allgemeingültiger, qualitätsrelevanter Anforderungen an eine Praxis ab und greifen andererseits bestehende gesetzliche Verpflichtungen und normative Vorgaben auf, was die Einhaltung der gesetzlichen Vorgaben unterstützt. Anhand der Erfahrungen aus den Testanwendungen wurden als Kernziele dabei diejenigen Ziele besonders hervorgehoben und priorisiert, deren Umsetzung einen hohen Stellenwert für den Aufbau eines Qualitätsmanagementsystems, die Erfüllung der gesetzlichen Vorgaben zum praxisinternen QM oder bspw. die Einhaltung bestehender Vorschriften hat.

Das **Manual** umfasst insbesondere Vorschläge zur Umsetzung der Kernziele des Qualitätsziel-Kataloges:

- Muster-Dokumente und Checklisten, zur Anpassung für das eigene individuelle Praxishandbuch,
- Hinweise zu Art und Umfang der Dokumentation für eine eventuelle Zertifizierung,
- Tipps und Hilfen zu organisatorischen Aspekten wie Terminplanung und Datensicherheit oder zur Beschreibung von Behandlungsabläufen,
- Maßnahmenpläne und Selbstbewertungslisten für den Aufbau des QM-Systems in der Praxis,
- Beispiele für interne Regelungen,

- Checkliste für die Selbst- und Fremdbewertung als Vorbereitung auf eine eventuelle Zertifizierung.

Die **Einführungsseminare** für Ärzte, Psychotherapeuten und Mitarbeiter werden von den Kassenärztlichen Vereinigungen und den Berufsverbänden nach einem einheitlichen Curriculum angeboten. Sie vermitteln Grundvoraussetzungen für die Einführung von QEP in der eigenen Praxis.

QEP sieht ebenfalls die Möglichkeit einer **Zertifizierung** vor. Dabei wird die Umsetzung aller relevanten Nachweise bzw. Indikatoren des Qualitätsziel-Katalogs durch die Praxis von einem neutralen Dritten geprüft und bestätigt. Nach einer strukturierten Selbstbewertung anhand des Qualitätsziel-Kataloges oder der Checklisten im QEP-Manual, die Aufschlüsse darüber gibt, ob die Zertifizierungsreife gegeben ist, wird eine von der KBV akkreditierte Zertifizierungsstelle mit der Zertifizierung beauftragt. Sie hat folgende Aufgaben:

- Ansprechpartner im Zertifizierungsverfahren,
- Organisation des Zertifizierungsverfahrens,
- Vereinbarung eines Zertifizierungsvertrags mit der Praxis,
- formale Dokumentenprüfung,
- Beauftragung des Visitors,
- Entscheidung, ob ein Zertifikat vergeben wird.

Als Visitoren gelangen Ärzte, Psychotherapeuten oder andere Personen mit beruflicher Erfahrung aus dem ambulanten Gesundheitswesen zum Einsatz, die nach der Teilnahme an einem Visitorentraining und Qualifizierungsvisitationen von der KBV akkreditiert und berechtigt sind, nach dem QEP-Verfahren Praxisvisitationen durchzuführen. Die Visitoren

- schließen einen Dienstleistungsvertrag mit der Zertifizierungsstelle ab,
- führen die Praxisvisitation durch,
- überprüfen die Praxisdokumente inhaltlich,
- Erstellen den Visitationsbericht und
- geben der Zertifizierungsstelle bezüglich der Zertifikatvergabe eine Empfehlung.

Die KBV ist zwar Träger und Entwickler von QEP und seinen verschiedenen Bausteinen, an der operativen Durchführung des QEP-Zertifizierungsverfahrens für Praxen nimmt sie jedoch nicht teil. Die KBV

- akkreditiert die Zertifizierungsstellen und die Visitoren,
- schließt mit diesen Rahmenvereinbarungen ab,
- überwacht die Zertifizierungsverfahren,
- führt jährliche Geschäftsstellenvisitationen der Zertifizierungsstellen durch,

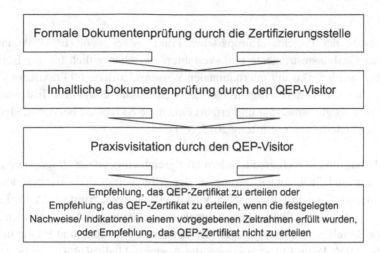

Abb. 5.7 Überprüfung im QEP-Zertifizierungsverfahren

- wertet die Evaluationsbögen der Praxen aus,
- betreibt Weiterentwicklungen und Verfahrensanpassungen von QEP und
- führt mit den niedergelassenen Ärzten und Psychotherapeuten, KV-Mitarbeitern, Trainern, Visitoren, Zertifizierungsstellen etc. Tagungen und Workshops durch.

Im Zertifizierungsverfahren überprüft die Zertifizierungsstelle zunächst, ob die Praxis alle notwendigen Dokumente des QM-Praxishandbuches eingereicht hat. Der Visitor begutachtet anschließend, inwieweit die Inhalte des QM-Praxishandbuches den Vorgaben des Qualitätsziel-Kataloges entsprechen und ob bestimmte Nachweise bereits erfüllt sind. Im Rahmen der Praxisvisitation vor Ort überprüft der Visitor durch eine Praxisbegehung, Mitarbeitergespräche, Gesprächen mit der Praxisleitung und Überprüfung von Dokumenten in der Praxis, inwieweit die praktische Umsetzung in der Praxis den Anforderungen des Qualitätsziel-Kataloges entspricht. Für die Zertifikaterteilung gibt es Bestehensgrenzen. So muss pro anwendbares Kernziel ein Nachweis erfüllt sein. Die Möglichkeit einer Nachbesserung ist vorgesehen (vgl. Abb. 5.7).

5.5.6 Europäisches Praxisassessment (EPA)

Ein Qualitätsmanagement für Arztpraxen bietet auch das **Europäisches Praxisassessment** (EPA) des *AQUA-Institut für angewandte Qualitätsförderung und Forschung im Gesundheitswesen GmbH*. Letzteres entstand im Rahmen einer Kooperation von Wissenschaftlern der Universitäten Göttingen und Hannover aus der 1993 gegründeten *Arbeitsgemeinschaft Qualitätssicherung in der ambulanten Versorgung*.

„Im Rahmen des Projekts „Europäisches Praxis Assessment (EPA)" konnten verschiedene Qualitätsinstrumente und -verfahren zwischenzeitlich bis zur Einsatzreife entwickelt werden. Das mit internationalen Wissenschaftlern, 60 Praktikern und Qualitätsexperten aus den beteiligten Ländern gemeinsam erarbeitete Instrumentarium erweist sich als gut umsetzbar und erfährt eine hohe Akzeptanz bei den niedergelassenen Ärzten" (Bertelsmann-Stiftung 2015, S. 1).

Vor dem Hintergrund in mehreren Ländern erfolgreich eingesetzter Programme zur Qualitätsförderung und Professionalisierung in der Allgemeinmedizin, insbesondere australischer, kanadischer und holländischer Visitationskonzepte, wurde EPA im Jahr 2000 von einer Gruppe von Qualitätsexperten aus dem hausärztlichen Arbeitsbereich gemeinsam mit der Bertelsmann Stiftung gegründet. An der Entwicklung und Pilotierung waren neben dem AQUA-Institut unter anderem die Austrian Medical Association, Wien, die Wetenschappelijke Vereinigung van Vlaamse Huisartsen, Berchem, das SwissPEP – Institut, Gümligen, die Société Francaise de Thérapeutique du Généraliste, Paris, das National Primary Care R&D Centre, Manchester, das Family Medicine Department, Haifa, sowie die University Ljubljana beteiligt.

EPA sieht neben einem Grundmodell für Hausärzte spezielle, modifizierte Systeme für

- Kinder- und Jugendmediziner,
- Zahnmediziner,
- Medizinische Versorgungszentren (MVZ) und
- Ärzte sonstiger Fachrichtungen

vor.

So stellt beispielsweise EPA MVZ eine Weiterentwicklung des Europäischen Praxisassessment für ambulante Arztpraxen dar. Anhand von rund 80 MVZ-spezifischen Qualitätsindikatoren werden Potenziale zur Verbesserung der Organisation und medizinischen Qualität für jede medizinische Einheit des MVZ sowie für die Gesamteinrichtung ermittelt (vgl. Abb. 5.8).

Eine Zertifizierung durch die *Stiftung Praxissiegel e. V.* lässt sich optional erwerben, wenn das jeweilige MVZ das EPA-Verfahren vollständig durchlaufen hat, die Basisanforderungen zur Einführung von EPA erfüllt, jede medizinische Einheit des MVZ mit Zertifizierungskriterien für Einzel- bzw. Gemeinschaftspraxen die festgelegten Anforderungen erfüllen und zusätzlich für das gesamte MVZ zehn MVZ-spezifische Zertifizierungskriterien eingehalten werden. Das Zertifikat ist drei Jahre gültig. Danach ist eine Rezertifizierung möglich.

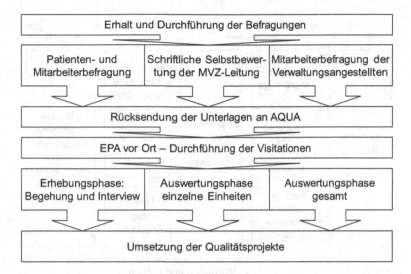

Abb. 5.8 Struktureller Ablauf EPA-MVZ

5.5.7 Europäische Stiftung für Qualitätsmanagement (EFQM)

Die *European Foundation for Quality Management (EFQM)* wurde 1988 als gemeinnützige Organisation auf Mitgliederbasis von 14 führenden Unternehmen mit dem Ziel, treibende Kraft für nachhaltiges Qualitätsmanagement in Europa zu sein, gegründet. Mittlerweile sind über 800 Organisationen aus den meisten europäischen Ländern und unterschiedlichen Tätigkeitsbereichen Mitglied geworden. Als Eigentümerin des EFQM-Modells für Qualitätsmanagement organisiert die EFQM den *Europäischen Qualitätspreis (European Quality Award EOA)* und erbringt für ihre Mitglieder eine Fülle von Dienstleistungen rund um das Qualitätsmanagement (vgl. Kahla-Witzsch 2009, S. 34 ff.).

Beispiel

Die *LVR-Klinik Mönchengladbach* hat sich Ende 2002 zur Einführung eines Qualitätsmanagementsystems nach EFQM entschieden (vgl. LVR-Klinik Mönchengladbach 2016, S. 1). Als Beispiel für Arztpraxen, die nach EFQM arbeiten, können die *QP Qualitätspraxen GmbH* angesehen werden, die als südbadischer Verbund von Hausärzten das EFQM-Modell anwenden (vgl. QP Qualitätspraxen GmbH 2016, S. 1).

Das **EFQM-Modell** für Qualitätsmanagement ist ein Werkzeug, das dem Gesundheitsbetrieb eine Hilfestellung gibt und zugleich aufzeigt, wo er sich auf dem Weg zu einem Qualitätsmanagementsystem befindet (vgl. Abb. 5.9). Es trägt dazu bei, Schwachstellen in der betrieblichen Praxis zu erkennen und regt zu Problemlösungen an. Die EFQM hält das Modell mithilfe bewährter Vorgehensweisen einer Vielzahl von Organisationen aktuell und versucht dadurch sicherzustellen, dass sich das Modell mit dem jeweils aktuellen Managementwissen in Einklang befindet. Grundlage des Modells bilden verschiedene Grundprinzipien (vgl. Tab. 5.15).

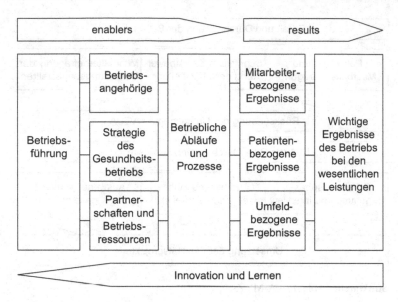

Abb. 5.9 Voraussetzungen (enablers) und Ergebniskriterien (results) des EFQM-Modells

Tab. 5.15 Grundprinzipien des EFQM-Modells

Prinzip	Erläuterung
Patientenorientierung	Erbrachte Leistung des Gesundheitsbetriebs muss den Wünschen und Bedürfnissen der Patienten entsprechen, um nachhaltig erfolgreich am Markt agieren zu können. Nur dann kann der Gesundheitsbetrieb Umsätze generieren, seine Ziele erreichen und weiterhin am Marktgeschehen teilnehmen
Lieferantenorientierung	Vertrauensvolle Zusammenarbeit, denn die Leistungen der Zulieferer gehen als Input in Leistungserstellung des Gesundheitsbetriebes ein und wirken sich somit auf die Qualität der Behandlungsleistung aus
Mitarbeiterorientierung	Regelmäßige fachliche, methodische Schulungen, Information und Kompetenzzuweisung
Prozessorientierung	Beherrschung und Verbesserung von Prozessen, Vorhandensein von Prozessverantwortlichen
Innovationsorientierung	Kontinuierlicher Verbesserungsprozess (KVP), Benchmarking, Förderung von Kreativität
Zielorientierung	Ergebnisverantwortung, nachhaltiges Handeln, Ausrichtung an der Strategie des Gesundheitsbetriebs
Gesellschaftliche Orientierung	Einhaltung von ethischen Anforderungen, von Gesetzen und Vorschriften
Ergebnisorientierung	Ergebniserreichung durch fairen Interessensausgleich

Das einfache Modell umfasst die drei Elemente Menschen, Prozesse und Ergebnisse, was zum Ausdruck bringen soll, dass die Mitarbeiter im Gesundheitsbetrieb (Menschen) in Prozessen und Abläufen (Prozesse) Behandlungsergebnisse (Ergebnisse) erzeugen, die den Patienten (Menschen) zugute kommen sollen.

Das erweiterte Modell besteht aus neun Kriterien (und deren Unterkriterien), die sich aus fünf Voraussetzungen und vier Ergebniskriterien zusammensetzen (Abb. 5.9):

- Voraussetzungen (enablers): Führung, Strategie, Mitarbeiter, Partnerschaften/Ressourcen, Prozesse.
- Ergebniskriterien (results): Mitarbeiter, -Kundenergebnisse, gesellschaftsbezogene Ergebnisse, wichtige Ergebnisse der Organisation.

Übertragen auf den Gesundheitsbetrieb bedeuten die Kriterien folgendes:

- Betriebsführung: Das Verhalten aller Führungskräfte, um den Betrieb zu umfassender Qualität zu führen (Engagement für eine Kultur des Qualitätsmanagement, die Förderung des Verbesserungsprozesses und die Mitwirkung daran, Gewährung von Unterstützung, Bemühung um Patienten, Lieferanten und andere Externe).
- Betriebsangehörige: Würdigung und Anerkennung der Anstrengungen und Erfolge der Mitarbeiter.
- Strategie: Bezeichnet Daseinszweck, das Wertesystem, das Leitbild und die strategische Ausrichtung des Gesundheitsbetriebs sowie die Art und Weise der Verwirklichung dieser Aspekte (auf welchen relevanten und umfassenden Informationen die Strategie des Gesundheitsbetriebs beruht, wie sie entwickelt wird, wie sie im Betrieb bekannt gemacht und eingeführt wird und wie ihre regelmäßige Aktualisierung und Verbesserung erfolgt.
- Partnerschaften/Betriebsressourcen: Beschreibt insbesondere wie die Ressourcen des Gesundheitsbetriebs wirksam zur Unterstützung der Strategie entfaltet werden (wie die finanziellen Ressourcen und Informationsressourcen gehandhabt werden, wie die Lieferantenbeziehungen gestaltet sind und wie das medizinische Verbrauchsmaterial bewirtschaftet wird, wie Gebäude, Behandlungseinrichtungen und anderes Anlagevermögen bewirtschaftet werden und wie mit modernen medizinischen Technologien umgegangen wird).
- Betriebliche Abläufe und -prozesse: Festlegen, wie die Prozesse identifiziert, überprüft und gegebenenfalls geändert werden, um eine ständige Verbesserung zu gewährleisten.
- Mitarbeiterbezogenen Ergebnisse: Beschreibung, wie Mitarbeiterressourcen geplant und verbessert werden, wie die Fähigkeiten der Mitarbeiter aufrechterhalten und weiterentwickelt werden, wie Ziele mit Ihnen vereinbart werden und ihre Leistung kontinuierlich überprüft wird und wie sie beteiligt, zu selbstständigem Handeln autorisiert und ihre Leistungen anerkannt werden können.

- Patientenbezogene Ergebnisse: Drücken die Patientenzufriedenheit aus und damit das, was der Gesundheitsbetrieb im Hinblick auf die Zufriedenheit seiner Patienten leistet. Dazu ist unter anderem festzustellen, wie sich die Beurteilung der Behandlungs- und Serviceleistungen und Patientenbeziehungen aus der Sicht der Patienten darstellt.
- Umfeldbezogenen Ergebnisse: Bringen zum Ausdruck, was der Gesundheitsbetrieb im Hinblick auf die Erfüllung der Bedürfnisse und Erwartungen des gesellschaftlichen Umfeldes insgesamt leistet.
- Ergebnisse wesentlicher Leistungen: Befasst sich in erster Linie mit den betriebswirtschaftlichen Ergebnissen des Gesundheitsbetriebs und beschreibt, was der Betrieb im Hinblick auf seine geplanten Ziele und die Erfüllung der Bedürfnisse und Erwartungen aller finanziell an ihm Beteiligten leistet (Festlegung von Kennzahlen und finanzielle Messgrößen zur Bewertung der betrieblichen Gesamtleistung).

Zunächst erfolgt eine Selbstbewertung des Gesundheitsbetriebs, bei der jeweils 500 Punkte in den fünf Voraussetzungen und in den vier Ergebniskriterien erreichbar sind. Die nächste Stufe (Committed to Excellence) erfordert eine Selbstbewertung, eine Priorisierung der Verbesserungspotenziale, mindestens drei erfolgreich umgesetzte Verbesserungsprojekte sowie die Begutachtung durch einen Prüfer. Das Zertifikat wird in der Regel für zwei Jahre vergeben. Die nächsthöhere Stufe (Recognized for Excellence) erfordert eine noch umfangreichere Selbstbewertung bzw. Datenerhebung durch Prüfer vor Ort.

5.5.8   IQMP-Reha

Das *Institut für Qualitätsmanagement im Gesundheitswesen GmbH (IQMP)* wurde 2001 als Tochterunternehmen des *Bundesverbandes Deutscher Privatkliniken e. V. (BDPK)* gegründet. Zu seinen Aufgaben zählen das Entwickeln und Verbreiten von Instrumenten der Qualitätsentwicklung für Rehabilitationseinrichtungen und Krankenhäuser.

IQMP-Reha bietet ein Instrumentarium für eine rehaspezifische externe Begutachtung, auf deren Basis das Zertifikat „Exzellente Qualität in der Rehabilitation" (EQR) oder kombinierte Zertifikate verliehen werden können. Es beinhaltet einen prozessbezogenen modularen Konzeptaufbau. Dadurch kann das IQMP-Reha vollständig bis hin zur Zertifizierung, aber auch nur in Teilen genutzt werden, so z. B. nur für die Prozessoptimierung (vgl. Institut für Qualitätsmanagement im Gesundheitswesen 2016, S. 1).

Das IQMP-Reha orientiert sich am biopsychosozialen Modell der ICF, das von der WHO entwickelt wurde, und darauf gerichtet ist, nicht nur Krankheiten zu erkennen, zu behandeln und zu heilen, sondern von Behinderung bedrohten oder betroffenen Personen unter Einbeziehung der Kontextfaktoren dazu zu verhelfen, ihre Teilhabe am beruflichen und sozialen Leben zu sichern bzw. wiederherzustellen.

Bei der Entwicklung des IQMP-Reha wurde auf das EFQM-Modell für Excellence zurückgegriffen. Im IQMP-Reha ist die EFQM-Grundstruktur durch konkrete rehabilitationsspezifische Inhalte unterlegt, was die praktische Umsetzung wesentlich erleichtert. Die Struktur und Systematik des IQMP-Reha hat die 9 Kriterien des EFQM-Modells übernommen. Das IQMP-Reha ist hierarchisch aufgebaut. Ab der Gliederungsebene der Teilkriterien bis zu den Indikatoren wurde das IQMP-Reha inhaltlich und textlich auf das Gesundheitswesen ausgerichtet.

Eine Bewertung auf der Ebene der Qualitätsstufen findet erst auf der Ebene der Teilkriterien statt. Dadurch wird der Aufwand für die Bewertung, z. B. im Vergleich mit KTQ® und EFQM, gering gehalten, gleichzeitig werden jedoch umfassende Anhaltspunkte für die inhaltliche Ausgestaltung als praktisches Hilfsmittel für die Umsetzung zur Verfügung gestellt.

Die Anforderungen an die medizinische Rehabilitation werden im IQMP-Reha zunächst indikationsübergreifend beschrieben und ergänzt um das Angebot spezifischer Kataloge für die quantitativ bedeutsamsten Indikationen der medizinischen Rehabilitation:

- Kardiologie-Katalog,
- Psychosomatik-Katalog,
- Onkologie-Katalog,
- Neurologie-Katalog,
- MSK-Katalog,
- Abhängigkeitserkrankungen-Katalog,
- Mutter-Vater-Kind-Katalog.

Als Hilfsmittel für die praxisnahe, indikationsspezifische Ausgestaltung des IQMP-Reha sind die Kataloge von indikationsspezifischen Expertengruppen (Fachgruppen des BDPK sowie Mitgliedern von Fachgesellschaften) konsentiert. Dazu konkretisieren sie die Punkte aus dem IQMP-Reha, die Bereiche abfragen, welche indikationsspezifisch jeweils unterschiedlich ausgestaltet sind. Durch auf die Indikation zugeschnittenen Fragen und fachspezifischer Terminologie erleichtern sie den Transfer der allgemein formulierten einzelnen Indikatoren aus dem IQMP-Reha auf die konkreten Belange der Einrichtung. Die Kataloge werden mit dem IQMP-Reha zusammengeführt, sodass Kliniken mit der entsprechenden Indikation nur ein IQMP-Reha-Manual für den Aufbau und die Weiterentwicklung ihres Qualitätsmanagementsystems benötigen.

Die Selbstbewertung der Reha-Einrichtung ist fester Bestandteil und unabdingbare Voraussetzung der Zertifikatsvergabe. Die externe Bewertung durch die vom IQMG akkreditierten Zertifizierungsunternehmen erfolgt in mehreren Schritten. Zunächst prüft die beauftragte Firma den Selbstbewertungsbericht. Im Rahmen der Visitation wird kontrolliert, ob die Praxis in der Einrichtung dem entspricht, was im Selbstbewertungsbericht dargestellt wurde und ob das Qualitätsmanagementsystem der Klinik den IQMP-Reha Kriterien für eine erfolgreiche Zertifizierung genügt. Dabei werden sowohl Dokumente als auch konkrete Abläufe überprüft. Die Visitation der Einrichtung endet mit einem Abschlussgespräch, bei dem auf Stärken, aber auch Schwachstellen und Verbesserungspotenziale der Einrichtung hingewiesen und bereits mitgeteilt wird, ob eine Zertifizierung empfohlen wird. Die Zertifizierungsunternehmen stellen das EQR-Zertifikat im Auftrag des IQMG aus. Es hat eine Laufzeit von 3 Jahren. Anschließend ist eine Rezertifizierung erforderlich, deren Ablauf analog der Erstzertifizierung erfolgt.

Beispiel

Der Klinikverbund der *Deutschen Rentenversicherung Rheinland-Pfalz* hat IQMP-Reha gewählt, um seine Kliniken zertifizieren zu lassen. IQMP ist durch die Bundesarbeitsgemeinschaft für Rehabilitation (BAR) anerkannt. Die *Mittelrhein-Klinik Bad Salzig* ist seit März 2014 erfolgreich nach IQMP-Reha rezertifiziert. Die Zusammenarbeit im Klinikverbund ermöglicht es, Ergebnisse zu vergleichen und Erfahrungen der anderen Kliniken zu nutzen (vgl. Mittelrhein-Klinik 2016, S. 1).

Zusammenfassung

Einerseits lässt sich die Leistungserstellung im Gesundheitsbetrieb als eine Phase des betrieblichen Prozesses definieren, die zwischen der Beschaffung der Einsatzfaktoren und der Absatzwirtschaft angesiedelt ist, andererseits stellt die Leistungserstellung wie jedes betriebliche Geschehen einen Faktorkombinationsprozess dar, bei dem die Einsatzfaktoren zum Zwecke der Leistungserstellung miteinander kombiniert werden. Leistungserstellungsfunktionen im Gesundheitsbetrieb weisen eine hohe Individualität auf, weswegen sich die Aufstellung einer mathematisch formulierten Input-Output-Beziehung, vergleichbar einer Produktionsfunktion, als schwierig erweist. Die Gestaltung medizinischer Leistungen des Gesundheitsbetriebs basiert weitestgehend auf den Erkenntnissen des Patientenmarktes und dem Entwicklungsstand in der medizinischen Forschung. Mit Normierung und Standardisierung bei der medizinischen Leistungserststellung im Gesundheitsbetrieb wird versucht, Beiträge zur Qualitätsverbesserung von Behandlungen, Erhöhung der Patientensicherheit, Verringerung von Über- und Unterversorgung im Gesundheitssystem und zur Gesundheitsökonomie zu leisten. Die Leistungserstellung von Gesundheitsbetrieben ist in der Regel mit dem Einsatz von medizinischem Verbrauchsmaterial verbunden. Der Materialbestandsführung kommt im Gesundheitsbetrieb eine wichtige Aufgabe zu. Nach einem bekannten Grundsatz in der Logistik muss das richtige medizinische Material, in der richtigen Art und Menge, zum richtigen Zeitpunkt, am richtigen Ort, in der richtigen Qualität bereitstehen. Die Entsorgung von Verbrauchsmaterialien in Gesundheitsbetrieben variiert entsprechend dem Einsatzzweck der Materialien, ihrer Umweltbelastung, Zusammensetzung und ihrem Zustand erheblich, was sich auf die Art und Weise der Entsorgung auswirkt. Die Betriebsmittel eines Gesundheitsbetriebs setzen sich aus der gesamten medizintechnischen Ausstattung zusammen, die für die betriebliche Leistungserstellung benötigt wird, und übernehmen Hilfs-, Schutz- und Ersatzfunktionen menschlicher medizinischer und pflegerischer Arbeit. Ein systematisches medizinisches Qualitätsmanagement hilft dem Gesundheitsbetrieb, die Qualität der Behandlungsleistungen permanent zu verbessern und zu sichern. Es besteht aus der Planung und Verwirklichung aller Maßnahmen, die notwendig sind, die Leistungen des Gesundheitsbetriebs und deren Entstehung so zu gestalten, dass die Patientenbedürfnisse erfüllt werden.

Literatur

Arbeitsgemeinschaft der Wissenschaftlichen Medizinischen Fachgesellschaften – AWMF. (Hrsg.). (2016). AWMF-Regelwerk Leitlinien: Stufenklassifikation. Düsseldorf. http://www.awmf.org/ leitlinien/awmf-regelwerk/ll-entwicklung/awmf-regelwerk-01-planung-und-organisation/po-stufenklassifikation.html. Zugegriffen: 17. Apr. 2016.

Arbeitsgemeinschaft Kardiologie und medizinischer Sachbedarf – AGKAMED. (Hrsg.). (2016). Beratungsleistungen. Essen. http://www.agkamed.de/index.php?id=38. Zugegriffen: 23. Apr. 2016.

Ärztliches Zentrum für Qualität in der Medizin. (Hrsg.). (2016a). G-I-N (Guidelines International Network). Berlin. http://www.leitlinien.de/leitlinienmethodik/leitlinien-glossar/glossar/ ahrq-agency-for-healthcare-research-and-quality/g-i-n-guidelines-international-network. Zugegriffen: 17. Apr. 2016.

Ärztliches Zentrum für Qualität in der Medizin. (Hrsg.). (2016b). Definitionen und Konzepte des Qualitätsmanagements. Berlin. http://www.aezq.de/aezq/kompendium_q-m-a/2-definitionen-und-konzepte-des-qualitaetsmanagements. Zugegriffen: 30. Apr. 2016.

Baumann, H. (2008). Krankenhausbetriebswirtschaftslehre als spezielle Betriebswirtschaftslehre. In W. Hellmann, H. Baumann, L. Bienert, & D. Wichelhaus (Hrsg.), *Krankenhausmanagement für Leitende Ärzte.* (S. 32–50). Heidelberg: Economica.

Bertelsmann-Stiftung. (Hrsg.). (2015). Europäisches Praxisassessment (EPA) – Integrierte Versorgung, Gütersloh. https://www.bertelsmann-stiftung.de/de/unsere-projekte/abgeschlossene-projekte/abge-schlossenes-projekt/ppid/me-europaeisches-praxisassessment-epa-integrierte-versorgung-69064/. Zugegriffen: 26. Juli 2015.

Bundesärztekammer. (Hrsg.). (2016). Richtlinien, Leitlinien, Empfehlungen und Stellungnahmen der Bundesärztekammer, Berlin. http://www.bundesaerztekammer.de/page.asp?his=0.7. Zugegriffen: 16. Apr. 2016.

Bundesinstitut für Arzneimittel und Medizinprodukte BfArM. (Hrsg). (2007). Richtlinie 4114 – K (1.07) über Maßnahmen zur Sicherung von Betäubungsmittelvorräten im Krankenhausbereich, in öffentlichen Apotheken, Arztpraxen sowie Alten- und Pflegeheimen. Stand: 01.01.2007. Bonn.

Bundesministerium für Bildung und Forschung. (Hrsg.). (2005). Studie zur Situation der Medizintechnik in Deutschland im internationalen Vergleich – Zusammenfassung. Broschüre. Berlin.

Bundesministerium für Bildung und Forschung – BMBF. (Hrsg.). (2016a). Gesundheitsforschung – Geförderte Zentren und Institute. Berlin. http://www.gesundheitsforschung-bmbf.de/de/ gefoerderte-zentren-und-institute.php. Zugegriffen: 16. Apr. 2016.

Bundesministerium für Bildung und Forschung – BMBF. (Hrsg.). (2016b). Gesundheitsforschung – Gesundheitsforschungsprogramm. Berlin. http://www.gesundheitsforschung-bmbf.de/de/ Gesundheitsforschungsprogramm.php. Zugegriffen: 16. Apr. 2016.

Bund/Länderarbeitsgemeinschaft Abfall – LAGA. (Hrsg.). (2009). Vollzugshilfe zur Entsorgung von Abfällen aus Einrichtungen des Gesundheitsdienstes. Mitteilung der Bund/Länderarbeits-gemeinschaft Abfall 18. Stand: 09/2009. Stuttgart.

Busse, R. (2013). Leistungsmanagement im Gesundheitswesen – Einführung und methodische Grundlagen. In R. Busse, J. Schreyögg, & T. Stargardt (Hrsg). Management im Gesundheitswesen (3. Aufl., S. 12–23). Berlin: Springer.

Busse, T. (2010). *OP-Management – Grundlagen* (4. Aufl.). Heidelberg: medhochzwei.

Costa, S. (2014). Qualitätsmanagement im Krankenhaus – Nicht zum Nutzen der Patienten. *Deutsches Ärzteblatt, 111*(38), 1556–1557.

cts – Medizinischen VersorgungsZentrum am CaritasKlinikum Saarbrücken, St. Theresia. (Hrsg.). (2016). Zertifizierung – KTQ. Saarbrücken. http://www.cts-mvz.de/Home/Zertifzierung-KTQ. Zugegriffen: 30. Apr. 2016.

Deutsches Institut für Normung – DIN. (Hrsg.). (2016a). DIN-Normenausschuss Medizin (NAMed). Berlin. http://www.din.de/de/mitwirken/normenausschuesse/named. Zugegriffen: 10. Apr. 2016.

Deutsches Institut für Normung – DIN. (Hrsg.). (2016b). DIN-Normenausschuss Rettungsdienst und Krankenhaus (NARK). Berlin. http://www.din.de/de/mitwirken/normenausschuesse/nark. Zugegriffen: 16. Apr. 2016.

DIN-Normenausschuss Medizin. (Hrsg.). (2015). Jahresbericht DIN-Normenausschuss Medizin 2014. Berlin.

DIN-Normenausschuss Rettungsdienst und Krankenhaus. (Hrsg.). (2016). Jahresbericht DIN-Normenausschuss Rettungsdienst und Krankenhaus 2015. Berlin.

Döscher, O. (2011). Gerätewartung – Sorgfältig die Fristen einhalten. *Deutsches Ärzteblatt, 108*(8), 16–18.

Dräger, J. (2007). Regeln für den Umgang mit Medizinprodukten. *Deutsches Ärzteblatt, 104*(15), 1000–1002.

Eichhorn, S. (2008). Krankenhausbetriebliche Grundlagen. In S. Eichhorn & B. Schmidt-Rettig (Hrsg.), *Krankenhaus-Managementlehre – Theorie und Praxis eines integrierten Konzepts* (S. 81–104). Kohlhammer: Stuttgart.

Fischer, M. (2016). Medizinisches Verbrauchsmaterial und medizinisch-technische Produkte – Medikbedarf, Neuwied. http://www.medikbedarf.de/epages/61639899.sf/de_DE/?ObjectPath=/Shops/61639899/Pages/Imprint. Zugegriffen: 23. Apr. 2016.

Frodl, A. (2014). *Gesundheitsbetriebe zukunftsfähig gestalten – Instrumentarien zur erfolgreichen Entwicklung von Einrichtungen des Gesundheitswesens.* Berlin: De Gruyter.

Gemeinsamer Bundesausschuss. (Hrsg.). (2016a). Aufgabe. Berlin. https://www.g-ba.de/institution/aufgabe/aufgabe/. Zugegriffen: 17. Apr. 2016.

Gemeinsamer Bundesausschuss. (Hrsg.). (2016b). Qualitätssicherung. Berlin. https://www.g-ba.de/institution/themenschwerpunkte/qualitaetssicherung/. Zugegriffen: 06. März. 2016.

Gesundheit Nordhessen Holding AG. (Hrsg.). (2016). Krankenhaus Bad Arolsen – Zertifizierte Qualität. Kassel. http://www.klinikum-kassel.de/index.php?parent=1223. Zugegriffen: 30. Apr. 2016.

Hensen, P. (2016). *Qualitätsmanagement im Gesundheitswesen.* Wiesbaden: Springer.

Hölscher, U., Laurig, W., Lindenthal, M., & Hoffmeier, N. (2016). Sicherer Umgang mit Medizinprodukten in Kliniken. Berufsgenossenschaft für Gesundheitsdienst und Wohlfahrtspflege (Hrsg). Landsberg: Ecomed.

Institut für Qualitätsmanagement im Gesundheitswesen – IQMP. (Hrsg.). (2016). IQMP-Reha – Theoretische Grundlagen. http://www.iqmp.de/qualitaetsmanagement.php/cat/74/title/Theoretische_Grundlagen. Berlin. Zugegriffen: 01. Mai 2016.

Institut für Qualitätssicherung und Transparenz im Gesundheitswesen – IQTIG. (Hrsg.). (2016). Wer ist das IQTIG? Berlin. https://www.iqtig.org/index. Zugegriffen: 30. Apr. 2016.

Institut für Qualität und Wirtschaftlichkeit im Gesundheitswesen – IQWiG. (Hrsg.). (2016). Aufgaben und Ziele. Köln. https://www.iqwig.de/de/ueber-uns/aufgaben-und-ziele.2946.html. Zugegriffen: 30. Apr. 2016.

Kahla-Witzsch, H. A. (2009). *Praxiswissen Qualitätsmanagement im Krankenhaus* (2. Aufl.). Stuttgart: Kohlhammer.

Kassenärztliche Bundesvereinigung – KBV. (Hrsg.). (2015). QEP – Qualität und Entwicklung in Praxen. Berlin. http://www.kbv.de/html/qep.php. Zugegriffen: 26. Juli 2015.

Koerber, F., Dienst, R. C., John, J., & Rogowski, W. (2016). Einführung. In W. Rogowski (Hrsg.), *Business Planning im Gesundheitswesen – Die Bewertung neuer Gesundheitsleistungen aus unternehmerischer Perspektive* (S. 1–24). Gabler: Wiesbaden.

Kooperation für Qualität und Transparenz im Gesundheitswesen – KTQ. (Hrsg.). (2016a). Über KTQ. Berlin. http://www.ktq.de/index.php?id=6. Zugegriffen: 30. Apr. 2016.

Kooperation für Qualität und Transparenz im Gesundheitswesen – KTQ. (Hrsg.). (2016b). Das KTQ-Verfahren. Berlin. http://www.ktq.de/index.php?id=9. Zugegriffen: 30. Apr. 2016.

Krause, G. (2015). Entmystifizierung der Produktivität psychiatrischer Krankenpflege. Vortragsunterlage zur 40. BFLK Jahrestagung vom 13.–15.04.2015. Eltville.

Kreislaufwirtschaftsgesetz (KrWG) vom 24. Februar 2012 (BGBl. I S. 212), zuletzt durch Artikel 1a des Gesetzes vom 20. November 2015 (BGBl. I S. 2071) geändert.

Krüger-Brand, H. (2008). RFID-Einsatz im Krankenhaus – Störungen bei medizinischen Geräten möglich. *Deutsches Ärzteblatt, 105*(33), 1749.

Lamm, C., Ley, R., & Wankmüller, M. (2009). VOL-Handbuch – unter Berücksichtigung der Europäischen Vergaberichtlinien. Loseblattsammlung. 2. neu bearbeitete Auflage des 1991 erschienenen Werkes „Öffentliche Aufträge nach VOL/A". Stand: Mai 2009. Heidelberg: Hüthig Jehle Rehm.

Lobinger, W., Haas, J., & Groß, H. (2013). *Qualitätsmanagement in der Pflege* (2. Aufl.). München: Hanser.

LVR-Klinik Mönchengladbach. (Hrsg.). (2016). Qualitätsmanagement, Mönchengladbach. http://www.klinik-moenchengladbach.lvr.de/de/nav_main/ueber_uns/qualitaetsmanagement/qualitaetsmanagement_1.html. Zugegriffen: 01. Mai 2016.

Medizinischer Dienst des Spitzenverbandes Bund der Krankenkassen – MDS. (Hrsg.). (2016). Unsere Aufgabe und unserer Beitrag. Essen. https://www.mds-ev.de/der-mds/unsere-aufgabe-und-unser-beitrag.html. Zugegriffen: 30. Apr. 2016.

Medizinprodukte-Betreiberverordnung (MPBetreibV) in der Fassung der Bekanntmachung vom 21. August 2002 (BGBl. I S. 3396), zuletzt durch Artikel 3 der Verordnung vom 11. Dezember 2014 (BGBl. I S. 2010) geändert.

Medizinproduktegesetz (MPG) in der Fassung der Bekanntmachung vom 7. August 2002 (BGBl. I S. 3146), zuletzt durch Artikel 278 der Verordnung vom 31. August 2015 (BGBl. I S. 1474) geändert.

Medizinprodukte-Sicherheitsplanverordnung (MPSV) vom 24. Juni 2002 (BGBl. I S. 2131), zuletzt durch Artikel 279 der Verordnung vom 31. August 2015 (BGBl. I S. 1474) geändert.

Mittelrhein-Klinik der Deutschen Rentenversicherung Rheinland-Pfalz. (Hrsg.). (2016). Qualitätsmanagement nach IPQM-Reha, Boppard – Bad Salzig. http://www.mittelrhein-klinik.de/Qualitaetsmanagement.495.0.html. Zugegriffen: 01. Mai 2016.

Paul-Ehrlich-Institut. (Hrsg.). (2016). Aufgaben des Paul-Ehrlich-Instituts. Langen. http://www.pei.de/DE/institut/aufgaben/aufgaben-node.html. Zugegriffen: 30. Apr. 2016.

proCum Cert GmbH Zertifizierungsgesellschaft. (Hrsg.). (2016). Unternehmen. Frankfurt a. M. http://www.procum-cert.de/Unternehmen.177.0.html. Zugegriffen: 30. Apr. 2016.

QP Qualitätspraxen GmbH. (Hrsg.). (2016). Wir über uns. Bad Krozingen. http://www.qualitaetspraxen.de/ueber-uns/. Zugegriffen: 01. Mai. 2016.

Robert-Koch-Institut – RKI. (Hrsg.). (2002). Richtlinie über die ordnungsgemäße Entsorgung von Abfällen aus Einrichtungen des Gesundheitsdienstes. Stand: Januar 2002. Berlin. http://www.rki.de/DE/Content/Infekt/Krankenhaushygiene/Links/rechtsvortschriften_pdf1.pdf;jsessionid=1E48BB609A56EAEDBBDC89D68073C913.2_cid290?__blob=publicationFile. Zugegriffen: 31. Jan. 2016.

Seelos, H.-J. (2012). *Medizinmanagement – Gesamtausgabe*. Wiesbaden: Springer.

Siegler, B. (2012). Abfallentsorgung: Müll ist nicht gleich Müll. *Klinikzeitung Klinikum Nürnberg, 2012*(2). https://www.klinikum-nuernberg.de/DE/aktuelles/knzeitung/2012/201202/abfall.html. Zugegriffen: 23. Apr. 2016.

Sozialgesetzbuch (SGB V) – Fünftes Buch Gesetzliche Krankenversicherung – (Artikel 1 des Gesetzes vom 20. Dezember 1988, BGBl. I S. 2477, 2482), durch Artikel 4 des Gesetzes vom 21. Dezember 2015 (BGBl. I S. 2424) geändert.

Sozialgesetzbuch (SGB IX) – Neuntes Buch Rehabilitation und Teilhabe behinderter Menschen – (Artikel 1 des Gesetzes vom 19. Juni 2001, BGBl. I S. 1046, 1047), zuletzt durch Artikel 452 der Verordnung vom 31. August 2015 (BGBl. I S. 1474) geändert.

Städtisches Krankenhaus Kiel GmbH. (Hrsg.). (2016). Die aktuellen Ausschreibungen, Kiel. http://www.krankenhaus-kiel.de/aktuelles/die-aktuellen-ausschreibungen/. Zugegriffen: 24. Apr. 2016.

Universitätsklinikum Jena. (Hrsg.). (2016). Das Universitätsklinikum Jena in Daten und Fakten, Jena. http://www.uniklinikum-jena.de/Klinikum_in_Zahlen.html. Zugegriffen: 24.Apr. 2016.

Vergabeverordnung (VgV) in der Fassung der Bekanntmachung vom 11. Februar 2003 (BGBl. I S. 169), zuletzt durch Artikel 259 der Verordnung vom 31. August 2015 (BGBl. I S. 1474) geändert.

Von dem Knesebeck, O. (2009). Zwischen Sozialepidemiologie und Versorgungsforschung. In H. Döhner, H. Kaupen-Haas, & O. Von dem Knesebeck (Hrsg.), *Medizinsoziologie in Wissenschaft und Praxis – Festschrift für Alf Trojan* (S. 29–39). Berlin: LIT.

6.1 Marketingansatz im Gesundheitsbetrieb

6.1.1 Grundlagen und Bedeutung

Während über Jahrzehnte hinweg Behandlungsleistungen, Pflegeleistungen, medizinische Beratungen als besondere Formen der Dienstleistung im Vordergrund standen und der Gesundheitsbetrieb sich weitestgehend auf seine hauptsächliche Aufgabe konzentrieren konnte, Patienten zu behandeln und zu heilen, hat sich die Situation nach und nach verändert: Wirtschaftliche Probleme, Budgetierung, Fallpauschalen, Kostensteigerungen, steigende Anforderungen, Patientenwahlfreiheit, abnehmende Patientenzahlen pro Arzt, Leerstände, verstärkte Konkurrenz durch neue medizinische Organisationsformen und die mit dieser Entwicklung einhergehende abnehmende Attraktivität der Heilberufe haben dazu geführt, dass der einzelne Gesundheitsbetrieb sich verstärkt um seine Attraktivität, die aktive Absatzförderung seines Leistungsangebots und seine positive Selbstdarstellung kümmern muss (vgl. Frodl 2011, S. 18 ff.). Während dies durch Werbeverbote und Standesregelungen in der Vergangenheit weitestgehend unmöglich war, hat hier eine deutliche Liberalisierung stattgefunden.

Beispiel

Das *Gesetz über die Ausübung der Zahnheilkunde (ZHG)* enthielt beispielsweise in früheren Versionen ein Werbeverbot nachdem der Zahnarzt sich jeglicher aktiven Werbung zu enthalten hatte und auch mittelbare Werbung oder Werbung durch Dritte zu unterlassen sei (vgl. § 1 Abs. 3 ZHG 1987). Ergänzt wurde dies durch entsprechende Regelungen in den Berufsordnungen der Landeszahnärztekammern, die beispielsweise folgendes vorgaben:

© Springer Fachmedien Wiesbaden GmbH 2017
A. Frodl, *Gesundheitsbetriebslehre*, DOI 10.1007/978-3-658-16564-2_6

- Anzeigen: Durften in Tageszeitungen nicht geschaltet werden, Ausnahmen: Praxiseröffnung, -verlegung, längere Abwesenheit des Arztes (i. d. R. mehr als zwei Wochen) aufgrund von Urlaub, Fortbildung, Krankheit und zwar vor als auch nach Eintreten des Sachverhaltes; für die aufgezeigten Ausnahmefällen gab es meist Vorschriften über die maximale Anzahl der Anzeigenschaltungen (i. d. R. maximal drei in einer Zeitung), Gestaltung, Größe der Anzeige.
- Telefonbücher: Nennung in amtlichen, örtlichen, Branchen-Fernsprechbüchern durfte erfolgen, jedoch nur in Grundschrift: Jede Hervorhebung durch Gestaltung oder besonderen Text war untersagt.
- Praxisschild: Hinweisschild durfte an dem Gebäude, in dem die Praxis sich befand, angebracht werden; vorgeschrieben war dabei die zulässige Größe, Gestaltung (i. d. R. lediglich schwarz-weiß), Text (Name, Titel, evtl. Spezialisierung, Praxisöffnungszeiten); eine besondere visuelle Unterstreichung durch Farbe, Signet etc. war nicht zulässig.
- Briefbögen, Formulare: Schriftverkehr war nur auf Briefbögen zulässig, die keinerlei werblichen Charakter und somit hinsichtlich der Gestaltung keinerlei Auffälligkeit aufwiesen. Die Verwendung visueller Elemente, gestalteter Schriftzüge, Signets, Farben war untersagt; als Information durften lediglich gedruckt werden: Titel, Name, Berufsbezeichnung, Bankverbindung, Kassenzulassung, Sprechzeiten.

Bei verschiedenen Zahnärztekammern war ferner unter anderem untersagt worden:

- Durchführung von Ausstellungen,
- „Tage der offenen Tür",
- Schriftliche Weihnachts-/Neujahrsgrüße,
- Glückwunschkarten,
- Auslegen von Informationsmaterial in Wartezimmern, welches für bestimmte Behandlungsmethoden warb.

Durch die Liberalisierung und das dadurch an Bedeutung gewinnende **Marketing**, der marktbezogenen Führung eines Gesundheitsbetriebs, besteht die Möglichkeit, die Bedürfnisse der Patienten besser verstehen zu lernen, um hierauf aufbauend bessere Behandlungs-, Therapie- und Beratungsleistungen entwickeln zu können und damit eine höhere Patientenzufriedenheit zu erzielen. Auch können erfolgreichere Entscheidungen bezüglich der Kommunikation mit den Patienten, der Art und Weise der Leistungserbringung sowie der Preisgestaltung getroffen werden.

Ursprünglich verstand man unter Marketing nichts anderes als die Vermarktung von Gütern und Dienstleistungen, für die, wie in früheren Zeiten auch bei medizinischen Leistungen, ausreichende Nachfrage bestand. Zunächst konnte man sich im Wesentlichen auf die Organisation der Verteilung der Güter und Dienstleistungen beschränken, bzw. die Patienten auf die Praxisöffnungszeiten, freien Betten in Krankenhäusern oder vorhandene Notaufnahmekapazitäten verteilen.

Marketing wird heute als Ausdruck eines marktorientierten unternehmerischen Denkstils verstanden und stellt eine eigene wirtschaftswissenschaftliche Disziplin dar, in der Teile der Betriebswirtschaftslehre, der Volkswirtschaftslehre, Soziologie, Psychologie und der Verhaltenswissenschaft zusammengefasst werden.

Das Marketing im Gesundheitsbetrieb beschreibt eine Grundhaltung, die sich mit einer konsequenten Ausrichtung aller Aktivitäten des Gesundheitsbetriebs an den Erfordernissen und Bedürfnissen der Patienten umschreiben lässt. Dabei wird eine systematische Beeinflussung und Gestaltung des Marktes der Patienten, die in ihrer Gesamtheit als potenzielle Zielgruppe für den Gesundheitsbetrieb infrage kommen, unter Mithilfe von Marketinginstrumenten und deren kombinierten Einsatz versucht. Es ist somit ein Mittel zur Schaffung von Präferenzen bei den Patienten und damit der Erringung von Wettbewerbsvorteilen gegenüber konkurrierenden Einrichtungen durch gezielte Maßnahmen. Dazu kann das Marketing aus der Konsumgüterindustrie nicht ohne weiteres direkt angewandt werden. Vielmehr ist aufgrund der besonderen Aufgabe des Gesundheitsbetriebs, seinem medizinisch-ethischen Selbstverständnis sowie seiner Einbindung in das Gesundheitswesen eine Überarbeitung des hauptsächlich kommerziell orientierten Marketingansatzes und die Übernahme von Ansätzen aus dem Non-Profit-Bereich notwendig.

Beispiel

Der Begriff des Gesundheitsmarketings ist umfassend, da es heutzutage in vielen Bereichen stattfindet: Life-Sciences, Wellness, Sport, Ernährung etc. Es beinhaltet alle Maßnahmen um gesundheitsassoziierte Leistungen zu vertreiben, die Qualität und den Absatz von gesundheitspositionierten Produkten und Dienstleistungen zu steigern und zu einem gesünderen Lebensstil zu motivieren. Das Health-Care-Marketing beschreibt den gesamten Prozess der gesundheitlichen Versorgung, von der Prophylaxe bis hin zur Nachsorge (vgl. Hoffmann et al. 2012, S. 8 f.).

Im Rahmen der betrieblichen Funktionen nimmt das Marketing im Rahmen der Absatzwirtschaft eine Sonderstellung ein: Als aktiver Prozess, bei dem sich der Gesundheitsbetrieb schnell ändernden Bedingungen anpassen und sowohl ideenreich als auch bisweilen aggressiv reagieren muss, um die gesetzten Ziele, wie Gewinn, Fall- und Umsatzzahlen sowie eine möglichst hohe Arbeitszufriedenheit der Mitarbeiter zu erreichen, genügt es nicht ein wenig Werbung für den Gesundheitsbetrieb zu betreiben und mit den Patienten etwas freundlicher umzugehen. Es trägt vielmehr im Sinne eines strategischen Managementansatzes dazu bei, die zunehmend schwierigen Herausforderungen des Gesundheitsmarktes zu bewältigen. Dazu müssen sich wichtige Entscheidungen im Gesundheitsbetrieb am Markt orientieren.

Auch ist es langfristig angelegt, denn der Erfolg etwa einmaliger Werbemaßnahmen ist zeitlich begrenzt. Im Lebenszyklus eines Gesundheitsbetriebs ergibt sich die Notwendigkeit, dass einmal festgelegte Marketingkonzepte überarbeitet und dem sich verändernden GKV-, Gesellschafts- und Wettbewerbsumfeld angepasst werden müssen. In der Umsetzung basiert es daher auf der Kontinuität angewendeter Einzelmaßnahmen und damit auf einer dauerhaften Marktbearbeitung.

Ein weiteres wichtiges Merkmal ist, dass neben der überwiegend nicht-physischen Leistungserstellung in Form von Dienstleistungen der Akutbehandlung, den prophylaktischen oder therapeutischen Behandlungsleistungen, auch weitere, besondere Leistungen angeboten werden, die ebenfalls in den eher seltenen Fällen aus physischen Gütern bestehen: Das medizinische Personal eines Gesundheitsbetriebs stellt aufgrund seiner Qualifikationen und Fähigkeiten als Bestandteil eines Dienstleistungsmarketings eine nicht zu unterschätzende Zusatzleistung her, die im Wesentlichen aus der Beratung, dem Führen und der Problemerörterung des und mit dem Patienten besteht. Gleichzeitig ist der Patient Teil dieser Leistung, in dem er sich in medizinische und pflegende Hände begibt und dann auch noch bei Diagnose und Therapie möglichst erfolgreich seinen Beitrag leisten muss.

Da somit im Marketing des Gesundheitsbetriebs der Patient als umworbener Kunde im Mittelpunkt steht, stellt die **Patientenorientierung** eine wichtige Ausrichtung des Gesundheitsbetriebs im Rahmen eines Marketingansatzes dar. Ziel ist es dabei, unter Berücksichtigung des ökonomisch Vertretbaren die Patientenbedürfnisse weitestgehend zu erfüllen, durch die Berücksichtigung künftiger Entwicklungen im Bereich der Behandlungsmethoden und Medizintechnik den individuellen Patientennutzen zu steigern und den Patienten durch die damit verbundene Erzielung von Zufriedenheit langfristig an sich zu binden.

Ferner bedeutet die **Marktorientierung**, dass bedürfnisgerechte Behandlungs- und Patientenserviceleistungen entwickelt und angeboten werden. Neben dem Ziel, den Gesundheitszustand der Patienten wiederherzustellen, kann darunter auch präventiv, die Gesundheit erhaltend tätig zu sein, verstanden werden. Hier können sich für den Gesundheitsbetrieb neue oder zumindest bisher wenig beachtete Märkte eröffnen: Gesundheitsvorsorge durch ein entsprechendes, attraktives Leistungsangebot.

Nicht zuletzt dadurch, dass die Nachfrage nach bestimmten Behandlungsleistungen, gerade im therapeutischen oder auch präventiven Bereich, im Wesentlichen von medizinischen und medizintechnischen Entwicklungen abhängt, stellt das Ausrichten auf den Patientenmarkt gleichzeitig auch einen ständigen Anpassungsprozess dar. Patienten begeben sich vorzugsweise dort in Behandlung, wo sie erwarten können, nach dem neuesten medizinischen Stand behandelt zu werden, wobei dieses Nachfrageverhalten nur begrenzt beispielsweise durch ein besonders intensives Vertrauensverhältnis zum behandelnden Arzt, der verkehrsgünstigen Lage des Gesundheitsbetriebs oder der Vertrautheit im Umgang mit den Mitarbeitern ausgeglichen werden kann.

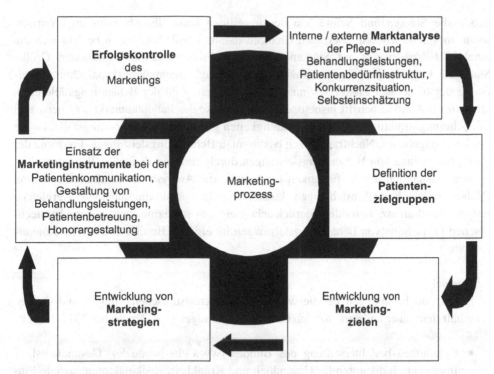

Abb. 6.1 Marketingprozess im Gesundheitsbetrieb

6.1.2 Marketingprozess

Der **Marketingprozess** im Gesundheitsbetrieb lässt sich als Regelkreis ansehen. Bei der Erfolgskontrolle festgestellte Abweichungen können dazu führen, dass einmal festgelegte Marketingkonzepte überarbeitet und angepasst werden müssen (vgl. Abb. 6.1).

Beispiel

„Bei der Ausgestaltung des gesamten Prozesses wird es primär darum gehen, attraktive, weitgehend standardisierte Leistungspakete zu identifizieren und diese mit dem Charakter einer Marke zu versehen und sich gegenüber den Krankenkassen, Einweisern sowie Patienten und Angehörigen, und nicht zuletzt gegenüber anderen Marktakteueren zu positionieren" (Stoffers 2014, S. 4).

Der Prozess beginnt mit der **Marktanalyse,** die sich auf betriebsinterne und -externe Rahmenbedingungen bzw. Einflussfaktoren erstreckt, wobei Informationen über die Situation des Gesundheitsbetriebs zu sammeln sind, wie er im Vergleich zu anderen Einrichtungen zu sehen ist, welche Meinung die Patienten, Mitarbeiter über ihn haben und wie die Konkurrenzsituation zu vergleichbaren Einrichtungen aussieht. Ziel ist es dabei, die Stärken und Schwächen des jeweiligen Gesundheitsbetriebs zu ermitteln, sowie mögliche Risiken, aber auch Chancen daraus abzuleiten. *Intern* bezieht sich die Analyse beispielsweise auf Stärken/Schwächen, Finanzsituation, Mitarbeiter, Größe, Standort, Organisation, Kostenstruktur, Ausstattung, Behandlungskapazitäten, Erreichung der bisherigen Ziele (Gewinn, Umsatz, Kosten, Zahl der Behandlungsfälle etc.). Die *externe* Analyse betrifft insbesondere die Analyse des Patientenmarktes (Alters- und Versicherungsstruktur der Patienten, Häufigkeiten gleichartiger Behandlungsfälle, Größe des Einzugsgebietes, Nachfragen nach bestimmten Behandlungsleistungen, Frequenz der Inanspruchnahme von Behandlungsleistungen durch einzelne Patienten, Patientenpräferenzen hinsichtlich der Verfügbarkeit etc.) sowie die Analyse der Konkurrenzsituation (Nähe vergleichbarer Einrichtungen, konkurrierende Behandlungsangebote, Vergleiche mit der Konkurrenz, besondere Berücksichtigung des medizinischen und medizintechnischen Fortschritts von Behandlungsleistungen im eigenen Betrieb und bei der Konkurrenz etc.).

Beispiel

Daten und Erhebungen beispielsweise zu Krankheitsursachen, -folgen und -kosten erhält man unter anderem von folgenden Einrichtungen (vgl. Thielscher 2012, S. 12):

- Gesundheitsberichterstattung des Bundes (www.gbe-bunde.de): Gesundheitslage insgesamt, Indikatoren für Gesundheit und Krankheit, Risikofaktoren, soziale Einflussfaktoren etc.
- Krankenkassen, Bundesanstalt für Arbeitsschutz und -medizin: Diagnosen, die zur Arbeitsunfähigkeit führen etc.
- Statistisches Bundesamt: Krankheitskosten etc.
- Sozialversicherungsträger, Krankenhausgesellschaften, Kassenärztliche Vereinigungen: Daten zu ihren jeweiligen Arbeitsgebieten etc.
- OECD, WHO, EU: Internationale Gesundheitsdaten etc.

Die nächsten Schritte im Marketingprozess umfassen die Definition zu erreichender **Patientenzielgruppen** die man mit gezielten Marketingaktivitäten erreichen möchte, sowie die Entwicklung der **Marketingziele.** Diese orientieren sich an den Zielen des Gesundheitsbetriebs und können daraus abgeleitet werden.

Anhand der Marketingziele lassen sich die **Marketingstrategien** entwickeln, mit der die festgelegten Ziele mittel- bis langfristig erreicht und eine dauerhafte Zielerreichung gesichert werden soll. Diese Phase ist von besonderer Bedeutung, da je nach ausgewählter Strategie die Marketingaktivitäten erfolgreich verlaufen, aber andererseits auch ebenso scheitern und damit Umsatz- und Kostenziele des Gesundheitsbetriebs gefährden können.

Die Auswahl und Anwendung der für die Umsetzung der festgelegten Marketingstrategie geeigneten **Marketinginstrumente** findet im Anschluss an die Strategiefindung statt. Da das Instrumentarium vielfältig ist, kommt auch hier der Auswahl der geeigneten

Marketinginstrumente besondere Bedeutung zu. Sie lassen sich dem klassischen Marketing-Mix zuordnen: Patientenkommunikation (Kommunikationspolitik), Gestaltung der Behandlungsleistungen (Produktpolitik), Patientenbetreuung und Patientenservice (Distributionspolitik) und Honorargestaltung (Kontrahierungspolitik).

Eine **Erfolgskontrolle** ist im Grunde genommen nicht erst zum Schluss aller Marketing-Aktivitäten durchzuführen. Sie muss vielmehr ständig und kontinuierlich bei der Umsetzung der Marketing-Instrumente erfolgen, damit sofort festgestellt werden kann, ob sich der damit verbundene Aufwand auch lohnt oder nur zusätzliche Kosten verursacht werden.

Beispiel

Werden die Praxisöffnungszeiten beispielsweise in den Abend hinein ausgedehnt und kommen trotzdem keine zusätzlichen Patienten, werden zusätzliche Behandlungsleistungen angeboten, aber nicht in Anspruch genommen, verursachen neue Behandlungsangebote mehr Kosten, als sie Erlöse erzielen, so sind diese Maßnahmen entweder falsch angewendet worden oder gar völlig ungeeignet und eine Gegensteuerung muss erfolgen.

6.1.3 Absatzwirtschaftliche Marktanalyse

Die **Marktanalyse** für den Gesundheitsbetrieb ist eine *statische* Bestandsaufnahme von Marktgegebenheiten zu einem ganz bestimmten Zeitpunkt. Wie in einer Momentaufnahme wird hierbei etwa kurz vor dem Zeitpunkt einer Entscheidung über die zukünftige Marketingstrategie eine möglichst umfassende Aufnahme aller relevanten Marktdaten durchgeführt. Mitunter ist auch eine **Marktbeobachtung** notwendig, um beispielsweise Entwicklungen über einen längeren Zeitraum hin in Erfahrung zu bringen. Die Marktbeobachtung als *dynamische* Bestandsaufnahme sollte immer dann angewendet werden, wenn langfristige, schwer korrigierbare Marketingentscheidungen des Gesundheitsbetriebs getroffen werden sollen. Dies ist dann der Fall, wenn sich der Betrieb auf bestimmte Behandlungsleistungen spezialisieren will, die eine umfangreiche und kostspielige Anschaffung neuer Behandlungseinrichtungen und medizinischer Geräte erforderlich machen.

Wichtige Untersuchungsbereiche der Marktanalyse für den Gesundheitsbetrieb sind:

- Größe des Marktes,
- Patientenstruktur im Einzugsgebiet des Marktes,
- Medizinische Marktentwicklungen/Trends,
- Stabilität des Marktes,
- Aufteilung des Marktes/Konkurrenzverhältnisse.

Beispiel
Nicht selten wird vom Mega-Markt Gesundheit als Wachstumsmotor der Zukunft gesprochen. Als Regenerationsplattform der Menschen in der Gesellschaft und damit als Basis für die wirtschaftliche Existenz einer Informationsgesellschaft ist er kein Kosten-, sondern ein Wertschöpfungsfaktor (vgl. Haubrock 2009, S. 27).

Der Gesamtmarkt für **Pflege- und Behandlungsleistungen,** d. h. das Gesundheitswesen der Bundesrepublik Deutschland unterliegt Veränderungen, die in die Marktanalyse miteinzubeziehen sind. Während in ländlichen Gebieten die Versorgungssituation schwieriger wird, führt die zunehmende Anzahl von Anbietern medizinischer Behandlungsleistungen insbesondere in Städten und Ballungsgebieten zu einem Angebotsüberschuss und damit von einem Angebots- zu einem Nachfragermarkt zum Vorteil der Patienten. In einer derartigen durch Nachfragesättigung sowie anspruchsvoller, kritischer und besser informierter Patienten gekennzeichneten Marktsituation, ist der Gesundheitsbetrieb als Anbieter von Leistungen gezwungen, sich der steigenden Wettbewerbsintensität durch zulässige Werbung, Differenzierung von der Konkurrenz und neuen Behandlungsangeboten zu stellen.

Natürlich steht nach wie vor die Pflegeleistung an sich oder die Behandlungsleistung aufgrund akuter Beschwerden im Vordergrund. Daneben gibt es aber einen wachsenden Bedarf an medizinischer Beratung, Vorbeugemaßnahmen und Behandlungsleistungen, die ihren Anlass nicht in aktuellen körperlichen, seelischen oder sonstigen Krankheitsbildern haben. Ferner nimmt die Häufigkeit bestimmter Krankheiten zu, die Zahl anderer Krankheiten nicht zuletzt aufgrund des medizinischen Fortschritts hingegen ab. Diese Erscheinungen decken sich mit den Erfahrungen im Gesundheitswesen, dass die Nachfrage nach einzelnen Behandlungsleistungen im Laufe der Zeit Schwankungen unterworfen ist (vgl. Tab. 6.1).

Diese Schwankungen können natürlich auch einfacher Natur und nicht durch Veränderungen des Marktes für Behandlungsleistungen verursacht sein. So ist jahreszeitlich bedingt im Winter natürlich öfter mit Erkältungskrankheiten, grippalen Infekten oder Wintersportunfällen zu rechnen, als etwa im Sommer.

Die Nachfrage nach einzelnen Behandlungsleistungen hängt aber auch von der Patientenstruktur ab, die wiederum vom jeweiligen Einzugsgebiet des Gesundheitsbetriebs beeinflusst wird. Auch hier können Veränderungen auftreten, etwa dann, wenn in Neubaugebieten vorwiegend junge Familien zuziehen oder in der Nähe Senioreneinrichtungen eröffnet werden. Je nach veränderter Patientenstruktur ändert sich damit auch die Behandlungsnachfrage.

Schließlich führt auch die medizinische und medizintechnische Entwicklung zu einer Veränderung des Marktes für Behandlungsleistungen. So lassen sich nicht zuletzt durch die rasante Entwicklung der Mikrochirurgie immer mehr Eingriffe ambulant verrichten, neue Behandlungsmethoden lösen alte Verfahren ab und die Anwendung neuer Arznei- und Heilmittel verbessert oder beschleunigt gar die Heilprozesse.

Tab. 6.1 Beispiele zu Entwicklungsdaten von Erkrankungen (vgl. Statistisches Bundesamt 2016, S. 1)

Diagnosen (Behandlungsanlass) nach ICD 10	Anteil in Prozent der Behandlungsfälle (Mehrfachnennungen sind möglich)	
	2002	2014
I10 Essenzielle (primäre) Hypertonie	21,9	37,9
E78 Störungen des Lipoproteinstoffwechsels und sonstige Lipidämien	18,6	25,9
M54 Rückenschmerzen	12,7	16,0
I25 Chronische ischämische Herzkrankheit	8,6	10,5
E11 Nicht primär insulinabhängiger Diabetes mellitus (Typ-2-Diabetes)	7,5	13,9
E04 Sonstige nichttoxische Struma	7,2	10,9
E66 Adipositas	7,1	9,8
M53 Sonstige Krankheiten der Wirbelsäule und des Rückens, anderenorts nicht klassifiziert	6,5	5,7
K29 Gastritis und Duodenitis	6,2	7,6
I83 Varizen der unteren Extremitäten	5,3	7,4
J06 Akute Infektionen an mehreren oder nicht näher bezeichneten Lokalisationen der oberen Atemwege	5,2	5,5
E79 Störungen des Purin- und Pyrimidinstoffwechsels	4,9	6,4
I50 Herzinsuffizienz	4,7	4,2
J30 Vasomotorische und allergische Rhinopathie	4,7	5,5
K76 Sonstige Krankheiten der Leber	4,5	8,4
F32 Depressive Episode	4,3	9,1
J44 Sonstige chronische obstruktive Lungenkrankheit	4,2	7,0
M17 Gonarthrose (Arthrose des Kniegelenkes)	4,1	6,2
J45 Asthma bronchiale	4,0	6,6
F45 Somatoforme Störungen	3,6	5,1
M51 Sonstige Bandscheibenschäden	3,5	5,7
K21 Gastroösophageale Refluxkrankheit	3,1	7,8
G47 Schlafstörungen	3,0	5,1
M47 Spondylose	2,9	5,2

Bei der Analyse der **Konkurrenzsituation** ist zunächst festzustellen, ob direkt bzw. indirekt konkurrierende Gesundheitsbetriebe vorhanden sind, die mit einem gleichen oder ähnlichen Behandlungsangebot auf denselben Patientenmarkt abzielen. Gerade

Tab. 6.2 Marktanalyse der Konkurrenzsituation

Konkurrenzverhältnis	Konkurrenzart	Konkurrenzmerkmale
Bestehende Konkurrenzverhältnisse	Direkte Konkurrenz	Gleiches Behandlungsangebot/gleicher Patientenservice
	Indirekte Konkurrenz	Ähnliches Behandlungsangebot/ähnlicher Patientenservice
Zukünftige Konkurrenzverhältnisse	Direkte Konkurrenz	Gleiches Behandlungsangebot/gleicher Patientenservice
	Indirekte Konkurrenz	Ähnliches Behandlungsangebot/ähnlicher Patientenservice

in Großstädten ist der Patientenmarkt zwar groß, aber die Auswahl für die Patienten ebenso. Daher ist die Konkurrenzsituation differenziert zu betrachten und es ist wichtig zu wissen, wo Konkurrenz durch andere Praxen bereits *besteht* oder *zukünftig* zu erwarten ist (vgl. Tab. 6.2).

Beispiel

Ein gebräuchlicher Weg die Konkurrenzaktivitäten zu ermitteln, ist die Beobachtung der Marketingmaßnahmen des konkurrierenden Gesundheitsbetriebs. Eine Untersuchung der daraus gewonnenen Informationen gibt zum einen Aufschluss darüber, mit welchem Widerstand bei der Ergreifung eigener Marketingaktivitäten zu rechnen ist. Weiterhin ist erkennbar, welche Marketingaktivitäten von der Konkurrenzpraxis als wirksam erachtet werden. Eine weitere Möglichkeit ist das *Benchmarking,* was bedeutet, sich mit seiner Praxis nur an den besten Konkurrenten zu orientieren und zu versuchen, an dessen Leistungen in dem jeweiligen Teilbereich heranzukommen.

Um die Bedürfnisse der Patienten in den Mittelpunkt aller Marketingaktivitäten stellen zu können, ist zuvor eine Analyse der **Patientenbedürfnisstruktur** erforderlich. Eine marktorientierte Marketingpolitik für den Gesundheitsbetrieb kann nicht umhin, den Patienten zu Richt- und Angelpunkt aller Überlegungen zu machen. Nur dann, wenn der Gesundheitsbetrieb seine tatsächlichen und möglichen Patienten, deren Verhalten und Bedürfnisse wirklich kennt, ist sie in der Lage, Marktlücken zu entdecken und zu schließen.

Ferner ist es wichtig zu wissen, ob es einen größeren Teil von Patienten gibt, die vergleichbare Service- und Behandlungsleistungen wünschen. Die Entwicklung von Angeboten für diese Gruppe ermöglicht die Konzentration auf gefragte Behandlungskonzepte sowie die Profilierung des Gesundheitsbetriebs im Wettbewerbsumfeld. Die zielgruppenorientierte Gestaltung des Leistungsangebots ermöglicht ferner eine gezielte Ausrichtung der internen Abläufe, der Weiter- und Fortbildungsbildungsmaßnahmen, wodurch sich wiederum Möglichkeiten zur einer verstärkten Rationalisierung eröffnen.

Zur Analyse der Patientenbedürfnisstruktur werden die Patienten üblicherweise zunächst nach demografischen Merkmalen aufgegliedert und differenziert
(Geschlecht, Alter, Familienstand, Beruf, Privat-/Kassenpatient, Konfession etc.).
Dies gibt Antworten auf die Fragen, wie sich die Patienten zusammensetzen, welche
Patientengruppen vorwiegend kommen oder welche gar nicht. Informationen hierzu
können zum Großteil direkt aus den eigenen Patientenstammdaten, den Abrechnungsunterlagen oder Angaben der Patienten entnommen werden. Um die Gründe für eine
mögliche oder auch tatsächliche Bevorzugung des Gesundheitsbetriebs herauszufin-
den, lässt sich eine Patientenbefragung durchführen, die zugleich Aufschluss über
mögliche Verbesserungen gibt. Die Patientenumfrage sollte über einen längeren Zeitraum hin erfolgen, bis ausreichend Datenmaterial vorhanden ist. Auch sollte sie in
regelmäßigen Abständen wiederholt durchgeführt werden. Das Datenmaterial einer
einmalig durchgeführten Fragebogenaktion ist nach mehreren Monaten oder Jahren
als veraltet anzusehen, da sich die Patientenbedürfnisse und das Umfeld bis dahin verändert haben dürften. Eine Verwendung derartiger, älterer Befragungsergebnisse ist
daher gefährlich und führt zu falschen Schlussfolgerungen für zu ergreifende Marketing-Aktivitäten.

Es ist nicht nur wichtig zu wissen, wie der Gesundheitsbetrieb im *externen* Umfeld zu
sehen ist. Auch die **Selbsteinschätzung,** als *interne* Einschätzung der Situation, die insbesondere von den Mitarbeitern zu erfahren ist, sollte in die Marktanalyse einbezogen
werden.

Viele Mitarbeiter kommen entweder von anderen Gesundheitsbetrieben oder haben
dort ihnen bekannte Berufskollegen, die sie vielleicht noch aus der gemeinsamen Stu-
dien- oder Berufsschulzeit oder auch von gemeinsam besuchten Weiterbildungsver-
anstaltungen kennen. Sie können sie sich ein ganz gutes Bild darüber machen, wie
andere Gesundheitsbetriebe geführt werden und welches Behandlungs- bzw. Serviceangebot sie leisten. Durch einen Vergleich mit dem eigenen Betrieb sind sie in der
Lage, sehr genaue Verbesserungsvorschläge, Alternativen oder auch eine Bestätigung
der Betriebsführung zu geben. Aufgrund ihrer zum Teil langjährigen Mitarbeit kennen
sie Stärken und Schwächen des eigenen Betriebs sowie die Bedürfnisse der Patienten.
Oftmals trauen sich die Patienten auch gar nicht Kritik zu äußern oder gar Verbesserungsvorschläge zu machen. Die Mitarbeiter bekommen Unmut aber natürlich auch
Lob auf jeden Fall früher und direkter mit.

6.2   Marketingziele und -strategien des Gesundheitsbetriebs

6.2.1   Bildung von Patientenzielgruppen

Die **Patientenzielgruppen** sind jene Bevölkerungsteile im Umfeld eines Gesundheitsbetriebs, die durch dessen Marketingaktivitäten, insbesondere den Mitteln der Kommunikationspolitik, bevorzugt angesprochen werden sollen.

Im Allgemeinen bilden die (möglichen) Patienten keine homogene Einheit, sondern
sie unterscheiden sich unter anderem hinsichtlich ihrer Bedürfnisse, Präferenzen und
der ihnen zur Verfügung stehenden finanziellen Mittel. Der „Patientenmarkt" ist daher
nicht als Einheit zu betrachten, sondern als Gebilde, das aus einzelnen Bevölkerungs-
gruppierungen, wie beispielsweise Senioren, Familien mit kleinen Kindern, junge, gut
verdienende Singles etc. besteht, die sich hinsichtlich bestimmter nachfragerelevanter
Merkmale unterscheiden und auf die die Marketing-Aktivitäten auszurichten sind.

Das Marketing stützt sich daher auf die Gestaltung des Behandlungs- und Servicean-
gebotes mit Rücksicht auf die Bedürfnisse der zu erreichenden Zielgruppen. Es basiert
auf der Überzeugung, dass kein Erfolg zu erwarten ist, wenn das Behandlungs- oder das
Patientenserviceangebot nicht auf die Vorstellungen, Wünsche und Präferenzen der Patienten angepasst wurde.

Die Bestimmung der Patientenzielgruppe ist die Basis des Marketings und muss erfolgen, bevor ein Konzept für die Marktkommunikation geplant werden kann. So kann es
durchaus mehrere, voneinander abgegrenzte Zielgruppen geben, wobei üblicherweise die
Abgrenzungen definiert werden, aber keine Ausschlussmerkmale.

Die Beschreibung von Patientenzielgruppen kann erfolgen über

- demografische Merkmale: Geschlecht, Alter, Familienstand, etc.,
- geografische Merkmale: Wohnort, infrastrukturelle Anbindung etc.,
- Patientenverhalten: Häufigkeit der Arztbesuche, Inanspruchnahme bestimmter Leistungen etc.,
- sozioökonomische Merkmale: Privatpatient, Kassenpatient, Einkommen, Bildungs-
  stand, Gehalt, Beruf etc.,
- psychografische Merkmale: Statusbedeutung, ästhetisches Empfinden, persönliche
  Präferenzen etc.

Zur Definition von Patientenzielgruppen sind zunächst Kriterien festzulegen, nach denen
die Zielgruppen als solche identifiziert werden können: Sie müssen im Zeitverlauf eine
stabile Gruppe darstellen, als solche messbar und mit Kommunikationsmitteln erreichbar sein und ihr Verhalten muss eine Relevanz bzw. Aussagekraft vorweisen. Um die
Patientenzielgruppe zu identifizieren, ist der Patientenmarkt zu beobachten und anhand
zunächst vordergründiger Segmentierungskriterien in grobe Einheiten und anschließend
in feinere Segmente zu teilen. Anhand der Segmente lassen sich potenzielle Zielgruppen ableiten, die hinsichtlich ihrer Erreichbarkeit analysiert werden müssen. Schließlich

ist die Zielgruppe als Patientenzielgruppe auszuwählen, die besonders attraktiv und mit Kommunikationsmitteln des Marketings auch gut erreichbar erscheint.

Beispiel

Eine typische Patientenzielgruppe sind finanziell gut ausgestattete Senioren (well off older folks, woofs). Sie sind in der Lage, mit einem regelmäßigen, arbeitsmarktunabhängigen Einkommen relativ viel Geld für Gesundheitsprodukte ausgeben zu können und sind nicht wie andere Senioren unter Umständen von Altersarmut, beispielsweise aufgrund von Langzeitarbeitslosigkeit betroffen. Die private Krankenversicherung umwirbt häufig gut verdienende, junge Singles oder berufstätige, kinderlose Paare (double income no kids, dinks). Sie sind meist Mitte Dreißig, erwirtschaften als Doppelverdiener ein meist höheres Einkommen und sind daher in der Regel der oberen Mittelschicht zuzuordnen.

Der Vorteil der Beschränkung auf *eine* Zielgruppe liegt vor allem in der Bündelung der Kräfte. Der Gesundheitsbetrieb kann sich hinsichtlich seiner Marketing-Aktivitäten auf die ausgewählte Zielgruppe konzentrieren. Darüber hinaus ist die Ausrichtung auf nur eine Zielgruppe in der Regel mit geringeren finanziellen Aufwendungen verbunden als die gleichzeitige Ausrichtung auf mehrere Gruppierungen. Aus diesem Grund erscheint eine solche Vorgehensweise besonders attraktiv. Es ist allerdings hierbei darauf zu achten, dass die ausgewählte Zielgruppe Wachstumschancen bietet und bei der Ausrichtung auf diese Zielgruppe auch Wettbewerbsvorteile gegenüber konkurrierenden Betrieben aufgebaut werden können.

Die Berücksichtigung *mehrerer* Zielgruppen eröffnet die Chance, größere Teile des Patientenmarktes zu erreichen, indem der Gesundheitsbetrieb auf die unterschiedlichen Bedürfnisse der einzelnen Zielgruppen differenziert eingeht. Zudem trifft eine Umsatzstagnation oder gar -rückgang bei einer Zielgruppe den Betrieb nur in vergleichsweise geringem Maße. Allerdings ist im Allgemeinen der mit einer Ausrichtung auf mehrere Zielgruppen verbundene Marketingaufwand (beispielsweise für Planung, Durchführung und Kontrolle der differenzierten Marketing-Aktivitäten) vergleichsweise höher.

Beispiel

„Die konsequente Ausrichtung der Arztpraxis am Patienten ist gleichzeitig die Chance, die Praxis und Prozesse qualitativ aufzuwerten. Durch Kategorisierung und Klassifizierung der genauen Zielgruppen können die „richtigen" Patienten gewonnen werden, die zur jeweiligen Arztpraxis am besten passen. Mögliche Kriterien sind etwa Altersgruppen, Einkommensklassen, Versicherungsstatus und einschlägige Krankengeschichte" (Schwenk und Wolter 2011, S. 21 f.).

Tab. 6.3 Beispiele für die Ausrichtung von Marketingzielen des Gesundheitsbetriebs

	Marketinginstrumente	Märkte/Leistungen	Marktteilnehmer
Elemente	Behandlungsangebot Patientenservice Information	Derzeitige Behandlungsleistungen Bisherige Märkte	Konkurrenzbetriebe Patienten
		Neue Behandlungsleistungen Neue Märkte	
Ziele	Umsatzsicherung	Marktdurchdringung	Patientenbindung Konkurrenz ausweichen
	Umsatzsteigerung	Marktentwicklung Entwicklung neuer Behandlungsleistungen Diversifikation	Konkurrenz begegnen Patientengewinnung

6.2.2   Festlegung von absatzwirtschaftlichen Zielen

Den **Marketingzielen** kommt eine besondere Steuerungs- und Koordinationsfunktion zu, denn sie kennzeichnen die für das Marketing des Gesundheitsbetriebs festgelegten Endzustände, die durch den Einsatz absatzpolitischer Instrumente erreicht werden sollen (vgl. Tab. 6.3).

Mitunter wird für Gesundheitseinrichtungen in einzelne Marketingzielarten unterschieden (vgl. Lüthy und Buchmann 2009, S. 122):

- Ökonomische Ziele: Sie sind quantifizierbar und beziehen sich häufig auf verschiedene Ebenen der Leistungsnutzung z. B. innerhalb des Krankenhauses (beispielsweise Besucher-, Kontakt-, Patientenzahlen).
- Psychologische Ziele: Sie beziehen sich auf mentale Prozesse innerhalb der Zielgruppen beispielsweise Beeinflussung der wahrgenommenen Servicequalität und Patientenzufriedenheit.

Die Entwicklung der Ziele erfolgt nach Vorgabe der zuvor festgelegten spezifischen Zielvorstellungen des Gesundheitsbetriebs. Es bedarf daher einer möglichst genauen und messbaren Formulierung der Marketingziele, um die Wirksamkeit bzw. Effizienz der später zu entwickelten Strategien und Maßnahmen im Rahmen der Marketingkontrolle beurteilen zu können.

Beispiel

Eine derartige Zielformulierung für eine Arztpraxis könnte lauten: „Bis zum Jahr 20… soll der Privatpatientenanteil um 20 % zunehmen". Das erreichen dieses Zieles kann anhand der Patientenkartei sehr genau überprüft werden: Ausgehend von dem Zeitpunkt, in dem die Marketingmaßnahmen zur Steigerung des Privatpatientenanteils ergriffen werden, wird die Privatpatientenanzahl mit der Anzahl im vorgegebenen Zeitpunkt der Zielerreichung verglichen. Lässt sich aus dem Vergleich eine Steigerung von 20 % oder mehr errechnen, so ist das Marketingziel erreicht. Ist eine Steigerung in dieser Höhe nicht zu verzeichnen, so ist das Ziel als verfehlt anzusehen.

Die letztendliche Festlegung der Marketingziele unterliegt zudem vielerlei Restriktionen. So kann der Gesundheitsbetrieb aufgrund seiner langjährigen Tradition nicht so ohne weiteres aufgrund von Marketingüberlegungen aus seinem angestammten Behandlungsgebiet ausbrechen. Er dürfte auch in der Regel eine spezifische Kompetenz bei der medizinischen Versorgung einzelner Zielgruppen bzw. Bevölkerungsschichten aufgebaut haben. Auch dürften langjährig „gepflegte" Grundeinstellungen und Grundhaltungen dazu führen, das Angebot bestimmter Behandlungsangebote (beispielsweise Abkehr von der Schulmedizin und Hinwendung zu ganzheitlichen Heilmethoden) von vorneherein auszuschließen, auch wenn sie noch so Erfolg versprechend und ohne allzu großen Aufwand zu realisieren wären.

Eine weitere Restriktion kann die Identifizierung von Zielgruppen darstellen. Ist eine eindeutige Identifizierung möglich, so lässt sich daraus eine mögliche Spezialisierungsstrategie ableiten, um genau dieser Zielgruppe gerecht zu werden. Steht hingegen keine eindeutige Identifizierung von Erfolg versprechenden Zielgruppen in Aussicht, so bleibt im Grunde genommen nur der Weg einer Generalistenstrategie, um die gesamte Bandbreite möglicher Patientenbedürfnisse abzudecken. Das Vorhaben, Zielgruppen zu entwickeln, ist in der Regel mit großem Aufwand und entsprechenden Risiken behaftet.

Ein nicht nur marketingspezifisches Problem besteht in der Feststellung von Zielkonflikten, die dadurch gekennzeichnet sind, dass eine bestimmte Marketingmaßnahme des Gesundheitsbetriebs die Erreichung eines Marketingzieles fördert, gleichzeitig aber die eines anderen Zieles beeinträchtigt oder gefährdet. Die besonderen Schwierigkeiten im Umgang mit derartigen Zielbeziehungen liegen darin begründet, dass sich die Auswirkungen der Verfolgung unterschiedlicher Marketingziele zum einen sachlich und zum anderen auch zeitlich nicht immer genau beurteilen lassen.

Wird versucht, die Bedeutung einzelner Marketingziele abzuwägen, und im Anschluss daran eine Entscheidung zugunsten des einen oder anderen Zieles zu treffen, so lassen sich folgende Möglichkeiten zur Lösung derartiger Zielkonflikte festhalten:

- Die Erreichung eines bestimmten Marketingzieles bevorzugen und alle anderen Ziele vernachlässigen,
- die Erreichung eines bestimmten Marketingzieles bevorzugen und alle anderen Ziele nur als begrenzende Faktoren bei der Zielerreichung des favorisierten Zieles berücksichtigen,
- auf einzelne konkurrierende Marketingziele verzichten und versuchen, ein gemeinsames Oberziel festzulegen.

6.2.3 Entwicklung von Strategiealternativen

Marketingstrategien für den Gesundheitsbetrieb sind mittel- bis langfristige Grundsatzentscheidungen, wie, mit welcher Vorgehensweise und unter Einsatz welcher Marketinginstrumente die festgelegten Marketingziele erreicht werden sollen. Das strategische Marketing eines Gesundheitsbetriebs ist dadurch gekennzeichnet, dass eine Bandbreite vorgegeben wird, in der sich der Einsatz der Marketinginstrumente vollzieht. Marketingstrategien für den Gesundheitsbetrieb sind also Richtlinien oder Leitmaximen, durch welche ein Rahmen sowie eine bestimmte Stoßrichtung der Marketingmaßnahmen vorgegeben sind. Sie stellen damit einen langfristigen Verhaltensplan dar, dessen Hauptzielsetzung es ist, im Markt die richtigen Entscheidungen zu treffen.

Beispiel

„Die Marketingstrategie ist ihr Plan, wie ihre Marketingarbeit grundsätzlich aussehen soll, und umfasst als langfristig fixierter Rahmen die grundsätzlichen Vorgaben für die Marketingarbeit:

- Welche Identität soll die Praxis durch die Marketingarbeit erhalten (Positionierung)?
- An wen wendet sich das Praxismarketing (Zielgruppe)?
- Auf welchen Wegen sollen die Zielgruppen angesprochen werden?" (Thill 2005, S. 78).

Die Zielsetzung der Marketingstrategie besteht in der Schaffung eines strategischen Wettbewerbsvorteils für den Gesundheitsbetrieb. Dies ist gegeben, wenn durch den bewussten Aufbau von wichtigen und dominierenden Fähigkeiten langfristig und dauerhaft der überdurchschnittliche Erfolg des Betriebs gewährleistet wird. Das wird insbesondere dann gelingen, wenn sich die Marketingstrategie an den Bedürfnissen der Patienten, den Leistungen der Konkurrenz sowie dem eigenen Leistungsvermögen orientiert.

Eine weitere Ausrichtungsgrundlage sind die Möglichkeiten, die sich in Bezug auf das Verhältnis von Leistungsangebot und Markt ergeben und die daraus mögliche Ableitung von Marketingstrategien (vgl. Abb. 6.2):

- Bewahrungsstrategie: Beibehaltung des bisherigen Angebots von Behandlungsleistungen auf den bisherigen Märkten.
- Durchdringungsstrategie: Erhöhung des Patientenzuspruchs bei den vorhandenen Zielgruppen durch geeignete Marketingmaßnahmen.
- Neuheitsstrategie (Innovationsstrategie): Betrifft neue Behandlungsangebote auf den bisherigen Märkten, wobei es nicht darum geht, neue Patientenkreise als Zielgruppen zu erschließen, sondern den bisherigen Zielgruppen neue Behandlungs- und Serviceleistungen anzubieten.

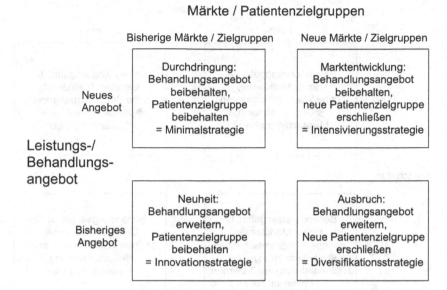

Abb. 6.2 Marketing-Strategieportfolio für Gesundheitsbetriebe

- Marktentwicklungsstrategie: Suche neuer Patientenzielgruppen für die bisherigen Leistungsangebote.
- Ausbruchstrategie: Entschluss, sowohl neue Behandlungs- und Serviceleistungen anzubieten, als auch neue Patientenzielgruppen damit erreichen zu wollen.
- Streustrategie (Diversifikation): Hierbei werden gleichzeitig mehrere neue Behandlungs- und Serviceleistungen angeboten, in der Hoffnung, dass das eine oder andere Angebot ein sicherer Erfolg wird.
- Konzentrationsstrategie: Festlegung, auf eine bestimmte Erweiterung der Angebotspalette oder Beschränkung der Behandlungs- und Pflegeangebots auf besonders erfolgreiche Leistungen.

Die Entwicklung von Marketingstrategien für den Gesundheitsbetrieb ist auch eine kreative Aufgabe, denn es muss versucht werden, so viel Strategievarianten wie möglich aufzustellen. Je größer die Zahl der alternativen Strategien ist, desto wahrscheinlicher wird es, dass sich eine Strategie finden lässt, die dicht neben der besten liegt. Zur Ableitung der richtigen, Erfolg versprechenden Marketingstrategien kann die klassische **Markt-Portfolioanalyse** beitragen. Sie basiert auf der bekannten *BCG-Matrix* bzw. dem *Boston-I-Portfolio* der *Boston Consulting Group (BCG)* und wurde für das strategische Management von Unternehmen entwickelt, um den Zusammenhang zwischen dem Produktlebenszyklus und der Kostenerfahrungskurve zu verdeutlichen.

Für die vorliegende Problemstellung werden die bereits vorhanden bzw. neu geplanten Behandlungs- und Serviceleistungen des Gesundheitsbetriebs anhand der Kriterien Wachstum des Marktes für die Behandlungsangebote und Anteil am Patientenmarkt, auf

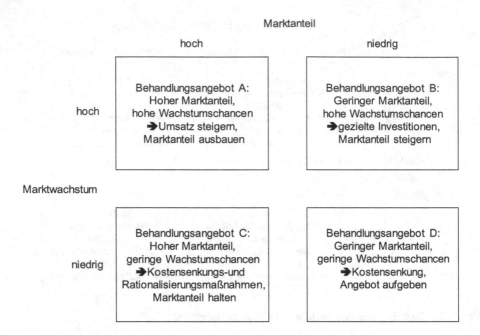

Abb. 6.3 Ableitung von Marketingstrategien anhand der Markt-Portfolioanalyse

den die Behandlungsleistungen überwiegend abzielen, beurteilt. Die Behandlungsangebote sind nun im Hinblick auf diese beiden Kriterien hoch oder niedrig zu bewerten (vgl. Abb. 6.3).

Beispiel

Bei Behandlungsangebot A ergeben sich ein hoher Marktanteil und große Marktwachstumschancen. Dies ist etwa dann der Fall, wenn sich der Gesundheitsbetrieb beispielsweise bei der Patientenzielgruppe Senioren etabliert hat, für sein seniorengerechtes Serviceangebot bekannt ist und sich auf Behandlungsleistungen vorwiegend für ältere Menschen spezialisiert hat. Aufgrund der demoskopischen Entwicklung ist für diesen Patientenmarkt ein Größenwachstum zu vermuten. Die daraus ableitbare Strategie lautet den Umsatz weiter steigern und den Marktanteil weiter ausbauen.

Behandlungsangebot B stellt in der Regel eine Neueinführung dar und hat deshalb einen bisher geringen Marktanteil, bewegt sich jedoch auf einem Patientenmarkt mit aussichtsreichen Zuwachsraten. Es wirft bislang niedrige Gewinne oder Kostendeckungsbeiträge ab, da sich die Investitionen in diese neuen Behandlungs- und Serviceleistungen noch amortisieren müssen. Da dieses Behandlungsangebot (beispielsweise ganzheitliche Medizin; Spezialisierung auf bislang konkurrenzlose Behandlungsgebiete; Anwendung neuester, revolutionärer Heilmethoden) positive Zukunftsaussichten erwarten lässt, heißt die nahe liegende Strategie daher, den Marktanteil ausbauen und durch gezielte Investitionen einen deutlichen Vorsprung im medizinischen bzw. medizintechnischen Know-how erzielen.

Das Behandlungsangebot C ist gekennzeichnet durch einen hohen Marktanteil aber niedrigen Wachstumschancen. Es werden hohe betriebliche Erträge erwirtschaftet, größere Investitionen in das Behandlungs-/Serviceangebot unterbleiben jedoch. Die angebotenen Leistungen des Gesundheitsbetriebs haben bereits eine gute Marktposition, der Gesamtmarkt potenzieller Patienten wächst allerdings nicht mehr. Als Strategie lässt sich hieraus ableiten, den bereits erreichten Marktanteil zu halten, durch gezielte Kostensenkungs- bzw. Rationalisierungsmaßnahmen den Gewinn abzuschöpfen und lediglich in die Erhaltung des Marktanteils zu investieren.

Bei Behandlungsangebot D trifft ein niedriger Marktanteil mit geringen Marktwachstumschancen zusammen. Mit diesem Behandlungsangebot werden nur geringe Umsätze und kaum Gewinne erzielt. Als Strategie ist daher zu überlegen, ob diese überholten oder kaum nachgefragten Behandlungsleistungen, sofern es keine Verpflichtungen dazu gibt, überhaupt noch angeboten werden sollen.

Das Ergebnis der strategischen Überlegungen ist die strategische **Marktpositionierung** des Gesundheitsbetriebs. Sie beschreibt die Stellung, die der Betrieb gegenüber den Patienten, im Markt und damit gegenüber dem Wettbewerb einnimmt. Ziel ist es dabei, eine möglichst Erfolg versprechende Positionierung anzustreben, einzunehmen, sie zu festigen und auszubauen. Sie ist insbesondere abhängig von den Zielgruppen, der Patientenstruktur, den Behandlungsmethoden und vom übrigen Leistungsangebot des Gesundheitsbetriebs. Je nach Ausrichtung des Gesundheitsbetriebs anhand wichtiger Kriterien, wie Leistungshonorierung, Standort, Angebotsumfang, Behandlungsmethoden, Nachhaltigkeit, Kooperation, Größe, Patientenstruktur, Ablauforganisation etc., ergibt sich das individuelle Profil. Es zeichnet sich idealerweise durch ein unverwechselbares Erscheinungsbild, standesgemäßes Auftreten, klare Akzente und glaubwürdige Vermittlung gegenüber dem relevanten Umfeld, den Patienten, und den konkurrierenden Betrieben aus.

Beispiel

Am Beispiel von Arztpraxen werden mögliche Marktpositionierungen und -profile deutlich: Kassenpraxis – Privatpraxis, Landpraxis – Citypraxis, Allgemeinärztliche Praxis – Facharztpraxis, Schulmedizinpraxis – Ganzheitl./Naturheilpraxis, Therapiepraxis – Prophylaxepraxis, Alleinpraxis – Ärztehauspraxis, Familien-/ Single-/ Senioren-/ Prominentenpraxis, Wartepraxis – Terminpraxis, Großpraxis – Kleinpraxis.

6.3 Anwendung von absatzwirtschaftlichen Instrumenten

6.3.1 Instrumente der Patientenkommunikation

Die **Patientenkommunikation** des Gesundheitsbetriebs umfasst die planmäßige Gestaltung und Übermittlung der auf den Patientenmarkt gerichteten Informationen, mit dem

Zweck, die Meinungen, Einstellungen und Verhaltensweisen der Patientenzielgruppe im Sinne der Zielsetzung des Gesundheitsbetriebs zu beeinflussen. In einem zielgerichteten Dialog zwischen Patienten und Gesundheitsbetrieb geht es dabei auch um die Steuerung der Beeinflussung zur Veränderung von Einstellungen, Wissen, Erwartungen und Verhaltensweisen der derzeitigen und zukünftigen Patienten. Ziele sind die die Erhöhung der Absicht beim Patienten, den Gesundheitsbetrieb für Behandlungsmaßnahmen oder Pflegeleistungen auszuwählen, die Verbesserung der Einstellungen und des Images des Gesundheitsbetriebs, Erhöhung des Bekanntheitsgrads bei der Patientenzielgruppe und die Positionierung des eigenen Betriebs am Gesundheitsmarkt neben den Wettbewerbern.

Die Patientenkommunikation umfasst im Einzelnen

- die kommunikative Herstellung von Vertrauen in den Gesundheitsbetrieb,
- die strategische Planung der Patientenkommunikation,
- die Festlegung ihrer Inhalte,
- die kommunikative Steuerung der Patientennachfrage und der Erschließung neuer Patientenmärkte
- die Definition der Wege, über die die Patienten kommunikativ erreicht werden sollen,
- die Bestimmung von Verantwortlichkeiten im Gesundheitsbetrieb für die Kommunikationsprozesse und ihre Umsetzung,
- der kommunikative Umgang mit Behandlungsfehlern, Störungen, Krisen, Reklamationen,
- die Kommunikation mit der Umwelt des Gesundheitsbetriebs über den eigentlichen Dialog mit dem Patienten hinaus (Coporate Communication),
- die kommunikative Begleitung bei der Einführung neuer Behandlungs- und Pflegeangebote.

Während das allgemeine Verhalten gegenüber den Patienten, wie auch gegenüber deren Angehörigen, Lieferanten und allgemein in der Öffentlichkeit zum sog. *Coporate Behaviour* zählt und als Bestandteil der allgemeinen Kultur des Gesundheitsbetriebs, seiner Entscheidungsstrukturen, dem praktizierten Umgangston, Führungsstil etc. durch Personal- und Organisationsentwicklungsmaßnahmen zu beeinflussen ist, gehören die visuelle Gestaltung von Briefpapieren, Visitenkarten, Logos des Gesundheitsbetriebs bis hin zu einheitlicher Arbeitskleidung, Gebäudearchitektur, Raumgestaltung, Farbgebung, Leuchtbeschriftung etc. zum sog. *Coporate Design*. Beides soll dem Patienten möglichst das gewünschte Bild *(Coporate Image)* des Gesundheitsbetriebs vermitteln.

Die Instrumente der Patientenkommunikation stellen Medien zur Gestaltung des Dialogs zwischen medizinischem Personal, Pflegepersonal und Patienten dar, dienen zur gegenseitigen Übermittlung der Informationen, Botschaften und zur Entscheidungsfindung. In der Regel werden verschiedene Instrumente je nach Ziel der Patientenkommunikation und Patientenzielgruppe möglichst wirkungsvoll miteinander kombiniert.

Die Instrumente der **Werbung** (Anzeigen in Printmedien, Tageszeitungen, Broschüren, Flyer, Plakate, Außenwerbung etc.) gelten als klassische Instrumente der

Patientenkommunikation und sind für den Patienten direkt als solche erkennbar. Ihr wesentlicher Vorteil liegt darin, dass man mit ihnen eine große Zahl von potenziellen Patienten erreichen kann.

Beispiel

„Geht es um Marketing und Werbung von Arztpraxen, werden häufig kritische Stimmen laut: Werbung beeinflusse, Werbung sei gefährlich und Ähnliches. Sicher ist: Weder das Marketing noch die Werbung von Ärzten steht mit ethischen Argumenten im Widerspruch. Es gibt viele Gründe, warum Ärzte sich um Marketing kümmern sollten. Ein Beispiel ist der Nutzen, der entsteht, wenn Patienten über den Sinn von Prävention informiert werden. Viele Patienten suchen nach Informationen von alternativen Heilmethoden. Nicht selten gelangen sie dann an Berufsgruppen, die den Begriff „Ethik" noch nie gehört haben. Auch hier haben die Ärzte Aufklärungsarbeit zu leisten, um den Patienten zu schützen" (Elste et al. 2004, S. 5).

Von der klassischen Werbung unterscheiden sich Instrumente, die versuchen die Patientenzielgruppe mittels unkonventioneller Kommunikationswege und -maßnahmen direkt und persönlich anzusprechen: Öffentlichkeitsarbeit, Internet-Werbung, Sponsoring, Gesundheitsmessen und -ausstellungen, Verteilung von Proben (Sampling), persönliche Ansprache etc.

Dazu zählen auch Ansätze wie durch Verfassen von Artikeln in medizinischen Fachzeitschriften, Leserbriefen, Teilnahme an Podiumsdiskussionen zu Gesundheitsthemen, die Gründung von Initiativen im Gesundheitswesen, mit dem Ziel, das Angebot des Gesundheitsbetriebs herauszustellen (Guerilla-Marketing) oder die Nutzung von Netzwerken und Medien, um durch hintergründige Nachrichten, die sich innerhalb kurzer Zeit gleich einem biologischen Virus verbreiten, auf Angebote des Gesundheitsbetriebs aufmerksam zu machen (Viral-Marketing).

Diese Instrumente, die sich von der klassischen Werbung im Rahmen der Patientenkommunikation unterscheiden, gelten als direkter, persönlicher und zielgruppenspezifischer. Der Kontakt zwischen Gesundheitsbetrieb und Patientenzielgruppe ist enger, was auch oft genauere Rückmeldungen über den Maßnahmenerfolg ermöglicht.

Die Ansätze, die dem Einsatz der Kommunikationsinstrumente zugrunde liegen, sind einerseits das Versprechen des Gesundheitsbetriebs von Vorteilen seiner Behandlungsangebote, die Angebote von Wettbewerbern nicht haben, und andererseits die werbliche Hervorhebung von Alleinstellungsmerkmalen seiner Behandlungsangebote, was insbesondere bei gesättigten Gesundheitsmärkten zum Einsatz gelangt, auf denen bestimmte Behandlungsangebote nahezu austauschbar sind.

Neben der allgemeinen Patientenkommunikation als absatzwirtschaftliches Instrumentarium ist die Kommunikation zwischen Arzt und Patienten von wesentlicher Bedeutung. Die richtige **Arzt-Patienten-Kommunikation** ist eine wichtige Voraussetzung für den Erfolg einer Therapie. Neben der körperlichen Beobachtung und Untersuchung gilt sie als bedeutsames diagnostisches Mittel. Für das Personal in Gesundheitsbetrieben ist es daher erforderlich, empathisch zuhören, vermitteln und erklären zu können, was über das reine Erlernen von Kommunikationstechniken oft hinaus geht (vgl. Richter-Kuhlmann 2014, S. A 2051).

6.3.2   Instrumente der Gestaltung von Behandlungsleistungen

Die Instrumente der Gestaltung von Behandlungsleistungen haben die Aufgabe, die Bedürfnisse und Wünsche der Patienten mit den Leistungen des Gesundheitsbetriebs zu befriedigen. Dazu zählen alle Tätigkeiten, die mit der Auswahl und Weiterentwicklung von Behandlungs- und Pflegeleistungen sowie deren Vermarktung zusammenhängen. Die Gestaltung von Behandlungsleistungen ist von zentraler Bedeutung für die Stellung des Gesundheitsbetriebs im Wettbewerb, denn ihr obliegt die zweckmäßige, attraktive Gestaltung des Behandlungsangebots. Sie umfasst im Wesentlichen folgende Instrumente:

- Die Einführung neuer Leistungsangebote (Innovation),
- die Veränderung bestehender Leistungsangebote (Variation, Differenzierung, Diversifikation etc.) sowie
- die Reduzierung des bisherigen Leistungsangebotes (Eliminierung).

Die Gesamtheit aller Behandlungs- und Pflegeleistungen des Gesundheitsbetriebs lassen sich als **Leistungsprogramm** bezeichnen. Es lässt sich hinsichtlich der Menge angebotener Leistungsarten in der Programmbreite gestalten und hinsichtlich der Art und Weise der einzelnen Behandlungsart in der Programmtiefe.

Beispiel

Spezialisierte Diagnosepraxen oder -kliniken übernehmen häufig Diagnoseleistungen, die Hausarztpraxen oder kleiner Krankenhäuser aufgrund der oft fehlenden, kostenintensiven Ausstattung im Bereich bildgebender diagnostischer Systeme (Computertomografie, Fluoroskopie, Magnetresonanztomografie, Mammografie, molekulare Bildgebung, Radiografie, Ultraschalldiagnostik) in der nötigen Leistungstiefe nicht anbieten können.

Wenn sich die Patientenbedürfnisse ändern oder das Leistungsangebot der Konkurrenz, so ist das Leistungsprogramm hinsichtlich Programmbreite oder -tiefe anzupassen.

Die Einführung neuer Leistungsangebote (Innovation) kann ihren Ursprung in Patientenwünschen haben oder aufgrund von medizintechnologischen Entwicklungen erfolgen. **Leistungsinnovationen** können am Patientenmarkt erstmals verfügbar sein oder lediglich für den Gesundheitsbetrieb ein Novum darstellen, wenn er diese Leistung im Gegensatz zu anderen Betrieben bislang nicht im Angebot hatte. Für sie besteht die Möglichkeit einer Abschöpfungspreisstrategie, zugleich aber auch ein Risiko wegen der

Ungewissheit über die weitere Entwicklung des Patientenmarkts. Das Risiko lässt sich durch einen zeitlich verzögerten Markteintritt und, damit verbunden, der Möglichkeit Marktnischen zu besetzen, Forschungs- und Entwicklungsaufwendungen zu reduzieren oder Anfangsfehler zu vermeiden, begrenzen.

> **Beispiel**
>
> Leistungsinnovationen können darin bestehen, dass neue Behandlungsmethoden oder neben schulmedizinischen Methoden beispielsweise zukünftig auch Naturheilverfahren angeboten werden. Beispiele sind häufig auch Leistungen, die über die eigentliche Tätigkeit des Heilberufes hinausgehen: Ein zunehmender Bedarf an medizinischen Produkten und Behandlungsleistungen, die dem Wunsch nach allgemeiner Gesundheit, Wellness und Vitalität Rechnung tragen.

Als **Leistungsvariation** werden Änderungen des Leistungsangebots im Zeitablauf zur Anpassung an geänderte Erwartungen der Patienten oder Häufigkeiten der Inanspruchnahme. Variationen können auch dadurch erfolgen, indem das bisherige Leistungsangebot durch zusätzliche Patientenserviceleistungen ergänzt oder vorhandene Leistungen verändert werden.

> **Beispiel**
>
> Beispiele für Leistungsvariation sind im zahnmedizinischen Bereich die Behandlung in einer neu angeschafften Behandlungseinheit oder die wahlweise Setzung von Oberflächenanästhesien bei Injektionsverabreichung.

Eine Form der Leistungsvariation und Ergänzung bestehender Leistungsangebote um neue Varianten stellt die **Leistungsdifferenzierung** dar. Sie wird verwendet, um den unterschiedlichen Bedürfnissen einzelner Patientengruppen gezielter nachzukommen. Ziel ist dabei, die Patienten stärker an den Gesundheitsbetrieb zu binden sowie die Patientenzielgruppe zu erweitern. Im Rahmen der Leistungsdifferenzierung werden beispielsweise neben standardmäßigen Behandlungsleistungen beispielsweise auch Sonderleistungen, etwa im Bereich therapeutischer oder kosmetischer Behandlung angeboten.

> **Beispiel**
>
> Zur Leistungsdifferenzierung gehört die Auswahl aus verschiedenen Leistungsvarianten, wie beispielsweise Kunststoff-, Keramik- oder Gold-Zahnfüllungen, oder auch mehrwertige Leistungen, wie das Angebot von Einzelzimmern in Kliniken, Übernachtungsmöglichkeiten für Angehörige etc.

Die **Leistungsdiversifikation** stellt ausgehend vom bisherigen Leistungsprogramm die Einführung neuer Leistungsangebote auf neuen Märkten dar, was im Grunde auch eine Leistungsinnovation bedeutet (vgl. Tab. 6.4).

Tab. 6.4 Beispiele für Leistungsdiversifikationen in einer Zahnarztpraxis

	Horizontal	Vertikal	Lateral
Eigenentwicklung	Zahnbehandlung unter Narkoseeinsatz, Hypnose	Angebot von Laboreigenleistungen	Vortragsveranstaltungen zur Zahnhygiene
Übernahme	Übernahme einer rechtlich geschützten Behandlungsmethode im Bereich der Setzung von Zahnstiften	Beteiligung an einem Dental-Labor	Gründung einer zahnmedizinischen Weiterbildungseinrichtung
Kooperation	Netzwerkbildung mit anderen Zahnärzten	Zusammenarbeit mit bestimmten Kieferorthopäden	Kooperation und Unterricht bei einer ZMA-Ausbildungseinrichtung

Bei der *Eigenentwicklung* generiert der Gesundheitsbetrieb das neue Leistungsangebot selbst, während er es bei einer *Übernahme* von einem anderen Betrieb adaptiert oder gar hinzukauft. Bei einer *Kooperation* wird das neue Leistungsangebot mit Partnern entwickelt. Die *horizontale* Leistungsdiversifikation ist dadurch gekennzeichnet, dass ein sachlicher Zusammenhang zum bisherigen Leistungsprogramm besteht, während die *vertikale* Diversifikation die Erweiterung des Angebots um Leistungen aus vor- und nachgelagerten Prozessen bezeichnet. Bei der *lateralen* Diversifikation handelt es sich um für den Gesundheitsbetrieb völlig neue Leistungsangebote, die in keinem direkten Zusammenhang mit den bisherigen Leistungen stehen.

Beispiel

„Mit Einführung des G-DRG-Systems hat sich die Aufgabe den Leistungsprozess im Krankenhaus zu steuern erheblich kompliziert. Waren bisher Fallzahl, Belegungstage und Auslastungsgrad die zentralen Eckpunkte für die Steuerung der Leistungsseite eines Krankenhauses, wird im DRG-System der Behandlungsfall die bestimmende Steuerungsgröße" (Rogge 2005, S. 108).

Die **Leistungseliminierung** stellt die Herauslösung von Leistungen aus dem Leistungsprogramm des Gesundheitsbetriebs dar. Dabei handelt es sich üblicherweise um Leistungen mit geringen Deckungsbeiträgen, Marktanteilen, Umsatzanteilen, die in abnehmenden Umfang nachgefragt werden. Eine Reduzierung bisheriger Leistungsangebote kann zum Beispiel dann erfolgen, wenn die Nachfrage nach bestimmten Leistungen sinkt oder auch die Kosten für die Bereithaltung/Anschaffung von medizintechnischen Apparaten und Instrumenten in keinem Verhältnis zu deren Nutzung steht. So könnte beispielsweise über einen Verzicht auf chirurgische Leistungen und Instrumente oder über eine Abschaffung des vorhandenen Eigenlabors nachgedacht werden.

> **Beispiel**
> Modeerscheinungen im Bereich der körperlichen Ästhetik können zu Angebotserwei-
> terungen, aber auch zur langfristigen Eliminierung von Leistungen führen, wie etwa
> Behandlungen in Zusammenhang mit der Anbringung bzw. Entfernung von Piercings
> oder Tätowierungen.

Für diese Leistungen lassen sich in Anlehnung an den bekannten Produktlebenszyklus
entsprechende Vergleiche ziehen und ein **Leistungszyklus** in die Phasen Einführung,
Wachstum, Reife, Sättigung, Degeneration und Eliminierung einteilen, bei dem Umsatz
und Gewinn zunächst ansteigen und spätestens in der Sättigungsphase abnehmen.

6.3.3 Instrumente der Patientenbetreuung

Im Rahmen der **Patientenbetreuung** geht es um die konsequente Ausrichtung des
Gesundheitsbetriebs auf seine Patienten sowie die systematische Gestaltung der Abläufe
im Patientenbeziehungsmanagement. Ein besonderes Kennzeichen von Gesundheitsbetrieben ist die *dauerhafte* und *langfristige* Ausrichtung der Beziehungen zum Patienten.
Dabei steht die persönliche Betreuung im Vordergrund, während mediale Instrumente
wie beispielsweise Callcenter, Internet etc. eine eher untergeordnete Rolle spielen. Ziel
der Patientenbetreuung ist eine stärkere Patientenbindung und damit die Steigerung der
Loyalität der Patienten zum Gesundheitsbetrieb.

Das Patientenbeziehungsmanagement verfolgt darüber hinaus aber auch das wesentliche Ziel, das **Gesundheitsverhalten** der Patienten positiv zu beeinflussen. Man geht
dabei in der Regel von folgenden Ansätzen aus (vgl. Faselt et al. 2010, S. 21 f.):

- Reflektiv: Das generelle Gesundheitsverhalten beeinflusst einzelne gesundheitsförderliche oder -schädigende Handlungsweisen kausal (das Streben nach gesundheitsför-
  dernden Verhalten führt zu entsprechenden Verhaltensweisen).
- Formativ: Die einzelnen gesundheitsförderliche oder -schädigende Handlungsweisen
  bedingen das generelle Gesundheitsverhalten (das Streben z. B. nach Schönheitsidea-
  len führt zu einer gesunden Lebensweise).
- Holistisch: Die Betrachtung des gesamten Lebensstils ist notwendig, um bestimmen
  zu können, wie sich die Verhaltensweisen auf die Gesundheit auswirken.

Die Patientenbetreuung und -bindung nimmt einen hohen Stellenwert ein, da die Gewinnung neuer Patienten einen wesentlich höheren Aufwand verursachen kann, als ihre
langfristige Bindung an den Gesundheitsbetrieb. Die Patientendaten dienen hierzu nicht
nur zu Behandlungszwecken, sondern auch um Schwachstellen im Dialog mit den Patienten herausfinden und die Aufmerksamkeit auf die Patientenbeziehungen zu konzentrieren. Zu den wesentlichen Aufgaben im Rahmen der Patientenbetreuung zählen daher

- Schaffung von Mehrwerten für die Patienten,
- Analyse des Patientenverhaltens im Hinblick auf veränderte Bedürfnisse,
- Bindung der Patienten durch individuelle, ihren Bedürfnissen entsprechende Angebote,
- Gewinnung von Neupatienten durch das Wecken von Interesse,
- Ausschöpfung des Patientenpotenzials,
- Verbesserung der allgemeinen Patientenorientierung des Gesundheitsbetriebs.

Zur **Patientengewinnung** dient in erster Linie die persönliche Ansprache und die Fortführung des Dialogs aufgrund erster Kontakte oder Befragungen. Daraus lassen sich Schlüsse auf das mögliche Potenzial von Patientengruppen, ihre Anforderungen oder die mögliche Inanspruchnahme von Behandlungs- oder Pflegeleistungen schließen. Dem dabei entstehenden Bild über den potenziellen Patienten und dessen Bedürfnisse gilt es durch auf ihn individuell abgestimmte Leistungen möglichst nahe zu kommen.

Die langfristige **Patientenbindung** erfolgt durch regelmäßigen Kontakt, auch nach dem Abschluss von Behandlungsmaßnahmen, durch Beratung und Hilfestellungen, Patienteninformationen über Hauszeitschriften oder Newsletter, Einräumen besonderer Konditionen, sowie Öffentlichkeits- und Pressearbeit.

Beispiel

Einfache Instrumente der Patientenbindung sind auch die Terminerinnerungen, die der Patient als „Merkzettel" für seinen nächsten Behandlungstermin bekommt, oder das **Recall-System**, bei dem die Patienten mit einer Erinnerung und Terminvereinbarung beispielsweise zu einer Vorsorgeuntersuchung eingeladen werden.

Zur Patientenbindung tragen auch zielgruppenorientierte Serviceleistungen bei, die auf die jeweilige Patientenzielgruppe zugeschnitten sind (vgl. Tab. 6.5).

Tab. 6.5 Beispiele für zielgruppenorientierte Patientenserviceleistungen

Zielgruppe „Junge Familie mit Kindern"	Zielgruppe „Ältere Patienten/Senioren"
• Kindergerechte Toiletten	• Hilfe beim Aus- und Ankleiden
• Möglichkeit zum Babywickeln	• Verleih von Schirmen
• Spielecke im Wartezimmer, bzw. eigenes Spielzimmer	• Parkplatzreservierung
• Anbringung von Steckdosen-Sicherungen	• Begleitung zu den Behandlungsräumen, Wartezimmer, Fahrstuhl
• Vorhandensein von Fläschchenwärmern, Krabbeldecken, Reinigungstüchern etc.	• Vergrößerungsgläser
• Möglichkeit der Kinderwagenaufbewahrung	• Zusendung von Rezepten
• Kindergerechte Medizintechnik	• Besondere Ausschilderung
• Kleine Geschenke/Spielzeug als „Belohnung"	• Luftbefeuchter
• Kindertrickfilme auf Video	• Erfrischungstücher
• Malwettbewerbe usw.	• Hinweise auf Seniorenveranstaltungen, in der Nähe befindliche Cafés, Gesundheitsvorträge usw.

Beispiel

„Jeder positiv verlaufene Kontakt in der Zahnarztpraxis steigert die Bereitschaft eines Patienten zu einer langfristigen Bindung an die Praxis. Durch Weiterempfehlung zufriedener Patienten potenziert sich dieser Effekt. Doch eine gute medizinische Versorgung allein reicht heute nicht mehr aus, damit eine Praxis Erfolg hat.

Die Qualität der medizinischen Leistungen kann ein Patient meist nur schwer beurteilen. Auch der Preis, der in anderen Branchen eine wichtige Rolle spielt, scheidet bei einer Zahnarztpraxis als Wettbewerbskriterium weitgehend aus. Die Servicequalität spielt heutzutage eine entscheidende Rolle, wenn es darum geht, Patienten an die Praxis zu binden. Und dazu gehören nicht nur kurze Wartezeiten, sondern auch, dass die Patienten sich in der Praxis wohl fühlen.

Die Kunst, eine gleichbleibend hohe Qualität der zahnärztlichen Leistung mit einer hohen Servicequalität zu kombinieren, ist meist nur über die Verwendung von Qualitätsstandards und die Teamarbeit von Zahnarzt und dem Mitarbeiterteam möglich. Gerade die kommunikativen Kompetenzen der zahnärztlichen Mitarbeiter sind häufig entscheidend für eine hohe und positive Zahnarzt-Patienten-Bindung. Eine offene und herzliche Atmosphäre in der Praxis gibt den Patienten das Gefühl, nicht nur eine Nummer oder Karteikarte, sondern willkommen und persönlich angenommen zu sein" (Deutsche Gesellschaft zur Qualitätssicherung in der Zahnmedizin 2016, S. 1).

Unter der **Patientenrückgewinnung** ist das gezielte Ansprechen ehemaliger Patienten zu verstehen und die Hinterfragung ihrer Wechselgründe. Von besonderer Bedeutung ist dabei das **Patientenbeschwerdemanagement**, welches alle Maßnahmen umfasst, die die Zufriedenheit des Patienten wiederherstellen und Stabilität in die gefährdete Patientenbeziehung bringen. Da es wichtige Hinweise auf Stärken und Schwächen des Gesundheitsbetriebs aus Sicht des Patienten offenbart, ist es sinnvoll, nicht nur die artikulierte Unzufriedenheit dabei zu berücksichtigen, sondern auch Folgebeschwerden, Anfragen oder Verbesserungsvorschläge. Dies trägt dazu bei, das Feedback der Patienten zu erfassen und es für den Lernprozess des Gesundheitsbetriebs nutzbar zu machen. Somit lassen sich mit dem Beschwerdemanagement

- die Patientenzufriedenheit erhöhen,
- Leistungsmängel feststellen,
- Reduzierung von durch Fehler oder deren Folgen entstehende Kosten,
- Fehler von Mitarbeitern aufdecken,
- unzufriedene Patienten identifizieren, die sich ansonsten abwenden würden,
- die Servicequalität des Gesundheitsbetriebs steigern,
- negative Auswirkungen aufgrund Patientenunzufriedenheiten begrenzen,
- die Patientenbindung aufgrund zügiger Problemlösung langfristig positiv beeinflussen,
- das betriebliche Risikomanagement verbessern.

Für das *interne* Beschwerdemanagement, ist es wichtig, dass für die Patienten ihnen bekannte Anlaufstellen eingerichtet sind, bei denen ihre Beschwerde entgegengenommen und protokolliert wird. Ferner sind klare Zuständigkeiten und Prozessdefinitionen für das Prüfen und für den Umgang mit dem Patientenanliegen notwendig, sodass ihm im Ergebnis eine Problemlösung angeboten werden kann.

Beispiel

Als *externes* Beschwerdemanagement hat beispielsweise die *Kassenärztliche Vereinigung Mecklenburg-Vorpommern* ein Verfahren eingerichtet, dass bei der Verletzung vertragsärztlicher Pflichten zunächst die Weiterleitung der ihr vorliegenden Beschwerde an den betroffenen Arzt vorsieht, um diesem Gelegenheit zu einer eigenen Stellungnahme zu geben, und anhand der Rückäußerung des Arztes die anschließende Vorlage des Sachverhalts insgesamt dem Vorstand der Kassenärztlichen Vereinigung zur Entscheidung über das weitere Vorgehen. Bei Behandlungsfehlern oder Verletzungen des Berufsrechts wird an die *Ärztekammer Mecklenburg-Vorpommern* verwiesen (vgl. Kassenärztliche Vereinigung Mecklenburg-Vorpommern 2016, S. 1).

6.3.4 Instrumente der Honorargestaltung

Die Honorargestaltung in Gesundheitsbetrieben wird einerseits durch das System der Versicherungsleistungen von GKV und PKV reglementiert und ist andererseits außerhalb der Versicherungsleistungen im Gesundheitsmarkt für Individuelle Gesundheitsleistungen (IGeL) überwiegend an marktwirtschaftliche Gesichtspunkte geknüpft.

So regelt beispielsweise die **Gebührenordnung für Ärzte (GOÄ)** die Abrechnung aller medizinischen Leistungen *außerhalb* der gesetzlichen Krankenversicherung und stellt damit die Abrechnungsgrundlage für selbstzahlende Privatpatienten, als auch für alle anderen ärztlichen Leistungen dar. Somit dürfen für ärztliche Leistungen keine selbst kalkulierten Preise in Rechnung gestellt werden, sondern nach dem Berufsrecht und der Sozialrechtsprechung Gebühren nach der GOÄ, bzw. GOZ für Zahnärzte (vgl. § 1 GOÄ; § 1 GOZ).

Beispiel

„Die Honorarforderung muss angemessen sein. Für die Bemessung ist die Amtliche Gebührenordnung (GOÄ) die Grundlage, soweit nicht andere gesetzliche Vergütungsregelungen gelten. Der Arzt darf die Sätze nach der GOÄ nicht in unlauterer Weise unterschreiten. Bei Abschluss einer Honorarvereinbarung hat der Arzt auf die Einkommens- und Vermögensverhältnisse des Zahlungspflichtigen Rücksicht zu nehmen" (Ärztekammer Niedersachsen 2013, S. 9).

Die GOÄ ist unterteilt in fachgebietsbezogene Abschnitte, in denen mögliche Leistungen des Arztes durch Ziffern definiert werden. Sie enthalten neben den Leistungsangaben

Gebührensätze und werden gegebenenfalls durch Buchstaben ergänzt, die Verweise für mögliche Zuschläge enthalten. Auch ist beispielsweise geregelt

- welche Leistungen nicht mit anderen abgerechnet werden dürfen,
- welche Ziffern nur als einzige Leistung berechnungsfähig sind oder nur im Zusammenhang mit bestimmten Untersuchungen und
- für welche Leistungen bei es eine mehr als einmalige Berechnung pro Behandlungsfall einer besonderen Begründung bedarf.

Das Honorarsystem nach dem *vertragsärztlich* erbrachte, ambulante Leistungen der gesetzlichen Krankenversicherung abgerechnet werden, basiert auf dem **Einheitlichen Bewertungsmaßstab (EBM)**, bzw. dem **Bewertungsmaßstab zahnärztlicher Leistungen (BEMA)**.

Beispiel

„Grundsätzlich gilt, dass alle zahnärztlichen Leistungen nach der GOZ zu bezahlen sind, soweit nicht durch Bundesgesetz etwas anderes bestimmt ist. "Etwas anderes" bestimmt beispielsweise das Sozialgesetzbuch V, wonach gesetzliche Krankenkassen zahnärztliche Leistungen für ihre Mitglieder auf der Basis des BEMA zu vergüten haben. Der BEMA ist Bestandteil der Bundesmantelverträge und wird zwischen den Vertragspartnern KZBV und Spitzenverband der Krankenkassen vereinbart" (Kassenzahnärztliche Bundesvereinigung 2016, S. 1).

Die Abrechnung erfolgt mit der zuständigen Kassenärztlichen Vereinigung (KV), bzw. Kassenzahnärztlichen Vereinigung (KZV). Ein Bewertungsausschuss, der sich paritätisch aus Vertretern der Spitzenverbände der Krankenkassen und der Kassenärztlichen Bundesvereinigung (KBV) zusammensetzt, legt den EBM fest.

Der EBM ist in mehrere Teile gegliedert, die teilweise allen ärztlichen Fachgruppen offen stehen (arztgruppenübergreifende allgemeine Leistungen, allgemeine diagnostische und therapeutische Leistungen, arztgruppenübergreifende spezielle Leistungen, Kostenpauschalen) oder arztgruppenspezifischen Leistungen darstellen (für jede Facharztgruppe existiert ein eigenes Kapitel), und er enthält in Anhängen Angaben zu

- nicht gesondert abrechnungsfähigen und in Komplexen enthaltenen Leistungen,
- Zuordnung operativer Prozeduren,
- für den zur Leistungserbringung erforderlichen Zeitaufwand des Arztes sowie
- nicht oder nicht mehr berechnungsfähigen Leistungen.

Jede anrechenbare Leistung ist mit einer Ziffer, einer EBM-Nummer und einer Punktzahl versehen, zum Teil auch mit Richtzeiten für abrechnungstechnische Plausibilitätsprüfungen.

Der EBM ist keine Preistabelle, sondern regelt überwiegend nur die Verteilung des vorher festgelegten gesamten Honorarvolumens auf die verschiedenen Ärzte. Das Honorar ergibt sich aus der Punktzahl, multipliziert mit dem variablen Punktwert, der je nach Fachgruppe und Region schwankt. Die Punktzahlen legen das Wertverhältnis der Leistungen untereinander fest, wobei zunächst der durchschnittliche Punktwert, der sich aus der zur Verfügung gestellten Geldmenge aller gesetzlichen Krankenkassen in einer Region und den nach EBM aufsummierten Punktzahlen aller ambulanten medizinischen Leistungen für die Patienten der Region ergibt, im Abrechnungszeitraum zu ermitteln ist. Regelleistungsvolumina (früher Praxisbudgets) begrenzen die Honorierung, sodass darüber hinausgehende Leistungen von den Kassenärztlichen Vereinigungen nur abgestaffelt vergütet werden dürfen. Die Abrechnung erfolgt quartalsweise, wobei der Arzt seiner regionalen Kassenärztlichen Vereinigung (KV) die bei ihm in den letzten drei Monaten in Behandlung gewesenen GKV-Versicherten, deren Diagnosen und die erbrachten Leistungen mitteilt und die KV das von allen Krankenkassen für dieses Quartal zur Verfügung gestellt Honorar nach komplizierten Regeln unter allen Ärzten einer Fachgruppe je nach abgerechneten Punktzahlvolumina verteilt. Über sein endgültiges Honorar wird der einzelne Arzt erst Monate nach seiner Abrechnung mit der KV informiert.

Nach dem Krankenhausfinanzierungsgesetz (KHG) werden stationäre und mitunter auch teilstationäre Krankenhausleistungen nach dem Vergütungssystem **G-DRG** (German Diagnosis Related Groups) abgerechnet.

Beispiel

„Für die Vergütung der allgemeinen Krankenhausleistungen gilt ein durchgängiges, leistungsorientiertes und pauschalierendes Vergütungssystem. Das Vergütungssystem hat Komplexitäten und Komorbiditäten abzubilden; sein Differenzierungsgrad soll praktikabel sein. Mit den Entgelten … werden die allgemeinen voll- und teilstationären Krankenhausleistungen für einen Behandlungsfall vergütet. Die Fallgruppen und ihre Bewertungsrelationen sind bundeseinheitlich festzulegen. Die Bewertungsrelationen sind als Relativgewichte auf eine Bezugsleistung zu definieren; sie sind für Leistungen, bei denen in erhöhtem Maße wirtschaftlich begründete Fallzahlsteigerungen eingetreten oder zu erwarten sind, gezielt abzusenken oder in Abhängigkeit von der Fallzahl bei diesen Leistungen abgestuft vorzugeben" (§ 17b KHG).

ICD-10-GM und OPS sind Grundlagen des G-DRG-Systems, dessen Herausgeber das *Institut für das Entgeltsystem im Krankenhaus (InEK)* im Auftrag der Selbstverwaltungspartner im Gesundheitswesen ist.

Die individuellen Behandlungsfälle werden zu einer G-DRG-Fallpauschale auf Basis der während des Krankenhausaufenthalts routinemäßig dokumentierten Patienten- und Falldaten zugeordnet, wozu die Diagnosen und Prozeduren nach den vom *Deutschen Institut für Medizinische Dokumentation und Information (DIMDI)* herausgegebenen medizinischen Klassifikationen ICD-10-GM bzw. OPS codiert werden müssen.

Bei dem G-DRG-System werden Behandlungsfälle, die medizinisch und hinsichtlich des Ressourcenverbrauchs ähnlich sind, zu Fallgruppen (Diagnosis Related Groups – DRG) zusammengefasst. Komplikationen oder erschwerende Begleiterkrankungen (Komorbiditäten) werden über Schweregrade berücksichtigt. Die DRG werden durch einen vierstelligen alphanumerischen Code bezeichnet, wobei

- der Buchstabe an erster Stelle für eine der Hauptdiagnosegruppen (MDC, Major Diagnostic Category) steht,
- die zweistellige Nummer die Subkategorie innerhalb der MDC bezeichnet und
- der Buchstabe an der vierten Stelle DRG innerhalb einer Basis-DRG anhand ihres Ressourcenverbrauchs unterscheidet.

Als Zahlenwert mit drei Nachkommastellen ist eine Bewertungsrelation jeder DRG zugeordnet, mit der die Fallpauschale berechnet wird und mit der Höhe des durchschnittlichen Behandlungsaufwands ansteigt. Die Bewertungsrelation wird mit einem bestimmten Eurobetrag, dem Basisfallwert, multipliziert. Der Basisfallwert wurde von den Vertragsparteien auf Landesebene vereinbart, wird in mehreren Schritten an einen Basisfallwertkorridor angepasst und damit zu einem Bundesbasisfallwert vereinheitlicht. Ferner gibt es Zusatzentgelte für besonders aufwendige Maßnahmen und Sonderregelungen für neue Untersuchungs- und Behandlungsmethoden (NUB), die mit den Fallpauschalen und Zusatzentgelten noch nicht sachgerecht vergütet werden können. Auch im Bereich der Psychiatrie/Psychosomatik gibt es ein pauschalierendes Entgeltsystems für psychiatrische und psychosomatische Einrichtungen (PEPP) sowie die einheitliche Anwendung von ICD-10-GM und OPS durch verbindliche Kodierrichtlinien (DKR-Psych) der Selbstverwaltungspartner (vgl. Deutsches Institut für Medizinische Dokumentation und Information 2016, S. 1).

Die Honorargestaltung bei Leistungen *außerhalb* der Versicherungsleistungen im Gesundheitsmarkt kann das absatzwirtschaftliche Ziel verfolgen, mithilfe der Honorargestaltung Anreize für eine Inanspruchnahme durch die Patientenzielgruppe zu setzen. Während die Honorarobergrenze durch die Nachfrage nach dem Leistungsangebot des Gesundheitsbetriebs festgelegt wird, stellt die Festlegung der Untergrenze ein Entscheidungsproblem dar.

Die *kostenorientierte* Gestaltung der Honoraruntergrenze hat die Kostenrechnung des Gesundheitsbetriebs als Grundlage. Die *kurzfristige* Honoraruntergrenze berücksichtigt lediglich die Deckung der *variablen* Kosten der Leistungserstellung (Kosten für medizinisches Verbrauchsmaterial, Personalaufwand, Energiekosten etc.), während die *langfristige* Honoraruntergrenze zusätzlich die *fixen* Kosten der Leistungserstellung (Abschreibungen für Behandlungseinrichtungen, Miete von Praxisräumen etc.) einbezieht und somit die Gewinnschwelle kennzeichnet, was eine wesentliche Auskunft darüber gibt, ob das Behandlungsangebot nur Kostendeckungsbeiträge erwirtschaftet oder auch Gewinne abwirft.

Die *marktorientierte* Gestaltung der Honoraruntergrenze orientiert sich sowohl an den Preisen der Konkurrenz als auch am Verhalten der Patienten. Sie verfolgt in der Regel die Gewinnmaximierung und muss dazu die Marktform, das Verhalten von Konkurrenzbetrieben und die Entwicklung des Patientenmarkts berücksichtigen. Aufgrund der Preiselastizität der Nachfrage lässt sich ermitteln, in welchem Ausmaß Patienten auf unterschiedliche Preisänderungen reagieren. Bei niedriger Elastizität können sich die verlangten Honorare ändern, ohne dass die Patienten übermäßig reagieren. Auch bei Erhöhungen führen die Patientenpräferenzen dazu, dass die sie nicht abwandern, sondern bereit sind, ein höheres Honorar zu zahlen, was den Gestaltungsspielraum für den Gesundheitsbetrieb erhöht.

Beispiel

Aus dem 18. Jahrhundert ist bekannt, dass sich Landärzte bei der Bemessung der Höhe ihres Honorars an den Einkommens- und Wohlstandsverhältnissen ihrer Patienten orientierten, einerseits aus sozialen Gründen, andererseits aber auch um die Zahlungsbereitschaft gerade ihrer wohlhabenden Patienten optimal auszuschöpfen. Bei dieser Art der Honorargestaltung handelt es sich um eine Strategie der Preisdifferenzierung.

Die Honorargestaltung für Leistungen *außerhalb* der Versicherungsleistungen im Gesundheitsmarkt beinhaltet die Entscheidung, welche **Preisstrategie** für neue Behandlungs- oder Pflegeangebote verwendet werden soll (vgl. Tab. 6.6).

Tab. 6.6 Honorargestaltungsstrategien für den Gesundheitsbetrieb

Strategie	Erläuterung
Honorarabschöpfung	Planmäßige, sukzessive Absenkung anfänglich hoher Honorare, um für jede Patientenzielgruppe das maximale Honorar abzuschöpfen
Honorardifferenzierung	Forderung unterschiedlicher Honorare für gleiche Leistung, beispielsweise auf Patiententeilmärkten mit spezifischem Nachfrageverhalten, auf Patientenmärkten mit reduzierter Markttransparenz, zur Versorgung von Patientenmärkten, die sonst ohne Angebot blieben
Honorarpenetration	Niedriges Anfangshonorar, das zu hohem Marktanteil führt, um später bei dadurch reduzierter Konkurrenz höhere Honorare am Patientenmarkt durchzusetzen
Honorarbündelung	Gesamthonorar für mehrere Leistungen, die bei einer Einzelhonorierung teurer wären, um beispielsweise den Gesamtumsatz zu erhöhen
Honorarführerschaft	Steigerung der Strategie niedriger Honorare, um die konkurrenzlos niedrigsten Vergütungen
Hohes Honorar	Für Spezialleistungen, die in besonderer medizinischer oder pflegerischer Qualität angeboten werden oder ein besonders hochwertiges Leistungsniveau vermitteln sollen
Niedriges Honorar	Zur Umsatzsteigerung, Steigerung von Patientenzahlen, Behauptung in einem Verdrängungswettbewerb etc.
Honorarfolge	Regelmäßige Anpassung der Honorare an die Konkurrenz

Von eher geringer Bedeutung für die Honorargestaltung sind die Mittel der Rabatt-gewährung (beispielsweise Mengen-, Treuerabatte), Honorarpräsentation, -optik und -garantie, Zahlungsmodalitäten etc., die vorzugsweise für Leistungen in den Bereichen Zahnästhetik, Wellness, Anti-Aging, Hautästhetik, Schönheitschirurgie, Massagen usw. infrage kommen.

6.4 Patientenbedürfnisse und Selbstzahlermedizin

6.4.1 Patientenspezifische Erwartungshaltung

Eine konsequente Patientenorientierung hat das Ziel der langfristigen Patientenbindung, die eine Behandlung nicht als einmalige Leistung versteht, sondern durch das Erreichen von Zufriedenheit in ihr den Anfang einer Vertrauensbeziehung zwischen dem Gesund-heitsbetrieb, dem medizinischen Personal und den Patienten sieht. Diese Zufriedenheit lässt sich erzielen, indem die Erwartungen und Vorstellungen des Patienten dauerhaft erreicht und am besten sogar noch übertroffen werden, was aus betriebswirtschaftlicher und strategischer Sicht eine wichtige Investition in die Zukunft des Gesundheitsbetriebs bedeutet. Schließlich sind zufriedene Patienten in der Regel auch loyale Patienten, die am ehesten eine Bereitschaft erkennen lassen, auch einen angemessenen Preis für eine gute Behandlungs- oder Pflegeleistung zu zahlen.

Die **Erwartungshaltung** von Patienten ist für die Patientenorientierung insgesamt von großer Bedeutung. Damit ein möglichst hoher Zufriedenheitsgrad erzielt werden kann, ist es wichtig für den Gesundheitsbetrieb zu wissen, wie sie zustande kommt.

Beispiel

Patienten, die mit ihrem Gesundheitsbetrieb an sich zufrieden sind, würden bei Kenntnis von besseren Leistungen möglicherweise jedoch einen Wechsel in Erwä-gung ziehen. Andere wiederum zeichnen sich durch ein überzogenes Anspruchs-denken aus. Schließlich gibt es auch Patienten, die einen Vergleich mit anderen Gesundheitsbetrieben vorläufig scheuen, was aber nicht dauerhaft auszuschließen ist.

Wesentliche Einflussfaktoren auf die Erwartungshaltung der Patienten sind:

- Erfahrung: Von besonderer Bedeutung ist die eigene Erfahrung, die der Patient mit dem Gesundheitsbetrieb oder anderen Einrichtungen bereits gemacht hat. Waren es *schlechte* Erfahrungen, so wird er zukünftig eine Besserung der Leistungen erwarten. Hat er *positive* Erfahrungen, so erwartet er, dass er mindestens ebenso gut oder gar noch besser behandelt wird.
- Empfehlungen: Oftmals liegen jedoch bei einer Auswahlentscheidung für einen Gesundheitsbetrieb oder einem ersten Besuch gar keine Erfahrungen vor. Hat der Patient gerade erst den Wohnort gewechselt oder für ihn neue Krankheitssymptome,

die die Konsultation einer bestimmten Fachdisziplin erforderlich machen, so wird er versuchen Informationen darüber einzuholen, welche Einrichtung zu empfehlen sei. Grundlage seiner Erwartungshaltung sind dann diese Empfehlungen, die bereits ein gewisses Vorstellungsspektrum erzeugen, welches der Gesundheitsbetrieb erst einmal erfüllen muss, um Zufriedenheit beim Patienten zu erzeugen.

- Wissen: Ferner ist die Erwartungshaltung vom Fachwissen des Patienten abhängig, welches er sich etwa in Bezug auf Behandlungsmethoden, Krankheitsverlauf oder auch Arbeits- und Rahmenbedingungen des Gesundheitsbetriebs aneignet. Oft glauben medizinisch und heilkundlich orientierte Patienten zumindest beurteilen zu können, welche Ansprüche an Behandlungsmethoden oder Patientenservice zu stellen sind und fordern diese ein. Der Grad ihrer Erfüllung beeinflusst dann in hohem Maße die Patientenzufriedenheit.

- Bedürfnisse: Schließlich weist jeder Patient individuelle Bedürfnisse auf, die seine Erwartungshaltung beeinflussen. Sie beschreiben Wünschenswertes, oft auch emotionale Dinge, die in Zusammenhang mit der Pflege- oder Behandlungsleistung und dem Aufenthalt im Gesundheitsbetrieb aus Sicht des Patienten möglich sein sollten. Ein Beispiel hierzu ist die Zuwendung des Personals und damit das Gefühl, gut aufgehoben und optimal versorgt zu sein. Es kann aber auch das konkrete Bedürfnis nach einer dauerhaften Schmerzfreiheit für eine bevorstehende Reise des Patienten sein.

Die Erwartungen des Patienten werden mit den konkreten Erfahrungen und Wahrnehmungen in Zusammenhang mit seinem Praxisaufenthalt abgeglichen. Hierzu definiert er unwillkürlich *minimale* und *maximale* Erwartungswerte (vgl. Abb. 6.4).

Die Abweichungen hiervon können sich im Spektrum von nicht erfüllten bis weit übertroffenen Erwartungen bewegen. Die Erfahrungen und Wahrnehmungen, die zwischen den maximalen und minimalen Werten liegen, wird der Patient möglicherweise

Abb. 6.4 Mögliche Tendenzen in der Erwartungshaltung von Patienten

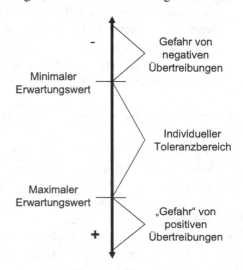

mehr oder weniger tolerieren. Der jeweilige individuelle Toleranzbereich kann dabei sehr eng aber auch recht weit gefasst sein.

Im Falle von Über- und Unterschreitung der Werte ist jedoch häufig eine Tendenz zur Übertreibung festzustellen: Häufig schwärmen Patienten entweder von dem Gesundheitsbetrieb in höchsten Tönen, sodass womöglich bei potenziellen Neupatienten überzogene Erwartungshaltungen entstehen, oder der Betrieb wird samt Personal überzogen und verallgemeinernd negativ dargestellt.

Geht man davon aus, dass sich die Erwartungen der Patienten unterscheiden in Anforderungen, die unbedingt erfüllt sein sollten und solche, die wünschenswert wären, so lassen sich für den Gesundheitsbetrieb folgende Erwartungshaltungen definieren:

- Grunderwartungen: Sie stellen die Basis für die Patientenzufriedenheit dar, und ihre Nichterfüllung sollte vermieden werden, da alle darüber hinaus gehenden Leistungen nicht mehr zur Zufriedenheit des Patienten führen. Als vorausgesetzte Selbstverständlichkeiten umfassen sie beispielsweise einen freundlichen Empfang, kurze Wartezeiten oder eine gute Ausstattung mit Behandlungseinrichtungen.
- Zusatzerwartungen: Sie richten sich zunächst an die Potenziale des Gesundheitsbetriebs. Hierunter fallen beispielsweise die Behandlungs- oder Pflegeleistung, die Behandlungs- oder Pflegequalität, die Qualität der medizinischen Beratung oder auch die Beherrschung neuer Heilmethoden. Die Zufriedenheit bei den Zusatzerwartungen hängt in hohem Maße davon ab, wie die Leistungsfähigkeit des Gesundheitsbetriebs wahrgenommen wird. Insbesondere die Potenziale bieten hierbei eine Möglichkeit zur Abgrenzung und Hervorhebung gegenüber dem Wettbewerb.
- Positive Überraschungen: Sie sind im Grunde genommen unerwartet, prägen sich jedoch ein und tragen in hohem Maße zur Patientenzufriedenheit bei. Umgekehrt ist ihr Ausbleiben kein Anlass für Unzufriedenheit, da diese Leistungen vom Patienten nicht ausdrücklich formuliert und gefordert wurden. Insbesondere zählen dazu Leistungen aus dem Bereich des Patientenservices, spezielle Angebote für Senioren, Familien, Singles, wie sie in der Patientenkommunikation beschrieben werden. Positive Überraschungen unterliegen jedoch der Gefahr der Gewöhnung. Der Gesundheitsbetrieb muss einerseits innovativ sein, um sich immer wieder etwas Neues einfallen zu lassen, und der Patient wird diese Leistungen nach einer gewissen Zeit im Sinne von Grund- oder Zusatzerwartungen als Standard empfinden (vgl. Abb. 6.5).

Für den Gesundheitsbetrieb bedeutet das, dass diejenigen Potenziale, die am besten auf die Zufriedenheit der Patienten einwirken, festzustellen sind. Dadurch können gezielt Schwerpunkte gesetzt und das Behandlungs- und Serviceangebot an den jeweiligen Zielgruppen ausgerichtet werden. Neue Behandlungsangebote lassen sich anhand ihres Beitrages zur Patientenzufriedenheit bewerten und in Bezug auf die Grund- und Zusatzerwartungen zielgruppenspezifisch ausrichten. Innovationen im Sinne positiver Überraschungen können gezielt zur Abgrenzung vom Wettbewerb genutzt werden.

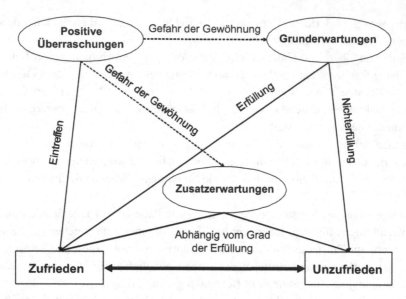

Abb. 6.5 Einfluss der Erwartungshaltung auf die Patientenzufriedenheit

---

Beispiel

„Vor allem die gesundheitspolitischen und gesundheitsökonomischen Gründe sind wohl entscheidend dafür anzusehen, dass eine konsumentenorientierte Zufriedenheitsforschung im Gesundheitswesen stattfindet; hiermit sind auch alle Aktivitäten gemeint, die die Krankenhäuser aufgrund interner Patientenbefragungen durchführen" (Rode 2016, S. 1).

6.4.2   Erfüllung von Patientenzufriedenheit

Da die Wahrnehmungen und subjektiven Empfindungen häufig unabhängig vom *objektiven* Qualitätsniveau der Behandlungsleistung erfolgen, reicht es aus Sicht einer langfristigen Patientenzufriedenheit nicht aus, „nur" gute Behandlungs- oder Pflegeleistungen zu erbringen. Häufig fehlt auch das dazu notwendige Urteilsvermögen, oder die medizinische bzw. pflegerische Leistung wird unter dem Eindruck der persönlichen, gesundheitlich beeinträchtigten Situation emotional bewertet.

Patientenzufriedenheit setzt emotionale Reaktionen voraus, die den Vergleich zwischen den Erwartungen, die die Patienten mit dem Gesundheitsbetrieb verbinden, und den tatsächlichen Erfahrungen, die sie machen, begleiten. Diese subjektive Einschätzung ist somit das Ergebnis eines komplexen Vergleichsprozesses, in dessen Verlauf die individuell wahrgenommene Pflege- oder Behandlungsleistung einem Maßstab gegenübergestellt und mit seiner Hilfe bewertet wird.

Von besonderem Interesse für die Patientenzufriedenheit sind nun die Beschaffenheit und das Zustandekommen dieses Maßstabs. Maßstäbe für den Patienten hinsichtlich des Grades seiner Unzufriedenheit oder Zufriedenheit mit dem Gesundheitsbetrieb können sein:

- Patientenanteil: Eine Möglichkeit ist der Anteil des Patienten an der Behandlung und am Aufenthalt im Gesundheitsbetrieb: Was muss er bei dieser Einrichtung im möglichen Vergleich zu anderen leisten, um einen gewünschten verbesserten Gesundheitszustand zu erreichen?
- Patientenvergleich: Ein weiterer Maßstab kann der Vergleich mit anderen Patienten sein: Wie werde ich als Patient im Vergleich zu anderen in diesem Gesundheitsbetrieb behandelt?
- Patientennutzen: Ein besonders wichtiger Maßstab ist schließlich der Nutzen, den der Patient aus dem Besuch im Gesundheitsbetrieb zieht: Warum hat er vom Besuch in dieser Einrichtung mehr, als wenn er eine andere aufsucht?
- Beispiele für den Patientenanteil können sein die zu bezahlenden Eigenanteile bei Kassenpatienten, die Höhe der Rechnung bei Privatzahlern, der Anfahrtsweg zum Gesundheitsbetrieb oder die Wartezeiten. Beispielkriterien für den Patientenvergleich sind die Möglichkeit, einen kurzfristigen Termin zu bekommen, die Kulanz bei Verschreibungen oder die Zeit, die sich das Personal für den jeweiligen Patienten nimmt. Der Patientennutzen drückt sich beispielsweise in einem möglichst schnell in Aussicht gestellten Heilungserfolg, sicheren Diagnosen, rasch wirkenden Behandlungsmethoden oder dauerhafter Beschwerdefreiheit aus (vgl. Abb. 6.6).

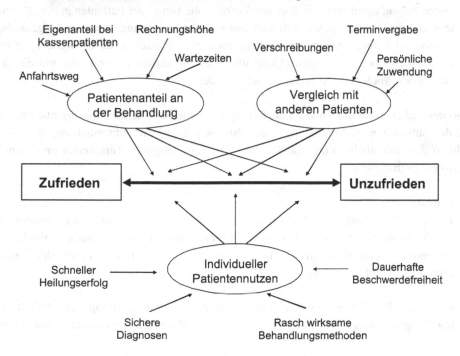

Abb. 6.6 Maßstäbe zur Messung der Patientenzufriedenheit

Insbesondere dann, wenn der Patient den subjektiven Eindruck negativer Erlebnisse empfindet, kann dies einen bisherigen positiven Eindruck sehr schnell kippen, wobei ein einziges negatives Erlebnis dazu oft schon ausreicht. Umgekehrt sind viele dauerhaft positive Erfahrungen notwendig, um einen hohen Grad der Patientenzufriedenheit zu erreichen. Die Patientenzufriedenheit stellt daher ein dauerhaftes Bemühen um den Patienten dar, auf der Basis einer konsequenten Patientenorientierung und eines wirksamen Qualitätsmanagements, welches die Grundlage für ein langfristig gesichertes Leistungsniveau des Gesundheitsbetriebs bietet.

Die mögliche Anwendung gezielter Maßnahmen zur Verstärkung der Patientenzufriedenheit setzt die Kenntnis über den bestehenden Zufriedenheitsgrad voraus. Von besonderer Wichtigkeit sind dabei Gesamturteile, die Auskunft darüber geben, ob die Patienten mit den Leistungen ihres Gesundheitsbetriebes insgesamt zufrieden sind und die Bedeutungsreihenfolge einzelner Leistungen aus Sicht der Patienten, um aus diesen Prioritäten zielgerichtete Schwerpunkte für Maßnahmen zu Steigerung der Zufriedenheit ergreifen zu können.

Um die Patientenzufriedenheit festzustellen, lassen sich zunächst *neutrale* Methoden anwenden, die die Berücksichtigung von objektiv erhobenen Werten zugrunde legen.

Beispiel

So kann beispielsweise der Patientenstand und dabei insbesondere etwa die Anzahl der in einer Periode neu hinzugekommenen Patienten, derjenigen, die wiederholt behandelt werden oder auch die Anzahl derjenigen, die den Gesundheitsbetrieb verlassen haben, einen Hinweis über den Zufriedenheitsgrad der Patienten geben. Patientenstand und Umsatz lassen sich auch mit von den Standesorganisationen regelmäßig ermittelten Referenzzahlen vergleichen, um daraus abzuleiten, ob es sich bei der ein oder anderen negativen Entwicklung um einen allgemeinen Trend oder um ein tatsächliches Problem des eigenen Betriebs handelt.

Die *persönlichen* Methoden zur Feststellung der Patientenzufriedenheit orientieren sich an den subjektiven Wahrnehmungen der Patienten. Das kann zum einen den gesamten Ablauf des Aufenthaltes einschließlich vor- und nachgelagerter Tätigkeiten im Gesundheitsbetrieb umfassen.

Beispiel

Um den Zufriedenheitsgrad feststellen zu können, lässt sich nach der ablauforientierten Methode etwa eine Patientenbefragung anhand des gesamten Ablaufs des Aufenthaltes einschließlich vor- und nachgelagerter Tätigkeiten, in die der Patient einbezogen wird, durchführen.

Eine weitere Möglichkeit besteht in der persönlichen Wahrnehmung der Qualität der Behandlungsleistungen, die sich anhand von direkten oder indirekten Indikatoren in Erfahrung bringen lässt. Zu den direkten Indikatoren zählen etwa die Anzahl von Beschwerden oder von erforderlichen Nachbehandlungen.

Beispiel

Zur direkten Bestimmung der Patientenzufriedenheit dient unter anderem die Nutzung von Maßeinheiten, bei der die Patienten insgesamt auf einer Skala, die beispielsweise von „großer Zufriedenheit" bis „Unzufriedenheit" reicht, ihren jeweiligen Eindruck von der Behandlungs- oder Pflegeleistung insgesamt oder in Bezug auf Einzelaspekte wie Terminvergabe, Ausstattung, Patientenservice oder Behandlungsangebot wiedergeben können.

Bei den indirekten Indikatoren werden die Erwartungen vor und die tatsächlichen Erfahrungen nach der Behandlung erfragt. Die Abweichungen lassen Rückschlüsse auf die Behandlungsqualität zu, gegeben jedoch keinen Hinweis auf den genauen Grund der Abweichung: Entweder haben sich die Erwartungen des Patienten zwischenzeitlich geändert oder negative Wahrnehmungen während der Behandlung sind für die Abweichungen ausschlaggebend. Werden die Erwartungen und die Wahrnehmungen beide erst nach der Behandlung erfragt, so lässt sich eine zwischenzeitliche Änderung der Erwartungshaltung ausschließen.

Die mit den genannten Methoden ermittelte Kenntnis über die Zufriedenheit der Patienten gibt nun Hinweise auf den Handlungsbedarf. Um Sicherheit in der Anwendung der Methoden und der daraus resultierenden Ergebnisse zu gewinnen, kann ihr Einsatz zunächst bei einem begrenzten Patientenkreis erfolgen, bevor sie auf den gesamten Patientenstamm ausgedehnt werden. Im Rahmen der Anwendung von Maßeinheiten besteht bei der Bildung von Durchschnittswerten die Gefahr der Ergebnisnivellierung, was auf einen verminderten Handlungsbedarf schließen lassen könnte.

Beispiel

„Für die Zufriedenheit von Patienten im Krankenhaus ist das Verhältnis zu den behandelnden Ärzten und den betreuenden Pflegekräften entscheidend. Es geht um die Beziehung und die Kommunikation sowie Information zwischen dem Patienten und dem Krankenhauspersonal." … „Kommunikation, Empathie, Respekt und Information sind für sie um ein Vielfaches wichtiger als das Essen oder die Zimmeratmosphäre" (Fischer 2015, S. 10).

6.4.3   GKV-unabhängige Leistungsangebote

Die **Selbstzahlermedizin** versucht auf Patientenbedürfnisse einzugehen, die von der GKV nicht oder nur zum Teil gedeckt werden. Sie basiert auf der Grundlage von medizinischen Leistungsangeboten, die außerhalb der gesetzlichen Krankenversicherung erbracht und privat liquidiert werden. Dazu gehören in erster Linie medizinische Maßnahmen, die nicht Gegenstand der GKV sind und damit auch nicht zur kassenärztlichen oder -zahnärztlichen Versorgung zählen. Auf diese Weise soll es dem Patienten möglich sein, gezielte Wahlentscheidungen zur Realisierung individueller Gesundheitsbedürfnisse zu treffen und solche Leistungen auszuwählen, die zwar nicht zum Leistungsumfang der GKV gehören, die aber medizinisch empfehlenswert oder zumindest vertretbar erscheinen.

Beispiel

Beispiele für Leistungsangebote im Rahmen der Selbstzahlermedizin sind reisemedizinische Vorsorgen mit Impfberatungen und Impfungen, sportmedizinische Check-up-Untersuchungen, Glaukomfrüherkennung mittels Perimetrie, Ophthalmoskopie und/oder Tonometrie, Behandlung der androgenetischen Alopezie bei Männern, umweltmedizinische Erst- und Folgeanamnese, psychotherapeutische Verfahren zur Selbsterfahrung ohne medizinische Indikation, Untersuchung auf Helicobacter pylori-Besiedlung mittels 13C-Harnstoff-Atemtest als Primärdiagnostik, auflichtmikroskopische Untersuchung zur Differenzialdiagnose von Hautveränderungen etc.

Der Gesundheitsmarkt für Selbstzahlermedizin und individuelle Gesundheitsleistungen außerhalb der gesetzlichen Krankenversicherung wird auch als „Zweiter Gesundheitsmarkt" bezeichnet. Er beruht im Wesentlichen auf den empfehlenswerten Gesundheitsleistungen außerhalb der GKV-Zuständigkeit, den Wunschleistungen, die außerhalb der GKV-Zuständigkeit liegen und auch über das Angebot an individuellen Gesundheitsleistungen hinausgehen können sowie der nicht budgetbeschränkten Optimalversorgung.

Im Zusammenhang mit einer Abgrenzung zur GKV ist die leistungsrechtliche Klarstellung häufig nachgefragter Wunschleistungen als Nicht-Kassenleistung von großer Bedeutung. Häufig empfehlen die Krankenkassen ihren Versicherten, derartige Leistungen nicht in Anspruch zu nehmen. Dies ist zwar mit der Intention eines Konzeptes individueller Gesundheitsleistungen durchaus vereinbar. Wenn aber verdeutlicht wird, dass eine gewünschte Leistung keine Kassenleistung ist, sondern privat finanziert werden muss, wird die Bereitschaft zur Inanspruchnahme dieser Wunschleistung allerdings möglicherweise nachlassen.

Die individuellen Gesundheitsleistungen lassen sich auch vom **Kostenerstattungsverfahren** abgrenzen. Während bei der privatärztlichen Behandlung im Kostenerstattungsverfahren die Krankenkassen den „wirtschaftlichen" Teil der für eine gewünschte Art der Behandlung entstehenden Behandlungskosten übernehmen, sind individuelle Gesundheitsleistungen vom Grundsatz her nicht erstattungsfähig, da sie als Wunsch- und Komfortleistungen ausschließlich in die Eigenverantwortung des Patienten fallen.

Die Selbstzahlermedizin ist sowohl für den Gesundheitsbetrieb als auch für den Patienten von Freiwilligkeit geprägt. Das bedeutet, dass kein Zwang besteht, individuelle Gesundheitsleistungen anzubieten beziehungsweise in Anspruch zu nehmen. Auch bleibt es unbenommen, bedürftige Patienten auch im Bereich der individuellen Gesundheitsleistungen unentgeltlich zu behandeln.

Grundsätzlich ist darauf hinzuweisen, dass die gewünschte Behandlung eine Selbstzahlerleistung darstellt und nicht über die Patientenchipkarte bzw. das übliche Kostenerstatzungsverfahren abgerechnet wird. Um auch in diesem Bereich Vertrauen, Seriosität und Fairness zu erzeugen sind

- die Kosten für die Leistungsangebote im Rahmen der Selbstzahlermedizin transparent und klar auszuweisen,
- mit dem Patienten Vereinbarungen über die Leistungserstellung zu schließen.

Beispiel

„Einerseits kann die Selbstzahlermedizin als Stärkung der ärztlichen Therapiefreiheit und ein Schritt zur Professionsautonomie gegenüber den Kassen interpretiert werden. Teilweise wird der Ausbau der Selbstzahlermedizin auch positiv bewertet, da diese die Qualität der medizinischen Versorgung insgesamt verbessern würden. Dabei wird auf die Professionalität von Ärzten vertraut, die für die Qualität der Versorgung eo ipso garantieren. Andererseits kann die Selbstzahlermedizin auch aus eher fatalistischen Gründen akzeptiert werden, wobei dann für eine Rollentrennung von (heilendem) Arzt und Gesundheitsdienstleister plädiert wird" (Karsch 2015, S. 187).

6.4.4 Angebot individueller Gesundheitsleistungen (IGeL)

Die **Individuellen Gesundheitsleistungen (IGeL)** sind Leistungen, die Gesundheitsbetriebe ihren Patienten gegen Selbstzahlung anbieten können. Nach einer Definition der *Bundesärztekammer* sind es Leistungen, die

- „…generell oder im Einzelfall nicht der Leistungspflicht der GKV unterliegen,
- aus ärztlicher Sicht erforderlich oder empfehlenswert, zumindest aber vertretbar sind und
- von Patientinnen und Patienten ausdrücklich gewünscht werden" (Bundesärztekammer 2006, S. 1).

Da sie über das vom Gesetzgeber definierte Maß einer ausreichenden und notwendigen Patientenversorgung hinausreichen, werden sie von den gesetzlichen Krankenversicherungen nicht erfasst. Auch lassen sich die Leistungen nicht abschließend auflisten, zumal Gesundheitsbetriebe Zusatzleistungen anbieten können, ohne sie als IGeL zu bezeichnen. Kritik kommt insbesondere von Verbraucherzentralen und Patientenbeauftragten, nach deren Ansicht nicht alle dieser Leistungen medizinisch sinnvoll seien, bzw. deren Nutzen infrage zu stellen wäre (vgl. Abb. 6.7).

Neben der Erweiterung des ärztlichen Leistungsangebots übernehmen die Leistungen nach dem IGeL-Konzept auch das Ziel einer Ordnungsfunktion, indem sie versuchen,

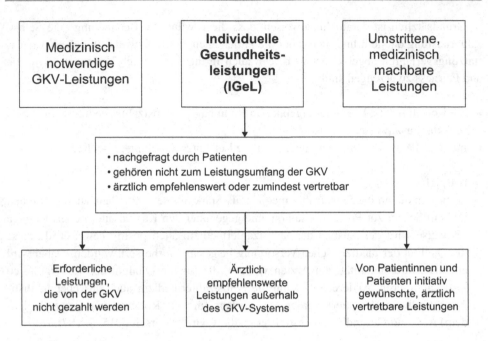

Abb. 6.7 Einordnung individueller Gesundheitsleistungen (IGeL)

ärztlich empfehlenswerte oder vertretbare Wunschleistungen von den medizinisch notwendigen GKV-Leistungen einerseits und eher umstrittenen, medizinisch machbaren
Leistungen andererseits abzugrenzen, über deren Unbedenklichkeit und Wirksamkeit
erhebliche Zweifel bestehen.

Die individuellen Gesundheitsleistungen lassen sich grundsätzlich in drei Bereiche einteilen: Die erste Gruppe umfasst Leistungen, die nach dem Behandlungsanlass
kategorisiert sind. Da sich die gesetzliche Krankenversicherung weitestgehend auf die
eigentliche Krankenbehandlung beschränkt, fallen hierunter beispielsweise Untersuchungen sportmedizinischer Art auf Wunsch des Patienten etwa vor Aufnahme intensiver
sportlicher Tätigkeiten. Dem zweiten Bereich sind individuelle Gesundheitsleistungen nach dem Behandlungsverfahren zuzuordnen, wenn sie als medizinische Behandlungsverfahren außerhalb der GKV-Zuständigkeit erfolgen. Der dritte Bereich umfasst
schließlich individuelle Gesundheitsleistungen, die sich nach der Indikation für die
Anwendung des Behandlungsverfahrens außerhalb der GKV-Zuständigkeit befinden.
Insbesondere im letzten Bereich gestaltet sich die Abgrenzung zu GKV-Leistungen
schwierig, wenn es sich um Indikationen handelt, die auch Gegenstand einer nach den
Regeln der ärztlichen Kunst erfolgenden Krankenbehandlung sein könnten.

Bei der Leistungserbringung nach dem IGeL-Konzept sind nach Angaben der *Bundesärztekammer* neben den Anforderungen des Berufsrechts folgende Gebote zu beachten
(vgl. Bundesärztekammer 2006, S. 1):

- Sachliche Information: Der Leistungsumfang der GKV darf nicht pauschal als unzureichend abgewertet und individuelle Gesundheitsleistungen dürfen nicht aufgedrängt bzw. marktschreierisch, werberisch anpreisend oder in einer Koppelung mit produktbezogener Werbung angeboten werden.
- Zulässige Leistungen: Leistungen, die entweder notwendig oder aus ärztlicher Sicht empfehlenswert bzw. sinnvoll, zumindest aber vertretbar sind (keine gewerblichen Dienstleistungen).
- Korrekte und transparente Indikationsstellung: Insbesondere bei Leistungen, die bei entsprechender Indikation als Leistungen der GKV zu erbringen sind.
- Seriöse Beratung: Die Patientin oder der Patient dürfen nicht verunsichert, verängstigt oder zur Inanspruchnahme einer Leistung gedrängt bzw. dürfen auch keine falschen Erwartungen geweckt werden.
- Aufklärung: Sie hat nach den generell geltenden Regeln zu erfolgen, muss umfassend über mögliche Alternativen informieren und die zu erwartenden Behandlungskosten umfassen.
- Angemessene Informations- und Bedenkzeit: Das Recht, eine Zweitmeinung einzuholen, muss und Gelegenheit zur Klärung leistungsrechtlicher Fragen sowie eine der Leistung angemessene Bedenkzeit gewährt werden.
- Schriftlicher Behandlungsvertrag: Er sollte die Leistungen anhand der GOÄ konkretisieren, den Steigerungssatz festlegen sowie den Hinweis enthalten, dass die Leistungen privat zu honorieren sind.
- Koppelung mit sonstigen Behandlungen: Die individuelle Gesundheitsleistungen sollten nicht in Zusammenhang mit Behandlungsmaßnahmen zulasten der GKV, sondern grundsätzlich davon getrennt erbracht werden.
- Einhaltung von Gebietsgrenzen und Qualität: Die Grenzen des jeweiligen Fachgebiets und die Qualitätsanforderungen der GKV sind auch bei Erbringen individueller Gesundheitsleistungen zu beachten.
- Liquidation: Grundlage für die Behandlungsabrechnung ist ausschließlich die GOÄ und pauschale Vergütungen sind unzulässig.

Ein Ziel des IGeL-Konzepts kann in Zeiten knapper Ressourcen der gesetzlichen Krankenversicherung die Vermeidung unwirtschaftlicher Indikationsstellungen und die unwirtschaftliche Inanspruchnahme medizinischer Leistungen durch den Patienten darstellen. Für beide kann durch IGeL erkennbar sein, wo die Grenze zwischen medizinischer Notwendigkeit und individuellem Behandlungswunsch liegt. Auch lässt sich es als Grundlage für einen die Qualität steigernden Leistungswettbewerb ansehen, der als Chance gegenüber Konkurrenten genutzt werden kann. Ferner lassen sich darüber das Leistungsangebot des Gesundheitsbetriebs weiterentwickeln, neue Behandlungsmethoden und -verfahren aufnehmen und neue Anwendungsindikationen in die Behandlung integrieren.

Zusammenfassung

Durch das Marketing, der marktbezogenen Führung eines Gesundheitsbetriebs, besteht die Möglichkeit, die Bedürfnisse der Patienten besser verstehen zu lernen, um hierauf aufbauend bessere Behandlungs-, Therapie- und Beratungsleistungen entwickeln zu können und damit eine höhere Patientenzufriedenheit zu erzielen. Die Patientenkommunikation des Gesundheitsbetriebs umfasst die planmäßige Gestaltung und Übermittlung der auf den Patientenmarkt gerichteten Informationen, mit dem Zweck, die Meinungen, Einstellungen und Verhaltensweisen der Patientenzielgruppe im Sinne der Zielsetzung des Gesundheitsbetriebs zu beeinflussen. Die Gestaltung von Behandlungsleistungen ist von zentraler Bedeutung für die Stellung des Gesundheitsbetriebs im Wettbewerb, denn ihr obliegt die zweckmäßige, attraktive Gestaltung des Behandlungsangebots. Im Rahmen der Patientenbetreuung geht es um die konsequente Ausrichtung des Gesundheitsbetriebs auf seine Patienten sowie die systematische Gestaltung der Abläufe im Patientenbeziehungsmanagement. Die Honorargestaltung in Gesundheitsbetrieben wird einerseits durch das System der Versicherungsleistungen von GKV und PKV reglementiert und ist andererseits außerhalb der Versicherungsleistungen im Gesundheitsmarkt für Individuelle Gesundheitsleistungen (IGeL) überwiegend an marktwirtschaftliche Gesichtspunkte geknüpft. Patientenzufriedenheit setzt emotionale Reaktionen voraus, die den Vergleich zwischen den Erwartungen, die die Patienten mit dem Gesundheitsbetrieb verbinden, und den tatsächlichen Erfahrungen, die sie machen, begleiten. Die Selbstzahlermedizin versucht auf Patientenbedürfnisse einzugehen, die von der GKV nicht oder nur zum Teil gedeckt werden. Sie basiert auf der Grundlage von medizinischen Leistungsangeboten, die außerhalb der gesetzlichen Krankenversicherung erbracht und privat liquidiert werden.

Literatur

Ärztekammer Niedersachsen. (Hrsg.). (2013). Berufsordnung der Ärztekammer Niedersachsen vom 22. März 2005, zuletzt geändert am 27. November 2012, mit Wirkung zum 1. Februar 2013. § 12 Honorar- und Vergütungsabsprachen. Hannover.

Bundesärztekammer. (Hrsg.). (2006). Zum Umgang mit individuellen Gesundheitsleistungen. Beschluss des 109. Ärztetages. Berlin. http://www.bundesaerztekammer.de/page.asp?his=0.2.20.1157.3920.3977.3980.3981. Zugegriffen: 29. Mai 2016.

Deutsche Gesellschaft zur Qualitätssicherung in der Zahnmedizin – DGQZ. (Hrsg.). (2016). Positive Zahnarzt-Patienten-Bindung durch hohe Servicequalität. Eckernförde. http://www.dgqz.de/sites/22-156-759-Positive-Zahnarzt-Patienten-Bindung-durch-hohe-Servicequalit%C3%A4t.html. Zugegriffen: 16. Mai 2016.

Deutsches Institut für Medizinische Dokumentation und Information – DIMDI. (Hrsg.). (2016). G-DRG-System – Fallpauschalen in der stationären Versorgung. Köln. https://www.dimdi.de/static/de/klassi/icd-10-gm/anwendung/zweck/g-drg/. Zugegriffen: 26. Mai 2016.

Elste, F., Lutz, T., & Diepgen, T. (2004). Marketing in der Arztpraxis – Die Praxis-Broschüre als Patientenservice. *Deutsches Ärzteblatt, 101*(19), 3–5.

Faselt, F., Hoffmann, S., & Hoffman, S. (2010). Theorien des Gesundheitsverhaltens. In S. Hoffman & S. Müller (Hrsg.), *Gesundheitsmarketing – Gesundheitspsychologie und Prävention* (S. 15–34). Bern: Huber.

Fischer, A. (2015). Serviceorientierung im Krankenhaus. In A. Fischer (Hrsg.), *Servicequalität und Patientenzufriedenheit im Krankenhaus – Konzepte, Methoden, Implementierung* (S. 3–16). Berlin: Medizinisch Wissenschaftliche Verlagsgesellschaft.

Frodl, A. (2011). *Marketing im Gesundheitsbetrieb*. Wiesbaden: Gabler.

Gebührenordnung für Ärzte (GOÄ) in der Fassung der Bekanntmachung vom 9. Februar 1996 (BGBl. I S. 210), zuletzt durch Artikel 17 des Gesetzes vom 4. Dezember 2001 (BGBl. I S. 3320) geändert.

Gebührenordnung für Zahnärzte (GOZ) vom 22. Oktober 1987 (BGBl. I S. 2316), zuletzt durch Artikel 1 der Verordnung vom 5. Dezember 2011 (BGBl. I S. 2661) geändert.

Gesetz über die Ausübung der Zahnheilkunde (ZHG) in der Fassung der Bekanntmachung vom 16. April 1987 (BGBl. I S. 1225), durch Artikel 3a des Gesetzes vom 21. Dezember 2015 (BGBl. I S. 2408) geändert.

Haubrock, M. (2009). Vom Gesundheitssystem zur Gesundheitswirtschaft. In M. Haubrock & W. Schär (Hrsg.), *Betriebswirtschaft und Management in der Gesundheitswirtschaft* (5. Aufl., S. 25–30). Bern: Huber.

Hoffmann, S., Mai, R., & Schwarz, U. (2012). Gesundheitsmarketing: Schnittstelle von Marketing, Gesundheitsökonomie und Gesundheitspsychologie. In S. Hoffmann, R. Mai, & U. Schwarz (Hrsg.), *Angewandtes Gesundheitsmarketing* (S. 3–14). Wiesbaden: Springer.

Karsch, F. (2015). *Medizin zwischen Markt und Moral – Zur Kommerzialisierung ärztlicher Handlungsfelder*. Bielefeld: transcript.

Kassenärztliche Vereinigung Mecklenburg-Vorpommern (Hrsg.). (2016). Patientenbeschwerden. Schwerin. http://www.kvmv.info/patienten/15/20/index.html. Zugegriffen: 16. Mai 2016.

Kassenzahnärztliche Bundesvereinigung – KZBV. (Hrsg.). (2016). Gebührenverzeichnisse. Berlin. http://www.kzbv.de/gebuehrenverzeichnisse.334.de.html. Zugegriffen: 26. Mai 2016.

Krankenhausfinanzierungsgesetz (KHG) in der Fassung der Bekanntmachung vom 10. April 1991 (BGBl. I S. 886), durch Artikel 1 des Gesetzes vom 10. Dezember 2015 (BGBl. I S. 2229) geändert.

Lüthy, A., & Buchmann, U. (2009). *Marketing als Strategie im Krankenhaus – Patienten- und Kundenorientierung erfolgreich umsetzen*. Stuttgart: Kohlhammer.

Richter-Kuhlmann, E. (2014). Arzt-Patienten-Kommunikation – Kein „alter" Hut. *Deutsches Ärzteblatt, 111*(47), A 2051.

Rode, P. (2016). Messung der Patientenzufriedenheit. In Deutsches Institut für angewandte Pflegeforschung – dip (Hrsg.), Datenbank WISE. Köln. http://www.dip.de/datenbank-wise/bewertungen/detail/?no_cache=1&tx_dipwise_pi2%5Buid%5D=210. Zugegriffen: 29. Mai 2016.

Rogge, A. (2005). Die Steuerung des Leistungsprozesses im Krankenhaus. In U. Vetter & L. Hoffmann (Hrsg.), *Leistungsmanagement im Krankenhaus* (S. 108–116). Berlin: Springer.

Schwenk, J., & Wolter, M. (2011). Marketing für niedergelassene Ärzte – Patienten identifizieren. gewinnen und binden. *Deutsches Ärzteblatt, 108*(3), 20–22.

Statistisches Bundesamt. (Hrsg.). (2016). Gesundheitsberichterstattung des Bundes – Häufigste Diagnosen in Prozent der Behandlungsfälle in Arztpraxen in Nordrhein. Bonn. http://www.gbe-bund.de/oowa921-install/servlet/oowa/aw92/dboowasys921.xwdevkit/xwd_init?gbe.isgbetol/xs_start_neu/&p_aid=3&p_aid=28841875&nummer=638&p_sprache=D&p_indsp=-&p_aid=49820075. Zugegriffen: 7. Mai 2016.

Stoffers, C. (2014). *Toolbook Krankenhausmarketing*. Berlin: Medizinisch Wissenschaftliche Verlagsgesellschaft.

Thielscher, C. (2012). Einleitung. In C. Thielscher (Hrsg.), *Medizinökonomie: Bd. 2. -Unternehmerische Praxis und Methodik* (S. 9–26). Wiesbaden: Gabler.

Thill, K. (2005). *Marketing in der Arztpraxis – Analyse, Strategie, Instrumente*. Köln: Deutscher Ärzte-Verlag.

Betriebsfinanzierung 7

7.1 Betriebliche Liquiditätssicherung

7.1.1 Liquiditätsbedarf

Der Gesundheitsbetrieb muss, wie jeder andere Betrieb auch, seinen fälligen kurzfristigen (<1 Jahr), mittelfristigen (1–5 Jahre) oder langfristigen (>5 Jahre) Verbindlichkeiten möglichst jederzeit, uneingeschränkt und fristgerecht nachkommen können, damit ein Liquiditätsmangel nicht zur Zahlungsunfähigkeit führt bzw. die Ursache für eine Insolvenz darstellt.

Die Liquidität ist auch für den Gesundheitsbetrieb ein sensibles Thema, denn durch tatsächliche oder auch vermeintliche Zahlungsschwierigkeiten verschlechtert sich dessen Bonität und erhöhen sich die Finanzierungskosten, was erst recht zu einer Abwärtsspirale führen kann. Die Gefahr resultiert insbesondere aus Anzeichen, die die Partner des Gesundheitsbetriebs als Liquiditätsprobleme deuten könnten (vgl. Fissenewert 2006, S. 16 f.):

- Lieferanten: Zahlungsverzögerungen, Teilzahlungen,
- Mitarbeiter: Aussetzen von Loherhöhungen, verspätete Gehaltsüberweisungen,
- Patienten: Vorschusszahlungen, Behandlungsverschiebungen wg. fehlendem medizinischem Verbrauchsmaterial,
- Banken: Überziehung von Kreditlinien, kurzfristige Kreditaufnahmen.

Aufgabe der Liquiditätssicherung ist es, zukünftige Zu- und Abnahmen liquider Mittel systematisch zu erfassen, gegenüberzustellen und auszugleichen. Sie hat dabei das Ziel, eine optimale Liquidität zu ermitteln, zu erreichen und zu erhalten und den dazu nötigen Bestand an Zahlungsmitteln vorauszuplanen, denn zu hohe Liquidität kann auch Rentabilitätseinbußen bewirken, da häufig auf die übliche Verzinsung verzichtet wird und dadurch bzw. die Inflationswirkung ein Teil des Vermögens verloren geht.

© Springer Fachmedien Wiesbaden GmbH 2017
A. Frodl, *Gesundheitsbetriebslehre*, DOI 10.1007/978-3-658-16564-2_7

Beispiel

Die in einer Arztpraxis zu steuernden liquiden Mittel sind das beispielsweise die Bestände in der Handkasse, die Bestände auf unterschiedlichen Praxis- und Privatkonten, Tagesgelder, offene Forderungen an Patienten und anderes mehr.

In jedem Gesundheitsbetrieb gibt es Phasen, in denen der Finanzmittelbedarf steigt. Liquiditäts- und Finanzierungsentscheidungen sind somit in allen Situationen, beginnend bei der Gründung des Betriebs, zu vollziehen. Wichtige Kriterien für die Frage der Entscheidung über Finanzierungsalternativen sind dabei die Liquidität, die Rentabilität, die Sicherheit und die Unabhängigkeit (vgl. Tab. 7.1).

Zur Deckung des Liquiditätsbedarfs des Gesundheitsbetriebs dient sein **Kapital**, als wertmäßiger Ausdruck für die Gesamtheit der Sach- und Finanzmittel, die ihm zur Verfügung stehen, aufgeteilt nach der Überlassungsform in Eigen- und Fremdkapital:

- Eigenkapital: Umfasst die Mittel, die dem Gesundheitsbetrieb von den Eigentümern zur Verfügung gestellt werden, es resultiert in einer Bilanz aus der Differenz zwischen Vermögen und Schulden und haftet bei Verlusten zum Schutz der Gläubiger vor Forderungsausfällen.
- Fremdkapital: Wird von Gläubigern zur Verfügung gestellt, die unabhängig von der Ertragslage Anspruch auf Verzinsung und Rückzahlung haben, und weist in der Summe die Verschuldung des Gesundheitsbetriebs aus.

Beispiel

Gerade die Phase der Gründung ist durch Investitionen in eine mögliche Übernahme, in Behandlungsräume und -ausstattung durch einen hohen Kapitalbedarf gekennzeichnet, dem zu Beginn oft nur unregelmäßige Einnahmen gegenüber stehen. Auch bei Erneuerungsinvestitionen im Rahmen der Erweiterung, Spezialisierung oder Renovierung der Behandlungsräume können die Kosten nicht immer mit eigenen Mitteln gedeckt werden, sodass ein Bedarf an Fremdkapital entstehen kann.

Tab. 7.1 Kriterien für Finanzierungsentscheidungen des Gesundheitsbetriebs	Kriterium	Beschreibung
	Liquidität	Die ständige Zahlungsbereitschaft ist zu gewährleisten
	Rentabilität	Eine Minimierung des Preises für das benötigte Kapital ist anzustreben
	Unabhängigkeit	Das Einräumen besonderer Rechte Dritter bei der Kapitalbeschaffung ist möglichst zu vermeiden
	Sicherheit	Das Risiko des Kapitalverlustes und das der Überschuldung sind zu minimieren

Um das Ziel eines finanziellen Gleichgewichts des Gesundheitsbetriebs zu erreichen und zu erhalten, sind im Wesentlichen vier Teilaufgaben durchzuführen:

- Ermittlung des Liquiditätsbedarfs,
- Beschaffung des benötigten Kapitals (Finanz- und Liquiditätsplanung),
- Verwendung des beschafften Kapitals (Investition),
- Verwaltung des gesamten Kapitals (Finanz- und Liquiditätskontrolle).

Während sich die Finanzierung des Gesundheitsbetriebs mit der Mittelbeschaffung im Sinne von Einnahmen befasst, stellt die Investition die Mittelverwendung im Sinne von Ausgaben dar. Unter Investition ist in diesem Zusammenhang die Verwendung oder Bindung von Zahlungsmitteln zur Beschaffung von Wirtschaftsgütern für den Gesundheitsbetrieb oder zur Bildung von Betriebsvermögen zu verstehen. Das Vermögen ist das bilanzielle Äquivalent des Kapitals. Es zeigt an, welche konkrete Verwendung das Kapital im Gesundheitsbetrieb gefunden hat und stellt die Summe der Werte aller materiellen und immateriellen Güter, in denen das Kapital des Betriebs investiert ist, dar. Der Abgleich von der Beschaffung und Verwendung finanzieller Mittel erfolgt durch die Finanz- und Liquiditätskontrolle.

Beispiel

„Finanzkennzahlen mit hoher Relevanz für die Steuerung eines Krankenhauses sind das Betriebsergebnis, der CM/CMI, die Fallzahl und die Liquidität" (Zapp et al. 2010, S. 42).

7.1.2 Liquiditätsplanung

Können Zahlungsverpflichtungen nicht mehr uneingeschränkt und fälligkeitsgerecht aus Bargeldbeständen, Kontoguthaben oder nicht ausgeschöpften Kreditlinien erfüllt werden, gefährdet die mangelnde Liquidität die Existenz des Gesundheitsbetriebs. In diesem Fall kann nach geltendem Wirtschaftsrecht die **Insolvenz** drohen. Dabei handelt es sich um ein gerichtliches Verfahren, das auf Antrag des Gesundheitsbetriebs oder eines Gläubigers durch Eröffnungsbeschluss des zuständigen Amtsgerichts (Insolvenzgericht) eröffnet wird und durch Zwangsvollstreckung die gleiche und gleichmäßige Verteilung des betrieblichen Vermögens unter die Gläubiger bezweckt, soweit nicht in einem Insolvenzplan eine abweichende Regelung, insbesondere zum Erhalt des Gesundheitsbetriebs (Sanierung), getroffen wird.

Um eine Insolvenz zu vermeiden sind Einnahmen und -ausgaben im Rahmen einer Finanz- und Liquiditätsplanung für den Gesundheitsbetrieb abzustimmen, wobei insbesondere eine Übersicht über die Mittelab- und -zuflüsse zu erzielen ist.

„Um das Zielkriterium Liquidität jederzeit voll zu erfüllen, bräuchte ein Unternehmen nur umfangreiche liquide Mittel vorhalten. Diese Vorgehensweise steht jedoch in einem Zielkonflikt zum Rentabilitätsstreben. So erzielt ein Unternehmen mit liquiden Mitteln keine oder nur eine sehr geringe Verzinsung. Würden die liquiden Mittel dagegen längerfristig investiert werden, könnte eine höhere Verzinsung und damit ein höherer Gewinn erreicht werden. Ein größerer Gewinn würde eine höhere Rentabilität bedeuten. das eigentliche Problem besteht also darin, einen Weg zu finden, in der Zukunft nur so viele liquide Mittel vorzuhalten, wie zur Erfüllung der Verpflichtungen mindestens notwendig ist. Dies ist nur mit Hilfe der Finanzplanung möglich" (Wolke 2010, S. 28).

Der jeweilige Bestand an Zahlungsmitteln zu jedem betrachteten Zeitpunkt gibt Aufschluss über die Liquiditätslage des Gesundheitsbetriebs. Die für jeden Tag vorhandene Liquidität lässt sich somit aus der Gegenüberstellung von Zahlungsfähigkeit und der an diesem Tag zu leistenden Ausgaben ermitteln. Die Zahlungsfähigkeit ist die zu einem bestimmten Zeitpunkt vorhandene Verfügungsmacht über Zahlungsmittel. Der Bestand vorhandener Zahlungsmittel sowie Vermögensteile, die bei Bedarf in Zahlungsmittel umgewandelt werden können, werden auch als *absolute* Liquidität bezeichnet:

- Im Vermögen des Gesundheitsbetriebs befindliche Zahlungsmittel (Bargeld, Kontoguthaben etc.),
- im Vermögen des Gesundheitsbetriebs befindliche Zahlungsersatzmittel (Schecks, Fremdwährungen etc.), soweit sie direkt in gesetzliche Zahlungsmittel umgewandelt werden können,
- freie, disponible Kreditlinien, die der Gesundheitsbetrieb jederzeit in Anspruch nehmen kann.

Je rascher ein Vermögensgegenstand in ein Zahlungsmittel umgewandelt werden kann, desto höher ist seine absolute Liquidität.

Grundlage der *relativen* Liquiditätsplanung ist die Einschätzung, ob der Gesundheitsbetrieb in der Lage ist, seine Zahlungsverpflichtungen fristgerecht zu erfüllen. Wichtige Kennzahlen hierzu lassen sich aus der *statischen,* der *dynamischen* und der *periodischen* Liquiditätsbetrachtung entnehmen (vgl. Tab. 7.2).

Die *statische* Liquiditätsbetrachtung versucht mithilfe der **Liquiditätsgrade** die Möglichkeit zu beurteilen, wie rasch sich Vermögensobjekte des Gesundheitsbetriebs in Geldvermögen umwandeln lassen. Während die Liquidität ersten Grades das Verhältnis der liquiden Mittel zu den kurzfristigen Verbindlichkeiten des Gesundheitsbetriebs und damit die Möglichkeit, den derzeitigen kurzfristigen Zahlungsverpflichtungen allein durch liquide Mittel nachkommen zu können, angibt, lässt die Liquidität zweiten Grades durch Angabe des Verhältnisses des Geldvermögens zu den kurzfristigen Verbindlichkeiten weitergehende Aussagen über die Begleichbarkeit kurzfristiger Verbindlichkeiten des Gesundheitsbetriebs zu: Ist der Liquiditätsgrad < 1, wird zumindest ein Teil der kurzfristigen Verbindlichkeiten nicht durch kurzfristig zur Verfügung stehendes Vermögen gedeckt, wodurch ein

Tab. 7.2 Statische, dynamische und periodische Liquiditätsbetrachtung des Gesundheitsbetriebs

Analyseart	Kennzahl	Ermittlung
statisch	Liquiditätsgrad 1: Die Liquidität ersten Grades ($L1_G$) ergibt sich aus dem Geldvermögen des Gesundheitsbetriebs (GV_G), abzüglich der Forderungen und dividiert durch seine kurzfristigen Verbindlichkeiten (KV_G)	$L1_G = (GV_G - F_G) \div KV_G$
	Liquiditätsgrad 2: Die Liquidität zweiten Grades ($L2_G$) ergibt sich aus dem Umlaufvermögen des Gesundheitsbetriebs (UV_G), abzüglich der Forderungen (FG) und dividiert durch seine kurzfristigen Verbindlichkeiten (KV_G)	$L2_G = (UV_G - F_G) \div KV_G$
	Liquiditätsgrad 3: Die Liquidität dritten Grades ($L3_G$) ergibt sich aus der Summe des Geldvermögens des Gesundheitsbetriebs (GV_G) und der Vorräte (V_G), dividiert durch seine kurzfristigen Verbindlichkeiten (KV_G)	$L3_G = (GV_G + V_G) \div KV_G$
dynamisch	Die dynamische Liquidität (DL_G) des Gesundheitsbetriebs ergibt sich aus der Summe aus Zahlungsmitteln (Z_G), Forderungen (F_G) und geschätzten Umsätzen (U_G) des Gesundheitsbetriebs, dividiert durch seine kurzfristigen Verbindlichkeiten (KV_G)	$DL_G = (Z_G + F_G + U_G) \div KV_G$
periodisch	Die periodische Liquidität (PL_G) des Gesundheitsbetriebs ergibt sich aus den Zahlungsausgängen (ZA_G) der betreffenden Periode dividiert durch die zu erwartenden Zahlungseingänge (ZE_G)	$PL_G = ZA_G \div ZE_G$

Liquiditätsengpass entstehen kann. Die Liquidität dritten Grades gibt schließlich das Verhältnis des Umlaufvermögens zu den kurzfristigen Verbindlichkeiten an, wobei ein Wert <1 ebenfalls darauf hinweist, dass ein Teil der kurzfristigen Verbindlichkeiten nicht durch das Umlaufvermögen gedeckt ist und unter Umständen Anlagevermögen des Gesundheitsbetriebs zur Deckung der Verbindlichkeiten verkauft werden muss. Im Rahmen der *dynamischen* Liquiditätsbetrachtung lässt sich abschätzen, ob über einen bestimmten Zeitraum mit den vorhandenen Geldmitteln und den geschätzten Umsätzen des Gesundheitsbetriebs den fälligen Zahlungsverpflichtungen nachgekommen werden kann. Die *periodische* Liquiditätsbetrachtung konzentriert sich auf das Verhältnis von fälligen Zahlungsausgängen und voraussichtlichen Zahlungseingängen einer bestimmten Periode.

Unter den kurzfristigen **Verbindlichkeiten** des Gesundheitsbetriebs sind dabei Schulden zu verstehen, die prinzipiell dem Grunde und der Höhe nach gewiss sind und kurzfristig (in wenigen Monaten) fällig werden. Zu seinem **Umlaufvermögen** zählen alle Vermögensgegenstände (Wirtschaftsgüter), die dazu bestimmt sind, kurzfristig in die Behandlungs- oder Pflegetätigkeit einzugehen (beispielsweise medizinisches Verbrauchsmaterial) oder möglichst schnell wieder veräußert zu werden.

Eine einmalige, statische Betrachtung der Liquidität reicht nicht aus, da sich der Zahlungsmittelbestand, die Forderungen und Verbindlichkeiten sowie das Umlaufvermögen des Gesundheitsbetriebs ständig ändern. Zur finanzwirtschaftlichen Steuerung des Gesundheitsbetriebs ist daher eine *dynamische* Liquiditätsplanung erforderlich, die es zumindest ermöglicht, die jeweilige Periodenliquidität planerisch zu ermitteln.

Hierzu ist es erforderlich einen Liquiditäts- und Finanzplan zu erstellen, der pro Periode in der Regel folgendes enthalten sollte:

- Anfangsbestand der Zahlungsmittel,
- geplante Einnahmen (Einnahmen aus Privat- und Kassenliquidation, Zinseinnahmen, Restwerterlöse, Einnahmen aus sonstigen Tätigkeiten, aufgenommenes und ausgezahltes Fremdkapital, Anzahlungen von Patienten etc.),
- geplante Ausgaben (Steuern, Zinsleistungen, Tilgungen, Privatentnahmen eines Praxisinhabers, Ausgaben für medizinisches Verbrauchsmaterial, Material, Personal, Weiterbildung, Beiträge, Versicherungen, Miete etc.),
- Endbestand der Zahlungsmittel.

Um ein möglichst realistisches Bild der Finanzlage zu erhalten, sind die Einnahmen und Ausgaben zweckmäßigerweise für die Perioden einzuplanen, in denen sie auch tatsächlich anfallen. Den Planwerten im Liquiditäts- und Finanzplan sind im Verlauf der Periode die Ist-Werte gegenüberzustellen, um Abweichungen zu erkennen und gegebenenfalls bei Liquiditätsengpässen frühzeitig entgegensteuern zu können. Andererseits gibt der Plan auch bei mehr als ausreichender Liquidität Hinweise darauf, in welchem Umfang finanzielle Mittel längerfristig angelegt werden können.

Um zusätzliche Planungssicherheit zu erzielen, lassen sich Vergleichspläne entwickeln, die einerseits von einer zuversichtlichen Einschätzung der Planwerte ausgehen und andererseits eher pessimistische Annahmen zugrunde legen. Auch lassen sich Sicherheitszuschläge als prozentuale Aufschläge auf die prognostizierten Werte einbeziehen. Die Bildung von echten Liquiditätsreserven für den Gesundheitsbetrieb richtet sich nach der Höhe eines möglichen Fehlbetrages und nach der Höhe des Risikos unvorhergesehener Ausgaben. Dabei ist allerdings zu vermeiden, dass es zu einer überaus hohen Liquidität kommt. Ziel ist vielmehr eine ausreichende Zahlungsfähigkeit, die Rentabilität und Sicherheit in Einklang bringt und zu möglichst minimalen Kosten erreicht wird.

Beispiel

Beispiele für eine wirksame Liquiditätsverbesserung von Gesundheitsbetrieben sind die Einschaltung von Abrechnungsfirmen, an die die Forderungen abgetreten werden. Bei dem auch *Factoring* genannten Verfahren handelt es sich um den laufenden Ankauf von Geldforderungen gegen einen Drittschuldner aus Leistungen des Gesundheitsbetriebs durch ein Finanzierungsinstitut (Factor). Das Factoringinstitut stellt dem verkaufenden Betrieb sofort Liquidität zur Verfügung und übernimmt das Ausfallrisiko. Allerdings liegen die Kosten für Sollzinsen und Factoringgebühren weit über denen eines vergleichbaren Kredits. Das Zahlungsverhalten der Patienten bietet einen weiteren Ansatzpunkt die Liquidität des Gesundheitsbetriebs zu erhöhen. Hierzu sind die Außenstände zu überwachen, eindeutige Zahlungsfristen zu definieren und Mahnungen bei Fristenüberschreitung auszustellen. Weitere Möglichkeiten sind die ausschließliche Behandlung säumiger Patienten gegen Barzahlung und die sofortige Begleichung von Kleinbeträgen. Auch lassen sich bei umfangreicheren, langwierigen Behandlungsmaßnahmen Zwischenrechnungen stellen. In den Lagerbeständen für medizinisches Verbrauchsmaterial und sonstigen Materialien ist Kapital gebunden. Durch eine Reduzierung der Lagerhaltung lassen sich die Lagerkosten senken und Kapital in Form von liquiden Mitteln freisetzen. Hierzu ist der tatsächliche Materialbedarf möglichst genau zu bestimmen und das Anlegen von „Hamstervorräten" zu vermeiden. Das private Entnahmeverhalten des Arztes als Inhaber einer Praxis ist ein weiterer Ansatzpunkt die gesamte Liquidität zu verbessern. Zu hohe Privatentnahmen aus der Praxis, zu geringes Eigenkapital bei Investitionen und langfristige, hohe monatliche Belastungen wirken sich aufgrund der engen Bindung des Inhabers an seine Praxis auch indirekt auf ihre Liquidität aus. Die Versuchung, private Liquiditätsprobleme auf die Praxis abzuwälzen, stellt dauerhaft eine latente Gefahr dar.

7.1.3 Liquiditätskontrolle

Die **Liquiditätskontrolle** hat zur Aufgabe, einen Abgleich zwischen den Liquiditätsplanwerten des Gesundheitsbetriebs und den Istwerten durchzuführen, bei Abweichungen Maßnahmen auszulösen, die eine finanzielle Schieflage vermeiden und die Ursachen der Abweichungen zu ergründen. Daneben muss sie vorliegende strukturelle Liquiditätsdefizite des Gesundheitsbetriebs aufzeigen, damit diese bei zukünftigen Planungen berücksichtigt werden können. Die Kontrolle lässt sich ebenfalls durch wichtige Kennzahlen unterstützen (vgl. Tab. 7.3).

Die *statische* Liquiditätskontrolle bezieht sich in der Regel auf einen bestimmten Zeitpunkt, beispielsweise den Bilanzstichtag des Gesundheitsbetriebs.

So geben beispielsweise Rentabilitätskennzahlen Auskunft darüber, wie sich die Ertragskraft des Gesundheitsbetriebs insgesamt darstellt. Bei der Gesamtkapitalrentabilität bezieht sich der Jahresüberschuss auf das gesamte eingesetzte Kapital des Gesundheitsbetriebs. Sie verdeutlicht, wie rentabel das Kapital im Gesundheitsbetrieb eingesetzt wurde. Die Eigenkapitalrentabilität zeigt auf, wie sich das im Gesundheitsbetrieb eingesetzte Eigenkapital im Gesundheitsbetrieb in einer Periode verzinst, wobei der Wert bei einem rentablen Betrieb über dem marktüblichen Zinssatz liegen sollte. Die Umsatzrentabilität gibt an, wie viel Gewinn der Gesundheitsbetrieb bezogen auf seinen Umsatz erzielt.

Kennzahlen der Ergebnis- oder Bilanzstruktur lassen ebenfalls Aussagen zum finanziellen Gleichgewicht und damit auch zur Liquiditätssituation des Gesundheitsbetriebs zu. So gibt der Anlagendeckungsgrad an, in welchem Umfang das Anlagevermögen des

Tab. 7.3 Kennzahlen zur Liquiditätskontrolle des Gesundheitsbetriebs

Kontrollart	Kennzahl	Ermittlung
statisch	Gesamtkapitalrentabilität ($GKapR_G$): Sie ergibt sich aus dem Verhältnis zwischen Jahresüberschuss ($JÜ_G$) und Gesamtkapital ($GKap_G$) des Gesundheitsbetriebs	$GKapR_G =$ $JÜ_G \div GKap_G$
	Eigenkapitalrentabilität ($EKapR_G$): Sie ergibt sich aus dem Verhältnis zwischen Jahresüberschuss ($JÜ_G$) und Eigenkapital ($EKap_G$) des Gesundheitsbetriebs	$EKapR_G =$ $JÜ_G \div EKap_G$
	Umsatzrentabilität (UR_G): Sie ergibt sich aus dem Verhältnis zwischen Jahresüberschuss ($JÜ_G$) und Umsatzerlösen (U_G) des Gesundheitsbetriebs	$UR_G =$ $JÜ_G \div U_G$
	Anlagendeckungsgrad ($AnlDG_G$): Er ergibt sich aus der Summe aus Eigenkapital ($EKap_G$) und langfristigem Fremdkapital ($FKap_G$) des Gesundheitsbetriebs, dividiert durch sein Anlagevermögen ($AVerm_G$)	$AnlDG_G =$ $(EKap_G + FKap_G) \div AVerm_G$
	Anlagenintensität ($AnlInt_G$): Sie ergibt sich aus dem Verhältnis zwischen Anlagevermögen ($AVerm_G$) und Gesamtvermögen ($GVerm_G$) des Gesundheitsbetriebs	$AnlInt_G =$ $AVerm_G \div GVerm_G$
	Vorratsintensität ($VInt_G$): Sie ergibt sich aus dem Verhältnis zwischen Vorratsvermögen ($VVerm_G$) und Gesamtvermögen ($GVerm_G$) des Gesundheitsbetriebs	$VInt_G =$ $VVerm_G \div GVerm_G$
	Investitionsverhältnis ($InvVerh_G$): Es ergibt sich aus dem Verhältnis zwischen Umlaufvermögen ($UVerm_G$) und Anlagevermögen ($AVerm_G$) des Gesundheitsbetriebs	$InvVerh_G =$ $UVerm_G \div AVerm_G$
	Eigenfinanzierungsgrad ($EFinG_G$): Er ergibt sich aus dem Verhältnis zwischen Eigenkapital ($EKap_G$) und Bilanzsumme (BS_G)	$EFinG_G =$ $EKap_G \div BS_G$
	Verschuldungsquote (VSQ_G): Sie ergibt sich aus dem Verhältnis zwischen Fremdkapital ($FKap_G$) und Eigenkapital ($EKap_G$) des Gesundheitsbetriebs	$VSQ_G =$ $EKap_G \div FKap_G$
dynamisch	Cashflow (CF_G): Er ergibt sich aus der Summe aus Jahresüberschuss ($JÜ_G$) und nicht liquiditätswirksamen Aufwendungen ($nlwA_G$, bspw. Abschreibungen, Wertberichtigungen etc.), abzüglich nicht liquiditätswirksamer Erträge ($nlwE_G$, bspw. Rückstellungsauflösungen)	$CF_G =$ $JÜ_G + nlwA_G - nlwE_G$

Gesundheitsbetriebs (Behandlungseinrichtungen, Bettenhäuser, Praxisgebäude, Grundstücke etc.) durch Kapital langfristig finanziert ist, wobei die Höhe der Überschreitung der 100-%-Grenze die finanzielle Stabilität des Gesundheitsbetriebs widerspiegelt.

Kennzahlen zur Vermögensstruktur setzen beispielsweise die Behandlungseinrichtungen und sonstigen Anlagen, die Vorräte an medizinischem Verbrauchsmaterial oder die Investitionen in ein Verhältnis zum gesamten Vermögen bzw. zum Anlagevermögen des Gesundheitsbetriebs.

Die Kennzahlen zur Kapitalstruktur geben Hinweise auf die Finanzierungs- oder Verschuldungssituation eines Gesundheitsbetriebs. So zeigt der Eigenfinanzierungsgrad (Eigenkapitalquote) die finanzielle Abhängigkeit des Gesundheitsbetriebs auf, wobei mit steigendem Wert auch von einer zunehmenden finanziellen Krisenfestigkeit und Stabilität ausgegangen werden kann. Die Verschuldungsquote zeigt auf, in welchem Verhältnis Eigen- und Fremdkapital zueinander stehen, wobei ein einigermaßen ausgewogenes Verhältnis durch eine Quote zwischen 1 und 2 weitestgehend gegeben ist.

Die *dynamische* Liquiditätskontrolle erfolgt anhand eines Zeitraums, wobei Liquiditäts- und Finanzpläne den voraussichtlichen Kapitalbedarf eines Gesundheitsbetriebes periodenbezogen dokumentieren, Kapitalflussrechnungen den Zu- und Abfluss von finanziellen Mitteln, deren Herkunft und Verwendung aufzeigen, die Liquiditäts- und Finanzrechnung die Veränderungen des Geldvermögens durch Gegenüberstellung von Einnahmen und Ausgaben wiedergeben und die Cashflow-Analyse darauf hinweist, welche finanziellen Mittel der Gesundheitsbetrieb erwirtschaftet hat, die langfristig für Investitionen oder Schuldentilgung zur Verfügung stehen.

Beispiel

„Um das Risiko eines Zahlungsausfalls zu vermeiden, steigen ebenfalls die Ansprüche an die Bonität der Kreditnehmer. Ob und zu welchen Konditionen Banken den Krankenhäusern Kredite (oder Kreditlinien) gewähren, hängt von ihrer Rückzahlungsfähigkeit ab. In der Konsequenz müssen Krankenhäuser die Ratingkriterien erfüllen, das bedeutet, insbesondere über ausreichend Liquidität verfügen, um künftig die Investitionslücke durch zusätzliche Kredite decken zu können" (Wurm et al. 2016, S. 2).

Für die Liquiditätskontrolle von Gesundheitsbetrieben liegen ferner **Liquiditätsregeln** vor, die auf allgemeinen betriebswirtschaftlichen Erfahrungswerten beruhen. Bei diesen Regeln handelt es sich um normative Aussagen, deren Einhaltung dazu beiträgt, die Liquidität des Gesundheitsbetriebs zu sichern. So besagt die „goldene Liquiditäts- oder Finanzierungsregel", dass die Fristigkeiten des finanzierten Vermögens stets mit der des dazu verwendeten Kapitals übereinstimmen und damit die Investitionsdauer nicht länger als die Finanzierungsdauer sein sollte (Fristenkongruenz).

Beispiel

Eine Behandlungseinrichtung, die für einen Einsatz von 12 Jahren vorgesehen ist, soll auch beispielsweise nur durch Fremdkapital finanziert werden, das dem Gesundheitsbetrieb auch mindestens 12 Jahre zur Verfügung steht.

Als weitere Regel („Eins-zu-Eins-Regel") kann auch angesehen werden, dass Eigen- und Fremdkapital möglichst gleich groß sein sollten, das Eigenkapital besser noch überwiegt oder die Verschuldungsquote zumindest zwischen 1 und 2 und keinesfalls darüber hinaus liegen sollte. Die „allgemeine Liquiditätsregel" besagt schließlich, dass Liquidität stets der Vorzug vor Rentabilität gegeben wird.

7.2   Finanzierung des Gesundheitsbetriebs

7.2.1   Finanzierungsarten

Die **Finanzierung** im Gesundheitsbetrieb beinhaltet die Beschaffung und Rückzahlung der finanziellen Mittel, die für betriebliche Investitionen notwendig sind (vgl. Frodl 2012, S. 49 ff.). Nach der Mittelherkunft und der Funktion der Mittelgeber lässt sie sich in externe und interne bzw. Eigen- und Fremdfinanzierung unterscheiden (vgl. Tab. 7.4).

Auf der Grundlage dieser Unterscheidung lässt sich nun eine Vielzahl von Finanzierungsarten für den Gesundheitsbetrieb systematisieren (vgl. Abb. 7.1).

Beispiel

Die Finanzierung der Krankenhäuser erfolgt beispielsweise nach dem Prinzip der dualen oder dualistischen Finanzierung: Die laufenden Kosten werden durch die Krankenkassen und die Investitionen für im Krankenhausplan aufgenommene Häuser vom jeweiligen Bundesland getragen (vgl. Pappenhof und Schmitz 2009, S. 34).

„Die wesentlichen Anlagegüter eines Plankrankenhauses werden also nicht aus Eigenmitteln finanziert, sondern aus öffentlichen Fördergeldern.

Die Krankenhauserlöse in Form von Pflegesätzen und Fallpauschalen für stationäre Leistungen und die Vergütungen für nichtstationäre Leistungen werden mit Ausnahme der wenigen Selbstzahler von den gesetzlichen und privaten Krankenkassen aufgebracht. Die Abrechnungen mit den Krankenkassen erfolgen jedoch nicht für eine unbegrenzte Leistungsmenge, sondern eingeschränkt im Rahmen des jährlich vereinbarten Krankenhaus-Budgets" (Wessel et al. 2013, S. 19).

Zur Finanzierung eines Gesundheitsbetriebs gehört eine Vielzahl von Aufgaben. Zu den wesentlichsten zählen:

Tab. 7.4 Finanzierungsarten des Gesundheitsbetriebs nach Mittelherkunft und -geber

Mittelherkunft Mittelgeber	Interne Finanzierung	Externe Finanzierung
Eigenfinanzierung	Betriebliche Selbstfinanzierung	Finanzierung durch Beteiligung am Gesundheitsbetrieb
Fremdfinanzierung	Finanzierung aus Rückstellungen des Gesundheitsbetriebs	Finanzierung durch Kreditvergabe an den Gesundheitsbetrieb

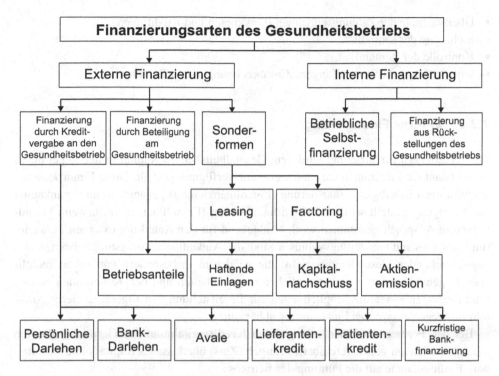

Abb. 7.1 Systematik der Finanzierungsarten des Gesundheitsbetriebs

- Definition der Finanzierungsstrategie des Gesundheitsbetriebs,
- Kurz-, mittel- u. langfristige Ermittlung des Kapitalbedarfs für den Gesundheitsbetrieb,
- Verbesserung der Bonitätswerte des Gesundheitsbetriebs,
- Pflege von Kontakten zu Kreditgebern und Anteilseignern des Gesundheitsbetriebs,
- Festlegung von Sicherheitsreserven,
- Wahrung der weitestgehenden Unabhängigkeit von einzelnen Kreditgebern,
- Information über Finanzierungsmöglichkeiten,
- Nutzung günstiger Finanzierungsalternativen des Kapitalmarkts,
- Bewertung von Finanzierungsalternativen,
- Verhandlung von Finanzierungskonditionen,
- Optimierung von Zahlungsbedingungen,
- Beschaffung der notwendigen Finanzmittel,
- Verbesserung der Ausstattung des Gesundheitsbetriebs mit Kapital,
- Optimierung des Kapitaleinsatzes,
- Beschleunigung der Patientenzahlungsströme,
- Installation von Frühwarnsystemen,
- Kontrolle der Kapitalverwendung,

- Überwachung der Zahlungseingänge, Bankkonten und Kreditlinien,
- Sicherung der Liquidität,
- Kontrolle der Rentabilität,
- Überprüfung von Wertstellungen, Zinsabrechnungen und Gebühren.

7.2.2 Externe Finanzierung

Bei der *externen* Finanzierung wird dem Gesundheitsbetrieb Kapital in der Regel durch Dritte (Banken, Lieferanten etc.) leihweise zur Verfügung gestellt. Diese Finanzierungsart wird auch Beteiligungsfinanzierung (Eigenfinanzierung) genannt, wenn Eigenkapital zur Verfügung gestellt wird und Kreditfinanzierung (Fremdfinanzierung), wenn Fremdkapital in Anspruch genommen wird. Maßgebend für den Anteil der externen Finanzierung am Gesamtfinanzierungsvolumen sind die Außenfinanzierungsmöglichkeiten des kapitalsuchenden Gesundheitsbetriebs, die wiederum insbesondere von seiner rechtlichen Organisationsform, von steuerlichen Gegebenheiten und den Konditionen an den Finanzmärkten sowie die Möglichkeiten zur Bereitstellung von Eigenfinanzierungsmitteln im Wege der *internen* Finanzierung abhängen.

Bei den Formen der Finanzierung durch **Kreditvergabe** an den Gesundheitsbetrieb handelt es sich um gegen vereinbartes Entgelt (Zins) überlassenes Kapital ohne unmittelbare Einflussnahme auf die Führung des Betriebs.

Eine häufige Form der *langfristigen* Kreditfinanzierung ist das **Darlehen**. Es ist ein Kredit, der in einer Summe oder in Teilbeträgen dem Gesundheitsbetrieb zur Verfügung gestellt wird und in festgelegten Raten (Ratenkredit, Tilgungskredit) oder auf einmal nach Ablauf der vertraglich geregelten Laufzeit zurückzuzahlen ist (Kredit mit Endfälligkeit). Die Zinsen stellen dabei das Entgelt für den Nutzungswert des Kapitals dar. Das *persönliche* Darlehen ist ein Kredit, den eine Einzelperson dem Gesundheitsbetrieb einräumt. Laufzeit, Raten und Zinsen sind dabei individuell vereinbar. Zu den Bankdarlehen gehören alle Formen üblicher langfristiger Bankkredite, die dem Gesundheitsbetrieb gewährt werden, wie zum Beispiel Hypothekendarlehen, Bauspardarlehen oder Investitionsdarlehen.

Beispiel

Man unterscheidet dabei üblicherweise Darlehen mit Zinsanpassung die mit variablem Zinssatz häufig in einer Hochzinsphase aufgenommen werden, in der Hoffnung, zukünftig auf einen günstigeren Festzinssatz umsteigen zu können. Bei Darlehen mit Zinsfestschreibung handelt es sich um Kredite, die zu einem für eine bestimmte Periode vereinbarten Festzinssatz ausgeliehen werden, was für den Gesundheitsbetrieb als Darlehensnehmer insbesondere in einer Niedrigzinsphase von Vorteil sein kann. Der feste Zinssatz bildet für die zugrunde liegende Investition eine sichere Kalkulationsgrundlage.

Zu den *kurzfristigen* Formen der Kreditfinanzierung zählen zunächst die **Lieferantenkredite**, die dem Gesundheitsbetrieb von Lieferanten für medizinischen Verbrauchsbedarf durch das Einräumen von Zahlungszielen gewährt werden.

Auch die **Patientenanzahlungen** stellen nichts anderes als Kredite dar, in dem der Patient vorfällig medizintechnische Produkte, Behandlungs- oder Therapieleistungen anzahlt. Der Gesundheitsbetrieb kann bis zum Zeitpunkt der Leistungserstellung und der damit verbundenen Kostenentstehung über diesen Anzahlungsbetrag verfügen.

Zur kurzfristigen Bankfinanzierung zählt insbesondere auch der **Kontokorrentkredit**. Es handelt sich dabei um einen Barkredit in laufender Rechnung, den Banken und Sparkassen auf einem laufenden Konto (Kontokorrentkonto) zur Verfügung stellen und den der Gesundheitsbetrieb als Kreditnehmer innerhalb der vereinbarten Laufzeit im Rahmen der abgesprochenen Kreditlinie in Anspruch nehmen kann.

Beispiel

Die Kosten für den Kontokorrentkredit umfassen zunächst Zinsen (monatlich oder vierteljährlich nachträglich) auf den in Anspruch genommenen Betrag. Der Zinssatz wird zwischen Kreditinstitut und dem Gesundheitsbetrieb zumeist „bis auf weiteres" vereinbart. Der Kreditvertrag sieht dann vor, dass bei geänderten Verhältnissen am Geldmarkt bzw. am Kapitalmarkt der Zinssatz entsprechend verändert werden kann. Da das Kontokorrent von beiden Seiten jederzeit einseitig aufgehoben werden kann, ist auch der Gesundheitsbetrieb in der Lage, Zinssatzänderungen entsprechend seiner Verhandlungsstärke gegenüber dem Kreditinstitut durchzusetzen. Ferner sind Kontoführungsgebühren, Bearbeitungsgebühren je nach Anlass (für Sicherheitenbestellung, -prüfung usw.), Überziehungszinsen zusätzlich zu zahlen, sofern die Bank Inanspruchnahmen oberhalb der vereinbarten Kreditlinie zulässt.

Bei der kurzfristigen Bankfinanzierung durch **Avale** handelt es sich um die Bürgschaft bzw. Garantieübernahme durch die Bank für andere Kredite. Die Bank übernimmt dabei als Avalkreditgeber im Auftrag des Gesundheitsbetriebs als ihrem Kunden gegenüber Dritten die Haftung für eine bestimmte Geldsumme durch Hergabe einer Bürgschaft oder einer Garantie. Die Bank stellt hierbei keine eigenen Mittel, sondern lediglich ihre Kreditwürdigkeit zur Verfügung.

Beispiel

Für die Ausnutzung von Avalkrediten rechnen Kreditinstitute Avalprovision, prozentual auf den Wert der herausgegebenen Avalurkunden. Diese ist abhängig von der Laufzeit des Avalkredits, der Kreditnehmerbonität, der Art der abzusichernden Risiken, der Größenordnung der Einzelgeschäfte sowie der gestellten Sicherheiten. Der Satz bewegt sich üblicherweise zwischen 0,5 und 3 %. Zusätzlich wird im Allgemeinen je Urkunde eine Ausfertigungsgebühr gerechnet.

Bei der Finanzierung durch **Beteiligung** am Gesundheitsbetrieb (auch: Eigenfinanzierung) führen die Eigentümer des Gesundheitsbetriebs von außen Kapital zu. Eine Beteiligung ist das Mitgliedschaftsrecht, das durch Kapitaleinlage (Geld- oder Sacheinlage) an einem Gesundheitsbetrieb erworben wird.

Beispiel

Die *stille* Beteiligung ist dadurch gekennzeichnet, dass der stille Anteilsnehmer nach außen nicht in Erscheinung tritt. Sie ist daher für den Gesundheitsbetrieb ein Instrument der mittelfristigen Geldbeschaffung und für den stillen Anteilsnehmer eine Kapitalanlagemöglichkeit. Ihm steht jedoch ein Kontrollrecht über die Jahresbilanz zu; ein Widerspruchsrecht bei Vornahme bestimmter Handlungen des Betriebs hat der stille Anteilsnehmer hingegen nicht. Eine Beteiligung des stillen Anteilsnehmers am laufenden Gewinn und Verlust ist Wesensmerkmal der typischen stillen Beteiligung. Eine Verlustbeteiligung kann jedoch vertraglich ausgeschlossen werden. Im Konkurs ist der stille Anteilsnehmer Gläubiger des Gesundheitsbetriebs, soweit seine Einlage nicht durch den Anteil am Verlust aufgezehrt ist.

Die **Betriebsanteile** sind die allgemeine Bezeichnung für den Umfang der Beteiligung eines Anteilnehmers am Gesundheitsbetrieb und seinem Vermögen. Die Verfügungsbefugnis über den Anteil hängt von der rechtlichen Organisationsform des Gesundheitsbetriebs ab.

Der Umfang der mit der Einlage verbundenen **Haftung** kann bezüglich einer Verlustbeteiligung vertraglich ausgeschlossen werden.

Beim **Kapitalnachschuss** handelt es sich um eine nachträgliche Erhöhung des Kapitals des Gesundheitsbetriebs, der durch Vertrag oder Satzung für die Anteilseigner festgelegten Beiträge bzw. Ergänzung von durch Verlust geminderten Einlagen, z. B., wenn die Insolvenzmasse zur Befriedigung der Gläubiger nicht ausreicht.

Beispiel

Bei Gesundheitsbetrieben in Form von Personengesellschaften besteht keine gesetzlich vorgesehene Nachschusspflicht; sie kann aber vertraglich vereinbart werden. Dagegen kann die Satzung einer GmbH eine Nachschusspflicht entweder beschränkt auf einen bestimmten Betrag oder sogar in unbeschränkter Höhe vorsehen. Von der unbeschränkten Nachschusspflicht darf sich der Anteilseigner durch Abandonierung (Preisgabe und Veräußerung) seines Anteils am Gesundheitsbetrieb befreien.

Eine besondere Form der Beteiligung an einem Gesundheitsbetrieb stellt **Venture Capital (VC)** dar, welches insbesondere zur Finanzierung von Investitionen durch Risiko- oder Wagniskapital dient, wobei die Bereitstellung von haftendem Kapital über einen bestimmten Zeitraum verbunden ist mit unternehmerischer Beratung für Risikoprojekte beispielsweise im Bereich von medizinischer Forschung und Entwicklung. Die Bereitstellung des Kapitals erfolgt dabei weitgehend ohne Sicherheiten allein aufgrund der geschätzten Ertragschancen des zu finanzierenden Projektes. Kapitalgeber sind häufig spezielle Beteiligungsfonds, die aus Gründen der Risikostreuung oft an mehreren unterschiedlichen innovativen Projekten auch in verschiedenen Branchen beteiligt sind. Venture Capital Fonds beteiligen sich üblicherweise als stiller Gesellschafter, wodurch die Möglichkeit der vertraglichen Vereinbarung eines Ausschlusses der Verlustbeteiligung besteht.

Bei der **Aktienemission** handelt es sich um die Ausgabe von Aktien im Rahmen der Beteiligungsfinanzierung (Einlagenfinanzierung) bzw. Selbstfinanzierung eines Gesundheitsbetriebs in Form einer Aktiengesellschaft im Zuge einer Kapitalerhöhung, wobei die Aktie als Wertpapier einen Bruchteil seines Grundkapitals darstellt und diesen in Euro ausgedrückt sowie nach der Gesamtzahl der ausgegebenen Aktien berechnet repräsentiert.

Beispiel

Die in der Aktie verkörperte Mitgliedschaft am Gesundheitsbetrieb umfasst die Rechte und Pflichten des Aktionärs mit dem Recht auf Gewinnanteil (Dividende), dem Recht zur Teilnahme an der Hauptversammlung und dortigem Stimmrecht, dem Bezugsrecht auf junge Aktien bei Kapitalerhöhungen sowie dem Recht auf quotenmäßigen Anteil am Liquidationserlös.

Bei den Sonderformen der *externen* Finanzierung handelt es sich im Grunde genommen um unechte Finanzierungsformen. Zu ihnen zählt zunächst das **Factoring**, das als laufender Ankauf von Geldforderungen gegen einen Drittschuldner (Patient) aus Leistungen des Gesundheitsbetriebs durch ein Finanzierungsinstitut (Factor) bereits an anderer Stelle beschrieben wurde. Das Factoringinstitut übernimmt hierbei gegen Entgelt das Ausfallrisiko, die Buchführung sowie das Mahnwesen und stellt dem die Patientenforderungen verkaufenden Gesundheitsbetrieb sofort Liquidität zur Verfügung.

Leasing gehört zu den kapitalsubstitutiven Finanzierungsformen und bedeutet die Überlassung von Wirtschaftsgütern für den Gesundheitsbetrieb durch den Hersteller oder eine Finanzierungsgesellschaft, die sie erwerben und ihrerseits an die medizinische Einrichtung oder Pflegeeinrichtung als Mieter für eine vertragsgemäße Nutzungsdauer vermieten. Als Gegenleistung für die Nutzung sind regelmäßige gleich bleibende Zahlungen (Leasingraten) oder auch eine Miet-Sonderzahlung zu erbringen.

Beispiel

Als Vorteile lassen sich für den Gesundheitsbetrieb im Wesentlichen der geringere Finanzbedarf im Jahr der Anschaffung, die Möglichkeit der Anpassung an den stets neuesten Stand der Medizintechnik und die als gewinnmindernde Betriebsausgabe geltend machbare Miete anführen. Nachteilig wirken sich insbesondere die hohen Mietausgaben aus, sowie die Belastung des Betriebs mit ausgabewirksamen Fixkosten während der Gesamtmietzeit, welche vielfach höher sind als Zins- und Tilgungsleistungen einer vergleichbaren Fremdfinanzierung.

Die dem Leasing zugrunde liegenden Leasingraten bilden dem Gesundheitsbetrieb andererseits eine klare Kalkulationsgrundlage für die Liquiditätsplanung. Auch kann durch das Leasing eine Erweiterung der Verschuldungsgrenze und damit ein zusätzliches Finanzierungspotenzial erreicht werden. Durch die mit dem Leasing oft verbundenen Service-Leistungen wird diese Finanzierungsform im Gesundheitsbetrieb insbesondere dort effizient einsetzbar sein, wo es sich um marktgängige Objekte handelt, die grundsätzlich jederzeit veräußerbar sind.

7.2.3 Interne Finanzierung

Bei der *internen* Finanzierung fließen dem Gesundheitsbetrieb liquide Mittel aus den innerbetrieblichen Leistungsprozessen zu und zugleich stehen keine Auszahlungen gegenüber. Sie stellt somit eine Finanzierung durch Einbehaltung (Thesaurierung) zurückliegender Gewinne dar.

Die interne Finanzierung umfasst die betriebliche **Selbstfinanzierung** durch den Gesundheitsbetrieb, ohne Beanspruchung von möglichen Anteilseignern und Gläubigern aus dem Überschuss für erbrachte Leistungen. Sie stellt eine Einbehaltung von Teilen des in der Geschäftsperiode erzielten Gewinns und dadurch die Erhöhung des tatsächlich vorhandenen Eigenkapitals dar.

Beispiel

Die Selbstfinanzierung ist eine wichtige, rechtsformunabhängige Form der betrieblichen Finanzierung, insbesondere bei schlechtem Zugang zum Kapitalmarkt. Gesundheitsbetriebe, die Zugang zum Kapitalmarkt haben, betreiben aber gerade wegen ihrer Abhängigkeit davon eine stetige Rücklagenbildung. Insofern ist die Selbstfinanzierung nichts anderes als das Sparen des Gesundheitsbetriebs. Einbehaltene Gewinne sind die betrieblichen Ersparnisse. Der Umfang der Selbstfinanzierung ist somit abhängig von der Höhe des Gewinns, der Besteuerung, dem Kapitalbedarf oder beispielsweise auch von der Politik der Privatentnahmen eines Heilpraktikers als Praxisinhaber.

Die *offene* Selbstfinanzierung geschieht durch Bildung *offener* **Rücklagen**. Das sind finanzielle Reserven oder auch ein Kapitalfonds des Gesundheitsbetriebs, die zum Ausgleich von Verlusten oder für Sonderzwecke bestimmt sind. Als Kapitalrücklage wird u. a. der Gegenwert eines bei der Emission von Anteilen erzielten Aufgeldes (Agio) bezeichnet. Aus dem Ergebnis des Gesundheitsbetriebs gebildete Rücklagen stellen hingegen Gewinnrücklagen dar.

Beispiel

Die Rücklagen bieten dem Gesundheitsbetrieb insbesondere die Vorteile, nicht von den Entwicklungen des Kapitalmarkts abhängig zu sein, sich nicht Kreditwürdigkeitsanalysen (Bonitätsprüfungen) unterziehen zu müssen, sofort über die Finanzmittel verfügen zu können, die Vermeidung von Kapitalbeschaffungskosten, eine Vermeidung des Abflusses von Finanzmitteln für Fremdkapitalzinsen und Tilgung sowie die Erhaltung der Unabhängigkeit gegenüber fremden Kapitalgebern. Nachteilig wirkt sich aus, dass die Selbstfinanzierung eine Schmälerung der Gewinnausschüttung an die Eigner des Gesundheitsbetriebs bewirkt. Diesem Nachteil steht andererseits der allerdings ungewisse Vorteil späterer höherer Gewinnausschüttungen gegenüber, die aus einem selbstfinanzierten Wachstum des Gesundheitsbetriebs resultieren können.

Die *verdeckte* Selbstfinanzierung vollzieht sich über die Bildung stiller Rücklagen. Dabei handelt es sich um Rücklagen, die in der Bilanz des Gesundheitsbetriebs nicht ausgewiesen werden und durch Unterbewertung von Aktiva bzw. Überbewertung von Passiva entstehen. Durch Ausnutzung von Aktivierungs- und Passivierungswahlrechten und durch Ausnutzung von Bewertungswahlrechten kommt es zu Differenzen zwischen Buchwerten und den tatsächlichen Werten, durch Beachtung von Bewertungsobergrenzen zu Zwangsreserven. Die Bildung stiller Reserven führt zur Verminderung des Gewinns von Gesundheitsbetrieben, ihre Auflösung zu seiner Erhöhung. Die Bildung steuerrechtlicher Abschreibungen, die zu Unterbewertungen in der Bilanz führen, ist nur im Rahmen der zulässigen Ausnutzung von Aktivierungs-, Passivierungs- und Bewertungswahlrechten erlaubt.

Die Finanzierung aus **Abschreibungswerten** stellt nichts anderes als den Rückfluss der Abschreibungen in den Umsatz des Gesundheitsbetriebs dar. Es handelt sich dabei um eine reine Vermögensumschichtung durch die anderweitige Verwendung der Zahlungsmittel bis zur Durchführung der Ersatzbeschaffung der Abschreibungsobjekte. Lassen sich die Abschreibungsgegenwerte in die erzielbaren Patientenhonorare einkalkulieren, werden die Abschreibungen „verdient". Die für die Ersatzbeschaffung vorgesehenen Abschreibungserlöse führen erst zu einem späteren Zeitpunkt zu Ausgaben und stehen bis dahin als Finanzmittel zur Verfügung (Kapitalfreisetzungseffekt). Das freigesetzte Kapital ist umso größer, je länger die Nutzungsdauer der Behandlungs- und Pflegeeinrichtungen und je höher deren Nutzungsintensität ist.

Die Finanzierung aus **Rückstellungen** des Gesundheitsbetriebs vollzieht sich durch die Bindung finanzieller Mittel aufgrund der Minderung des Jahresüberschusses durch Zuführungen zu Rückstellungen, sodass weniger Mittelausgeschüttet werden bzw. abfließen. Da nur langfristige Rückstellungen einen ausreichenden Finanzierungseffekt besitzen, werden sie auch als innerbetriebliche Fremdfinanzierung bezeichnet.

Beispiel

Ein wichtiges Beispiel sind in diesem Zusammenhang Pensionsrückstellungen, die aufgrund ihrer außerordentlichen Langfristigkeit nahezu Eigenkapitalcharakter besitzen. Tatsächlich werden sie aus externer Sicht jedoch als Fremdkapital behandelt, das dem Gesundheitsbetrieb gewissermaßen nur zeitlich begrenzt zur Verfügung steht.

7.2.4 Finanzierung durch öffentliche Fördermittel

Ist der Gesundheitsbetrieb als Kreiskrankenhaus, kommunale Pflegeeinrichtung oder Universitätsklinik nicht ohnehin bereits eine öffentliche Einrichtung, deren Aufwandsträger die Finanzierung des Betriebs mit öffentlichen Mitteln unterstützen, so steht ihm zur Finanzierung die Inanspruchnahme öffentlicher Fördermittel zur Verfügung.

Neben der meist sehr individuellen kommunalen Wirtschaftsförderung, sind es insbesondere die Fördereinrichtungen des Bundes und der Länder, die öffentliche Finanzierungshilfen anbieten. Auf Bundesebene gibt es dazu neben der originären Zuständigkeit des *Bundesministeriums für Wirtschaft und Technologie* die *Kreditanstalt für Wiederaufbau (KfW)*, die öffentliche Finanzierungshilfen im Rahmen gewerblicher Wirtschaftsförderung leistet. In den Bundesländern gibt es ebenfalls vergleichbare Förderbanken und/oder eigene Bürgschaftsbanken. In Bayern ist beispielsweise die Bayerische Landesanstalt für Aufbaufinanzierung als *LfA Förderbank Bayern*, das Kreditinstitut des Freistaats zur Förderung der gewerblichen Wirtschaft. Als Förderungsinstrumente werden langfristige zinsgünstige Darlehen, Bürgschaften und Garantien, Zuschüsse und stille Beteiligungen eingesetzt.

Nach Angaben der *Kreditanstalt für Wiederaufbau (KfW)* sind Gesundheitsbetriebe beispielsweise um einen Unternehmerkredit für Vorhaben im Inland zu erhalten antragsberechtigt nach folgenden Kriterien (vgl. KfW-Mittelstandsbank 2016, S. 1):

- Kleine und mittlere Gesundheitsbetriebe (KMU) im Sinne der KMU-Definition der EU, die weniger als 250 Mitarbeiter und einen Jahresumsatz von höchstens 50 Mio. EUR oder eine Jahresbilanzsumme von höchstens 43 Mio. EUR haben.
- Größere mittelständische Gesundheitsbetriebe, die sich mehrheitlich in Privatbesitz befinden und deren Gruppenumsatz 500 Mio. EUR nicht überschreitet.
- Freiberuflich Tätige, z. B. Ärzte.
- Natürliche Personen und antragsberechtigte Unternehmen/Freiberufler unabhängig vom Zeitpunkt der Aufnahme der Geschäftstätigkeit, die Gewerbeimmobilien und/oder gewerblich/freiberuflich genutzte Mobilien vermieten oder verpachten.

Gesundheitsbetriebe in Schwierigkeiten oder als Sanierungsfälle werden auf diese Weise nicht gefördert, sondern durch andere Instrumente unterstützt. Unter der freiberuflichen Tätigkeit werden Gesundheitsbetriebe in Form von Heil- und Heilhilfsberufen wie u. a. Ärzte, Zahnärzte, Heilpraktiker, Dentisten, Krankengymnasten, Altenpfleger, medizinische Fußpfleger, Logopäden, Medizinische Bademeister, Medizinisch-technische Assistenten und Rettungsassistenten subsumiert.

An Finanzierungsalternativen im Rahmen öffentlicher Förderhilfen stehen beispielsweise Darlehen, Bürgschaften, Zuschüsse und Beteiligungen zur Verfügung.

Darlehen werden für förderfähige Vorhaben in der Regel bis zu einer bestimmten Höhe gewährt. Als förderfähige Vorhaben werden im allgemeinen insbesondere

Investitionen bei Neugründungen von Gesundheitsbetrieben, auch die Anschaffung der „Erstausstattung", Übernahmen von Arzt- oder Zahnarztpraxen, Rationalisierungen, Modernisierungen oder auch die Erweiterung bestehender Behandlungs- und Pflegeeinrichtungen, sofern sie mit dem Erhalt oder der Schaffung von Arbeitsplätzen verbunden sind, angesehen.

Im Rahmen der Förderung von Konsolidierungsvorhaben werden häufig auch Darlehen gewährt, die Gesundheitsbetriebe, welche in Liquiditäts- und Rentabilitätsschwierigkeiten geraten sind, im Interesse der Erhaltung von Arbeitsplätzen eine Umschuldung ihrer überhöhten kurzfristigen Verbindlichkeiten in langfristiges Fremdkapital ermöglichen. Voraussetzung für die Darlehensgewährung ist insbesondere, dass zur Behebung der bestehenden Schwierigkeiten ein tragfähiges Gesamtkonsolidierungskonzept vorgelegt wird, an dem sich neben dem Gesundheitsbetrieb auch dessen Hausbank beteiligt.

Soweit ein Darlehen bankmäßig nicht ausreichend abgesichert werden kann, ist oft auch eine teilweise Haftungsfreistellung für die Hausbank möglich, die von der Fördereinrichtung eingeräumt wird.

Um auch solchen Gesundheitsbetrieben, die nicht genügend Sicherheiten verfügbar haben, die Kreditaufnahme zu ermöglichen, gibt es die Möglichkeit öffentlicher Bürgschaften. Sie übernehmen gegenüber den Hausbanken einen Großteil des Risikos. Die zu verbürgenden Kredite können für die Finanzierung von Investitionen, zur wirtschaftlichen Konsolidierung des Betriebes oder auch zur Bereitstellung von Betriebsmitteln (Behandlungs- und Pflegeeinrichtungen etc.) bestimmt sein (vgl. Tab. 7.5).

Kleine und mittlere Gesundheitsbetriebe stoßen wegen ihres zu geringen Eigenkapitals bei ihrem Wachstum oder der Aufnahme von Krediten häufig an Grenzen. Sie sind daher auf die Zuführung von haftendem Eigenkapital angewiesen. Solches Eigenkapital kann in Form von öffentlich refinanzierten Beteiligungen über verschiedene Fonds in Form von offenen und stillen Beteiligungen oder durch Übernahme von Anteilen zur Verfügung gestellt werden. Grundsätzlich sind dabei alle Finanzierungsphasen möglich, d. h. Gründung des

Tab. 7.5 Öffentliche Bürgschaften für Gesundheitsbetriebe

Bürgschaftszweck	Erläuterung
Investitionen	Verbürgung von Krediten für Investitionen zur Rationalisierung, Modernisierung, Erweiterung und Umstellung bestehender Gesundheitsbetriebe
Existenzgründung	Verbürgung von Krediten für die Errichtung neuer und Übernahme bestehender Gesundheitsbetriebe
Betriebsmittel	Verbürgung von Krediten zur Deckung des Betriebsmittelbedarfs, vor allem in Verbindung mit Investitionen in Räumlichkeiten und Behandlungseinrichtungen
Konsolidierung	Verbürgung von Krediten zur Konsolidierung, insbesondere zur Umschuldung von kurzfristigen Verbindlichkeiten des Gesundheitsbetriebs; Voraussetzung ist in der Regel ein tragfähiges Gesamtkonsolidierungskonzept, an dem sich auch die Hausbank entsprechend beteiligt

Gesundheitsbetriebs, Wachstum, Innovation, Rationalisierung, bis hin zur Reorganisation können durch Eigenkapital in Form einer Beteiligung begleitet werden. Die Höhe der Beteiligung kann Beträge bis hin zu mehreren Millionen umfassen, wobei die Konditionen in der Regel individuell abgestimmt werden. In Fällen, in denen auf öffentlich refinanzierte Beteiligungen zurückgegriffen wird, sind die Kosten – gemessen am sonstigen Preis für Eigenkapital – günstig. Häufig wird in diesem Marktsegment eine prozentuale Festvergütung für einen längeren Zeitraum festgelegt, zuzüglich einer gewinnabhängigen Komponente.

Beispiel

Es handelt sich dabei vorwiegend um stille Beteiligungen, bei denen die Fördereinrichtung stiller Gesellschafter bleibt und sich nicht am Management des Gesundheitsbetriebs beteiligt. Das Beteiligungskapital wird oft bereits in frühen Phasen der Betriebsentwicklung zur Verfügung gestellt und dient dadurch der Mitfinanzierung von Investitionen und Betriebsmitteln insbesondere für innovative Vorhaben des Gesundheitsbetriebs. Überwiegend beteiligt sich die Fördereinrichtung in Zusammenarbeit mit einem weiteren kooperierenden Beteiligungsgeber wie beispielsweise einer Privatperson oder der Hausbank, dem zur Reduzierung seines Risikos auch eine zeitlich begrenzte Verkaufsoption eingeräumt werden kann. Dieser Investor prüft vor Übernahme der Beteiligung die Beteiligungsvoraussetzungen und leitet der Fördereinrichtung eine entsprechende Stellungnahme für die anstehende Beteiligungsentscheidung zu. Während der Beteiligungslaufzeit betreut der Investor den beteiligungsnehmenden Gesundheitsbetrieb betriebswirtschaftlich und überwacht die ordnungsmäßige Vorhabensdurchführung. Die Beteiligungshöhe der Fördereinrichtung orientiert sich in diesem Fall an der Mittelbereitstellung des Investors, wobei das Beteiligungskapital grundsätzlich in mehreren Tranchen entsprechend dem Fortschritt des innovativen Vorhabens des Gesundheitsbetriebs bereitgestellt wird. Die Laufzeit orientiert sich an der Beteiligungsdauer des kooperierenden Beteiligungsgebers. Neben einmaligen Bearbeitungsgebühren fallen in der Regel eine fixe, ergebnisunabhängige Basisvergütung, eine den Verhältnissen des Gesundheitsbetriebs angepasste, laufende gewinnabhängige Entgeltkomponente sowie am Beteiligungsende ein angemessenes Ausstiegsentgelt unter Berücksichtigung der wirtschaftlichen Entwicklung, die der Gesundheitsbetrieb während der Beteiligungslaufzeit genommen hat. Einzelheiten regelt ein abzuschließender Beteiligungsvertrag. Ein Rechtsanspruch auf eine öffentliche Beteiligung besteht nicht.

Anträge für öffentliche Förderhilfen sind vom Gesundheitsbetrieb in der Regel vor Beginn des Vorhabens, d. h. insbesondere vor Eingehen des wesentlichen finanziellen Engagements wie z. B. dem Abschluss von Kaufverträgen zu stellen. Die öffentlichen Finanzierungshilfen werden üblicherweise nicht in Konkurrenz zu den Geschäftsbanken, sondern unter deren maßgeblichen Mitwirkung gewährt. Nach diesem sogenannten „Hausbankprinzip" richtet der Gesundheitsbetrieb über seine frei gewählte Geschäftsbank den Finanzierungsantrag an die jeweilige Fördereinrichtung. Beratungsleistungen erfolgen allerdings auch direkt (vgl. Abb. 7.2).

Abb. 7.2 Antragsweg
öffentlicher
Finanzierungshilfen für den
Gesundheitsbetrieb

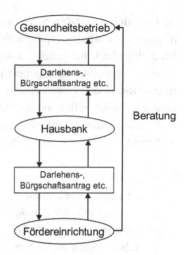

Die Hausbank ist das Kreditinstitut, bei dem der Gesundheitsbetrieb den größten Teil seiner Bankgeschäfte abwickelt. Sie trägt grundsätzlich auch das Kreditrisiko, soweit es ihr nicht durch eine öffentliche Bürgschaft teilweise abgenommen wird. Eine besondere Form dabei ist die Haftungsfreistellung. Hierbei handelt es sich um die gänzliche oder teilweise Befreiung der Hausbank von der Verpflichtung, für eine Schuld aufgrund eines Schuldverhältnisses einstehen zu müssen (z. B. Zins- und Tilgungsforderungen im Rahmen von Darlehen).

Beispiel

„Verschiedene Fördermittel und Zuwendungen sind an die Einhaltung bestimmter Bedingungen geknüpft. Daher kann es sein, dass eine Förderung die Inanspruchnahme von Maßnahmen aus anderen Programmen beschränkt oder sogar ausschließt. Einige Zuwendungen sind „De-minimis-Beihilfen", die zur Vermeidung von Wettbewerbsverzerrungen unter anderem auch der Kontrolle durch die Europäische Kommission unterliegen" (Müller und Doll 2012, S. 22).

7.3   Investitionen im Gesundheitsbetrieb

7.3.1   Investitionsplanung

Die **Investitionsplanung** in Gesundheitsbetrieben erfolgt unter verschiedenen Gesichtspunkten. Einerseits erfolgt die Auswahl beispielsweise medizintechnischer Behandlungs- oder Pflegeausstattung nach medizinischen Gesichtspunkten und dem jeweiligen Stand der Medizintechnik, mit dem Ziel bestmöglicher Leistungseigenschaften, um letztendlich in die Einrichtungen zu investieren, welche die Behandlungs- und Pflegeleistungen bestmöglich unterstützen. Weiterhin werden in die Auswahl beispielsweise auch Marke-tingaspekte einbezogen, denn der Patient erwartet, mit der bestmöglichen, zeitgemäßen Medizintechnik behandelt zu werden und die Ausstattung des Gesundheitsbetriebs als modern, ergonomisch angenehm und fortschrittlich zu empfinden. Letztendlich ist jede Investition in den Gesundheitsbetrieb aber auch unter betriebswirtschaftlichen Gesichts-punkten zu beurteilen, denn sie bedeutet die Bindung von Kapital, wirft unter Umstän-den Finanzierungsprobleme auf, erzeugt Folgekosten für Wartung und Instandhaltung und stellt oft auch nur mittel- bis langfristig erreichbare Vorteile in Aussicht.

Beispiel

Das vom *Zentralinstitut für die kassenärztliche Versorgung in Deutschland (ZI)* gemeinsam mit der *Apotheker- und Ärztebank* entwickelte *Investitions- und Kosten-planungsprogramm (INKO)* ermöglicht anhand von Simulationsrechnungen eine betriebswirtschaftliche Simulation für die Praxisgründung, die Nachfolge oder den Einstieg in eine Praxisgemeinschaft anhand verschiedener Gestaltungsvarianten. Es werden dabei Investitionen, Finanzierung und weitere laufende Betriebskosten sowie private Ausgaben berücksichtigt und ein Investitions- und Finanzierungsplan erstellt (vgl. Zentralinstitut für die kassenärztliche Versorgung in Deutschland – ZI 2016, S. 1).

Je nach Zweck, Objekt oder Funktion der Investition in den Gesundheitsbetrieb lassen sich eine Reihe von **Investitionsarten** unterscheiden (vgl. Tab. 7.6).

Bei einer Investition sind einerseits die *ausgehenden* Zahlungen zu berücksichtigen, wie die Anschaffungszahlung für den Kaufpreis eines medizintechnischen Gerätes oder die Folgekosten für Wartung, Reparatur und Ersatzteile. Ihnen stehen tatsächlich oder

	Investitionsart	Beispiele
Tab. 7.6 Investitionsarten im Gesundheitsbetrieb	Rationalisierungsinves-titionen	Investitionen in die Automatisierung von Labortechnik, Energiesparein-richtungen etc.
	Sachinvestitionen	Neue Pflege- oder Behandlungsein-richtungen
	Ersatzinvestitionen	Erneuerung von veralteter Medizin-technik
	Gründungs- oder Errich-tungsinvestitionen	Neugründung eines Gesundheits-betriebs
	Erweiterungsinvestiti-onen	Zusätzliche Räumlichkeiten für den Gesundheitsbetrieb
	Immaterielle Investiti-onen	Investitionen in Werbung, Ausbil-dung etc.

fiktiv *eingehende* Zahlungen gegenüber, wie der Verwertungserlös aufgrund der Veräußerung des Gerätes am Ende seiner Nutzungsdauer oder Rechnungsstellungen gegenüber Krankenkassen und Patienten für die Nutzung des Gerätes im Rahmen der Behandlung. Die Wertminderung, der das Investitionsobjekt aufgrund seiner Alterung unterliegt, wird in Form der über die Nutzungsdauer verteilten **Abschreibungen** berücksichtigt. Sie muss durch die Einnahmen aus den damit erbrachten Behandlungsleistungen mindestens ausgeglichen werden, sodass am Ende der Nutzungsdauer eine Ersatzbeschaffung durchgeführt werden kann. Die Abschreibungen stellen gewinnmindernde Ausgaben dar und sind von den insgesamt erzielten Einnahmen abzuziehen, um den steuerpflichtigen Gewinn des Gesundheitsbetriebs zu ermitteln. Als **Fehlinvestitionen** werden Investitionen bezeichnet, die aus verschiedenen Gründen nicht in die Prozesse des Gesundheitsbetriebs einbezogen werden können, aber dennoch sein Ergebnis negativ belasten. Den Gegensatz zur Investition stellt die **Desinvestition** dar. Darunter ist die Rückgewinnung und Freisetzung der in konkreten Vermögenswerten gebundenen finanziellen Mittel durch Verkauf, Liquidation oder Aufgabe von Pflege- oder Behandlungseinrichtungen des Gesundheitsbetriebs zu verstehen.

Als Verfahren zur Beurteilung verschiedener Investitionsalternativen im Gesundheitsbetrieb bieten sich die verschiedenen Arten der **Investitionsrechnung** an. Sie soll Aussagen über die Wirtschaftlichkeit einer Investition in den Gesundheitsbetrieb oder mehrerer Investitionsalternativen liefern, da sie hinsichtlich der quantifizierbaren Faktoren eine Grundlage von Investitions- und Finanzierungsentscheidungen darstellen kann. Ihr Einsatz kann als Planungsrechnung vor der Entscheidung und als Kontrollrechnung während und nach der Entscheidungsdurchführung erfolgen.

Bei der Investitionsrechnung handelt es sich überwiegend um *finanzmathematische* Verfahren. Ihnen ist gemein, dass qualitative Entscheidungsfaktoren nicht berücksichtigt werden und auch die medizintechnische Beurteilung von Investitionsalternativen bereits erfolgt ist. Sie haben zum Ziel jene Investitionsalternative rechnerisch zu ermitteln, die je nach Fragestellung etwa die geringsten Kosten verursacht, den größten Beitrag zum Gewinn des Gesundheitsbetriebs leistet oder die höchste Rentabilität erzielt. Je genauer sich die Ausgaben für die Investition und die Einnahmen aus der Nutzung des Investitionsgutes bestimmen lassen, desto wirklichkeitsnaher sind auch die Ergebnisse der Investitionsrechnung. Da es sich bezüglich einer geplanten Investition bei den voraussichtlichen Einnahme- bzw. Ausgabepositionen um zu schätzende Werte handelt, ist es zweckmäßig, pro Investitionsfall zumindest zwei Modellrechnungen durchzuführen, in denen jeweils minimale und maximale Annahmen für die zu berücksichtigen Werte Eingang finden (vgl. Frodl 2015, S. 12 ff.).

Die verschiedenen Investitionsrechnungsarten haben je nachdem, ob sie nur eine Berechnungsperiode oder den gesamten Investitionszeitraum berücksichtigen, überwiegend statischen oder dynamischen Charakter (vgl. Tab. 7.7).

Da bei einer Investitionsrechnung für den Gesundheitsbetrieb nur quantifizierbare Größen und Ereignisse für einzelne Investitionsvorhaben erfasst und sichere Erwartungen unterstellt werden, ist es zweckmäßig, bei Investitionsentscheidungen zusätzlich

Tab. 7.7 Investitionsrechnungsarten im Gesundheitsbetrieb (vgl. Beschorner und Peemöller 2006, S. 353 ff.)

Statische Investitionsbewertung	Kostenvergleichsrechnung	Bei verschiedenen Investitionsobjekten werden die mit der Erbringung der Behandlungsleistung anfallenden Kosten verglichen
	Gewinnvergleichsrechnung	Es werden die zurechenbaren Gewinne des Gesundheitsbetriebs (Einnahmen – Kosten) verglichen
	Rentabilitätsrechnung	Ermittlung und Gegenüberstellung der Rentabilität für verschiedene Investitionsobjekte: (Ø erwarteter Betriebsgewinn ÷ Ø Investiertes Kapital) × 100
	Kapitalwertmethode	Sämtliche erwartete Gewinne werden über die Lebensdauer mit einem Zinsfuß (i) auf den Zeitpunkt unmittelbar vor der Investition abgezinst. Die Investition ist Vorteilhaft, wenn für den Kapitalwert gilt: $K_0\,(z,i) = \Sigma\,[(\text{Einnahmen} - \text{Ausgaben}) \div (1+i)^t) + (\text{Restwert} \div (1+i)^n] \geq 0$
Dynamische Investitionsbewertung	Interner Zinsfuß	Bei einem Kapitalwert = 0 wird die Verzinsung des angelegten Kapitals des Gesundheitsbetriebs ermittelt
	Annuitätenmethode	Es werden die durchschnittlichen jährlichen Einnahmen und Ausgaben unter Verwendung der Zinseszinsrechnung errechnet (Annuitäten). Vorteilhaft, wenn Einnahmeannuitäten > Ausgabeannuitäten
	Vermögensendwertverfahren	Aufzinsung sämtlicher Zahlungen auf das Ende des Planungszeitraumes; ansonsten analog Kapitalwertmethode
	Sollzinssatzverfahren	Aufzinsung sämtlicher Zahlungen auf den Finalwert; ansonsten analog Methode Interner Zinsfuß
Sonstige Bewertung	Amortisationsrechnung	Als Kriterium dient die Zeitspanne, in der das investierte Kapital des Gesundheitsbetriebs wieder hereingewirtschaftet wird: Amortisationsdauer = Anschaffungswert ÷ Reingewinn (+ Abschreibungen)
	MAPI-Verfahren	Rentabilitätsrechnung in Verbindung mit der Bestimmung des Zeitpunktes für Ersatzinvestitionen im Gesundheitsbetrieb

qualitative Argumente zu berücksichtigten, etwa unter Einbeziehung von Verfahren wie der Nutzwertanalyse zur Einbeziehung nicht quantifizierbarer Größen.

## 7.3.2	Statische Investitionsbewertung

Die *statische* Bewertung von Investitionen in einem Gesundheitsbetrieb berücksichtigt in der Regel nur eine Rechnungsperiode und geht von durchschnittlichen Jahreswerten aus. Sie berücksichtigt weder die Rendite der zu vergleichenden Alternativen noch zeitlich später liegende, die Investitionsentscheidung betreffende Ereignisse, da nur auf die Anfangsinvestition abgestellt wird. Für den Gesundheitsbetrieb liegen die wichtigsten Vorteile der *statischen* Investitionsbewertung in der Praktikabilität ihrer Verfahren, durch Einfachheit und rasche Anwendungsmöglichkeit. Als wesentlicher Nachteil kann die kurzfristige Betrachtung von einer Periode oder einem Durchschnittsjahr angesehen werden, bei der mengen-, kosten oder preismäßige Veränderungen im Zeitablauf keine Berücksichtigung finden.

So wird bei der **Kostenvergleichsrechnung** ein Vergleich der in einer Periode anfallenden Kosten von Investitionsobjekten in einem Gesundheitsbetrieb durchgeführt. Zu berücksichtigen sind dabei die fixen Kosten, die variable Kosten und die Kapitalkosten der zu vergleichenden Investitionsobjekte. Die *fixen* Kosten sind unabhängig von den Behandlungsleistungen und fallen auch an, wenn kein Patient behandelt wird. Die *variablen* Kosten entstehen in Abhängigkeit von den Behandlungsleistungen und beispielsweise dem Einsatz des Röntgengerätes, in das investiert werden soll. Die Kapitalkosten bestehen zum einen aus den kalkulatorischen Abschreibungen, welche die gleichmäßige Verteilung der Anschaffungskosten auf die gesamte Nutzungsdauer sowie den Restwert des Investitionsobjektes berücksichtigen sowie den kalkulatorischen Zinsen, die entgehende Erträge oder Kreditkosten darstellen, weil das entsprechende Kapital im Investitionsobjekt gebunden ist und dem Gesundheitsbetrieb nicht für andere Zwecke zur Verfügung steht (vgl. Tab. 7.8).

Tab. 7.8 Kostenvergleichsrechnung für alternative Röntgendiagnosegeräte

	Röntgenddiagnosegerät 1	Röntgenddiagnosegerät 2
Anschaffungskosten	100.000	150.000
Geplante Nutzungsdaucr (Jahre)	10	10
Voraussichtl. Restwert	20.000	30.000
Marktzinssatz	5%	5%
Geplante Behandlungsfälle	2000	2000
Berechnung		
Fixe Kosten	8000	5000
+ Variable Kosten (je Behandlungsfall: 10/5)	20.000 (10 × 2000 = 20.000)	10.000 (5 × 2000 = 10.000)
+ Kalkulator. Abschreibungen (pro Jahr): (Anschaffungskosten – Restwert) ÷ Nutzungsdauer	8000	12.000
+ Kalkulator. Zinsen (pro Jahr): [(Anschaffungskosten + Restwert) ÷ 2] × Zinssatz ÷ 100	2000	3000
= Gesamtkosten	**38.000**	**30.000**
Kosten je Behandlungsfall	**19**	**15**

Da die im Rahmen der Privat- und Kassenliquidation zu erwartenden Einnahmen für die Vergütung der Inanspruchnahme der jeweiligen Investitionsalternative in der Regel gleich sind, reicht ein Vergleich der Gesamtkosten aus. Ein Vergleich der Kosten je Behandlungseinheit ist insbesondere dann anzustellen, wenn mit der jeweiligen Alternative auch eine unterschiedliche Anzahl von zu erbringenden Behandlungsleistungen verbunden ist. Die kritische Behandlungsmenge ist in dem Punkt erreicht, in dem die Gesamtkosten beider Alternativen gleich hoch sind. Da die fixen Kosten bei zunehmender Behandlungsmenge im Vergleich zu den variablen Kosten an Bedeutung verlieren, ist die Alternative günstiger, die bei einer zu erwartenden Auslastung über der kritischen Behandlungsmenge den höheren Fixkostenanteil ausweist.

Eine ähnliche kritische Menge lässt sich auch für die Beantwortung der Frage errechnen, ab wann die Weiterbetreibung eines Altgerätes und ab wann eine Ersatzinvestition im Gesundheitsbetrieb günstiger wäre. Hierbei ist zum aufgezeigten Rechenweg zu berücksichtigen, dass für noch im Einsatz befindliche Altgeräte keine Abschreibungen mehr anfallen, sich bei der weiteren Nutzung der Restwerterlös verringert und wesentlich höhere Instandhaltungskosten entstehen können.

Somit eignet sich die Kostenvergleichsrechnung insbesondere zur quantitativen Bewertung von Erweiterungs- und Ersatzinvestitionen. Da sie die Ertragsseite nicht berücksichtigt, bleiben Rentabilitätsaspekte und die Frage, ob die Investition überhaupt einen Beitrag zum Gewinn des Gesundheitsbetriebes leistet, außen vor.

Beispiel

„Die Kostenvergleichsrechnung kommt typischer Weise bei Ersatzinvestitionen, die zu keiner Veränderung der Erlöse führen, zur Anwendung. Hier werden schlichtweg die Anschaffungs- und Folgekosten verschiedener Geräteanbieter verglichen" (Sonntag 2010, S. 315).

Da die kostengünstigste Investitionsalternative nicht immer auch zu einem höheren Gewinn des Gesundheitsbetriebs führt, hat die **Gewinnvergleichsrechnung** daher zum Ziel, die bei den verschiedenen Investitionsalternativen zu erwartenden Jahresgewinne miteinander zu vergleichen, etwa im Fall von Ersatzinvestitionen den Vergleich des durchschnittlichen Jahresgewinns des alten Geräts mit dem durchschnittlichen geschätzten Jahresgewinn des neuen.

Hierzu sind zunächst die gesamten Kosten entsprechend der Kostenvergleichsrechnung in durchschnittliche jährliche Kosten umzurechnen. Die Gewinngrenze gibt dann Auskunft darüber, ab welcher Zahl von Behandlungsfällen die Kosten gedeckt sind und die Gewinnzone erreicht wird [Durchschnittliche Kosten je Periode ÷ (Einnahmen je Behandlungsfall – variable Kosten je Behandlungsfall) = Gewinngrenze]. Es ist somit zu prüfen, ob der Gesundheitsbetrieb diesen Wert als erreichbar betrachtet. Im Ergebnis ist die Investition zu wählen, die den höheren Gewinnbeitrag leistet (vgl. Tab. 7.9).

Tab. 7.9 Vereinfachtes Beispiel zur Gewinnvergleichsrechnung im Gesundheitsbetrieb als Gegenüberstellung von Gesamteinnahmen und -kosten

	Röntgendiagnosegerät 1	Röntgenddiagnosegerät 2
Geplante Behandlungsfälle	2000	2000
Einnahmen je Behandlungsfall	20	20
Berechnung		
Gesamteinnahmen	40.000	40.000
-Gesamte Kosten	38.000	30.000
Gewinn	**2000**	**10.000**

Die Gewinnvergleichsrechnung überprüft allerdings nicht, ob die Investition im Gesundheitsbetrieb dennoch unterbleiben sollte, weil das dafür notwendige Kapital am Kapitalmarkt eine bessere Rendite erzielen würde. Diese Frage kann die **Rentabilitätsrechnung** beantworten. Sie ist eine Weiterentwicklung der Gewinnvergleichsrechnung und insbesondere dann im Gesundheitsbetrieb einsetzbar, wenn einzelne Investitionsalternativen einen unterschiedlichen Kapitalbedarf aufweisen oder nur begrenztes Kapital für die Investition zur Verfügung steht. Dieses Verfahren basiert auf der Idee, die Rentabilität verschiedener Investitionsalternativen zu vergleichen. Als Entscheidungskriterium für die Vorteilhaftigkeit eines Investitionsvorhabens wird die Rentabilität mit der vom investierenden Gesundheitsbetrieb gewünschten Mindestrendite verglichen. Beim Vergleich mehrerer Investitionsobjekte wird das mit der höchsten Rentabilität ausgewählt. Im einfachsten Fall lässt sich die Rentabilität als durchschnittlicher Gewinn des Gesundheitsbetriebs einer Periode im Verhältnis zu dem durchschnittlich dafür eingesetzten Kapital ermitteln: Rentabilität (in %) = Ø erwarteter Gewinn des Gesundheitsbetriebs × 100 ÷ Ø investiertes Kapital (Tab. 7.10).

Da auf Fremdkapital in der Regel Zinsen gezahlt werden und auf Investitionen durch Eigenkapital nicht, weisen diese immer eine höhere Rentabilität auf, weshalb fiktive Zinsen als kalkulatorische Kapitalkosten in Ansatz gebracht werden müssen. Der Ertrag, der über die Verzinsung des eingesetzten Kapitals hinausgeht, stellt dann die eigentliche Rendite dar.

7.3.3 Dynamische Investitionsbewertung

Bei der *dynamischen* Investitionsbewertung wird der gesamte Zeitablauf einer Investition im Gesundheitsbetrieb berücksichtigt. Dies geschieht dadurch, dass in den jeweiligen Perioden die unterschiedlich anfallenden Einnahmen und Ausgaben in das Ergebnis eingehen. Mithilfe der Verfahren der *dynamischen* Investitionsbewertung lassen sich realitätsnähere Ergebnisse erzielen. Ihr wesentlicher Nachteil liegt jedoch darin, dass sie für

Tab. 7.10 Einfacher Fall einer Rentabilitätsrechnung für den Gesundheitsbetrieb

	Röntgendiagnosegerät 1	Röntgendiagnosegerät 2
Berechnung		
Gesamte Kosten	38.000	30.000
Gewinn	2000	10.000
Rentabilität in % Ø erwarteter Praxisgewinn × 100 ÷ Ø investiertes Kapital	**5,26**	**33**

die Beurteilung von Investitionen im Gesundheitsbetrieb rechnerisch weitaus aufwendiger sind, als die relativ schnell und einfach anzuwendenden Verfahren der *statischen* Investitionsbewertung.

Eine der wichtigsten Kennzahlen zur Beurteilung von Investitionen und Finanzierungsmaßnahmen im Gesundheitsbetrieb ist der Kapitalwert. Die **Kapitalwertmethode** ermittelt ihn als Differenz zwischen dem jeweiligen Gegenwartswert (Barwert) aller Einnahmen und Ausgaben, wobei unter Barwert auf den Entscheidungszeitpunkt abgezinste Zahlungen zu verstehen sind. Ist der Barwert aller Einzahlungen größer als der aller Auszahlungen, so kann eine Investition im Gesundheitsbetrieb vorteilhaft erscheinen. Das gleiche gilt für Investitionsalternativen, die im Vergleich den höchsten Kapitalwert aufweisen. Dabei lässt sich auch ein eventuell zu erwartender Restwert durch Veräußerung der veralteten bzw. auszutauschenden Behandlungs- und Pflegeeinrichtungen am Ende der Nutzungsdauer berücksichtigen (vgl. Tab. 7.11).

Bei der Bewertung nach dem **Internen Zinsfuß** werden zwei Zinssätze (Marktzins des Gesundheitsbetriebs und interner Zins der Investition) miteinander verglichen. Der interne Zinsfuß (auch: interner Zinssatz, Effektivzins, Gesamtkapitalrentabilität) ist der Zinssatz, bei dessen Ansatz der Kapitalwert einer Investition oder Finanzierung im Gesundheitsbetrieb gerade gleich Null wird bzw. bei dem Ausgabe- und Einnahmebarwert einer Investition oder Finanzierung genau übereinstimmen. Eine Investition gilt nach diesem Verfahren als lohnend, wenn sie bei gegebenem Kalkulationszinssatz eine Rendite erbringt, die mindestens so hoch ist wie der Kalkulationszinsfuß.

Die **Annuitätenmethode** baut auf der Kapitalwertmethode auf. In ihr werden Ein- und Auszahlungsbarwerte in gleiche Jahresbeträge (Annuitäten) umgerechnet. Lohnend ist eine Investition für den Gesundheitsbetrieb dann, wenn beim gegebenen Kalkulationszinsfuß ein durchschnittlicher jährlicher Überschuss entsteht, der größer oder gleich Null ist. Der durchschnittliche jährliche Überschuss ist die Differenz zwischen den durchschnittlichen jährlichen Einnahmen und Ausgaben.

Beispiel

„Mithilfe der Annuitätenmethode lässt sich auch die Frage klären, welche Kosten eine Investition pro Jahr verursacht (Kostenannuitäten). Dazu betrachtet man nicht mehr den Kapitalwert …, sondern lässt nur die Auszahlungen, also die Anschaffungskosten und die

Tab. 7.11 Dynamische Investitionsbewertung im Gesundheitsbetrieb mithilfe der Kapitalwertmethode

	Röntgendiagnosegerät 1	Röntgendiagnosegerät 2
Investitionssumme	100.000	120.000
Nutzungsdauer	5 Jahre	6 Jahre
Marktzins	5%	5%
Erwarteter Restwert	0	20.000
Erwartete Einnahmen − Ausgaben		
1. Jahr	30.000	25.000
2. Jahr	35.000	30.000
3. Jahr	40.000	35.000
4. Jahr	45.000	40.000
5. Jahr	50.000	45.000
6. Jahr	0	50.000
Restwert 6. Jahr	0	20.000

Kapitalwertberechnung

	Abzinsung: $1/(1+i)^n$	Überschüsse Alternative 1	Barwerte Alternative 1	Überschüsse Alternative 2	Barwerte Alternative 2
1. Jahr	0,95	30.000	28.500	25.000	23.750
2. Jahr	0,91	35.000	31.850	30.000	27.300
3. Jahr	0,86	40.000	34.400	35.000	30.100
4. Jahr	0,82	45.000	36.900	40.000	32.800
5. Jahr	0,78	50.000	39.000	45.000	35.100
6. Jahr	0,75	0	0	50.000	37.500
Restwert 6. Jahr	0,75	0	0	20.000	15.000
Barwertesumme			170.650		201.550
-Invest.summe			100.000		120.000
Kapitalwerte			**70.650**		**81.550**

Kosten in den einzelnen Perioden, in die Berechnung einfließen. Mit dem so errechneten Barwert aller Kosten wird zur Bestimmung der Kostenannuitäten anschließend genauso verfahren wie bei der Berechnung der Gewinnannuitäten" (Grethler 2014, S. 253).

Das **Vermögensendwertverfahren** ist eine Verfeinerung der Kapitalwert- und Annuitätenmethode. Sein Ziel ist die Endwertmaximierung. Alle Zahlungen und damit der Vermögenswert werden auf das Ende des Investitionszeitraums im Gesundheitsbetrieb bezogen. Dabei wird mit einem geteilten Zinssatz gerechnet: Ein Sollzinssatz, mit dem bereitgestelltes Fremdkapital zu verzinsen ist, und ein Habenzinssatz zu dem Eigenmittel und Einnahmen-/ Ausgabenüberschüsse angelegt werden können.

Das **Sollzinssatzverfahren** ist eine Verallgemeinerung der Methode des Internen Zinsfußes und hängt eng mit der Vermögensendwertmethode zusammen. Sie trifft eine Aussage über den Zinssatz, der bei gegebenem Habenzinssatz auf das Kapital des Gesundheitsbetriebs erzielt werden kann, das zu jedem Zeitpunkt während der Investitionsdauer noch gebunden ist.

Mit der **Amortisationsrechnung** lassen sich sowohl *dynamische* als auch *statische* Aspekte von Investitionsbewertungen im Gesundheitsbetrieb berücksichtigen. Sie beantwortet die zentrale Frage, wie lange die Wiedergewinnung der Investitionssumme aus den Einnahmeüberschüssen der Investition dauert. Durch einen Vergleich der Soll-Amortisationsdauer mit der Ist-Amortisationsdauer kann die Vorteilhaftigkeit einer Investition im Gesundheitsbetrieb bewertet werden. Die Ist-Amortisationsdauer ergibt sich, indem man die Investitionssumme durch die jährlich zu erwartenden Einnahmeüberschüsse dividiert: [Investitionssumme ÷ (Einnahmen – Ausgaben)]. Die Soll-Amortisationsdauer ergibt sich durch subjektive Schätzung des Gesundheitsbetriebs. Liegt die Ist- unter der Soll-Amortisationsdauer, erscheint die Investition vorteilhaft (vgl. Tab. 7.12).

Auch das **MAPI-Verfahren** (benannt nach der Einrichtung, welches es entwickelt hat: *Machinery Allied Products Institute, MAPI),* ist eine spezielle Form der Rentabilitätsrechnung mit statischen wie auch dynamischen Elementen, welches vor allem in Bezug auf Ersatzinvestitionen häufig Anwendung findet. Die grundlegende Idee ist, dass die Situation des Gesundheitsbetriebs nach der durchgeführten Investition mit der vorhergehenden Situation ohne Durchführung der Investition verglichen werden kann. Im Vordergrund steht dabei die Ermittlung einer sogenannten relativen Rentabilität, die zugleich ein Dringlichkeitsmaß für die Vornahme der Investition darstellt. Daher berücksichtigt das *MAPI*-Verfahren auch mehrere zusätzliche Einflussgrößen im Vergleich zu einer Gewinn- oder Rentabilitätsrechnung für den Gesundheitsbetrieb:

- E_G: Ertragssteuern,
- IS_G: Netto-Investitionssumme,
- PG_G: laufender Gewinn des Gesundheitsbetriebs im Folgejahr,
- VKV_G: Vermiedener Kapitalverzehr des Folgejahres,
- EKV_G: Entstehender Kapitalverzehr des Folgejahres.

Tab.7.12 Beispiel für eine Amortisationsrechnung zur Berücksichtigung *dynamischer* als auch *statischer* Aspekte von Investitionsbewertungen im Gesundheitsbetrieb

Investitionssumme	100.000
Einnahmen – Ausgaben	20.000
Soll-Amortisationsdauer	6 Jahre
Berechnung:	
Investitionssumme ÷ Einnahmen – Ausgaben	100.000 ÷ 20.000
Ist-Amortisationsdauer	**5 Jahre**

Tab. 7.13 Situative Bewertung von Investitionen im Gesundheitsbetrieb nach dem MAPI-Verfahren

IS_G (Anschaffungskosten – Kapitalfreisetzung)	100.000
PG_G (Ertragssteigerung + Kostensenkung gegenüber dem Zustand ohne Investition)	20.000
VKV_G (Restwert der alten Anlage – Restwert des Investitionsobjekts am Ende der Nutzungsdauer)	5000
E_G	8000
EKV_G	2000
MAPI-Rentabilität $[(PG + VKV - E - EKV) \div IS] \times 100$	**15 %**

Als Ergebniswert ergibt sich die Rentabilität nach Steuern in Prozent. Die Höhe des ermittelten *MAPI*-Wertes kann einen Anhaltspunkt darüber geben, wie dringlich oder vorteilhaft die Investition für den Gesundheitsbetrieb erscheint (vgl. Tab. 7.13).

7.3.4 Betriebsbewertung

Eine besondere Form der Investition stellt der anteilige oder vollständige Erwerb von Gesundheitsbetrieben dar. Da für eine Kaufpreisfindung der gegenwärtige und zukünftige Wert des Gesundheitsbetriebs beurteilt werden muss, reichen dazu die üblichen Verfahren der *statischen* und *dynamischen* Investitionsbewertung nicht aus.

Der Kaufpreis wird beispielsweise durch folgende Größen beeinflusst:

- Börsenkurswert: Bei Gesundheitsbetrieben in Form von Aktiengesellschaften.
- Liquidationserlös: Zerschlagung des Gesundheitsbetriebs mit anschließendem Vermögensverkauf.
- Wiederbeschaffungskosten: Fiktive Annahme der Neuausstattung mit Anlage- und Umlaufvermögen.

Da der Wert von Gesundheitsbetrieben im Vergleich zu produzierenden Unternehmen oder Dienstleistungsunternehmen jedoch Einflussspezifika wie Patientenzufriedenheit, Leistungsangebote, Behandlungskonzepte, Patientenstruktur etc. aufweist, wird sein Wert zusätzlich insbesondere durch folgende Faktoren bestimmt:

- Preisbestandteile für die *materiellen* Werte des Gesundheitsbetriebs: Behandlungs- oder Pflegeeinrichtungen, Vorräte an medizinischen Verbrauchsmaterialien, medizintechnische Ausstattung, Behandlungsräume Geräte etc.,

- Preisbestandteile für die *immateriellen* Werte des Gesundheitsbetriebs (auch „Goodwill" oder „ideeller Wert" genannt): Patientenstamm, Patientenstruktur, Qualifikation des Personals, Image, Einzugsgebiet etc.

Beispiel

Beispielsweise lassen sich als Näherungswert für die Bewertung einer Hausarztpraxis ca. 70 % des gesamten Übernahmepreises für den immateriellen Wert ansetzen und ca. 30 % für den materiellen Wert (Substanzwert). Diese Zahl stützt sich auf Analysen der Deutschen Apotheker- und Ärztebank, die aufgrund von Modellrechnungen im Durchschnitt für eine Allgemeinmedizinische Praxis 2013/2014 diese Substanzwerte bzw. Werte für den „Goodwill" ermittelt hat (vgl. Deutsche Apotheker- und Ärztebank 2015, S. 6).

Bei der Bewertung von Gesundheitsbetrieben ist die Berücksichtigung folgender Grundsätze zweckmäßig:

- Nachvollziehbarkeit der Bewertungsansätze: Die in der Bewertung des Gesundheitsbetriebs berücksichtigten Bewertungsansätze sollten für alle Beteiligten und einen sachverständigen Dritten nachvollziehbar sein.
- Infragestellung des Niederstwertprinzip: Die Verwendung des kaufmännischen Niederstwertprinzips berücksichtigt nicht immer den tatsächlichen Wert des Gesundheitsbetriebs und ist in der Regel nur für den Käufer vorteilhaft.
- Berücksichtigung von Vergangenheitsdaten: Bei jeder Bewertung eines Gesundheitsbetriebs sind die Vergangenheitsdaten zu erfassen, auszuwerten und als Grundlage für Schätzungen zukünftiger Gewinn-, Umsatz- und Kostenentwicklungen zu berücksichtigen.
- Bewertung als Prognoserechnung: Die Bewertung des Gesundheitsbetriebs richtet sich nach zukünftigen Erwartungen und stellt daher eine Prognose dar.
- Angleichung der Bewertungsmethode: Die angewendete Bewertungsmethode ist an die individuelle Situation anzugleichen, da keine Methode alle möglichen Einzelfälle eines Gesundheitsbetriebs sachgerecht erfasst.
- Zeitpunkt der Ermittlung: Eine stichtagsbezogene Bewertung muss auch die Ertragskraft des Gesundheitsbetriebs berücksichtigen und nicht nur eine Gegenüberstellung von Vermögenswerten und Verbindlichkeiten.

Der tatsächliche Wert eines Gesundheitsbetriebs lässt sich beispielsweise unter Anwendung der Ertragswertmethode aus dem Barwert der zukünftigen Einnahmeüberschüsse ableiten. Hierzu ist die Frage nach der Höhe des Risikoaufschlags auf den Basiszinssatz zu klären. Bei der Wahl des Basiszinssatzes orientiert man sich in der Regel an dem Zinssatz, welcher für festverzinsliche Wertpapiere (Bundesanleihen) mit einer Restlaufzeit gezahlt wird, die dem Zeitraum des Nachwirkens immaterieller Wertbestandteile des Gesundheitsbetriebs (Image, Patientenstruktur, Erfahrung des Personals etc.) entspricht.

Der Risikozuschlag bringt die Unsicherheit zum Ausdruck, dass beispielsweise eine prognostizierte Einnahmeentwicklung nach einer Veräußerung/Übernahme des Gesundheitsbetriebs auch eintrifft. Zusammen mit dem Basiszinssatz stellt der Risikoaufschlag den Zinssatz zur Ermittlung des Barwerts dar. Dabei werden die in der Zukunft erwarteten Erträge auf den Bewertungszeitpunkt abgezinst und somit in der Zukunft anfallende Geldbeträge auf den gegenwärtigen Wert zum Zwecke der Bewertung des Gesundheitsbetriebs umgerechnet.

Beispiel

Um die immateriellen Wertbestandteile angemessen zu berücksichtigen, ist bei Arztpraxen, Zahnarztpraxen etc. auf die Jahre zukünftiger Einnahmeüberschüsse abzustellen, die noch in hohem Maße durch die Nachwirkung der Persönlichkeit des früheren Praxisinhabers, des durch ihn erarbeiteten Praxisrufs und dem ihm entgegengebrachten Vertrauen bestimmt sind. Da bei Privatpatienten ein höheres Risiko eines Praxiswechsels mit dem Ausscheiden des Alteigentümers verbunden ist, sind eher weniger Jahre in Ansatz zu bringen als bei einem hohen Kassenpatientenanteil. Spätestens jedoch 3–4 Jahre nach der Übernahme dürfte die Reichweite des auf den bisherigen Praxisinhaber zurückzuführenden immateriellen Praxiswertes enden.

Da der Arzt bei der Praxisübernahme auf einen alternativen Einsatz seiner Arbeitskraft verzichtet, ist der Praxisgewinn um das kalkulatorische Arztgehalt zu kürzen. Bei der Praxisbewertung werden die Praxiskosten auf diese Weise um kalkulatorische Bestandteile erhöht, wobei für den entgangenen Lohn beispielsweise auf das übliche Gehalt eines qualifizierten Assistenten abgestellt werden kann.

Bei der Bewertung des Gesundheitsbetriebs ist natürlich auch die zu erwartende Entwicklung der Kosten zu berücksichtigen. So ist insbesondere die Frage zu klären, welche Investitionen für Rationalisierungs-, Erweiterungs- oder Erhaltungszwecke voraussichtlich wann anfallen.

Der zu erwartende Gewinn des Gesundheitsbetriebs ist insbesondere um die Erhaltungsinvestitionen zu kürzen, die aufgewendet werden müssen, um den Betrieb in seiner Substanz zu erhalten. Da der Betriebszustand für den Investitionsumfang ausschlaggebend ist, sind bei neueren Gesundheitsbetrieben geringere Beträge anzusetzen als bei älteren, die aus den Jahren vor einer Übergabe in der Regel einen großen Investitionsstau vor sich herschieben. Die Investitionsbeträge lassen sich entweder schätzen und den einzelnen Jahren, in denen die betreffende Investition vermutlich erfolgen muss, zuordnen oder in Form einer kalkulatorischen Rückstellung zur Substanzerhaltung auf ähnliche Weise wie der kalkulatorische Unternehmerlohn berücksichtigen. Bei der kalkulatorischen Rückstellung geht man davon aus, dass für die im Gesundheitsbetrieb eingesetzten medizinischen Geräte und Behandlungseinrichtungen aufgrund ihrer unterschiedlichen Abnutzung, Lebensdauer und Preisentwicklung eine pauschale Rückstellung für den gesamten Investitionsumfang gebildet wird, ohne eine direkte zeitliche und einzelfallbezogene Zuordnung zu berücksichtigen.

Ein weiteres Kriterium, das bei der Bewertung des Gesundheitsbetriebs berücksichtigt werden muss, ist die voraussichtliche Entwicklung zukünftiger Rahmenbedingungen.
Das trifft insbesondere auf die Honorarentwicklung und damit die Preisgestaltung für die
Leistungen des Gesundheitsbetriebs zu. So sind insbesondere Annahmen über zukünftige Umsatzanteile verschiedener Krankenkassenformen, Patientenzahlen, Niederlas-
sungszahlen, die Auswirkungen von Änderungen der Gebührenordnungen, Entwicklung
der Punktewerte oder auch Zulassungsbeschränkungen bei der Ermittlung von Wert und
zukünftigem Umsatz des Gesundheitsbetriebs zugrunde zu legen.

Die **Ertragswertmethode** (vgl. Abb. 7.3) basiert auf der Annahme, dass der Wert des
Gesundheitsbetriebs sich als Summe zukünftiger Erträge darstellt, die auf den Zeitpunkt
der Veräußerung abgezinst werden. Als Ausgleich für den Verzicht auf die Erträge erhält
der Veräußerer somit von dem Käufer die Summe dieser Erträge in abgezinster Form.
Bei dieser Abdiskontierung wird der Wert der zukünftigen Ertragssumme zum Verkaufszeitpunkt errechnet, wobei davon ausgegangen wird, dass der Gegenwartswert abnimmt,
je weiter die prognostizierten Summen in der Zukunft liegen.

Der Wert eines Gesundheitsbetriebs lässt sich hauptsächlich aus seiner Eigenschaft
ableiten, Gewinne für dessen Eigentümer zu erwirtschaften. Als wesentliches Problem
lässt sich dabei die Prognose zukünftiger Gewinne aus dem betriebsnotwendigen Vermögen und anhand von Vergangenheitswerten identifizieren. Hierzu werden für eine
erste Prognosephase (maximal bis zu 5 Jahre nach der geplanten Übernahme) die oben
genannten Kriterien direkt berücksichtigt und mit ihren jeweiligen Werten einzeln bei

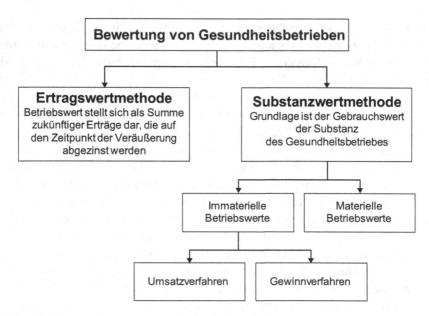

Abb. 7.3 Verfahren zur Bewertung von Gesundheitsbetrieben

der Ermittlung der erwarteten Jahresgewinne berücksichtigt. In einer zweiten Prognosephase (ab dem 6. Jahr nach der Übernahme) wird der Detaillierungsgrad der Prognose reduziert und die Jahreswerte aus der ersten Phase pauschal fortgeschrieben. Da die Reichweite des Goodwills in der Regel nach 5 Jahren beendet sein dürfte, spielt die zweite Prognosephase bei der Bewertung kaum eine Rolle.

Der Wert des Gesundheitsbetriebs wird durch Abzinsung der künftigen Gewinne auf die Gegenwart (Stichtag der Bewertung) ermittelt. Dadurch dass sich der durch den bisherigen Eigentümer begründete Wert verflüchtigt und sich gleichzeitig ein durch den neuen Inhaber begründeter Wert aufbaut, ermittelt sich der „tatsächliche Wert" als Summe aus dem Barwert der künftigen Gewinne aus dem Vermögen, dem Barwert der Gewinne die nicht aus dem Vermögen resultieren und dem Barwert der Gewinne, die aus der Aufgabe des Gesundheitsbetriebs resultieren. Die Unsicherheit der künftigen Gewinne wird üblicherweise als Aufschlag zum Basiszinssatz berücksichtigt.

Beispiel

Beispielsweise sehen die Hinweise *Bundesärztekammer* zur Ermittlung von Praxiswerten vor, dass von dem für die Praxis ermittelten übertragbaren Gewinn, der sich aus dem übertragbaren Umsatz („…durchschnittliche Jahresumsatz aus den letzten drei Kalenderjahren vor dem Kalenderjahr des Bewertungsfalles. Jahresumsatz sind alle Einnahmen der Arztpraxis, also die Honorare aus vertragsärztlicher und privatärztlicher Tätigkeit sowie sonstige Einnahmen aus ärztlicher Tätigkeit. Er wird bereinigt um nicht übertragbare Umsatzanteile. Dies sind Leistungen, die ausschließlich und individuell personengebunden dem Praxisinhaber zuzurechnen sind…") abzüglich der übertragbaren Kosten („…durchschnittlichen Praxiskosten in den letzten drei Kalenderjahren vor dem Kalenderjahr des Bewertungsfalles, korrigiert um nicht übertragbare Kosten, kalkulatorische Kosten und zukünftig entstehende Kosten. Nicht übertragbare Kosten sind solche, die mit nicht übertragbaren Umsatzanteilen zusammenhängen. Kalkulatorische Kosten sind Abschreibungen und Finanzierungskosten sowie z. B. unangemessen hohe oder niedrige Gehälter. Zukünftig entstehende Kosten sind z. B. Mietzahlungen für Praxisräume, die im Eigentum des Abgebers stehen. …") zusammensetzt, ein alternatives Arztgehalt abzuziehen ist („Kalkulatorisch abzusetzen ist das Bruttogehalt aus einer fachärztlichen Tätigkeit. Als Ausgangswert 2008 werden unter Berücksichtigung von Facharztgehältern im Krankenhaus, bei Verbänden und der Pharmaindustrie 76.000 EUR angesetzt. Künftige tarifliche Anpassungen sind bei der Anwendung der Hinweise zu berücksichtigen.") (vgl. Bundesärztekammer 2008, S. A 5 f.).

Die **Substanzwertmethode** hat als Grundlage den Gebrauchswert der Substanz des Gesundheitsbetriebs. Sie setzt sich aus den materiellen und immateriellen Werten des Betriebs zusammen. Zur Ermittlung des materiellen Wertes wird das gesamte Betriebsinventar zum Wiederbeschaffungspreis bewertet, wobei die durch Abnutzung auftretenden Wertminderungen abgezogen werden. Behandlungseinrichtungen, medizinische Geräte und vorhandene Verbrauchsmaterialien sind dabei hinsichtlich ihrer Funktionalität und ihres technischen Zustandes zu bewerten.

Der immaterielle Praxiswert (Ruf der Praxis, Erfahrung des Personals etc.) wird entweder nach dem Umsatzverfahren ermittelt, wobei ein Teil des arithmetischen Mittels der letzten Jahresumsätze als „Goodwill"-Wert angesehen werden, oder nach dem Gewinnverfahren, nach dem ein Teil des arithmetischen Mittels der letzten Jahresgewinne den immateriellen Wert widerspiegeln. Individuelle immaterielle Besonderheiten des Gesundheitsbetriebs werden durch Auf- oder Abschläge berücksichtigt.

Bei der Ermittlung der immateriellen Werte nach der Substanzwertmethode handelt es sich um eine behelfsweise, aber praktikable Vorgehensweise, die einerseits der Problematik Rechnung trägt, den Wert nicht bilanzierungsfähigen Wirtschaftsgüter nicht exakt direkt, sondern nur über abgeleitete Gewinn- oder Umsatzzahlen ermitteln zu können und die andererseits aber in der Praxis Anwendung findet.

Zur Abwägung der Vor- und Nachteile beider Methoden ist festzustellen, dass der Substanzwertmethode der direkte Bezug zu den künftigen Gewinnen des Gesundheitsbetriebs fehlt. Auch Modifikationen und eine kombinierte Anwendung beider Methoden sind nicht unproblematisch. So könnte etwa zur Ermittlung des materiellen Wertes des Gesundheitsbetriebs im Rahmen der Substanzwertmethode auch Werterlöse unterstellt werden, die im Falle des Verkaufs der Behandlungs- oder Pflegeeinrichtungen üblicherweise erzielbar wären und nicht eine Neueinrichtung zu Wiederbeschaffungswerten. Dieser Vorteil des Erwerbers würde gleichzeitig einen Nachteil des Verkäufers darstellen.

Zusammenfassung
Der Gesundheitsbetrieb muss seinen fälligen kurz-, mittel- oder langfristigen Verbindlichkeiten möglichst jederzeit, uneingeschränkt und fristgerecht nachkommen können, damit ein Liquiditätsmangel nicht zur Zahlungsunfähigkeit führt bzw. die Ursache für eine Insolvenz darstellt. Die Liquiditätskontrolle hat zur Aufgabe, einen Abgleich zwischen den Liquiditätsplanwerten des Gesundheitsbetriebs und den Istwerten durchzuführen, bei Abweichungen Maßnahmen auszulösen, die eine finanzielle Schieflage vermeiden und die Ursachen der Abweichungen zu ergründen. Die Finanzierung im Gesundheitsbetrieb beinhaltet die Beschaffung und Rückzahlung der finanziellen Mittel, die für betriebliche Investitionen notwendig sind. Nach der Mittelherkunft und der Funktion der Mittelgeber lässt sie sich in externe und interne bzw. Eigen- und Fremdfinanzierung unterscheiden. Als Verfahren zur Beurteilung verschiedener Investitionsalternativen im Gesundheitsbetrieb bieten sich die verschiedenen Arten der Investitionsrechnung an. Sie soll Aussagen über die Wirtschaftlichkeit einer Investition in den Gesundheitsbetrieb oder mehrerer Investitionsalternativen liefern, da sie hinsichtlich der quantifizierbaren Faktoren eine Grundlage von Investitions- und Finanzierungsentscheidungen darstellen kann. Eine besondere Form der Investition stellt der anteilige oder vollständige Erwerb von Gesundheitsbetrieben dar. Da für eine Kaufpreisfindung der gegenwärtige und zukünftige Wert des Gesundheitsbetriebs beurteilt werden muss, reichen dazu die üblichen Verfahren der Investitionsbewertung nicht aus. Im Vergleich zu produzierenden

Unternehmen oder Dienstleistungsunternehmen unterliegt er Einflussspezifika wie Patientenzufriedenheit, Leistungsangebote, Behandlungskonzepte, Patientenstruktur etc., die zu berücksichtigen sind.

Literatur

Beschorner, D., & Peemöller, H. (2006). *Allgemeine Betriebswirtschaftslehre – Grundlagen und Konzepte*. Herne: NWB-Verlag.

Bundesärztekammer. (Hrsg.). (2008). Hinweise zur Bewertung von Arztpraxen. *Deutsches Ärzteblatt, 105*(51–52), A4–A6.

Deutsche Apotheker- und Ärztebank, Zentralinstitut für die Kassenärztliche Versorgung in der Bundesrepublik Deutschland – ZI. (Hrsg.). (2015). Existenzgründungsanalyse Ärzte 2013/2014. Düsseldorf: Deutsche Apotheker- und Ärztebank.

Fissenewert, P. (2006). Die Arztpraxis in der Insolvenz: Nicht zwangsläufig das Ende. *Deutsches Ärzteblatt, 103*(2), 16–20.

Frodl, A. (2012). *Finanzierung in Investitionen im Gesundheitsbetrieb*. Wiesbaden: Gabler.

Frodl, A. (2015). *Management in Gesundheitseinrichtungen – Praxisbeispiele und Konzepte*. Berlin: De Gruyter.

Grethler, A. (2014). Investition. In A. Grethler & W. Schmitt (Hrsg.), *Betriebswirtschaftslehre für Kaufleute im Gesundheitswesen* (S. 244–255). Stuttgart: Georg Thieme.

KfW-Mittelstandsbank. (Hrsg.). (2016). *Merkblatt Unternehmen erweitern*. Frankfurt a. M.: KfW.

Müller, N., & Doll, A. (2012). Was wann wie gefördert wird – Förderprogramme im Lebenszyklus einer Arztpraxis. *Deutsches Ärzteblatt, 109*(1), 18–22.

Pappenhof, M., & Schmitz, F. (2009). *BWL für Mediziner im Krankenhaus – Zusammenhänge verstehen – erfolgreich argumentieren*. Heidelberg: Springer Medizin.

Sonntag, G. (2010). Betriebswirtschaftliches Controlling. In J. F. Debatin, A. Ekkernkamp, & B. Schulte (Hrsg.), *Krankenhausmanagement – Strategien, Konzepte, Methoden* (S. 305–318). Berlin: Medizinisch Wissenschaftliche Verlagsgesellschaft.

Wessel, B., Speth, H., & Waltermann, A. (2013). *Rechnungswesen für Gesundheitsberufe* (2. Aufl.). Rinteln: Merkur.

Wolke, T. (2010). *Finanz- und Investitionsmanagement im Krankenhaus*. Berlin: Medizinisch Wissenschaftliche Verlagsgesellschaft.

Wurm, A., Oswald, J., & Zapp, W. (2016). *Cashflow-orientiertes Management im Krankenhaus – Analyse – Verfahren – Praxisbeispiele*. Wiesbaden: Springer.

Zapp, W., Oswald, J., & Karsten, E. (2010). Kennzahlen und Kennzahlensysteme im Krankenhaus – Empirische Erkenntnisse zum Status Quo der Kennzahlenpraxis in Niedersächsischen Krankenhäusern. In W. Zapp (Hrsg.), *Kennzahlen im Krankenhaus* (S. 1–66). Lohmar: JOSEF EUL.

Zentralinstitut für die kassenärztliche Versorgung in Deutschland – ZI. (Hrsg.). (2016). Investitions- und Kostenplanung (INKO). Berlin. http://www.zi.de/cms/projekte/analysetools/investition-und-kostenplanung/. Zugegriffen: 4. Juni 2016.

Betriebliches Informationswesen 8

8.1 Internes Kosten- und Erfolgsinformationswesen

8.1.1 Kostenrechnungssysteme

Die **Kosten- und Leistungsrechnung (KLR)** des Gesundheitsbetriebs dient nicht nur der Informationsbereitstellung für die kurzfristige Planung der Kosten sowie deren Kontrolle anhand von Ist-Daten, sondern auch zur Erfassung und Planung der Erlössituation. Sie erhält die Kostendaten überwiegend aus der Buchhaltung des Gesundheitsbetriebs, die nach bestimmten Kriterien der Kostenentstehung und -aufteilung aufbereitet und abgegrenzt werden müssen. Dies geschieht üblicherweise in drei Stufen, nach den Kostenarten, den Kostenstellen und den Kostenträgern. Entsprechend bezeichnet man diese Stufen auch als Kostenarten-, Kostenstellen- und Kostenträgerrechnung (vgl. Frodl 2011, S. 55 ff.).

Das nach diesen Stufen aufbereitete Zahlenmaterial wird anschließend in ein **Kostenrechnungssystem** übernommen.

Bei einer **Vollkostenrechnung** werden sämtliche Kosten des Gesundheitsbetriebs berücksichtigt und über die Kostenartenrechnung auf die Kostenstellen und -träger als jeweilige Bezugsgrößen verteilt. Dies hat den Vorteil, dass beispielsweise falsche Investitionsentscheidungen aufgrund fehlender oder unberücksichtigter Kosteninformationen vermieden werden können.

Bei der **Teilkostenrechnung** werden nur die für den jeweiligen Zweck der Kostenrechnung relevanten Kosten des Gesundheitsbetriebs berücksichtigt. Dabei wird nur einen Teil der insgesamt angefallenen Kosten auf den Kostenträger verrechnet (beispielsweise variable Kosten, Einzelkosten). Im Vergleich zur Vollkostenrechnung wird dadurch die Verrechnung von bestimmten Kostenarten (beispielsweise fixe Kosten, Gemeinkosten) vermieden.

© Springer Fachmedien Wiesbaden GmbH 2017
A. Frodl, *Gesundheitsbetriebslehre*, DOI 10.1007/978-3-658-16564-2_8

Eine spezielle Form der Teilkostenrechnung ist die **Deckungsbeitragsrechnung**, bei der die Erlöse des Kostenträgers mit einbezogen werden. Die Differenz zwischen den zurechenbaren Erlösen und Kosten des Kostenträgers bildet den Deckungsbeitrag. Die Deckungsbeiträge müssen so groß sein, dass die nicht zugerechneten Kosten gedeckt werden, damit der Gesundheitsbetrieb keinen Verlust erleidet.

Beispiel

Je nach Entscheidungssituation und Zeithorizont eignen sich für kurz- bis mittelfristige Entscheidungen im Gesundheitsbetrieb insbesondere die Deckungsbeitrags- und Vollkostenrechnung. Für langfristige Entscheidungen wird in der Regel eine Investitionsrechnung durchgeführt, die allerdings nicht zu den Kostenrechnungsverfahren im engeren Sinne zählt (vgl. Tab. 8.1).

Je nachdem, ob die Kostenrechnung zukunfts- oder vergangenheitsorientiert angewendet werden soll, lässt sich zusätzlich zwischen einer Plankosten- und einer Istkostenrechnung unterscheiden.

Die **Plankostenrechnung** ist ein *zukunftsbezogenes* Kostenrechnungsverfahren, das sich insbesondere zur Lösung von Planungs- und Kontrollaufgaben (beispielsweise Soll-Ist-Vergleiche) eignet. Die darin eingehenden Kostendaten werden geschätzt oder berechnet. Die klassische Plankostenrechnung stellt eine Vollkostenrechnung dar und lässt sich in die *starre* und *flexible* Plankostenrechnung einteilen. Bei der *starren* Plankostenrechnung werden die Kosten nicht auf die tatsächliche Beschäftigung umgerechnet. Da aber manche Kosten in einem Gesundheitsbetrieb beispielsweise vom Patientenaufkommen abhängen, ist ihre Aussagefähigkeit eher gering und auch keine wirksame Kostenkontrolle möglich. Bei der *flexiblen* Plankostenrechnung werden die tatsächlichen Verhältnisse berücksichtigt, indem beispielsweise Beschäftigungsabweichungen, Verbrauchsabweichungen ermittelt werden, wodurch eine wirksame Kostenkontrolle ermöglicht wird.

Die **Grenzplankostenrechnung** ist eine Weiterentwicklung der Plankostenrechnung unter Berücksichtigung von Teilkosten. Sie verwendet das Verursacherprinzip, um die Grenzkosten auf die Kostenträger umzurechnen.

Die **Istkostenrechnung** ist demgegenüber *vergangenheitsorientiert*. Sie gibt Aufschluss darüber, welche Kostenarten in welcher Höhe in einer abgeschlossenen Periode angefallen sind und unterliegt dabei auch der Gefahr zufälliger Schwankungen. Dadurch liefert sie Informationen über die im Rahmen des *externen* Rechnungswesens gesetzlich

Tab. 8.1 Eignung von Kostenrechnungssystemen für Entscheidungen im Gesundheitsbetrieb

Kostenrechnungssystem	Entscheidungshorizont
Deckungsbeitragsrechnung	kurzfristige Entscheidungen
Vollkostenrechnung	kurz- bis mittelfristige Entscheidungen
Investitionsrechnung	langfristige Entscheidungen

nachzuweisenden tatsächlichen Aufwendungen und ermöglicht Soll-Ist-Vergleiche zur Wahrnehmung der Kontroll- und Steuerungsfunktion des Gesundheitsbetriebs. Sie kann auf Voll- oder Teilkostenbasis erfolgen.

> **Beispiel**
>
> Zwar kommt kein Kostenrechnungssystem ohne Istkostenrechnung aus. Alleine liefert sie jedoch keine ausreichenden Informationen für zukünftige Kalkulationen oder Planungen des Ergebnisses des Gesundheitsbetriebs.

Die Nachteile der Istkostenrechnung, wie Vergangenheitsorientierung oder Zufallsschwankungen, versucht die **Normalkostenrechnung** auszugleichen, indem sie durchschnittliche Istkosten mehrerer vergangener Perioden berücksichtigt, wobei erwartete Kostenveränderungen in die Kostenrechnung einfließen können. Sie lässt sich ebenfalls auf Vollkosten- oder Teilkostenbasis durchführen (vgl. Tab. 8.2).

> **Beispiel**
>
> „Für Zwecke der Preisbildung (Erstellen des Kosten- und Leistungsnachweises) ist im Krankenhaus eine Plankostenrechnung auf Vollkostenbasis unverzichtbar, da die Vergütung von Krankenhausleistungen zukunftsorientiert vereinbart wird" (Hentze und Kehres 2008, S. 42).

8.1.2 Kostenartenrechnung

Die **Kostenartenrechnung** steht am Anfang jeder Kostenrechnung für den Gesundheitsbetrieb. Sie dient der Erfassung und Gliederung aller im Laufe der jeweiligen Abrechnungsperiode angefallenen Kostenarten und beantwortet die Frage, welche Kosten im Gesundheitsbetrieb angefallen sind (vgl. Keun und Prott, S. 158 ff.).

> **Beispiel**
>
> Fehlmengenkosten entstehen z. B. dann, wenn dringend benötigtes medizinisches Verbrauchsmaterial, das aufgrund einer fehlenden Bestandsüberwachung nicht mehr

Tab. 8.2 Kostenrechnungssysteme für den Gesundheitsbetrieb

	Plankosten	Istkosten	Normalkosten
Vollkosten	Plankostenrechnung auf Vollkostenbasis • Starre Plankostenrechnung • Flexible Plankostenrechnung	Istkostenrechnung auf Vollkostenbasis	Normalkosten-rechnung auf Vollkostenbasis
Teilkosten	Plankostenrechnung auf Teilkostenbasis • Starre Plankostenrechnung • Flexible Plankostenrechnung • Grenzplankostenrechnung	Istkostenrechnung auf Teilkostenbasis	Normalkosten-rechnung auf Teilkostenbasis

in ausreichender Menge vorhanden ist, unter großem Aufwand und zu hohen Preisen kurzfristig beschafft werden muss. Sie können sich aus folgenden Kostenanteilen zusammensetzen:

- Erhöhter Nachfrageaufwand, da das Material nicht bei allen Lieferanten vorrätig ist,
- Differenz zu Preisangeboten, da nach Gültigkeit des Angebots gekauft werden muss,
- Differenz zu günstigerem Äquivalenzprodukt, das nicht vorrätig ist,
- ausbleibende Behandlungseinnahmen, da geplante Therapien verschoben werden müssen.

Die Einteilung der Kosten in die einzelnen Kostenarten kann beispielsweise auch in Zusammenhang mit ihrer Entstehung vorgenommen werden (vgl. Tab. 8.3):

Um die Kosten für eine bestimmte Zeitperiode feststellen zu können, sind zunächst die Verbrauchsmengen zu ermitteln und anschließend kostenmäßig zu bewerten. Auf diese Weise lässt sich der Umfang des Verbrauchs an Behandlungs-, Büro- und sonstigem Material bestimmen. Die **Inventurmethode** ermittelt den Materialverbrauch in einem Zeitraum als Differenz zwischen Anfangsbestand und Endbestand. Dazu muss zu Beginn und zum Ende des Zeitraumes der Materialbestand gezählt werden.

Beispiel

Von dem Artikel „1xSpritzen BD DiscarditII 10 ml. Luer" sind zu Beginn der Periode 25 Packungen vorhanden. Am Ende der Periode sind es 7 Packungen. Bei einem Packungspreis von 4,99 EUR entspricht dies einem Verbrauchswert von 89,82 EUR.

Zur Anwendung der **Skontrationsmethode** ist eine dauerhafte, ständige Führung des Materialbestandes erforderlich, wobei aus dieser die jeweils entnommenen Materialmengen addiert werden, sodass die Summe den Materialverbrauch je kontrollierten Zeitraum ergibt.

Beispiel

Anhand der Anschaffungspreise erfolgt die kostenmäßige Bewertung der Verbrauchsmengen: 1 Packung unsterile, puderfreie Untersuchungshandschuhe aus hellem Latex kostet 80 EUR. Wurden 10 Packungsentnahmen getätigt (= Verbrauch von 10 Packungen), so betragen die Kosten für den Verbrauch 800 EUR.

Kosten, die einem Leistungsobjekt im Gesundheitsbetrieb *direkt* zugerechnet werden können, werden als **Einzelkosten** bezeichnet. Einzelkosten bezeichnet man daher auch als *direkte* Kosten. So lassen sich beispielsweise die anteiligen Kosten bei einer Behandlungsleistung unmittelbar zuordnen (vgl. Tab. 8.4).

Tab. 8.3 Kostenarten im Gesundheitsbetrieb

Kostenarten	Erläuterungen
Kapitalbindungskosten	Kosten für Ersatz von Kapital, dass im Anlagevermögen des Gesundheitsbetriebs gebunden ist (bspw. Zinsen für Fremdkapital)
Kosten für Versicherungen und Beiträge	Beiträge an Ärzte-/Zahnärztekammern, Ausgaben für Versicherungen, medizinische Vereinigungen, Verbände etc.
Lagerkosten	Kosten, die für die Lagerung von medizinischem Verbrauchsmaterial entstehen
Kosten für Pflege-, Behandlungs- und Laborbedarf	Pflegematerialien, Medikamente, Behandlungsmaterial, Labormaterial, Büromaterial etc.
Allgemeine Verwaltungskosten	Telefon, Porto, Wartezimmerausstattung, Kontoführung etc.
Personalkosten	Gehälter, Ausbildungsvergütungen, freiwillige Zusatzleistungen, Personalnebenkosten, geringfügige Beschäftigungen etc.
Fehlmengenkosten	Kosten, die entstehen, weil benötigtes medizinisches Verbrauchsmaterial nicht vorhanden ist (bspw. Verschiebung von Behandlungsterminen, ungenutzte Kapazitätskosten)
Raumkosten	Strom, Gas, Heizung, Miete, Hypothekenbelastung, Wasser, Reinigung, Instandhaltung, Renovierung etc.
Reise- und Fortbildungskosten	Medizinische Fortbildungsveranstaltungen, Fortbildungsmaterialien, Übernachtungskosten, Reisekosten etc.
Gerätekosten	Anschaffungen medizinischer Geräte und Behandlungseinrichtungen, Abschreibungen, Wartung, Reparatur etc.

Zur möglichst genauen Kostenermittlung lassen sich die Personalkosten als Einzelkosten betrachten, wobei sie häufig auch als Gemeinkosten angesehen und über einen Schlüssel anteilig verrechnet werden. Insbesondere bei Komplikationen oder speziellen, fachärztlichen Behandlungsmaßnahmen können je nach Behandlungsart und -verlauf die Einzelkosten der Behandlung auch bei gleichartigen Behandlungsmaßnahmen erheblich voneinander abweichen.

Gemeinkosten sind Kosten des Gesundheitsbetriebs, die nur indirekt, unter Zuhilfenahme von Verteilungsschlüssel einzelnen Behandlungsleistungen zugerechnet werden können. Die einer einzelnen Kostenstelle nicht direkt zurechenbaren Gemeinkosten lassen sich mithilfe von Verteilungsschlüsseln (beispielsweise über den *Betriebsabrechnungsbogen (BAB)* auf die einzelnen Kostenstellen des Gesundheitsbetriebs umrechnen.

Tab. 8.4 Einzelkosten einer Behandlungsleistung in einer Arztpraxis

Vorgang	Dauer (min = Minuten)	Personal-bedarf	Materialbedarf	Kosten in EUR (P = Personalkosten)
Patientenempfang: • Anforderung der Versichertenkarte • Einlesen der Karte • Karteikarte heraussuchen oder Anmelden im Praxis-Computer	10 min	1 Helferin	–	10,00 (P)
Behandlung I: • Geleiten ins Behandlungszimmer • Bereitlegen der Instrumente für Behandlung • Begrüßung • Diagnose	10 min (Helferin) 15 min (Arzt)	1 Arzt 1 Helferin	Einmalhandtuch Seife Desinfektionsmittel 2 Stck. Einmalhand-schuhe	30,00 (P) 0,03 0,02 0,1 0,5
Röntgen • Röntgengerät einstellen • Röntgenbild anfertigen • Röntgenbild entwickeln	15 min	1 Helferin	Röntgenbild Entwickler-flüssigkeit Fixierflüssigkeit	15,00 (P) 0,5 0,1
Behandlung II: • Röntgenbild anschauen • Injektion • Verabschiedung • Desinfizierung, Aufräumen, Herrichten • Evtl. neue Terminvergabe	20 min (Helferin) 15 min (Arzt)	1 Arzt 1 Helferin	Kanüle Ampulle Desinfektionsmittel	40,00 (P) 0,18 0,8 1,00
Abrechnungsarbeiten: • Eintragung in die Karteikarte • Kartei einsortieren oder Erfassung mit Praxiscomputer • Quartalsabrechnung	15 min (einschl. Quartals-abrechnung)	1 Helferin	evtl. neue Karteikarte	15,00 (P)
			Gesamte Einzelkosten:	**113,23**

Beispiel

In einer Zahnarztpraxis lässt sich beispielsweise die Miete in Höhe von 2500 EUR anhand der Quadratmeterflächen der einzelnen Kostenstellen auf diese verteilen: Verwaltung (Büro, Rezeption: 17qm, Anteil an der Gesamtmiete: 425 EUR), Behandlung (3 Behandlungszimmer, 40qm, Anteil an der Gesamtmiete: 1000 EUR), Patientenservice (Wartezimmer, Garderobe, Patiententoiletten: 20qm, Anteil an der Gesamtmiete: 500 EUR), Labor (15qm, Anteil an der Gesamtmiete: 375 EUR), Röntgen (8 qm, Anteil an der Gesamtmiete: 200 EUR).

Fixkosten sind konstante Kosten und entstehen unabhängig von der Leistungsausbringung des Gesundheitsbetriebs. Sie stellen beschäftigungsunabhängige Kosten dar, bleiben auch bei unterschiedlicher Leistungsmenge konstant und fallen auch bei Nichtbehandlung von Patienten an. Ein Sonderfall sind *sprungfixe* Kosten, die ab einem bestimmten Zeitpunkt oder einer bestimmten Maßnahme „sprunghaft" ansteigen.

Beispiel

Dies kann beispielsweise dann der Fall sein, wenn in einer Pflegeeinrichtung eine zusätzliche Pflegekraft eingestellt wird. Die Personalfixkosten erhöhen sich ab diesem Zeitpunkt um den Kostenanteil für die neue Arbeitskraft.

Bei den *variablen* Kosten handelt es sich um veränderliche, beschäftigungsabhängige Kosten deren Höhe sich im Gegensatz zu den Fixkosten bei Schwankungen der Beschäftigung bzw. der Leistungserstellungsmenge ändert. Da sie von der Menge der Behandlungsleistungen des Gesundheitsbetriebs abhängen, steigt der Verbrauch beispielsweise an Verbrauchsmaterial und damit die Materialkosten an, je mehr Behandlungen durchgeführt werden.

Die **Gesamtkosten** eines Gesundheitsbetriebs setzen sich schließlich aus der Summe der *fixen* und *variablen* Kosten zusammen.

Werden den Gesamtleistungen des Gesundheitsbetriebs die Gesamtkosten, gegliedert nach Kostenarten, gegenübergestellt, so erhält man eine **Gesamtkostenrechnung**. Sie ist ein Verfahren der Kostenrechnung zur Ermittlung des Betriebsergebnisses des Gesundheitsbetriebs im Rahmen einer *kurzfristigen* Erfolgsrechnung, bei der man von den Nettoerlösen aus Kassen und Privatliquidation die Gesamtkosten der Periode abzieht.

Die **Grenzkosten** sind im Gesundheitsbetrieb die Kosten, die aufgrund der Durchführung eines zusätzlichen Behandlungsfalles entstehen. Fallen im Gesundheitsbetrieb beispielsweise Fixkosten in Höhe von 100.000 EUR pro Jahr an, in Form von Mieten für Räume, Kosten der Bereitstellung von medizinischen Geräten und Gehälter für das Personal, können mit diesen vorhandenen Mitteln beispielsweise maximal 10.000 Behandlungsfälle pro Jahr durchgeführt werden. Je Behandlungsfall werden medizinische Verbrauchsmaterialien für durchschnittlich 10 EUR benötigt (variable Kosten). Bei nur einem Behandlungsfall jährlich fallen also *Gesamtkosten* in Höhe von 100.010 EUR an, für zwei Behandlungsfälle100.020 EUR usw. Mit jedem Behandlungsfall erhöhen sich die Gesamtkosten um 10 EUR, den Grenzkosten.

Beispiel

Gewährt ein Lieferant für medizinische Verbrauchsmaterialien Mengenrabatt in Höhe von 1 EUR ab 2000 Einheiten und 2 EUR für eine Abnahme ab 5000 Einheiten, so betragen die Grenzkosten bis zu einer Behandlungsfallzahl von 1999 10 EUR, zwischen 2000 und 4999 Fällen 9 EUR und ab 5000 Fällen 8 EUR. Dies führt somit zu fallenden Grenzkosten. Steigt die Behandlungsfallzahl auf über 10.000, wird also die Kapazitätsgrenze des Gesundheitsbetriebs überschritten, so werden weitere Kosten für die Ausweitung der Kapazität benötigt (beispielsweise Überstundenzuschläge für das Praxispersonal, Mieten für zusätzliche Räume etc.). Dies führt zu steigenden Grenzkosten.

8.1.3 Kostenstellenrechnung

In der **Kostenstellenrechnung** des Gesundheitsbetriebs werden die vorher erfassten und nach Arten gegliederten Kosten auf die einzelnen Organisationsbereiche verteilt, in denen sie angefallen sind. Damit erfolgt eine Zuordnung von Kosten auf abgegrenzte Verantwortungsbereiche nach dem Verursachungsprinzip. Bei verursachungsgerechter Zuordnung dient die Kostenstellenrechnung der Kontrolle der Wirtschaftlichkeit im Gesundheitsbetrieb.

Ein individueller **Kostenstellenplan** ist Grundlage für die Kostenstellenrechnung. Er legt fest, wie die in der Kostenartenrechnung erfassten Kostenarten als Stelleneinzelkosten und Stellengemeinkosten im Gesundheitsbetrieb ermittelt werden (vgl. Tab. 8.5).

Beispiel

„Die Kostenstellenrechnung dient grundsätzlich und allgemein nicht der Preisbildung, so dass die herkömmliche Kostenstellenrechnung nicht nach den dafür erforderlichen Prämissen aufgebaut wird. Für das Krankenhaus gelten jedoch andere Bedingungen. Dort werden Kostenstellen überwiegend nach den Erfordernissen der Fachabteilungen und den geltenden Vergütungsnormen gebildet. Solange Abteilungspflegesätze Verhandlungssache der Vertragsparteien sind, ist der Aufbau einer derartig modifizierten Kostenstellenrechnung, wie sie für die LKA im Rahmen der Vertragsverhandlungen benötigt wird, sehr sinnvoll" (Keun 2001, S. 157).

Bei den **Stelleneinzelkosten** handelt es sich um die Kosten, die verursachungsgerecht und nachweisbar durch die Leistungserstellung innerhalb einer Kostenstelle entstanden sind. Als **Stellengemeinkosten** werden die Kosten bezeichnet, die durch die Leistungserstellung innerhalb mehrerer Kostenstellen entstanden sind und durch Kostenschlüsselungen so weit wie möglich verursachungsgerecht auf mehrere Kostenstellen aufgeteilt werden.

Tab. 8.5 Kostenstellenrahmen für Pflegeeinrichtungen (vgl. PBV, Anlage 5)

Kostenstelle	Bezeichnung
90	Allgemeine Kostenstellen
900	Gebäude einschließlich Grundstücke
901	Außenanlagen
902	Leitung und Verwaltung der Pflegeeinrichtung
903	Hilfs- und Nebenbetriebe
904	Ausbildung, Fortbildung
905	Personaleinrichtungen (soweit für Betrieb der Einrichtung notwendig)
906	Sonstige
91	Versorgungseinrichtungen
910	Wäscherei (Versorgung)
911	Küche (Versorgung)
912	Hol- und Bringdienst (Transporte innerbetrieblich)
913	Zentrale Sterilisation
914	Zentraler Reinigungsdienst
915	Energieversorgung (Wasser, Energie, Brennstoffe)
916	Sonstige
92	Häusliche Pflegehilfe
920	Pflegebereich – Pflegestufe I
921	Pflegebereich – Pflegestufe II
922	Pflegebereich – Pflegestufe III
923	Pflegebereich – Pflegestufe III – Härtefälle
93	Teilstationäre Pflege (Tagespflege)
930	Pflegebereich – Pflegeklasse I
931	Pflegebereich – Pflegeklasse II
932	Pflegebereich – Pflegeklasse III
933	Pflegebereich – Pflegeklasse III – Härtefälle
94	Teilstationäre Pflege (Nachtpflege)
940	Pflegebereich – Pflegeklasse I
941	Pflegebereich – Pflegeklasse II
942	Pflegebereich – Pflegeklasse III
943	Pflegebereich – Pflegeklasse III – Härtefälle
95	Vollstationäre Pflege
950	Pflegebereich – Pflegeklasse I
951	Pflegebereich – Pflegeklasse II
952	Pflegebereich – Pflegeklasse III

(Fortsetzung)

Tab. 8.5 (Fortsetzung)

Kostenstelle	Bezeichnung
953	Pflegebereich – Pflegeklasse III – Härtefälle
96	Kurzzeitpflege
960	Pflegebereich – Pflegeklasse I
961	Pflegebereich – Pflegeklasse II
962	Pflegebereich – Pflegeklasse III
963	Pflegebereich – Pflegeklasse III – Härtefälle

Da in der Kostenstellenrechnung nur die Stelleneinzelkosten der jeweiligen Kostenstelle eines Gesundheitsbetriebs direkt zugeordnet werden können, müssen die einer einzelnen Kostenstelle nicht direkt zurechenbaren Stellengemeinkosten mithilfe von Verteilungsschlüsseln auf die einzelnen Kostenstellen des Gesundheitsbetriebs umgelegt werden.

Von besonderem Nutzen kann dabei ein **Betriebsabrechnungsbogen (BAB)** sein, der ein Hilfsinstrument zur Verrechnung der Gemeinkosten darstellt. Er lässt sich als tabellarisch strukturiertes Formular mit einem Tabellenkalkulationsprogramm anlegen und verteilt die Gemeinkosten anteilig auf die einzelnen Verbrauchsstellen. In den Tabellenzeilen werden in der Regel die einzelnen Kostenarten mit den jeweils angefallenen Werten aufgeführt und in den Spalten die einzelnen Kostenstellen. Je Kostenart werden die Kosten mit einem Verteilungsschlüssel in jeder Zeile auf die Kostenstellen verursachungsgerecht verteilt und in der Schlusszeile je Kostenstelle zusammengezählt (vgl. Tab. 8.6).

Beispiel

Gerade bei größeren medizinischen Einrichtungen ist es wichtig zu wissen, wo die Kosten tatsächlich anfallen, um möglichst zielgenaue Maßnahmen ergreifen zu können. Zur Durchführung einer wirksamen Kontrolle, ist es bei der Zuordnung der Kosten zu einzelnen Kostenstellen von großer Bedeutung, dass die jeweilige Kostenstelle einen selbstständigen Verantwortungsbereich darstellt. Auch müssen sich die Kostenbelege der jeweiligen Kostenstelle genau zuordnen lassen, um nicht zu einer Zuordnung zur falschen Stelle und damit auch zu unrichtigen Ergebnissen zu führen. In diesem Zusammenhang macht es auch wenig Sinn, Sammelkostenstellen einzurichten, da ihre Aussagekraft sehr gering ist.

8.1.4 Kostenträgerrechnung

Bei der **Kostenträgerrechnung** gilt es, die verursachten Kosten den einzelnen Kostenträgern im Gesundheitsbetrieb zuzuordnen. Im Gesundheitsbetrieb sind die Kostenträger die Leistungen am Patienten, alle medizinischen Dienstleistungen der Patientenberatung,

Tab. 8.6 Beispiel eines vereinfachten Betriebsabrechnungsbogens für eine Arztpraxis

Kostenstelle Gemeinkostenart Kostenhöhe Verteilungsschlüssel	Vorbeugung	Verwaltung	Behandlung	Labor	Service
Personalgemeinkosten 10.000 1/2/5/1/1	1000	2000	5000	1000	1000
Miete 40.000 1/1/5/2/1	4000	4000	20.000	8000	4000
Strom 2000 1/1/3/4/1	200	200	600	800	200
Heizung 3000 1/1/4/1/3	300	300	1200	300	900
Versicherung 500 1/3/4/1/1	50	150	200	50	50
Summe 55.500	5550	6650	27.000	10.150	6150

der Prophylaxe, der Behandlung, der Pflege sowie auch alle weiteren Leistungserstellungen, die im Gesundheitsbetrieb erforderlich sind. Die eigentliche Aufgabe der Kostenträgerrechnung ist es, die Kosten für die Erstellung dieser Leistungen durch Kalkulation zu bestimmen (vgl. Tab. 8.7).

Beispiel

„Die Kostenzurechnung auf den Kostenträger „Behandlungstag eines Behandlungsfalles" folgt einem Vollkostenansatz auf Istkostenbasis. Dabei werden alle Patienten, Leistungen und Kosten des Krankenhauses einbezogen, die nach den geltenden rechtlichen Bestimmungen unter den Vergütungsrahmen des PSY-Entgeltsystems fallen. Vom PSY-Entgeltsystem nicht erfasste Leistungs- und Kostenanteile sind aus der Kalkulationsbasis auszugliedern. Bezugszeitraum der Kalkulation ist ein abgeschlossenes Kalenderjahr (Datenjahr). Die für die Kalkulation verwendeten Kostendaten müssen sich aus dem testierten Jahresabschluss des Krankenhauses für das betreffende Datenjahr ableiten" (Institut für das Entgeltsystem im Krankenhaus 2016, S. 1).

Die **Divisionskalkulation** zählt dabei zu den einfachen Kalkulationsverfahren zur Bestimmung der Kosten je Behandlungsleistung und damit der Ermittlung der

Tab. 8.7 Kostenträgerübersicht für teil- und vollstationäre Pflegeeinrichtungen (vgl. PBV, Anlage 6)

Einrichtung	Kostenträger
Teil- und vollstationäre Pflegeeinrichtungen	Pflegeklasse I: Pflegeleistungen, Unterkunft und Verpflegung
	Pflegeklasse II: Pflegeleistungen, Unterkunft und Verpflegung
	Pflegeklasse III: Pflegeleistungen, Unterkunft und Verpflegung
	Zusatzleistung Pflege, Zusatzleistung Unterkunft und Verpflegung
Ambulante Pflegeeinrichtungen	Kostenträger sind die in den Vergütungsempfehlungen der Spitzenverbände der Pflegekassen aufgeführten Leistungskomplexe

Behandlungsfallkosten, die durch Division beispielsweise der gesamten jährlichen Kosten des Gesundheitsbetriebs durch die Gesamtzahl der Behandlungsfälle pro Jahr (= jährliche Behandlungsmenge) errechnet werden.

Die **Behandlungsfallkosten** sind somit die Kosten des Gesundheitsbetriebs, die bei dem jeweiligen Behandlungsvorgang und somit bei gleichen Behandlungsvorgängen in gleicher Höhe entstehen.

Nachteilig ist dabei, dass die Art der erbrachten Behandlungsleistung nicht berücksichtigt wird, sodass die Divisionskalkulation zu ungenauen und wenig aussagekräftigen Ergebnissen führt. Da diejenigen Behandlungen besonders kostenintensiv sind, bei denen hochwertige, teure medizintechnische Geräte zum Einsatz kommen, werden die errechneten durchschnittlichen Behandlungsfallkosten dabei bei weitem übertroffen. Die Annahme, dass ein Gesundheitsbetrieb umso wirtschaftlicher arbeitet, je größer seine Behandlungsmenge und damit die Anzahl der Behandlungsfälle pro Jahr ist, erscheint nicht zwangsläufig richtig, denn es wird dabei nicht berücksichtigt, dass die Kosten nicht stetig steigen, sondern insbesondere die Fixkosten einen sprunghaften Verlauf annehmen können.

Da man erst bei einer Zuordnung der Einzelkosten zu den einzelnen Behandlungsfällen genauere Aussagewerte erhält, führt die **Zuschlagskalkulation** im Vergleich zur Divisionskalkulation zu aussagekräftigeren und genaueren Ergebnissen der Kostenträgerrechnung. Dabei werden zunächst die Einzelkosten für die jeweilige Leistung (beispielsweise Behandlungsfallkosten) ermittelt und die Gemeinkosten dann gemäß den in der Kostenstellenrechnung erarbeiteten Verteilungsschlüsseln der jeweiligen Leistung zugeschlagen (vgl. Tab. 8.8).

8.1.5 Deckungsbeitragsrechnung

Die **Deckungsbeitragsrechnung** steht dem Gesundheitsbetrieb zur Verfügung, um, unter anderem, quantitative Beziehungen zwischen Behandlungsmenge, Kosten und Gewinn zu verdeutlichen und für die Erfolgsanalyse bzw. die Gewinnplanung zu nutzen. Sie ist

Tab. 8.8 Zuschlag der Gemeinkosten im Rahmen der Zuschlagskalkulation für den Gesundheitsbetrieb

Gemeinkostenart	Kosten monatl. (in EUR)	Verteilungsschlüssel	Gemeinkostenanteil des Behandlungsfalls
Miete	3000	Durchschnittliche Zahl an Behandlungsfällen pro Monat: 250	12,00
Strom	200		0,8
Wasser	100		0,4
Heizung	250		1,00
Reinigung	560		2,24
Verwaltungskosten (Telefon, Porto, Büromaterial usw.)	500		2,00
Abschreibungen (Behandlungseinrichtungen, Geräte)	2000		8,00
		Gesamte Gemeinkosten:	**26,44**

eine Teilkostenrechnung, bei der die Erlöse des Kostenträgers in die Betrachtung einbezogen werden, wobei der **Deckungsbeitrag (DB)** die Differenz zwischen zurechenbarem Erlös und zurechenbaren Kosten des Kostenträgers bildet. Für den Gesundheitsbetrieb gibt er den Betrag an, um den sich der Erfolg bei der Mehr- oder Mindererstellung einer Behandlungsleistung ändert. Dabei müssen die Deckungsbeiträge so groß sein, dass die nicht zugerechneten Kosten gedeckt werden und kein Verlust erzeugt wird.

In einem einfachen Ansatz erhält man den Deckungsbeitrag dadurch, dass von den gesamten Erlösen (= Umsatz) des Gesundheitsbetriebs alle variablen Kosten abgezogen werden. Ist der *DB* höher als die fixen Kosten, so ist dieser wichtige Kostenblock durch den Umsatz gedeckt. Man unterscheidet dabei die *einstufige* Deckungsbeitragsrechnung und die *mehrstufige* Deckungsbeitragsrechnung. Die einstufige Deckungsbeitragsrechnung ermittelt zunächst die aufsummierten Deckungsbeiträge und zieht von diesen dann die kompletten Fixkosten ab. Bei der mehrstufigen Deckungsbeitragsrechnung werden die Fixkosten weiter aufgespalten und die Kosten den verursachenden Bereichen des Gesundheitsbetriebs zugerechnet (vgl. Tab. 8.9).

Um die Frage zu beantworten, ab welchen Umsatz des Gesundheitsbetriebs zusätzlich auch die variablen Kosten und somit die Gesamtkosten gedeckt werden, muss eine sogenannte **Break-even-Analyse** durchgeführt werden. Dabei wird ermittelt, bei welchem Umsatz und bei welcher Behandlungsmenge die Verlustzone verlassen und im Gesundheitsbetrieb Gewinne erwirtschaftet werden. Zur Ermittlung dieses Punktes, in dem alle Kosten gedeckt werden, ist der Umsatz mit den Gesamtkosten in eine Beziehung zu setzen (vgl. Abb. 8.1).

Tab. 8.9 Einstufige Deckungsbeitragsrechnung für den Gesundheitsbetrieb

	Behand-lungs-lstg. I	%	Behand-lungs-lstg. II	%	Behand-lungs-lstg. III	%	Gesamt	%
Umsatz	50.000	100	20.000	100	30.000	100	100.000	100
variable Kosten	20.000	40	10.000	50	6000	20	36.000	36
DB	30.000	60	10.000	50	24.000	80	64.000	64
Fixe Kosten							40.000	40
Ergebnis							24.000	24

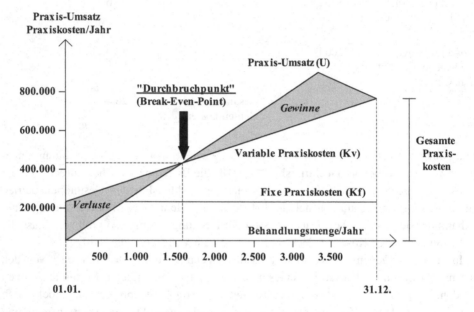

Abb. 8.1 Break-Even-Analyse für eine Zahnarztpraxis

Beispiel

Aus dem Beispiel in Abb. 8.1 ist ersichtlich, dass ab einer Behandlungsmenge von ca. 1600 Behandlungsfällen pro Jahr und einem damit erzielten Praxisumsatz von ca. 450.000 EUR die Zahnarztpraxis Gewinn erwirtschaftet. Bei weniger Behandlungsfällen erzielt der Zahnarzt Verluste. Jeder zusätzliche Behandlungsfall über den „Durchbruchspunkt" (Break-Even-Point) hinaus trägt zum Praxisgewinn bei.

Diese Analyse ist jedoch idealtypisch. Zum einen wurde bereits erwähnt, dass die Kosten nicht kontinuierlich, sondern sprunghaft ansteigen. Bei einem plötzlichen, sprunghaften Anstieg der Kosten wird die Gewinnzone des Gesundheitsbetriebs erst bei einem entsprechend höheren Umsatz und einer größeren Behandlungsmenge erreicht. Des Weiteren ist das Verhältnis zwischen Behandlungsmenge und Umsatz entscheidend von der Art der Behandlungsfälle abhängig. Überwiegt die Menge an Behandlungsfällen, die vergleichsweise geringe Erlöse erzielen, so wird die Gewinnzone erst später erreicht, als bei einem Gesundheitsbetrieb, der mit einer geringeren Anzahl von Behandlungsfällen höhere Einnahmen erzielt.

Entscheidend ist somit die Frage, welchen Deckungsbeitrag der einzelne Behandlungsfall erzielt und in welcher Höhe er zum Gewinn des Gesundheitsbetriebs beiträgt. Hierzu sind durch Anwendung der Zuschlagskalkulation die Einzelkosten für die jeweilige Behandlungsart zu ermitteln und um die Gemeinkostenanteile zu erhöhen. Die so errechneten Kosten pro Behandlungsart sind dann mit den im Rahmen der Kassen- bzw. Privatliquidation erzielbaren Erlösen zu vergleichen. Ist das Ergebnis dieses Vergleichs positiv, so erwirtschaftet der Gesundheitsbetrieb bei Durchführung dieser Behandlungsart Gewinne. Bei einem negativen Ergebnis des Vergleichs erzielt er Verluste.

Beispiel

„Wichtig sind in diesem Zusammenhang somit auch die Möglichkeiten der Lenkung der Unterdeckung einer Klinik mittels Deckungsbeitragsrechnung. Nicht nur das Ziel „positiver Deckungsbeitrag in Höhe von xy" ist relevant, sondern auch die Stabilisierung oder Verringerung eines negativen Deckungsbeitrags kann Grundlage für Zielvereinbarungen sein" (Zapp und Oswald 2009, S. 142).

Die Ermittlung der Kosten und Erlöse für die jeweilige Behandlungsart lassen sich in der Regel nur für jeden Gesundheitsbetrieb individuell durchführen. Sie sind von zu vielen Faktoren und Einflussgrößen abhängig, wie beispielsweise Größe und Art des Betriebs, Personalumfang, Arbeitsstil und -tempo der Mitarbeiter, individuelle Materialverbrauch je Behandlung, die Patientenstruktur, Ausstattung, verwendete medizinische Geräte und Instrumente und vieles anderes mehr.

8.1.6 Prozesskostenrechnung

Bei der **Prozesskostenrechnung (PKR)** werden die Kosten der indirekten Leistungsbereiche eines Gesundheitsbetriebes (z. B. Privat- und Kassenliquidation, Patientenverwaltung etc.) abgebildet und eine verursachungsgerechtere Verteilung dieser Gemeinkosten durchgeführt. Sie ist eine Vollkostenrechnung, die sowohl die variablen als auch die fixen Kosten des Gesundheitsbetriebes auf die Kostenträger verrechnet. Dabei wird die kostenstellenweise Zuordnung der Kosten durch eine kostenstellenübergreifende Betrachtungsweise ersetzt. Die PKR stellt kein eigenständiges Kostenrechnungsverfahren dar, sondern ergänzt die herkömmlichen Systeme um eine verbesserte Gemeinkostenverteilung.

Beispiel

„Sinn und Inhalt der Prozesskostenrechnung im Krankenhaus muss es sein, einerseits die Kostenträgerrechnung zu ersetzen und andererseits die Optimierung der abgebildeten

Prozesse mit einer Simulation von geplanten Veränderungen zu ermöglichen. Darüber hinaus sollen die abgebildeten Prozesse als Patientenpfad/Leitlinie genutzt werden können und so die Dokumentation des medizinischen Personals erheblich vereinfachen helfen" (Kothe-Zimmermann 2006, S. 64).

Die PKR versucht, die Gemeinkosten den ablaufenden Prozessen im Gesundheitsbetrieb zuzuordnen. Nach dem Beanspruchungsprinzip geschieht dies über die mengenmäßige Inanspruchnahme von Teilprozessen. Dazu sind die Hauptprozesse im Gesundheitsbetrieb zu identifizieren und von anderen abzugrenzen. In der PKR erfolgt die Aufschlüsselung der Gemeinkosten durch angemessene Einheiten (z. B. Energieverbrauch, Zeitintensität etc.). Um sie möglichst verursachungsgerecht zuzuordnen, ist es oft sinnvoller, sie nach **Cost Drivers** (Kostentreibern) zu bemessen. Bei einem größeren Lager mit medizinischem Verbrauchsmaterial kann es beispielsweise sinnvoller sein, die Lagerhaltungskosten nach Gewicht oder Größe des zu lagernden Materials zu bemessen, als nach dessen Einkaufswert, der wiederum direkt zurechenbare Einzelkosten darstellt. Auf diese Weise zugeordnete Einzel- und Gemeinkosten ergeben den **Prozesskostensatz**. Bezogen auf eine Kostenstelle bilden sie Teilprozesskosten, die sich unter Einbeziehung mehrerer Kostenstellen in mehreren Stufen zu Hauptprozesskosten zusammensetzen lassen (vgl. Abb. 8.2).

Bei der Tätigkeitsanalyse werden jene Vorgänge in einer Kostenstelle erfasst, die Ressourcen im Gesundheitsbetrieb in Anspruch nehmen oder verbrauchen. Ihre Aufnahme und die Feststellung des Zeitaufwands je Tätigkeit ist eine grundlegende Voraussetzung für die Anwendung der PKR. Die Aufnahme der Tätigkeiten kann durch

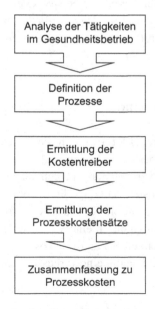

Abb. 8.2 Prozesskostenrechnung für den Gesundheitsbetrieb

Nutzung vorhandener Informationsquellen (Ablaufdiagramme etc.), Selbstaufschreibung, Multimomentverfahren oder durch vergleichbare Methoden erfolgen.

Zur Definition der Prozesse im Gesundheitsbetrieb werden die Tätigkeiten zu Teilprozessen und schließlich zu Hauptprozessen verdichtet. Teilprozesse stellen hierbei Aneinanderreihungen von Tätigkeiten dar, die in einer Kostenstelle auf die Erbringung einer bestimmten Leistung ausgerichtet sind. Hauptprozesse bestehen demzufolge kostenstellenübergreifend aus einer Kette von zusammengehörigen Teilprozessen, mit dem Ziel der Erbringung einer Gesamtleistung.

> **Beispiel**
>
> „Arbeitet eine Arztpraxis z. B. mit Behandlungspfaden, ist im Sinne einer Prozesskostenrechnung die Zuteilung der einzelnen Kostenarten auf Prozessschritte möglich, erfordert aber eine Leistungserfassung entlang des Prozesses" (Schurr et al. 2008, S. 26).

Die Kostentreiber sind die Bezugsgrößen für die Verrechnung der Gemeinkosten und treten an die Stelle bisheriger Verrechnungsschlüssel bzw. Einzelkostenzuschläge. Kostentreiber im Gesundheitsbetrieb können beispielsweise die Patientenzahlen, Zahl der Laborarbeiten, Zahl der Beschaffungsvorgänge bei medizinischem Verbrauchsmaterial oder andere Werte sein. In der Regel liegt zwischen Kostentreiber und Kostenträger eine proportionale Beziehung vor.

Bei der PKR werden am Ende der Kostenstellenrechnung Prozesskostensätze zur Kalkulation und zur Verrechnung der Kosten auf die Kostenträger ermittelt. Ähnlich wie bei der Ermittlung der Behandlungsfallkosten wird der Prozesskostensatz durch Division der geplanten Kosten eines Prozesses durch die Menge des Kostentreibers ermittelt. Der Prozesskostensatz gibt dadurch an, wie viel die einmalige Durchführung eines Prozesses im Gesundheitsbetrieb kostet (vgl. Tab. 8.10).

> **Beispiel**
>
> Für eine Prozesskostenrechnung müssen die Abläufe des Gesundheitsbetriebs prozessorientiert und klar definiert sein. Liegt dies nicht vor, ist die Einführung der PKR mit einem entsprechend großen organisatorischen Aufwand verbunden. Demgegenüber stehen die Potenziale, die durch die Beeinflussung von Kostentreibern oder der Verschlankung von Prozessen erzielbar sind.

8.2   Externes Informationswesen

8.2.1   Rechnungswesen des Gesundheitsbetriebs

Das **Rechnungswesen** des Gesundheitsbetriebs erfasst dessen Geld- und Leistungsströme zahlenmäßig, lückenlos, vergangenheits- bzw. zukunftsorientiert und liefert sowohl intern nutzbare, quantitative Informationen für die Steuerung des Gesundheitsbetriebs, als insbesondere auch Informationen, um gegenüber Außenstehenden, wie

Tab. 8.10 Prozesskostenrechnungsbeispiel einer Angioplastie (vgl. Güssow et al. 2002, S. 181 ff.)

Vorgang		Kostentreiber
Hauptprozess	Angioplastie	Zahl der Angioplastien
Teilprozesse	Patientenmanagement	Zahl der Patienten
	Diagnostik	Zahl der Herzkathederpatienten
	Pflege	Pflegetage
	Unterbringung	Pflegetage
Tätigkeiten	Patienten aufnehmen	Zahl der Patienten
	Essen zur Station bringen	Zahl der Stationen
	Essen verteilen	Pflegetage
	Hygiene	Pflegetage
	Laboruntersuchungen	Angeforderte Laboruntersuchungen
	Echokardiografie	Zahl der Herzkathederpatienten
	Patienten entlassen	Zahl der Patienten

Kostenstelle	Teilprozess	Tätigkeiten	Anzahl	Tätigkeitkostensatz	Teilprozesskostensatz	Summe (in EUR)
Station	Aufnahme	…	1	…	21 je Aufnahme	21
	Hygiene	…	5	…	42 je Hygienemaßnahme	210
	Visite	…	5	…	20 je Visite	100
Behandlungszentrum	Diagnostik	Labor	4	40 je Untersuchung	260 je Diagnostik	260
		Echokardiografie	1	100 je Echokardiografie		

zzgl. weitere Teilprozesse

Gesamtkosten je Angioplastie   …

den Kostenträgern im Gesundheitswesen, Eigentümern, Banken, Finanzbehörden etc. Rechenschaft ablegen zu können. Während das *interne* Rechnungswesen, insbesondere mithilfe des Instrumentariums der Kosten- und Leistungsrechnung und der Investitionsrechnung, die Planung, Kontrolle und Koordination bewerteter Prozesse des Gesundheitsbetriebs im Hinblick auf die Maximierung dessen Erfolgs zum Gegenstand hat und oftmals zu einem umfassenden Controllingkonzept ausgebaut ist, unterliegt das *externe* Rechnungswesen handels- und steuerrechtlichen Auflagen bzw. Publizitätspflichten und bildet mithilfe der Finanzbuchhaltung, Inventaraufstellung, Bilanz, Gewinn- und Verlustrechnung die finanzielle Situation mit der Vermögens-, Finanz- und Ertragslage des Gesundheitsbetriebs nach außen ab.

Beispiel

„Jede Veränderung des Finanzierungssystems erfordert eine Anpassung von Rechnungslegungsroutinen. Die strengeren Kontrollen des MDK bedingen eine Verbesserung des Abrechnungssystems. Immer komplizierter werdende rechtliche Voraussetzungen, beispielsweise im Zusammenhang mit kommunalen Fördermitteln, steuerlichen Implikationen aber auch der Abrechnung ärztlicher Leistungen fordern das Rechnungswesen enorm. Abschlüsse sollen immer schneller erstellt, geprüft und veröffentlicht werden. Ganz neue Einrichtungen interessieren sich für Krankenhausabschlüsse: Banken, Private Equity Gesellschaften beispielsweise" (Penter und Siefert 2015, S. 26).

In einigen Einrichtungen des Gesundheitswesens, die kommunale oder staatliche bzw. landesrechtliche Regie- oder Eigenbetriebe darstellen, wurde und wird zum Teil immer noch die **Kameralistik** als Buchführungsverfahren betrieben. Sie dient vor allem der Darstellung von Zahlungsströmen und dem Nachweis zur Ausführung des jeweiligen Haushaltsplanes und weniger der Ermittlung von Erfolgsgrößen sowie der Dokumentation von Aufwendungen und Erträgen, etwa um das Vermögen zu ermitteln und Gewinne und Verluste sichtbar zu machen. Dazu werden insbesondere die kassenwirksamen Einnahmen (Einzahlungen) und Ausgaben (Auszahlungen) des Gesundheitsbetriebs berücksichtigt und Planrechnungen auf der Basis von Prognosen entwickelt, wie beispielsweise der jährliche Haushaltsplan oder die mittelfristige Finanzplanung (5 Jahre) des Gesundheitsbetriebs (vgl. Fuchs 1988, S. 46 ff.).

Beispiel

Krankenhäuser, auf die das *Krankenhausfinanzierungsgesetz (KHG)* Anwendung findet, haben nach der *Verordnung über die Rechnungs- und Buchführungspflichten von Krankenhäusern* (Krankenhaus-Buchführungsverordnung – KHBV) ihre Bücher nach den Regeln der kaufmännischen doppelten Buchführung zu führen (vgl. § 16 KHG). Gleiches gilt nach der *Verordnung über die Rechnungs- und Buchführungspflichten der Pflegeeinrichtungen* (Pflege-Buchführungsverordnung – PBV) für nach SGB zugelassene Pflegeeinrichtungen.

Der außerbetriebliche Wertetransfer eines Gesundheitsbetriebs aus den Geschäftsbeziehungen mit Patienten, Lieferanten, Gläubigern und die dadurch bedingten Veränderungen der Vermögens- und Kapitalverhältnisse werden in der **Finanzbuchhaltung** erfasst. Diese kaufmännische Buchhaltung ermittelt das Ergebnis des Gesundheitsbetriebs über einen Reinvermögensbestandsabgleich und eine Aufwands-/Ertragssaldierung (doppelte Buchhaltung). Das Prinzip der doppelten Buchführung in Konten (Doppik) vollzieht sich in erster Linie durch

- Buchungen und Gegenbuchungen,
- zweifache Gewinnermittlung in der Bilanz bzw. Gewinn- und Verlustrechnung,
- doppelte Aufzeichnung von Geschäftsvorfällen nach Leistung und Gegenleistung im Grundbuch/Journal (chronologisch) und Hauptbuch (sachlich).

Eine Wertegleichheit zwischen der Summe der Soll- und Habenbuchungen ergibt sich dadurch, dass jeder buchungsfähige Geschäftsvorfall im Gesundheitsbetrieb als Wertezugang und Werteabgang (Soll- und Habenbuchung) auf mindestens zwei Konten erfasst wird.

Jede Buchung im Gesundheitsbetrieb wird im Grundbuch/Journal chronologisch mit laufender Nummer, Buchungsdatum, Buchungsbetrag, Buchungserläuterung, Belegverweis und Kontierung auf das jeweilige Soll- bzw. Habenkonto erfasst. Im Hauptbuch bzw. den Kontenblättern des Gesundheitsbetriebs werden alle Buchungen des Grundbuchs auf den in den Buchungssätzen genannten Konten eingetragen. Ferner kann es im Gesundheitsbetrieb Nebenbücher geben, die bestimmte Hauptbuchkonten erläutern, wie beispielsweise ein Anlagebuch, das das Anlagevermögen enthält, oder ein Kassenbuch, welches den Bestand an Zahlungsmitteln wiedergibt (vgl. Tab. 8.11).

Die einzelnen Buchungen verändern mindestens zwei Konten durch jeweils eine Buchung im Soll und eine zweite im Haben. Im Buchungssatz wird zuerst das Konto genannt, auf dem die Sollbuchung vorgenommen wird, darauf das Konto der Habenbuchung. Erfolgsneutrale Buchungen betreffen nur die Bilanz und erfolgswirksame zusätzlich die Gewinn- und Verlustrechnung des Gesundheitsbetriebs (vgl. Tab. 8.12).

Auch für den Gesundheitsbetrieb gelten die *Grundsätze ordnungsgemäßer Buchführung (GoB)*, die eng mit den handelsrechtlichen Bewertungsgrundsätzen verknüpft sind, und nach denen beispielsweise keine Buchung ohne Beleg und sorgfältige Aufbewahrung der Buchungsunterlagen unter Einhaltung der vorgegebenen Fristen erfolgen darf. Ebenso anzuwenden sind die *Grundsätze zur ordnungsmäßigen Führung und Aufbewahrung von Büchern, Aufzeichnungen und Unterlagen in elektronischer Form sowie zum Datenzugriff (GoBD)*, die insbesondere die Aufbewahrung von steuerrechtlich relevanten elektronischen Daten und den elektronischen Zugriff auf Daten des Gesundheitsbetriebs durch die Finanzverwaltung regeln.

8.2.2 Gewinn- und Verlustrechnung

Die Vorgänge, die den Geschäftserfolg des Gesundheitsbetriebs beeinflussen, könnten direkt auf sein Eigenkapitalkonto gebucht werden. Allerdings gibt es jedoch selbst in kleinen Gesundheitsbetrieben eine Vielzahl von Geschäftsfällen, die Erträge oder

Tab. 8.11 Kontenklassen für betriebliche Erträge des Kontenrahmens für die Buchführung (vgl. KHBV, Anlage 4)

Kontenklasse	Bezeichnung
40	Erlöse aus Krankenhausleistungen
400	Erlöse aus tagesgleichen Pflegesätzen
4001	Erlöse aus Basispflegesatz, vollstationär
4003	Erlöse aus Abteilungspflegesätzen, vollstationär
4004	Erlöse aus Abteilungspflegesätzen, teilstationär
4005	Erlöse aus Pflegesätzen für besondere Einrichtungen, vollstationär
4006	Erlöse aus Pflegesätzen für besondere Einrichtungen, teilstationär
401	Erlöse aus Fallpauschalen und Sonderentgelten
4010	Erlöse aus Fallpauschalen
4011	Erlöse aus Sonderentgelten
402	Erlöse aus vor- und nachstationärer Behandlung
4020	Erlöse aus vorstat. Behandlung nach § 115a SGB V
4021	Erlöse aus nachstat. Behandlung nach § 115a SGB V
403	Erlöse aus Ausbildungskostenumlage
404	Ausgleichsbeträge nach BPflV
405	Zuschlag nach § 18b KHG
41	Erlöse aus Wahlleistungen
410	Erlöse aus wahlärztlichen Leistungen
411	Erlöse aus gesondert berechneter Unterkunft
413	Erlöse aus sonstigen nichtärztlichen Wahlleistungen
42	Erlöse aus ambulanten Leistungen des Krankenhauses
420	Erlöse aus Krankenhausambulanzen
421	Erlöse aus Chefarztambulanzen einschließl. Sachkosten
422	Erlöse aus ambulanten Operationen nach § 115b SGB V
43	Nutzungsentgelte (Kostenerstattung und Vorteilsausgleich) und sonstige Abgaben der Ärzte
430	Nutzungsentgelte für wahlärztliche Leistungen
431	Nutzungsentgelte für von Ärzten berechnete ambulante ärztliche Leistungen
433	Nutzungsentgelte der Belegärzte
434	Nutzungsentgelte für Gutachtertätigkeit u. ä.
435	Nutzungsentgelte für die anteilige Abschreibung medizinisch-technischer Großgeräte
44	Rückvergütungen, Vergütungen und Sachbezüge
440	Erstattungen des Personals für freie Station
441	Erstattungen des Personals für Unterkunft

(Fortsetzung)

Tab. 8.11   (Fortsetzung)

Kontenklasse	Bezeichnung
442	Erstattungen des Personals für Verpflegung
443	Erstattungen des Personals für sonstige Leistungen
45	Erträge aus Hilfs- und Nebenbetrieben, Notarztdienst
450	aus Hilfsbetrieben
451	aus Nebenbetrieben
452	aus der Bereitstellung von Krankenhausärzten für den Notarztdienst
46	Erträge aus Fördermitteln nach dem KHG
460	Fördermittel, die zu passivieren sind
461	Sonstige Fördermittel
47	Zuweisungen und Zuschüsse der öffentlichen Hand sowie Zuwendungen Dritter
470	Zuweisungen und Zuschüsse der öffentlichen Hand zur Finanzierung von Investitionen (so weit nicht unter 46)
471	Zuwendungen Dritter zur Finanzierung von Investitionen
472	Zuweisungen und Zuschüsse der öffentlichen Hand zur Finanzierung laufender Aufwendungen
473	Zuwendungen Dritter zur Finanzierung laufender Aufwendungen
48	Erträge aus der Einstellung von Ausgleichsposten aus Darlehensförderung und für Eigenmittelförderung
49	Erträge aus der Auflösung von Sonderposten, Verbindlichkeiten nach dem KHG und Ausgleichsposten aus Darlehensförderung
490	aus der Auflösung von Sonderposten aus Fördermitteln nach dem KHG, zweckentsprechend verwendet
491	aus der Auflösung von Sonderposten aus Zuweisungen und Zuschüssen der öffentlichen Hand
492	aus der Auflösung von Ausgleichsposten aus Darlehensförderung

Aufwendungen darstellen und direkt auf das Eigenkapitalkonto gebucht werden könnten. Da dies unübersichtlich wäre, wird eine eigens eingerichtete **Gewinn- und Verlustrechnung (GuV)** dem Eigenkapitalkonto vorgeschaltet, aus der Erträge und Aufwendungen saldiert auf das Eigenkapitalkonto gebucht werden.

Die Erfolgskonten (Aufwand- und Ertragskonten) des Gesundheitsbetriebs gehen somit in die GuV ein. Sie ist als eine periodische Erfolgsrechnung Bestandteil des Jahresabschlusses, wird nach handelsrechtlichen Bestimmungen erstellt und stellt die Erträge und Aufwendungen eines Geschäftsjahres gegenüber. Die GuV hat im Wesentlichen nur eine Informationsfunktion. Sie vermittelt ein den tatsächlichen Verhältnissen entsprechendes Bild der Ertragslage des Gesundheitsbetriebs. Die GuV hat dabei die Aufgabe, die Quelle der Erträge und die Aufwandsstruktur ersichtlich zu machen.

Tab. 8.12 Beispiele für Buchungsfälle im Gesundheitsbetrieb

Buchungsfall	Buchungsart	Erläuterung	Buchungssatz
Patient bezahlt Rechnung per Überweisung	Erfolgsneutraler Aktivtausch	Mehrung und Minderung von Aktivkonten um den gleichen Betrag	Hausbankkonto an Patientenforderungen
Lieferant eines medizintechnischen Großgerätes wandelt Rechnungsbetrag in Kundenkredit um	Erfolgsneutraler Passivtausch	Mehrung und Minderung von Passivkonten um den gleichen Betrag	Verbindlichkeiten aus Lieferungen und Leistungen an Lieferantenkredit
Zielkauf von medizinischem Verbrauchsmaterial	Erfolgsneutrale Bilanzverlängerung	Erhöhung von Aktiv- und Passivseite um den gleichen Betrag	Medizinisches Verbrauchsmaterial und Vorsteuer an Verbindlichkeiten aus Lieferungen und Leistungen
Bezahlung einer Rechnung des Dentallabors per Überweisung	Erfolgsneutrale Bilanzkürzung	Kürzung von Aktiv- und Passivseite um den gleichen Betrag	Verbindlichkeiten aus Lieferungen und Leistungen an Hausbankkonto
Rechnungstellung an einen Privatpatienten	Positive Erfolgswirksamkeit	Gewinn durch Buchung auf Bestands- und Ertragskonto	Forderungen an Erlöse aus Privatliquidation
Barzahlung einer Laborrechnung	Negative erfolgswirksamkeit	Verlust durch Buchung auf Bestands- und Aufwandskonto	Laborkosten an Kasse

Die GuV ist klar und übersichtlich zu gliedern, wobei das Bruttoprinzip zu beachten ist (vgl. Hentze und Kehres 2007, S. 103 ff.): Erträge und Aufwendungen dürfen nicht saldiert werden. Außerdem ist der Grundsatz der Stetigkeit der Darstellung einzuhalten. Die GuV ist in Konto- oder Staffelform bzw. nach dem Umsatz- oder Gesamtkostenverfahren aufzustellen (vgl. Tab. 8.13).

Bei der Darstellung in Kontoform wird das Ergebnis als Sollsaldo bei Gewinn und als Habensaldo bei Verlust auf der entsprechenden Kontoseite angezeigt, bei der Staffelform werden die einzelnen Positionen untereinander angeordnet, wobei man zum Periodenergebnis über eine Fortschreibung beziehungsweise Fortrechnung in mehreren Zwischenschritten gelangt. Das Gesamtkostenverfahren gruppiert die Aufwendungen nach Aufwandsarten und berücksichtigt alle Aufwendungen, die in der betrachteten Rechnungsperiode bei der betrieblichen Leistungserstellung entstanden sind, und stellt ihnen alle erzielten Erträge gegenüber. Das Umsatzkostenverfahren gruppiert die Aufwendungen nach Funktionsbereichen und stellt die Umsatzerlöse einer Periode nur denjenigen Aufwendungen gegenüber, die für die tatsächlich verkauften Leistungen des Gesundheitsbetriebs angefallen sind.

8.2.3 Jahresabschluss und Bilanzierung

Die handels- und abgaberechtlichen Vorschriften sehen vor, über die Geschäftstätigkeit Buch zu führen, einen Jahresabschluss in Form einer Bilanz bzw. GuV aufzustellen, alle Vermögensgegenstände und Schulden in einem mengenmäßigen Verzeichnis aufzuführen und diese zu bewerten.

Durch eine Vermögensaufstellung soll gesichert werden, dass die in der Bilanz des Gesundheitsbetriebs enthaltenen Werte auch der Wahrheit entsprechen. Aufgrund des Gläubigerschutzes dürfen die Eigentümer oder Fremdkapitalgeber des Gesundheitsbetriebs erwarten, dass dieser sein Vermögen und seine Schulden genau beziffert und die verwendeten Wertangaben nicht nur Schätzungen darstellen, sondern auch tatsächlich belegt werden können.

Das mengenmäßige Verzeichnis aller Vermögensgegenstände und Schulden des Gesundheitsbetriebs wird als **Inventar** bezeichnet. Es ist nach folgenden Prinzipien geordnet:

- Beim Vermögen nach abnehmender Liquidität,
- bei den Schulden nach abnehmender Fälligkeit.

Es enthält eine Angabe über das Reinvermögen (Eigenkapital) als Gegenüberstellung von Vermögen und Schulden. Zur Erstellung des Inventars ist bei allen Sachvermögensgegenständen des Gesundheitsbetriebs eine als **Inventur** bezeichnete stichtagsbezogene oder laufende körperliche Bestandsaufnahme durch Zählen, Wiegen etc. durchzuführen.

Tab. 8.13 Gliederung der Gewinn- und Verlustrechnung einer Pflegeeinrichtung (vgl. PBV, Anlage 2)

1.	Erträge aus allgemeinen Pflegeleistungen gemäß PflegeVG
2.	Erträge aus Unterkunft und Verpflegung
3.	Erträge aus Zusatzleistungen und Transportleistungen nach PflegeVG
4.	Erträge aus gesonderter Berechnung von Investitionskosten gegenüber Pflegebedürftigen
5.	Zuweisungen und Zuschüsse zu Betriebskosten
6.	Erhöhung oder Verminderung des Bestandes anfertigen/unfertigen Erzeugnissen und Leistungen
7.	Andere aktivierte Eigenleistungen
8.	Sonstige betriebliche Erträge
9.	Personalaufwand
	a) Löhne und Gehälter
	b) Sozialabgaben, Altersversorgung und sonstige Aufwendungen
10.	Materialaufwand
	a) Lebensmittel
	b) Aufwendungen für Zusatzleistungen
	c) Wasser, Energie, Brennstoffe
	d) Wirtschaftsbedarf/Verwaltungsbedarf
11.	Aufwendungen für zentrale Dienstleistungen
12.	Steuern, Abgaben, Versicherungen
13.	Sachaufwendungen für Hilfs- und Nebenbetriebe
14.	Mieten, Pacht, Leasing
Zwischenergebnis	
15.	Erträge aus öffentlicher und nicht-öffentlicher Förderung von Investitionen
16.	Erträge aus der Auflösung von Sonderposten
17.	Erträge aus der Erstattung von Ausgleichsposten aus Darlehns- und Eigenmittelförderung
18.	Aufwendungen aus der Zuführung zu Sonderposten/Verbindlichkeiten
19.	Aufwendungen aus der Zuführung zu Ausgleichsposten aus Darlehensförderung
20.	Abschreibungen
	a) Abschreibungen auf immaterielle Vermögensgegenstände und Sachanlagen
	b) Abschreibungen auf Forderungen und sonstige Vermögensgegenstände
21.	Aufwendungen für Instandhaltung und Instandsetzung
22.	Sonstige ordentliche Aufwendungen

(Fortsetzung)

Tab. 8.13 (Fortsetzung)

Zwischenergebnis	
23.	Erträge aus Beteiligungen[a]
24.	Erträge aus Finanzanlagen[a]
25.	Zinsen und ähnliche Erträge
26.	Abschreibungen auf Finanzanlagen und Wertpapiere des Umlaufvermögens
27.	Zinsen und ähnliche Aufwendungen
28.	Ergebnis der gewöhnlichen Geschäftstätigkeit
29.	Jahresüberschuss/Jahresfehlbetrag

[a]Ausweis dieser Posten nur bei Kapitalgesellschaften

Das Inventar bildet die Grundlage für die Erstellung von einem **Jahresabschluss**, der aus der Bilanz, der GuV, sowie bei Gesundheitsbetrieben in Form von mittleren und großen Kapitalgesellschaften aus einem Anhang und einem Lagebericht besteht. Der **Lagebericht** soll die derzeitige und zukünftige Situation des Gesundheitsbetriebs hinsichtlich der Chancen und Risiken darstellen und muss ein den tatsächlichen Verhältnissen entsprechendes Bild vermitteln (vgl. Müller 2013, S. 185 ff.).

Je nach angewendetem Rechnungslegungsstandard können weitere Angaben, wie beispielsweise Kapitalfluss-, Gesamtleistungs- und Eigenkapitalveränderungsrechnung oder Segmentsberichterstattung hinzukommen. Für Gesundheitsbetriebe in Form von größeren Kapitalgesellschaften besteht hinsichtlich des Jahresabschlusses Prüfungs- und Veröffentlichungspflicht.

Bei der **Bilanz** des Gesundheitsbetriebs handelt es sich um eine Gegenüberstellung von Mittelverwendung und Mittelherkunft oder Vermögen (Aktiva) und Eigenkapital bzw. Schulden (Passiva). Zu ihrer Erstellung werden die Bestandskonten (Vermögens- und Kapitalkonten) der Buchhaltung des Gesundheitsbetriebs am Ende des Buchungszeitraumes saldiert und der Saldo in die Bilanz aufgenommen. Die Inventarpositionen werden darin ebenfalls zusammengefasst.

Die Jahresbilanz (Handelsbilanz) wird ergänzt durch die Steuerbilanz sowie gegebenenfalls Sonderbilanzen beispielsweise zu Liquidations- oder Fusionszwecken.

Für die Aufstellung der Bilanz eines Gesundheitsbetriebs gelten Grundsätze, wie beispielsweise, dass in ihr realisierte Gewinne (Realisationsprinzip) und drohende Verluste (Imparitätsprinzip) ausgewiesen werden, niedrigste Wertansätze bei Vermögenswerten (Niederstwertprinzip) und höchste Wertansätze bei Verbindlichkeiten (Höchstwertprinzip) verwendet werden, die Identität von Schluss- und Anfangsbilanz aufeinander folgender Jahre gewahrt ist (Bilanzidentität), Form, Bewertungsmethoden und Fortentwicklung der Wertansätze beibehalten werden (Bilanzkontinuität), sämtliche Vermögensgegenstände, Schulden und Rechnungsabgrenzungsposten zu bilanzieren sind (Vollständigkeitsgebot), Vorjahresvergleichszahlen anzugeben sind, Aufwendungen für die Gründung und Beschaffung von Eigenkapital sowie für nicht entgeltlich erworbene immaterielle Vermögenswerte des Anlagevermögens nicht bilanziert werden dürfen (Bilanzierungsverbote) oder der Jahresabschluss klar und übersichtlich zu gliedern und innerhalb einer dem ordnungsgemäßen Geschäftsgang entsprechenden Zeit aufzustellen ist (vgl. Tab. 8.14).

Den Vermögensteilen und Verbindlichkeiten des Gesundheitsbetriebs sind zum Zeitpunkt der Bilanzerstellung Werte zuzuordnen. Als Werte ansetzbar sind beispielsweise der Anschaffungspreis von Behandlungseinrichtungen zuzüglich Nebenkosten (Anschaffungskosten), alle Ausgaben, die zur Erstellung der Behandlungs- oder Pflegeleistungen entstanden sind (Herstellkosten) oder der Betrag, den ein Erwerber des Gesundheitsbetriebs für das einzelne Wirtschaftsgut ansetzen würde (Teilwert). Die leistungsabhängig oder zeitbezogen auftretenden Wertminderungen von Behandlungseinrichtungen werden mithilfe von **Abschreibungen** erfasst, die die Anschaffungskosten und Herstellungskosten auf eine bestimmte Zeitdauer verteilen oder den nicht planmäßig eintretenden Wertminderungen Rechnung tragen. Die buchhalterischen Abschreibungen mindern den Jahresüberschuss des Gesundheitsbetriebs, die steuerlichen Abschreibungen (Absetzung für Abnutzung, AfA) die Steuerbemessungsgrundlage. Sonderabschreibungen haben die Funktion, ungeplante Wertminderungen zu erfassen oder anders begründete Abwertungen buchtechnisch durchzuführen.

8.3   E-Health: Elektronischer Informations- und Datenaustausch im Gesundheitswesen

8.3.1   Grundlagen des E-Health und der Telemedizin

Der Begriff **E-Health** fasst eine Vielzahl von Anwendungen, Entwicklungen, Vernetzungen sowie den Daten- und Informationsaustausch hauptsächlich auf der Basis des Internet in der Gesundheitsversorgung zusammen, die Zum Teil auch durch Begriffe wie Cybermedizin, E-Gesundheit oder Online-Medizin in der Vergangenheit gekennzeichnet worden sind. Die Bezeichnung E-Health steht dabei für „electronic Health" und stellt zum einen die elektronische Unterstützung bzw. Digitalisierung von Prozessen im Bereich von Medizin und Pflege dar, zum anderen beinhaltet E-Health aber auch neue Leistungen und Problemlösungen, die erst aufgrund der dahinter stehenden informations- und kommunikationstechnologischen Entwicklung möglich werden.

Beispiel

„Unter E-Health fasst man Anwendungen zusammen, die für die Behandlung und Betreuung von Patientinnen und Patienten die Möglichkeiten nutzen, die moderne Informations- und Kommunikationstechnologien (IKT) bieten. E-Health ist ein Oberbegriff für ein breites Spektrum von IKT-gestützten Anwendungen, wie z. B.

Tab. 8.14 Gliederung der Bilanz eines Krankenhauses (vgl. KHBV, Anlage 1)

Aktivseite	Passivseite
A. Anlagevermögen:	A. Eigenkapital:
I. Immaterielle Vermögensgegenstände:	1. Eingefordertes Kapital Gezeichnetes
1. Selbst geschaffene gewerbliche Schutzrechte und ähnliche Rechte und Werte	Kapital abzüglich nicht eingeforderter ausstehender Einlagen
2. entgeltlich erworbene Konzessionen, gewerbliche Schutzrechte und ähnliche Rechte und Werte sowie Lizenzen an solchen Rechten und Werten	2. Kapitalrücklagen
	3. Gewinnrücklagen
3. Geschäfts- oder Firmenwert	4. Gewinnvortrag/Verlustvortrag
4. geleistete Anzahlungen	5. Jahresüberschuss/Jahresfehlbetrag
II. Sachanlagen:	B. Sonderposten aus Zuwendungen zur Finanzierung des Sachanlagevermögens:
1. Grundstücke und grundstücks- gleiche Rechte mit Betriebsbauten einschließlich der Betriebsbauten auf fremden Grundstücken	1. Sonderposten aus Fördermitteln nach dem KHG
2. Grundstücke und grundstücksgleiche Rechte mit Wohnbauten einschließlich der Wohnbauten auf fremden Grundstücken, soweit nicht unter 1.	2. Sonderposten aus Zuweisungen und Zuschüssen der öffentlichen Hand
	3. Sonderposten aus Zuwendungen Dritter
3. Grundstücke und grundstücksgleiche Rechte ohne Bauten	C. Rückstellungen:
	1. Rückstellungen für Pensionen und ähnliche Verpflichtungen
4. technische Anlagen	2. Steuerrückstellungen
5. Einrichtungen und Ausstattungen	3. sonstige Rückstellungen
6. geleistete Anzahlungen und Anlagen im Bau	D. Verbindlichkeiten:
III. Finanzanlagen:	1. Verbindlichkeiten gegenüber Kreditinstituten davon gefördert nach dem KHG,
1. Anteile an verbundenen Unternehmen[a]	davon mit einer Restlaufzeit bis zu einem Jahr
2. Ausleihungen an verbundene Unternehmen[a]	
3. Beteiligungen	2. erhaltene Anzahlungen davon mit einer Restlaufzeit bis zu einem Jahr
4. Ausleihungen an Unternehmen, mit denen ein Beteiligungsverhältnis besteht[1]	
	3. Verbindlichkeiten aus Lieferungen und Leistungen davon mit einer Restlaufzeit bis zu einem Jahr
5. Wertpapiere des Anlagevermögens	
6. sonstige Finanzanlagen davon bei Gesellschaftern bzw. dem Krankenhausträger	4. Verbindlichkeiten aus der Annahme gezogener Wechsel und der Ausstellung eigener Wechsel davon mit einer Restlaufzeit bis zu einem Jahr
B. Umlaufvermögen:	
I. Vorräte:	
1. Roh-, Hilfs- und Betriebsstoffe	5. Verbindlichkeiten gegenüber Gesellschaftern bzw. dem Krankenhausträger davon mit einer Restlaufzeit bis zu einem Jahr
2. unfertige Erzeugnisse, unfertige Leistungen	
3. fertige Erzeugnisse und Waren	
4. geleistete Anzahlungen	6. Verbindlichkeiten nach dem Krankenhausfinanzierungsrecht davon nach der BPflV davon mit einer Restlaufzeit bis zu einem Jahr
II. Forderungen und sonstige Vermögensgegenstände:	
1. Forderungen aus Lieferungen und Leistungen davon mit einer Restlaufzeit von mehr als einem Jahr	
2. Forderungen an Gesellschafter bzw. den Krankenhausträger davon mit einer Restlaufzeit von mehr als einem Jahr	

(Fortsetzung)

Tab. 8.14 (Fortsetzung)

Aktivseite	Passivseite
3. Forderungen nach dem Krankenhausfinanzierungsrecht davon nach der BPflV davon mit einer Restlaufzeit von mehr als einem Jahr 4. Forderungen gegen verbundene Unternehmen[a] davon mit einer Restlaufzeit von mehr als einem Jahr 5. Forderungen gegen Unternehmen, mit denen ein Beteiligungsverhältnis besteht[a] davon mit einer Restlaufzeit von mehr als einem Jahr 6. Eingefordertes, noch nicht eingezahltes Kapital 7. sonstige Vermögensgegenstände davon mit einer Restlaufzeit von mehr als einem Jahr III. Wertpapiere des Umlaufvermögens davon Anteile an verbundenen Unternehmen[a] IV: Schecks, Kassenbestand,Bundesbank- und Postgiroguthaben, Guthaben bei Kreditinstituten C. Ausgleichsposten nach dem KHG: 1. Ausgleichsposten aus Darlehensförderung 2. Ausgleichsposten für Eigenmittelförderung D. Rechnungsabgrenzungsposten: 1. Disagio 2. andere Abgrenzungsposten E. Aktive latente Steuern F. Aktiver Unterschiedsbetrag aus der Vermögensverrechnung G. Nicht durch Eigenkapital gedeckter Fehlbetrag	7. Verbindlichkeiten aus sonstigen Zuwendungen zur Finanzierung des Anlagevermögen davon mit einer Restlaufzeit bis zu einem Jahr 8. Verbindlichkeiten gegenüber verbundenen Unternehmen[a] davon mit einer Restlaufzeit bis zu einem Jahr 9. Verbindlichkeiten gegenüber Unternehmen, mit denen ein Beteiligungsverhältnis besteht[a] davon mit einer Restlaufzeit bis zu einem Jahr 10. sonstige Verbindlichkeiten davon mit einer Restlaufzeit bis zu einem Jahr E. Ausgleichsposten aus Darlehensförderung F. Rechnungsabgrenzungsposten G. Passive latente Steuern[a]
Haftungsverhältnisse	

[a]Ausweis dieser Posten nur bei Kapitalgesellschaften

Anwendungen der Telemedizin, in denen Informationen elektronisch verarbeitet, über sichere Datenverbindungen ausgetauscht und Behandlungs- und Betreuungsprozesse von Patientinnen und Patienten unterstützt werden können" (Bundesministerium für Gesundheit 2016a, S. 1).

Häufig steht für derartige Entwicklungen auch der Begriff der **Telemedizin**, die ausgehend von der in den 70er Jahren begründeten Telematik, die Überwindung räumlicher und zeitlicher Unterschiede mithilfe der Telekommunikation und Informatik zu Diagnose- und Therapiezwecken zum Ziel hat (vgl. Tab. 8.15).

Beispiel

„Telemedizin ist ein vergleichsweise neues Tätigkeitsfeld im Gesundheitswesen. Man versteht darunter die Erbringung konkreter medizinischer Dienstleistungen

Tab. 8.15 Beispiele für telemedizinische Anwendungen

Anwendung	Erläuterungen/Beispiele
Telemetrie	Übertragung von Daten eines bspw. am Patienten befindlichen Sensors zu einer räumlich entfernten Stelle (bspw. Fernmessung einer Pulsfolge, Pulsfrequenz oder Pulsdauer)
Telediagnostik	Begutachtung medizinischer Bilder von mehreren, voneinander entfernten Teilnehmern zur Ermittlung einer Diagnose (bspw. bildgestützte Telediagnostiksysteme in der Teleradiologie oder der Telepathologie)
Telekonsultation	Live erfolgende oder auch zeitlich versetzt Diskussion von schwierigen, seltenen und ungewöhnliche Fällen auch über eine große Distanz mit Kollegen oder Spezialisten, um eine zweite Meinung einzuholen und zur Bestätigung, Verfeinerung oder auch Korrektur der Arbeitsdiagnose (bspw. insbesondere in Fachdisziplinen wie Radiologen und Pathologen, die mit Bildinformationen arbeiten, und für notwendige Spezialuntersuchungen, die nicht vor Ort bereit gehalten werden)
Telemonitoring	Fernuntersuchung, -diagnose und -überwachung von Patienten und deren Ausstattung mit speziell ausgerüsteten Mobiltelefonen, Personal Digital Assistant (PDA) oder Geräten zur Messung von Vitaldaten (bspw. im Rahmen der Diabetologie, Pulmologie, Kardiologie zur Übertragung von Gewichts-, Blutdruck-, Herzfrequenzdaten an medizinische Betreuer, Informationen und Rückmeldungen des Arztes, Erinnerungen an Medikamenteneinnahme, durchzuführende Messungen etc.)
Telechirurgie	Effizienzsteigerung chirurgischer Eingriffe durch die intraoperativ verfügbare relevante Bildinformation und die Möglichkeit zur fachübergreifenden konsiliarischen Beratung (bspw. audiovisuelle Kommunikation und Konsultation, Übertragung 3-D-rekonstuierter Datensätze verschiedener Schnittbildverfahren, Übertragung hochaufgelöster stereoskopischer Video-Bewegtbilder)
Teleradiologie	Bildgebende Untersuchung des Patienten, ohne dass sich der verantwortliche, fachkundige Radiologe vor Ort befindet (Teleradiologie nach RöV mittels elektronischer Datenübertragung)
Telekardiologie	Übertragung wichtiger kardiologischer, telemetrischer Daten über Mobilfunknetz oder Festleitung zur Information über den Gesundheitszustand des Patienten bspw. bei Herzschrittmachern, implantiertem Cardioverter-Defibrillator (ICD) oder bei einem Herzinsuffizienz-Therapiesystem für die Cardiale Resynchronisations-Therapie (CRT)
Teledermatologie	Digitalisierte Übertragung von hochqualitativen Stand- bzw. Bewegt-Bildern von Befunden verschiedener diagnostischer Verfahren, wie der Auflichtmikroskopie, der Sonografie und der Histopathologie bspw. zur Übermittlung unklarer Krankheitsbilder, insbesondere bei cutanen Neoplasien, bösartigen epithalen Geschwüren der Haut oder malignen Melanom
Teleneurologie	Ferndiagnostik von Schlaganfallpatienten mittels Video- und Tonübertragung (bspw. neurologische Akutexpertise, bei diffizilerem neurologischen Untersuchungsstatus vor allem im Bereich der Hirnstammsymptomatik und Differenzialdiagnostik, ortsunabhängige internistische und neurologische Durchführung der Systemischen Fibrinolyse)

(Fortsetzung)

Tab. 8.15   (Fortsetzung)

Anwendung	Erläuterungen/Beispiele
Telepathologie	Übertragung und Interpretation von digitalisierbaren Mikroskop- und Laborbefunden per Internet bspw. durch Verwendung von digitalen Bildern verschiedener Teile einer Sektion, Fernsteuerung eines Mikroskops, Bilddokumentation oder automatischer Bildübertragung
Telepsychiatrie	Medizinische Beratungen im Fachbereich Psychiatrie und Psychosomatik per Datenübertragung oder Videokonferenz, telepsychiatrisch durchgeführte Fachkonsilien in Krankenhäusern und Pflegeeinrichtungen, telepsychiatrische Vernetzung und kurzfristig verfügbare Fachberatung

in Überwindung räumlicher Entfernungen durch Zuhilfenahme moderner Informations- und Kommunikationstechnologien. Telemedizin ist ein Teilgebiet der Telematik. Der mittlerweile etablierte Begriff Telemedizin fällt unter den weiten Oberbegriff E-Health, der noch nicht endgültig definiert wurde. Man fasst heute viele Aktivitäten wie den Einsatz elektronischer Medien im Gesundheitswesen allgemein (Stichwort: elektronische Gesundheitskarte, elektronische Patientenakte, elektronische Fallakte, elektronischer Arztbrief oder eRezept u. a.), Telemedizin, Telematik u. a. unter diesem Begriff zusammen. So wird beispielsweise Telematik im Gesundheitswesen als ein Sammelbegriff für gesundheitsbezogene Aktivitäten, Dienste und Systeme definiert, die über räumliche Entfernung mit Mitteln der Informations- und Kommunikationstechnologic ausgeführt werden" (Deutsche Gesellschaft für Telemedizin 2016, S. 1).

Insofern erscheint E-Health als eine Fortführung und Erweiterung der Telemedizin bzw. Gesundheitstelematik unter Nutzung jeweils aktueller informations- und kommunikationstechnischer Entwicklungen (vgl. Haas 2006, S. 3). Aktuelle Nutzungs- und Entwicklungslinien des E-Health sind insbesondere:

- Vernetzungsbestrebungen im Gesundheitssystem,
- Anwendungen der Telemedizin, die sich auf die Infrastruktur oder Technologie des Internet stützen,
- Bereitstellung von Gesundheitsinformationen und Dienstleistungen über das Internet.
- direkte Interaktionen zwischen Patienten und Computer bzw. Internetanwendungen,
- Infrastrukturinitiativen auf informations- und kommunikationstechnologischer Basis im Gesundheitswesen.

Der Gesundheitsbetrieb ist zugleich Nutzer von E-Health-Anwendungen, als auch Bestandteil von E-Health-Netzwerken und Prozessen. Beispielsweise lassen sich die Anwendungsgebiete des E-Health in behandlungsorientiertes, informations- und ausbildungsorientiertes sowie forschungsorientiertes E-Health einteilen (vgl. Abb. 8.3).

Für den Gesundheitsbetrieb kann E-Health somit im Einzelfall lediglich das Bereitstellen von Informationen für Patienten, das eigene Personal oder andere Leistungserbringer über

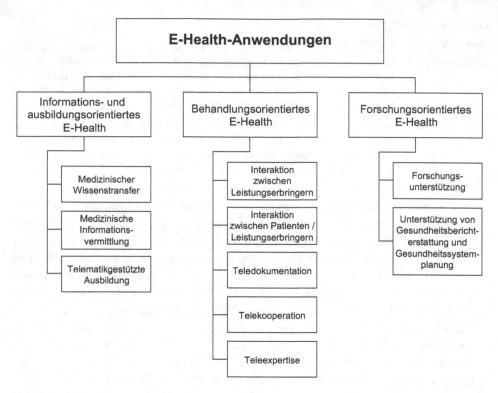

Abb. 8.3 Anwendungsgebiete des E-Health. (vgl. Wirtz et al. 2009, S. 13)

Informationsportale bedeuten. Ebenfalls eine mögliche Zielsetzung im Rahmen des E-Health ist die lebenslange Aufzeichnung aller Daten eines Patienten über dessen Gesundheitszustand, die Zusammenführung aller Daten aus medizinischen und paramedizinischen Bereichen und die Ergänzung der Informationen durch Angaben und Einträge des Patienten selbst. Es kann aber beispielsweise auch den elektronischen Austausch von Informationen zwischen Patient und Gesundheitsbetrieb, Patient und Arzt, Arzt und anderen Leistungserbringern etc. ohne direkte und zeitnahe Reaktion des Kommunikationspartners oder aber unmittelbarer Reaktion des Kommunikationspartners bedeuten, auch über räumliche Distanzen hinweg. Auch ist ein gezielter Datenaustausch zwischen verschiedenen Partnern des Gesundheitswesens möglich, um die medizinische Leistungserstellung vollständig elektronisch abbilden und erbringen zu können.

Beispiel

Nach einer Studie wird die Bedeutung von E-Health „…besonders von den Krankenhäusern und Krankenversicherungen als hoch bzw. sehr hoch eingeschätzt, bei den niedergelassenen Ärzten hat E-Health geringeren Stellenwert. Zu den ,Top Ten' der E-Health-Anwendungen gehören bei den Krankenhäusern digitale Bildsysteme, Krankenhausinformationssysteme und das DRG-Management. Die Krankenversicherungen messen als einzige der elektronischen Gesundheitskarte einen Spitzenplatz als E-Health-Anwendung bei. Gesundheitsnetzwerke und elektronische Patientenakten folgen auf den Plätzen. Ärzte sehen bei Labor-Informations-Systemen und dem elektronischen Arztbrief die größte Bedeutung" (Wegweiser GmbH 2009, S. 24).

Insbesondere vor dem Hintergrund der demoskopischen Entwicklungen wird die ökonomische und strategische Bedeutung von E-Health-Anwendungen deutlich, wenn beispielsweise im Home-Care-Bereich zunehmend Übertragungstechnologien verstärkt zum Monitoring, zur Sicherheit und Abwehr von Gefährdungen älterer Menschen eingesetzt werden, um Einweisungsraten in stationäre Pflegeeinrichtungen nicht übermäßig ansteigen zu lassen (vgl. Trill 2009, S. 56).

Mit dem *Gesetz für sichere digitale Kommunikation und Anwendungen im Gesundheitswesen (E-Health-Gesetz)* sollen die Chancen der Digitalisierung für die Gesundheitsversorgung genutzt und schneller nutzbringende Anwendungen ermöglicht werden. Zugleich hat es zum Ziel Anreize zu schaffen, für die zügige Einführung und Nutzung medizinischer Anwendungen, die Telematikinfrastruktur zu öffnen und als maßgebliche sichere Infrastruktur für das deutsche Gesundheitswesen zu entwickeln, ein Interoperabilitätsverzeichnis zur Verbesserung der Kommunikation verschiedener IT-Systeme im Gesundheitswesen zu erstellen und telemedizinische Leistungen zu fördern (vgl. Bundesministerium für Gesundheit 2016b, S. 1).

8.3.2 Informations- und ausbildungsorientiertes E-Health

Das informations- und ausbildungsorientierte E-Health umfasst zunächst den **Medizinischen Wissenstransfer**. Da gerade in der Medizin von einer regelrechten Wissensexplosion gesprochen werden muss und Schätzungen davon ausgehen, dass sich das medizinische Wissen etwa alle zwei Jahre verdoppelt, ist die Informationsflut so überwältigend und verliert auch derartig immer schneller an Aktualität, dass sie für den Alltag im Gesundheitsbetrieb kaum mehr zu bewältigen ist. Der Medizinische Wissenstransfer muss die Aufgaben der Wissensbeschaffung, -erstellung und -verteilung insbesondere in folgenden Bereichen leisten:

- Medizin: Wissensbedarf resultiert aus Problemen im Bereich von Diagnostik und Therapie und ist fallabhängig.
- Forschung: Neueste Informationen, die in den Forschungsprozess mit einbezogen werden können.
- Krankenversorgung: Bedarf an aktuellem Wissen unter äußerst zeitkritischen Umständen.

Anwendungen im Rahmen des E-Health, wie Datenbanken, Online-Literaturdienste, Expertensysteme, elektronische Zeitschriften etc. ermöglichen die Digitalisierung medizinischen Wissens und dessen Verbreitung. Alleine für den Bereich der Medizin existieren

weltweit hunderte von **Literaturdatenbanken** von verschiedenen Anbietern (beispielsweise für die Medizin *Medline, Cochrane Library, ubMed, Natural Medicine, Biosis Pre-
views, CliniPharm* etc.).

Beispiel

„MEDLINE (Medical Literature Analysis and Retrieval System Online) enthält Nach-
weise der internationalen Literatur aus der Medizin, einschließlich der Zahn- und
Veterinärmedizin, Psychologie und des öffentlichen Gesundheitswesens. Die Daten-
bank entspricht dem gedruckten Index Medicus und einigen anderen gedruckten
Bibliografien. Quellen sind ca. 4800 internationale Zeitschriften, davon sind ca. 900
Zeitschriften kostenfrei" (Deutsches Institut für Medizinische Dokumentation und
Information 2016, S. 1).

Daneben unterstützen eine Vielzahl von weiteren Datenbanken den Gesundheitsbetrieb
im Rahmen des E-Health. So bietet etwa das *Deutsche Institut für Medizinische Dokumentation und Information (DIMDI)* auch umfangreiche Recherchemöglichkeiten im
Bereich der Arzneimittelinformation, wie beispielsweise:

- AMIS: Enthält Daten der Arzneimittelzulassungsbehörden *Bundesinstitut für Arzneimittel und Medizinprodukte (BfArM), Paul-Ehrlich-Institut – Bundesinstitut für Impfstoffe
  und biomedizinische Arzneimittel (PEI)* und *Bundesamt für Verbraucherschutz und
  Lebensmittelsicherheit (BVL)* zur Verbesserung der Arzneimitteltransparenz, der Arznei-
  mittelsicherheit und der Kontrolle des therapiegerechten Einsatzes von Arzneimitteln.
- ABDA: Enthält umfassende Daten und Fakten zu Arzneimitteln mit Informationen
  über Anwendung und Zusammensetzung, Risiken und Wechselwirkungen sowie aktuelle Meldungen.

Das Internetangebot *PharmNet.Bund* stellt darüber hinaus beispielsweise Arzneimit-
tel-Informationen der deutschen Arzneimittelzulassungsbehörden zur Verfügung. Das
DIMDI bietet beispielsweise auch Datenbanken zur systematischen Bewertung gesund-
heitsrelevanter Prozesse und Verfahren, *Health Technology Assessment (HTA)*, zur Sicherung der Qualität und Wirtschaftlichkeit im deutschen Gesundheitswesen.

Der für den Gesundheitsbetrieb nutzbare Medizinische Wissenstransfer wird auch
durch Medizinische **Terminologieserver** unterstützt, deren Aufgabe es ist, medizinisches
Wissen strukturiert abzulegen und über Terminologien (Diagnosen, Klassifikationen, Symptome etc.) Retrivalfunktionen zum Auffinden medizinischer Texte zu ermöglichen. Da
die Basis für strukturierte medizinische Dokumentationen vor allen Dingen medizinische
Ordnungssysteme (Klassifikationen, Nomenklaturen, Thesauri etc.) und vor allem auch
Methoden der Analyse von Freitextformulierungen zur Kennzeichnung der im Text vor-
kommenden medizinischen Begriffe und ihre Beziehung untereinander darstellen und für
viele Bereiche der Medizin bereits nationale und internationale Klassifikationen und Kataloge existieren, wie beispielsweise für Diagnosen, Prozeduren oder Arzneimittel, ist es

notwendig, diese Begriffe in einer Datenbank und in ein Suchinstrumentarium, vor allem aber die Verlinkung dieser medizinischen Begrifflichkeiten untereinander zur schrittweisen Definition und Erweiterung von standardisierten medizinischen Beziehungsgeflechten zusammenzuführen.

Beispiel

„Ein wichtiger Vorteil rechnergestützter Terminologiesysteme ist die Verringerung des sogenannten *semantischen Interoperabilitätsproblems* in verteilten medizinischen Anwendungssystemen. Das Problem besteht darin, das verschiedene verteilte Anwendungssysteme eines klinischen Informationssystems unvermeidlich medizinische Terminologie verwenden. In einem einzelnen System wird die verwendete Terminologie zwar – systemintern – sowohl vereinheitlicht als auch in eine rechnerverfügbare Form gebracht, dabei ist jedoch keineswegs gewährleistet, dass verschiedene Anwendungssysteme hinsichtlich ihrer medizinischen Terminologie kompatibel sind. Als Terminologieserver in ein klinisches Informationssystem integriert, können rechnerbasierte Terminologiesysteme die semantische Interoperabilität zentral sicherstellen" (Spreckelsen und Spitzer 2008, S. 23).

Ein weiteres Anwendungsgebiet des E-Health im Rahmen des Wissenstransfers für Gesundheitsbetriebe ist der Einsatz medizinischer **Prozessbibliotheken**. Sie unterstützen den Gesundheitsbetrieb bei der Erstellung klinischer Pfade, die oft mit hohen Kosten verbunden ist, da hierfür Ressourcen zur Verfügung gestellt werden müssen, häufig externe Berater involviert sind, oder ein gewähltes Abstraktionsniveau für die Pfadprozesse der einzelnen Arbeitsgruppen in den Gesundheitsbetrieben sehr unterschiedlich ausfällt. Zudem ist eine Eignung zur Übernahme in ein *Krankenhausinformationssystem (KIS)*, zur prozessorientierten Abbildung von Patientenbehandlungen, mitunter nicht gegeben.

Beispiel

„Die Vorteile liegen auf der Hand: bestimmte Aufgaben müssen lediglich einmal modelliert werden, kommen aber in mehreren Behandlungspfaden zum Einsatz. Erfordern der medizinische Fortschritt oder Gesetzesänderungen Anpassungen der Pfade, sind nur die betroffenen Module zu bearbeiten oder zu erneuern und anschließend zu ersetzen. In unvorhergesehenen Fällen, beispielsweise bei Komplikationen im Behandlungsverlauf, können die Behandelnden einen Pfad durch das Ziehen weiterer Register aus dem Prozessbaukasten individuell modifizieren.

Typische, immer wiederkehrende Pfadmodule sind die Aufnahme- und Entlassungsteilprozesse. Im operativen Behandlungsabschnitt wiederholen sich die präoperative Aufklärung sowie die OP-Vorbereitung und die Anästhesie, deren Ausführungen von den Risikoeinstufungen eines Patienten abhängen" (Pföhler 2010, S. 136).

Medizinischer Wissenstransfer wird auch durch die Bereitstellung von Medizinischen **Projektdatenbanken** unterstützt, die dazu beitragen, Insellösungen oder Doppelarbeiten zu vermeiden und festzustellen, ob vergleichbares bereits geplant oder gar schon realisiert wurde.

Die Projektdatenbank Versorgungsforschung Deutschland wurde vom *Institut für Medizinsoziologie, Versorgungsforschung und Rehabilitationswissenschaft (IMVR)* der Humanwissenschaftlichen Fakultät und der Medizinischen Fakultät der *Universität zu Köln* und des *Wissenschaftlichen Instituts der TK für Nutzen und Effizienz im Gesundheitswesen (WINEG)* als kostenfreies, öffentlich zugängliches Online-Register für deutschlandweite wissenschaftliche Projekte zur Gesundheits- und Krankenversorgung gemeinsam initiiert und entwickelt. Ihr Ziel ist die Transparenz über laufende und abgeschlossene Projekte sowie deren Forschungsergebnisse (vgl. Institut für Medizinsoziologie, Versorgungsforschung und Rehabilitationswissenschaft der Humanwissenschaftlichen Fakultät und Medizinischen Fakultät der Universität zu Köln 2016, S. 1).

Ein weiterer Bereich des Informations- und ausbildungsorientierten E-Health ist die **Medizinische Informationsvermittlung.** Hier sind für den Gesundheitsbetrieb insbesondere über **Krankheitsbezogene Portale** die Möglichkeiten der Informationsvermittlung an Patienten gegeben, wenn beispielsweise ein Arzt als Praxisinhaber gleichzeitig für derartige Portale medizinisches Fachwissen aufbereitet.

Es gibt zahlreiche Beispiele von Portalen zur medizinischen Informationsvermittlung, die von Leistungserbringern betrieben werden und/oder kommerzieller Natur sind und meistens auch über die krankheitsbezogene Ausrichtung hinaus weitergehende Informationen rund um das Gesundheitswesen anbieten (www.onmeda.de, www.netdoktor. de, www.apotheken-umschau.de, www.gesundheit.de, www.vitanet.de, www.kinderaerzte-im-netz.de, www.aerztezeitung.de etc.)

Schließlich bietet die **Telematikgestützte Ausbildung** von Personal im Bereich Medizin und Pflege Nutzungspotenziale für den Gesundheitsbetrieb im Rahmen des informations- und ausbildungsorientierten E-Health.

Ein Beispiel dazu ist das **eLearning**, der Einsatz von elektronischen, digitalen Medien für die Anwendung von Lernmaterialien in der medizinischen Ausbildung. Medizinstudenten oder Ärzte im Gesundheitsbetrieb können beispielsweise über webbasierte multimediale Lernsysteme das systematisch erworbene Wissen am virtuellen Patienten durchspielen, um die Entscheidungsfähigkeit zu trainieren und eine Differenzialdiagnose zu erstellen. Die Unterstützung von Diagnose- und Therapieentscheidungen kann auch anhand aus einer Datenbank abzurufenden Falldaten und auch in einem simulierten Arztzimmer erfolgen, in dem der Student einen virtuellen Patienten von der Anamnese über die körperliche Untersuchung, die Erhebung einer Verdachtsdiagnose (per ICD-10) bis zur Dokumentation in der Patientenakte und zur endgültigen Diagnose betreut und dabei sämtliche Stationen der ärztlichen Behandlung in Form einer Diagnostik- und Therapieschleife durchläuft.

Beispiel

Im Mittelpunkt des Projekts ELWIS-MED, das den eLearning-Transfer in die Berliner Universitätsmedizin umsetzt, stehen der Aufbau von Strukturen und Rahmenbedingungen für den strategisch-integrativen Einsatz von eLearning in Studium, Lehre, Fort- und Weiterbildung. eTrainer/innen entwickeln dabei eLearning-Unterrichtseinheiten in den Bereichen

- Kinderheilkunde,
- Innere Medizin,
- Allgemeinmedizin,
- Pathologie,
- Dermatologie, Vorklinik,
- Reformstudiengang Medizin,
- postgradualen Studiengänge,
- Geschäftsbereich Change- und Personalmanagement/Abt. Personalentwicklung.

Als neu entwickelte Lehrszenarien sollen sie als Good-Practice-Beispiele dienen und neue praxisrelevante Formen der Wissensvermittlung aufzeigen. Der Implementierungsprozess wird durch eine umfassende Qualitätssicherung und die Etablierung von Gendermainstreaming als Querschnittsfunktion unterstützt (vgl. Charité – Universitätsmedizin Berlin 2016, S. 1).

Auch das Netzwerk „E-Learning in der Allgemeinmedizin" setzt sich für eine Verbesserung des Einsatzes von E-Learning in der allgemeinmedizinischen Aus-, Weiter- und Fortbildung ein. Es gehört zur Arbeitsgruppe Neue Medien der *Deutschen Gesellschaft für Allgemeinmedizin (DEGAM)* und stellt eine Lernplattform zur Verfügung, über die verschiedene E-Learning-Angebote zugänglich sind (vgl. Waldmann 2016, S. 1)

8.3.3   Behandlungsorientiertes E-Health

Ein für den Gesundheitsbetrieb wichtiger Bereich im Rahmen des behandlungsorientierten E-Health ist die **Interaktion zwischen den Leistungserbringern**. Hierbei geht es insbesondere um den intersektoralen Austausch von Nachrichten und strukturierten Dokumenten im medizinischen Kontext, mit dem Ziel, den Austausch von Daten und Prozessinformationen sowie deren Weiterverarbeitung zwischen dem ambulanten und dem stationären Sektor im Sinne einer integrierten Versorgung zu ermöglichen.

Der elektronische Arztbrief (**eArztbrief**) unterstützt die Arztbriefkommunikation, indem die wichtigsten Inhalte wie Fragestellung, Anamnese, Befunde, Diagnosen, Therapien bzw. Behandlungsmaßnahmen in digitaler Form an den Adressaten übermittelt werden. Sonderformen des eArztbriefs sind beispielsweise der elektronische **Reha-Kurzbrief**, der die nachbetreuenden Ärzte über wesentliche Inhalte und Ergebnisse der medizinischen Leistungen zur Rehabilitation informiert und dazu wichtige

Daten zur Nachsorge, Informationen über den Verlauf der Rehabilitation, Rehabilitationsdiagnosen, die empfohlene Medikation und über die weitergehenden Nachsorgemaßnahmen sowie die sozialmedizinische Beurteilung in Kurzform enthält, sowie der elektronische **Reha-Entlassungsbericht**, der als einheitlicher Entlassungsbericht in der medizinischen Rehabilitation der gesetzlichen Rentenversicherung die relevanten Elemente des Arztbriefes übernimmt, weiterverarbeitet und zwischen Rehabilitationsbereich, ambulantem und stationärem Sektor ausgetauscht wird.

Beispiel

Als Tochtergesellschaft der *Kassenärztlichen Bundesvereinigung (KBV)* entwickelt die KV Telematik GmbH Telematik-Anwendungen für niedergelassene Ärzte und Psychotherapeuten. So entwickelt sie Spezifikationen eines eigenen Kommunikationsdienstes, die Herstellern von PVS, KIS etc. zur Implementierung zur Verfügung gestellt werden und damit eine herstellerübergreifende Kommunikation von Ärzten untereinander und mit Krankenhäusern etc. ermöglichen (vgl. Tab. 8.16).

Beispiel

„HL7 (Health Level Seven) ist als Kommunikationsstandard vor allem im Krankenhausbereich verbreitet und wird zum Datenaustausch zwischen Abteilungssystemen eingesetzt. Der ursprünglich aus den USA stammende Ansatz ist im Laufe der letzten zehn Jahre zu einem internationalen Standard geworden, auch dank vieler internationaler Benutzergruppen (darunter die HL7-Benutzergruppe in Deutschland e.V. und die Sciphox-Initiative), die seit langem an der Weiterentwicklung von HL7 mitwirken. Mittlerweile wird HL7 weltweit in vielen Ländern, in einigen Ländern sogar als offizielle Norm, eingesetzt" (Heitmann 2006, S. 8).

Bei der **Interaktion zwischen Patienten und Leistungserbringern** im Rahmen des behandlungsorientierten E-Health ist das **Telemonitoring** als Fernuntersuchung, -diagnose und -überwachung von Patienten und deren Ausstattung mit speziell ausgerüsteten Mobiltelefonen, Personal Digital Assistant (PDA) oder Geräten zur Messung von Vitaldaten (beispielsweise im Rahmen der Diabetologie, Pulmologie, Kardiologie zur Übertragung von Gewichts-, Blutdruck-, Herzfrequenzdaten an medizinische Betreuer, Informationen und Rückmeldungen des Arztes, Erinnerungen an Medikamenteneinnahme, durchzuführende Messungen etc.) zu nennen. Auch zählt die **Telekardiologie** mit der Übertragung wichtiger kardiologischer, telemetrischer Daten über Mobilfunknetz oder Festleitung zur Information über den Gesundheitszustand des Patienten beispielsweise bei Herzschrittmachern, implantiertem Cardioverter-Defibrillator (ICD) oder bei einem Herzinsuffizienz-Therapiesystem für die Cardiale Resynchronisations-Therapie (CRT) dazu.

Im Rahmen des behandlungsorientierten E-Health umfasst die **Teledokumentation** in erster Linie die elektronische Aufzeichnung, Speicherung und Übertragung von Patienten-, Gesundheits-, Medikations- oder Notfalldaten.

Tab. 8.16 Anwendungen der Telematik-Plattform der Kassenärztlichen Vereinigungen (vgl. KV Telematik GmbH 2016, S. 1)

Anwendung	Erläuterungen
eArztbrief	Schnelle, sichere und weitergehende Übermittlung qualitativ aussagekräftiger Informationen bis hin zu bewegten Bildsequenzen
eDMP	Elektronische Übermittlung von Dokumentationen zwischen Arztpraxis und Datenstelle zur strukturierten Behandlung chronisch kranker Patienten mithilfe definierter Versorgungsprozesse auf der Basis individuell vereinbarter und dokumentierter Therapieziele
eKoloskopieDoku	Dokumentation der Früherkennungskoloskopie als Bestandteil des deutschen Krebsfrüherkennungsprogramms wie auch schon bei eHKS in elektronischer Form. Die Übermittlung der Dokumentation kann als Anwendung eKoloskopieDoku erfolgen
KV-Abrechnung	„1-Click-Abrechnung" zur Versendung der Quartalsabrechnung niedergelassener Ärzte und Psychotherapeuten direkt aus dem PVS an die Kassenärztliche Vereinigung (KV)
DALE-UV	Elektronisches Berichts- und Abrechnungssystem für Ärzte mit den Unfallversicherungsträgern: Datenaustausch mit Leistungserbringern in der gesetzlichen Unfallversicherung auf der Basis von KV-Connect
ePVS-Abrechnung	Abrechnungsdaten der Privatliquidation zur Erstellung privatärztlicher Abrechnungen, an Abrechnungsdienstleister aus der Anwendung heraus gesendet werden können
LDT	Datensatz zum Labor Daten Transfer (LDT) als Schnittstelle zum systemunabhängigen Datentransfer von Laborauftrags- und Befunddaten zwischen den beteiligten Primärsystemen und den Laborinformationssystemen von Laborgemeinschaften und Facharztlaboren. Die Befunddaten werden hochstrukturiert mittels LDT durch das Labor erstellt und können mittels des Anwendungsdienstes KV-Connect dem Einsender elektronisch zur Verfügung gestellt werden
eHKS	Elektronische Dokumentation des Hautkrebsscreenings, um Hautkrebserkrankungen frühzeitig zu erkennen, zu behandeln und damit die Mortalität und Morbidität zu senken. Übermittlung der Dokumentationsdaten an die Kassenärztlichen Vereinigungen via KV-Connect als Anwendung eHKS
eDoku	Elektronisches Dokumentieren in der Qualitätssicherung als ergänzendes Angebot und bundesweit verfügbares Online-Portal. Ärzte und Psychotherapeuten können direkt auf das Portal zugreifen und elektronisch dokumentieren
eNachricht	Ziel dieser Anwendung ist es, als sicherem Kommunikationsdienst elektronische Nachrichten zuzusenden, insbesondere dann, wenn Patientendaten mittels der Nachricht übertragen werden sollen
sQS	Übermittlung der Dokumentationsdaten bei dem Verfahren „Perkutane Koronarintervention (PCI) und Koronarangiographie" im Rahmen der sektorenübergreifenden Qualitätssicherung (sQS) an die Datenannahmestelle
eDialyseDoku	Übermittlung der Dialysedokumentationsdaten chronisch niereninsuffizienter Patientinnen und Patienten an die Kassenärztlichen Vereinigungen (KV)

Die **Elektronische Gesundheitskarte (eGK)** bietet erweiterte Möglichkeiten innerhalb der Telematikinfrastruktur. Zu wesentlichen Daten, die auf der eGK gespeichert sind, gehören beispielsweise (vgl. § 291 SGB V)

- die Bezeichnung der ausstellenden Krankenkasse, einschließlich eines Kennzeichens für die Kassenärztliche Vereinigung, in deren Bezirk der Versicherte seinen Wohnsitz hat,
- der Familienname und Vorname des Versicherten,
- das Geburtsdatum des Versicherten,
- das Geschlecht des Versicherten,
- die Anschrift des Versicherten,
- die Krankenversichertennummer des Versicherten,
- den Versichertenstatus
- den Zuzahlungsstatus des Versicherten,
- den Tag des Beginns des Versicherungsschutzes,
- bei befristeter Gültigkeit der elektronischen Gesundheitskarte das Datum des Fristablaufs.

Die eGK muss unter anderem geeignet sein, Angaben aufzunehmen für die Übermittlung ärztlicher Verordnungen in elektronischer und maschinell verwertbarer Form und folgende Anwendungen zu unterstützen, insbesondere das Erheben, Verarbeiten und Nutzen von

- medizinischen Daten, soweit sie für die Notfallversorgung erforderlich sind,
- Befunden, Diagnosen, Therapieempfehlungen sowie Behandlungsberichten in elektronischer und maschinell verwertbarer Form für eine einrichtungsübergreifende, fallbezogene Kooperation (elektronischer Arztbrief),
- Daten des Medikationsplans einschließlich Daten zur Prüfung der Arzneimitteltherapiesicherheit,
- Daten über Befunde, Diagnosen, Therapiemaßnahmen, Behandlungsberichte sowie Impfungen für eine fall- und einrichtungsübergreifende Dokumentation über den Patienten (elektronische Patientenakte),
- durch von Versicherten selbst oder für sie zur Verfügung gestellte Daten,
- Daten über in Anspruch genommene Leistungen und deren vorläufige Kosten für die Versicherten,
- Erklärungen der Versicherten zur Organ- und Gewebespende,
- Hinweisen der Versicherten auf das Vorhandensein und den Aufbewahrungsort von Erklärungen zur Organ- und Gewebespende sowie
- Hinweisen der Versicherten auf das Vorhandensein und den Aufbewahrungsort von Vorsorgevollmachten oder Patientenverfügungen nach dem BGB (vgl. § 291a SGB V).

Als Betriebsorganisation zur Einführung, Pflege und Weiterentwicklung der eGK und ihrer Infrastruktur als Basis für Telematikanwendungen im Gesundheitswesen, wurde die *Gesellschaft für Telematikanwendungen der Gesundheitskarte mbH (gematik)* von den

Spitzenorganisationen des deutschen Gesundheitswesens gegründet. Sie erstellt Konzepte und Spezifikationen, um die Standards für Komponenten, Dienste und Prozesse zu definieren, sie erteilt nach durchgeführten und positiv beschiedenen Tests Zulassungen für die Gesundheitstelematik und wacht über den Betrieb der Telematikinfrastruktur und trägt die Letztverantwortung (vgl. Gesellschaft für Telematikanwendungen der Gesundheitskarte mbH 2016, S. 1).

Der **Elektronische Heilberufsausweis (eHBA,** Health Professional Card, HPC) ist gemäß dem SGB V und den Heilberufs- und Kammergesetzen der Länder ein personenbezogener Sichtausweis im Scheckkartenformat. Mit ihm können Ärzte, Zahnärzte und Physiotherapeuten auf die Patientendaten der eGK zugreifen, die Datenübertragung rechtsgültig signieren und ver- bzw. entschlüsseln, sodass Telematikanwendungen wie beispielsweise elektronische Arztbriefe Rezepte oder Arzneimitteldokumentationen möglich werden (vgl. § 291a SGB V).

Der **Elektronische Berufsausweis** (eBA) ist für nichtärztliche Mitarbeiter in Gesundheitsbetrieben gedacht und mit eingeschränkten Zugriffsberechtigungen auf die eGK ausgestattet.

Die Ausgabe von elektronischen Heilberufs- und Berufsausweisen (eHBA/eBA) an die Angehörigen von Gesundheitsfachberufen, Gesundheitshandwerkern und sonstigen Erbringern ärztlich verordneter Leistungen übernimmt das **Elektronische Gesundheitsberuferegister (eGBR)**. Zu seinen Aufgaben zählen

- die sichere Identifizierung der Antragstellenden für einen elektronischen Heilberufs- oder Berufsausweis (eHBA/eBA),
- die Überprüfung der Berufserlaubnis/Berufsurkunde in Zusammenarbeit mit den zuständigen Berufsbehörden der Bundesländer
- bei Änderungen oder Widerrufen der Berufserlaubnis/Berufsurkunde geänderte Ausweise zur Verfügung zu stellen oder ggf. Ausweise zu sperren und einzuziehen,
- elektronische Verzeichnisdienste zu betreiben, die eine Online-Überprüfung der Gültigkeit der Ausweise zum aktuellen Zeitpunkt ermöglichen (vgl. Zentrum für Telematik und Telemedizin GmbH 2016, S. 1).

Ein weiteres Teledokumentationsinstrument ist die **Elektronische Patientenakte (ePA)**, die eine digitalisierte Dokumentation aller Patientendaten darstellt, die seinen Krankheits- und Behandlungsverlauf wiedergeben. Um ein ganzheitliches Bild der Patientenversorgung zu vermitteln, stellt die ePA keine problemorientierte, das papierbasierte Karteisystem ersetzendes elektronisches Pendant dar, sondern gleicht eher einer prozessorientierten Dokumentation mit den notwendigen Befunddaten, zugehöriger Korrespondenz, Diagnosen, Behandlungsverläufen und -ergebnissen, unter weitestgehender Nutzung und Integration verschiedener Medien, wie digitale Fotografien, Bilder, Grafiken. Sie enthält nicht nur die Daten des aktuellen Falles, sondern auch alle verfügbaren Informationen früherer Krankheiten und Behandlungen, was eine Digitalisierung bestehender Papierakten erforderlich macht.

„Sowohl Ärzte als auch Patienten können von einer elektronischen Patientenakte pro-fitieren. Die Umsetzung ist technisch aufwendig und erfordert die Mitarbeit der Ärzte: Denn nur wenn sie die elektronischen Patientenakten routinemäßig verwenden, haben sie einen Nutzen." …„Elektronische Patientenakten (ePA) verhindern unnötige Dop-peluntersuchungen und sorgen dafür, dass der behandelnde Arzt beispielsweise alle Informationen zur Medikation eines Patient vorliegen hat. Darüber hinaus ermög-licht erst eine solche Zusammenführung der Praxisdaten ein effektives Management eines Arztnetzes und erleichtert die Abrechnung der Praxen im Rahmen von Selektiv-verträgen" (Meißner 2012, S. 19).

Das Konzept der Elektronischen Gesundheitsakte (eGA) sieht vor, allgemein patienten-bezogene Gesundheitsdaten und damit auch nichtärztliche Informationen zu integrieren, wobei nur der Patient Ärzten oder Krankenhäusern Zugriff auf seine in der Akte befindli-chen Daten und Informationen gewähren kann (vgl. § 68 SGB V).

Zu den Systemen, die die medizinische Teledokumentation in die Gesundheitsbe-triebe integrieren, zählen beispielsweise **Krankenhausinformationssysteme (KIS)**. Sie umfassen alle informationsverarbeitenden Prozesse zur Bearbeitung medizinischer und administrativer Daten in einem Krankenhaus. Dazu zählen beispielsweise die Erfassung der erbrachten medizinischen Leistungen nach DRG-Fallpauschalen, die Erfassung der Krankheitsdaten nach dem ICD-Schlüssel, die Verwaltung der Patientenstammdaten, die Abrechnung gegenüber Krankenkassen, Krankenversicherungen und Selbstzahlern, Pfle-gedokumentation und Pflegeplanung und vieles andere mehr (vgl. Tab. 8.17).

Für Arzt- oder Zahnarztpraxen übernehmen **Praxis-Verwaltungs-Systeme (PVS)** die dokumentierenden, informationsverarbeitenden Prozesse und beinhalten dazu in der Regel Patientendatenmanagementsysteme für Verwaltung und Verarbeitung von Patienten- und Behandlungsfalldaten, Arbeitsplatzsysteme für den/die Ärzte zur Falldokumentation, Anamnese, Berichtsdokumentation, Erstellung von Arztbriefen, Verordnungen, Überwei-sungen etc., Privat- und Kassenliquidation, Buchführung, Personalverwaltung, sowie der Integration von medizinischen Wissensdatenbanken oder bildgebenden Verfahren.

„Praxisverwaltungssysteme (PVS) gehören zur Grundausrüstung in jedem Praxisma-nagement. Die Software unterstützt niedergelassene Ärzte und Psychotherapeuten bei der Organisation und Dokumentation der Praxisaufgaben. Alle Abläufe einer Einzel-praxis, einer Gemeinschaftspraxis, aber auch eines Medizinischen Versorgungszent-rums können digital abgebildet werden.

Ärzten stehen dabei nicht nur Funktionen wie die elektronische Patientenakte oder die Online-Abrechnung mit der jeweiligen Kassenärztlichen Vereinigung (KV) zur Ver-fügung. Wesentlicher Bestandteil sind auch Terminplanung, Buchhaltung und elektro-nische Kommunikation mit Kollegen" (Kassenärztliche Bundesvereinigung 2016, S. 1).

Tab. 8.17 Beispiele für Elemente von Krankenhausinformationssystemen (KIS)

Element	Aufgabe
Management-Informations-System (MIS)	Stellt der Leitung des Gesundheitsbetriebs für die Entscheidungsfindung betriebswirtschaftliche Informationen in komprimierter Form zur Verfügung
Krankenhaus-verwaltungssystem (KVS)	Personalwirtschaft, Controlling, Finanzbuchhaltung, Materialwirtschaft, Beschaffung, Instandhaltungsmanagement etc.
Klinik-Prozesssteuerungssystem (KPSS)	Umsetzung von medizinischen Arbeitsprozessen in der Organisation (Workflow) durch die Verfolgung, Festlegung, Steuerung der Bearbeitung von Dokumenten und Vorgängen wie bspw. Leistungsabrechnung, Untersuchungsdokumentation, medizinische Qualitätskontrolle, Diagnosen- und Leistungsverschlüsselung etc.
Patientendaten-managementsystem (PDM)	Zentrale Verwaltung und Verarbeitung von Patienten- und Behandlungsfalldaten, wie bspw. Aufnahme, Verlegung und Entlassung von Patienten, Erzeugen von Formularen, Etiketten, Barcodes etc., Erfassen und Fakturieren von abrechnungsorientierten Daten, Erstellen von Listen und Statistiken, Kommunikation mit den Kostenträgern
Elektronische Patientenakte (ePA)	Verwaltung aller Daten eines Patienten für einen konkreten Fall
Pflegeinformationssystem (PIS)	Bereitstellung pflegerelevanter, informationsverarbeitender Funktionen
Klinisches-Arbeitsplatzsystem (KAS)	Unterstützung pflegerischer und ärztliche Tätigkeiten durch ein rechnergestütztes Anwendungssystem an einem Stationsarbeitsplatz bspw. zur medizinischen Dokumentation, Pflegedokumentation, Vitalparametererfassung, Anamnese, Befundrückmeldung, Stationsorganisation, Dienstplanung, Medikamenten-, Essens- und Leistungsanforderung, Erstellung von Arztbriefen
Hygiene-Informationssystem (HIS)	Zentrales Monitoring hygienisch relevanter Daten zur interdisziplinären Qualitätssicherung innerhalb der Krankenhaushygiene (bspw. Früherkennung von multiresistenten Erregern, Häufungen von Infektionen etc.)
Laborinformationssystem (LIS)	Dokumentation und Verwaltung der Daten und Abläufe in einem medizinischen Labor, wie bspw. Bereitstellung von Schnittstellen zu Untersuchungsgeräten oder die Bereitstellung von Untersuchungsergebnissen
Order-Entry-System (OES)	Beauftragung von Untersuchungen, Leistungen (Pathologie, Labor, Radiologie und Nuklearmedizin etc.) bspw. durch sichere Zuordnung von Proben zu einem Patienten oder Terminplanung bei radiologischen bzw. nuklearmedizinischen Untersuchungen
Radiologie-Informationssystem (RIS)	Dokumentation und Verwaltung der Daten und Abläufe in der Radiologie, wie bspw. Erstellung von radiologischen Befunden, Terminplanung radiologischer Untersuchungen, Datendokumentation nach RöV
Picture Archiving and Communication System (PACS)	Archivierung aller Bilder und digitaler Bilddaten eines Patienten in Endoskopie, Radiologie, Nuklearmedizin, Kardiologie etc. auf der Basis des Standards DICOM (Digital Imaging and Communications in Medicine)

Für den Bereich von Pflegeeinrichtungen gibt es sogenannte **Heim-Software** zur zentralen Verwaltung und Verarbeitung

- administrativer Daten: Bewohnerdaten Aufnahme, Basisdokumentation, Erfassen und Fakturieren von abrechnungsorientierten Daten, Generieren von Listen und Statistiken, Taschengeldverwaltung, Kommunikation mit den Kostenträgern sowie
- pflegerelevanter Daten: Material- und Medikamentenerfassung, Pflegedokumentation, Essensanforderung, Stationsorganisation, Dienstplanung etc.

Beispiel

„Interne Dokumentations- und Kommunikationsprogramme bieten heutzutage die Möglichkeit, patientenbezogene Informationen über ein Intranet an die zuständigen Mitarbeiter zu kommunizieren. Wenn ein ambulanter Patient z. B. eine zusätzliche Versorgung erhält, kann diese Information allen Pflegenden zur Verfügung gestellt werden, die den Patienten im Rahmen ihrer Tour besuchen. Wenn eine Pflegekraft nach einer mehrtägigen Arbeitspause wieder zum Dienst erscheint, kann sie sich schnell über patientenbezogene Veränderungen informieren. Darüber hinaus können Pflegende im Rahmen des Netzwerks miteinander kommunizieren. Dienlich ist ein solches Netzwerk ebenfalls für die Ablage von Handbüchern, Verfahrensanweisungen oder Pflegestandards, so dass die Unterlagen jederzeit einsehbar sind und die Mitarbeiter ihr Wissen bei Bedarf auffrischen können. Unterlagen des Qualitätsmanagements, organisatorische Mitteilungen, Dienstpläne und Besprechungsprotokolle können im Netz zur Verfügung gestellt und von den Mitarbeitern abgerufen werden. Die Dokumentation von Fortbildungsinhalten ermöglicht auch die Information von Mitarbeitern, die nicht daran teilnehmen können" (Bolz 2015, S. 81).

Ein Beispiel für die **Telekooperation** im Rahmen des behandlungsorientierten E-Health stellt die **Televisite** dar. Es handelt sich dabei um die ambulante, postoperative telemedizinische Nachsorge, die Patient und Arzt mithilfe von Computer, Mikrofon und Digitalkamera nach der Entlassung aus dem Krankenhaus durchführen. Dazu überträgt der Patient beispielsweise selbst erstellte Wundfotografien und Angaben über erhöhte Körpertemperatur, Wundschmerzen regelmäßig an den Klinikarzt oder das ihn behandelnde ambulante Operationszentrum, die die Daten überwachen, reagieren und/oder Fragen beantworten. Als wesentliche Vorteile der Televisite werden eine größere Zahl betreubarer Patienten, eine bessere Klinikauslastung und die positive Wirkung der gewohnten, häuslichen Umgebung auf die Patienten gesehen. Ferner ist davon auszugehen, dass die telemedizinische Vernetzung von Intensivmedizinern mit Experten universitärer Telemedizinzentren vor Ort die Behandlungsqualität erhöhen und mit Televisiten die Diagnostik und Therapie beispielsweise einer Sepsis verbessert werden kann (vgl. Krüger-Brand 2015, S. 6).

Einen weiteren Bereich des behandlungsorientierten E-Health stellt die **Teleexpertise** dar. Sie umfasst beispielsweise den Einsatz von intelligenten **Suchmaschinen** für den Gesundheitsbetrieb zur Entscheidungsunterstützung im Bereich Behandlung und Pflege.

Beispiele für derartige Suchmaschinen sind: www.medpilot.de, www.gopubmed.org, www.righthealth.com, www.medisuch.de, www.medaplus.de, www.hon.ch/MedHunt etc.

8.3.4   Forschungsorientiertes E-Health

Im Rahmen des forschungsorientierten E-Health geht es zunächst um die **Forschungs-unterstützung** durch **Kompetenznetze** im Gesundheitswesen. Hierzu hat das *Bundesministerium für Bildung und Forschung* eine Netzwerkbildung angestoßen, die den Aufbau überregionaler medizinischer Netzwerke zu definierten Krankheitsbildern zum Ziel hat, die durch eine hohe Morbidität oder Mortalität gekennzeichnet sind (vgl. Tab. 8.18).

Ziel ist es dabei, die in den Forschungseinrichtungen vorhandene wissenschaftliche Kompetenz optimal zu nutzen, um Krankheiten optimal vorbeugen, heilen oder lindern zu können. Die Kompetenznetze bilden dazu Kooperationsstrukturen, die den Wissenstransfer aus der Grundlagenforschung in die anwendungsnahe Forschung und die Industrie verbessern sollen, damit aktuelle Forschungsergebnisse vielfach nicht nur mit erheblicher zeitlicher Verzögerung in der medizinischen Breitenversorgung angewendet werden und forschungsrelevante Themen des medizinischen Alltags stärker in die Forschung eingebracht werden können.

Beispiel

„Kooperations- und Vernetzungsmodelle von Präventions-, Gesundheits- und Pflege-dienstleistungen stellen einen lösungsorientierten und zukunftsfähigen Ansatz dar, um eine qualitativ hochwertige, wohnortnahe Versorgung zu ermöglichen. Eine hochver-netzte Leistungserbringung in komplexen Wertschöpfungsnetzwerken stellt die ver-schiedenen Akteure des Gesundheitswesens jedoch in mehrfacher Hinsicht vor große Herausforderungen. Bestehende Leistungsangebote müssen aufeinander abgestimmt, innovative Gesundheits- und Dienstleistungen entwickelt und erprobt, sowie gemein-sam in die Netzwerkstruktur eingebunden werden. Eine wesentliche Herausforde-rung ist dabei die Suche nach geeigneten Netzwerkstrukturen und -prozessen sowie nach Geschäfts- und Innovationsmodellen für die jeweiligen Netzwerkakteure, die eine produktive und nachhaltige Leistungserbringung in Dienstleistungsnetzwerken ermöglichen" (Ganz et al. 2016, S. 27 f.).

Ein weiterer Bereich des forschungsorientierten E-Health ist die **Unterstützung der Gesundheitsberichterstattung** und **Gesundheitssystemplanung**. Hierzu leisten bei-spielsweise **Krankheitsregister** einen wichtigen Beitrag. Sie stellen nicht nur Instrumente zur Unterstützung der Nachsorge und Überwachung dar, sondern durch die Verwendung maschineller Auswertungsverfahren eines Krankheitsregisters wird es auch ermöglicht, die in einen komplexen medizinischen Sachverhalt wirkenden Einflussfaktoren zu isolieren und ihre Auswirkungen zu beschreiben. Ferner können möglichst große Anzahlen klinisch und bioptisch beobachteter Fälle erfasst und klassifiziert werden, sodass der Gesund-heitsbetrieb das jeweilige Register beispielsweise in histologisch nicht eindeutigen Fällen zurate ziehen kann und auch in den Nachsorgeaufgaben unterstützt wird.

Tab. 8.18 Kompetenznetze in der Medizin (vgl. Bundesministerium für Bildung und Forschung 2016, S. 1)

Bereich	Netzwerk	Beschreibung
Stoffwechselerkrankungen	Adipositas	Das Kompetenznetz Adipositas ist ein neues, seit 2008 vom Bundesministerium für Bildung und Forschung (BMBF) gefördertes krankheitsbezogenes Netzwerk der Adipositasforschung in Deutschland. Allgemeinziele: Vernetzung und damit Stärkung der führenden deutschen Akteure auf dem Gebiet der Adipositasforschung, Schaffung einer national und international wettbewerbsfähigen und sichtbaren Forschungsplattform, rasche Translation neuer Erkenntnisse der Wissenschaft in die praktische Präventions- und Versorgungsmedizin, Etablierung einer Expertenplattform zum Thema Adipositas
	Diabetes melitus	Im krankheitsbezogenen Kompetenznetz Diabetes mellitus (KKNDm) schließen sich derzeit sieben Diabetesverbünde mit insgesamt 24 Teilprojekten aus Deutschland zu einem Expertennetzwerk zusammen. Ziel des Netzwerkes ist es, neue Erkenntnisse über die Entstehungsbedingungen, die Prävention und die Behandlung des Diabetes mellitus zu gewinnen und dadurch die Vorsorge in der Bevölkerung zu verbessern. Ein Schwerpunkt des KKNDm ist der Wissenstransfer aus der Forschung in die Praxis
Infektionskrankheiten	Lungenentzündung	Das BMBF hat 2001 das Kompetenznetzwerk „Ambulant erworbene Pneumonie" (CAPNETZ) initiiert. 2007 ist hieraus die CAPNETZ STIFTUNG gegründet worden. CAPNETZ verbindet klinische, mikrobiologische und Grundlagenforschungsaspekte, um neue Erkenntnisse zur Krankheitsentstehung, insbesondere zur Interaktion zwischen Erreger und Wirt zu gewinnen
	Hepatitis	Gefördert vom Bundesministerium für Bildung und Forschung (BMBF) will das Kompetenznetz Hepatitis (HEP-NET) durch eine horizontale und vertikale Vernetzung weiterhin einheitliche Diagnose- und Behandlungsstandards etablieren und neue Therapiemöglichkeiten entwickeln
	HIV/AIDS	Die am Kompetenznetz beteiligten Fachgruppen stellen u. a. eine Patientenkohorte zusammen, mit deren Unterstützung in 21 Projekten div. Fragestellungen zur HIV/AIDS Erkrankung beantwortet werden soll. Zum Beispiel sollen folgende Fragestellungen verfolgt werden: Ablauf der HIV-Infektion und Verweilen des Virus in verschiedenen Körperkompartimenten; Erforschung neuer immunologischer und genetischer Marker, die das Fortschreiten der Aids-Erkrankung, ihre Behandelbarkeit und das Auftreten unerwünschter Arzneimittelwirkungen mitbestimmen; neue Therapiestrategien zur Wiederherstellung immunologischer und neurologischer Funktionen; Erforschung der psychologischen, sozialen und ökonomischen Konsequenzen der HIV-Infektion
	Sepsis	Das seit Februar 2001 vom Bundesministerium für Bildung und Forschung geförderte Kompetenznetz Sepsis hat sich zum Ziel gesetzt, effiziente Strukturen für die Erforschung der Sepsis zu etablieren und multizentrische epidemiologische und klinische Studien durchzuführen, um die Sterblichkeit an der Sepsis in Deutschland nachhaltig zu senken

(Fortsetzung)

Tab. 8.18 (Fortsetzung)

Bereich	Netzwerk	Beschreibung
Chronisch-entzündliche Erkrankungen	Asthma/COPD	Das vom Bundesministerium für Bildung und Forschung geförderte Kompetenznetz Asthma und COPD ist ein Verbund bestehend aus den Teilbereichen COSYCONET und ASTHMA/MRI. Zielsetzungen des Netzes sind Fortschritte bzgl. der Prävention, Diagnostik und Therapie von Asthma und COPD
	Darm-erkrankungen	Die Strukturen im Kompetenznetz-Darmerkrankungen ermöglichen, verschiedene Krankheitsformen neu zu beschreiben und grundlegend neue Behandlungsansätze in die Versorgung der Patienten einzuführen
	Rheuma	Das Kompetenznetz Rheuma hat sich zum Ziel gesetzt, Forschungsergebnisse möglichst schnell den Patienten zugute kommen zu lassen, d. h. der Transfer vom Labor zum Krankenbett soll schneller werden. Darüber hinaus will das Netz die medizinische Versorgung der Rheumakranken verbessern und die deutsche Forschungslandschaft international konkurrenzfähig machen. Die Forschungsarbeiten konzentrieren sich auf die bedeutendsten Krankheiten der Rheumatologie, die entzündlich-rheumatischen Systemerkrankungen
Herzerkrankungen	Angeborene Herzfehler	Im Kompetenznetz Angeborene Herzfehler e. V. arbeiten bundesweit Ärzte, Wissenschaftler, Elternverbände und Selbsthilfegruppen zusammen, um einen schnellen Austausch zwischen Forschung und Patientenversorgung zu erreichen. Das nationale Forschungsnetzwerk schließt interdisziplinär medizinische Grundlagenforschung, klinische Forschung und medizinische Breitenversorgung auf dem Gebiet der angeborenen Herzfehler zusammen
	Herzinsuffizienz	Ziel des Kompetenznetzes Herzinsuffizienz ist es, Patienten und Öffentlichkeit über das Syndrom Herzinsuffizienz und neue Forschungsergebnisse umfassend zu informieren und damit die Basis für eine effektivere Prävention zu schaffen
	Vorhof-flimmern	Das bundesweite Kompetenznetz Vorhofflimmern arbeitet an der Entwicklung neuer Methoden in der Diagnose und der Therapie. Dazu wurden in experimentellen Untersuchungen die genetischen und molekularbiologischen Ursachen sowie die elektrophysiologische Ausprägungen des Vorhofflimmerns analysiert

(Fortsetzung)

Tab. 8.18 (Fortsetzung)

Bereich	Netzwerk	Beschreibung
Krebs-erkrankun-gen	Akute und chronische Leukämien	Ziel des Kompetenznetzes „Akute und chronische Leukämien" (KNL) ist die Verbesserung der Prognose von Leukä-miepatienten. Dies wird unter anderem erreicht durch gemeinsame Planung und Durchführung nationaler und interna-tionaler Studien; deutsche und Europäische Leukämie-Studienregister (DLSR/ELSR); europäische Patienten-Register, einheitliche Standards und Richtlinien zu Diagnostik, Therapie, Studiendurchführung und -auswertung; interdiszipli-nären Austausch und Fortbildungsveranstaltungen
	Maligne Lymphome	Im Kompetenznetz Maligne Lymphome (KML) haben sich Forschergruppen und Versorgungseinrichtungen zusam-mengeschlossen, die in Deutschland im Bereich der Lymphknotenkrebserkrankungen (Lymphome) führend sind. Das Netzwerk verbindet die deutschen Lymphom-Studiengruppen, die Fachgruppen aus den Bereichen Hämato-Onkolo-gie, Strahlentherapie und Pathologie, zahlreiche Kliniken und hämatoonkologischen Praxen sowie Patientenverbände und Selbsthilfegruppen
	Pädiatrische Onkologie und Hämato-logie	Das intensivierte Zusammenwirken der Experten und multizentrisch kooperierenden Einrichtungen im Kompetenznetz geht von der Gesellschaft für Pädiatrische Onkologie und Hämatologie (GPOH) aus und wird vom Bundesministerium für Bildung und Forschung (BMBF) gefördert
Neurologi-sche Erkran-kungen	Multiple Sklerose	Trotz großer Forschungsanstrengungen sind Ursachen und Verlaufsformen der MS bis heute nicht ausreichend geklärt. Diese Situation zu ändern sowie Diagnostik und Therapie zu verbessern, ist das Ziel des krankheitsbezogenen Kompe-tenznetzes Multiple Sklerose (KKNMS)
	Parkinson	Im Kompetenznetz Parkinson (KNP) ist es gelungen, Grundlagen- und klinische Forschung zur Parkinson Krankheit zu vernetzen. Es wurden Datenbanken – Patientenregister, Biomaterialbank – aufgebaut und Studiengruppen zur Durchführung pharmakologischer und neurologisch-neurochirurgischer Multizenterstudien gegründet. Die Studien-gruppen sind national und international anerkannt und haben sich als kompetente Partner der Industrie etabliert
	Schlaganfall	Ziel des Kompetenznetzes Schlaganfall (KNS) ist es, die Grundlagen für eine verbesserte Schlaganfall-Versorgung in Deutschland zu schaffen. Dafür hat das KNS in der Vergangenheit die Arbeit zahlreicher wissenschaftlicher Forschungsinstitutionen in Deutschland gebündelt und die Forscher effektiv miteinander vernetzt. Neue Ansätzen in Vorbeugung, Diagnose, Behandlung und Rehabilitation des Schlaganfalls wurden entwickelt und erfolgreich getestet. Zukünftig wird sich das Kompetenznetz vor allem auf die Erforschung von Präventions- und Rehabilitationsmöglich-keiten des Schlaganfalls konzentrieren

(Fortsetzung)

Tab. 8.18 (Fortsetzung)

Bereich	Netzwerk	Beschreibung
psychiatri- sche Erkran- kungen	Kompe- tenznetz Degenerative Demenzen	Das Kompetenznetz Degenerative Demenzen (KNDD) ist ein Netzwerk von Forschungsprogrammen zu neurode- generativen Erkrankungen, die zu Demenzen führen. Dabei werden Ursachen und Risikofaktoren, Entstehung und Entwicklung, Verlauf und Folgen, Vorbeugung und Therapie untersucht
	Depression	Von 1999 bis 2009 wurde das Großforschungsprojekt Kompetenznetz Depression, Suizidalität vom Bundesministe- rium für Bildung und Forschung (BMBF) gefördert, um diagnostische und therapeutische Defizite zu beheben und die Krankheit, ihre Symptome und Behandlungsmethoden bei den Betroffenen und in der Öffentlichkeit bekannter zu machen. Seit 2010 tritt die Stiftung Deutsche Depressionshilfe die Rechtsnachfolge des Kompetenznetzes Depression, Suizidalität an
	Schizophre- nie	Als Forschungsnetz gegründet, jedoch mit dem expliziten Ziel/Auftrag des Wissenstransfers in die Versorgung, basiert der aktuelle Prozess einer Verstetigung des Netzwerks einerseits auf der Fortführung der Forschung, z. B. zu geeig- neten Interventionen bei sozial-kognitiven Defiziten, und der Ausweitung dieser Aktivitäten auf den europäischen Forschungsraum, andererseits auf der Entwicklung und Vermarktung von Dienstleistungen und Produkte, die den Wissenstransfer ermöglichen und so einen Beitrag zur Verbesserung der Versorgung leisten

Während *epidemiologische* Krankheitsregister das Geschehen insgesamt und damit die Häufigkeit des Auftretens bestimmter Erkrankungen in bestimmten Regionen zeitlich und räumlich verfolgen, zielen *klinische* Krankheitsregister darauf, die Behandlung mittels Sammlung von Daten zur Erkrankung und zur Therapie durch Therapievergleiche, Vergleiche von Behandlungserfolgen in verschiedenen Gesundheitsbetrieben oder Therapien und Nachsorgeuntersuchungen zu optimalen Zeitpunkten zu verbessern.

Beispiel

Nach Angaben des *Berufsverbands Medizinischer Informatiker e. V. (BVMi)* wurde das erste epidemiologische Krebsregister der Welt in Hartford Connecticut, USA, aufgebaut In Deutschland ist das 1926 gegründete Krebsregister der Stadt Hamburg als eines der ersten vergleichbaren Register zu nennen (vgl. Berufsverband Medizinischer Informatiker 2016, S. 1).

Neben AIDS-Fallregistern, Endoprothesen-Registern, Fehlbildungsregistern, Registern für Stammzelltransplantation, kindliche Hörstörungen, Mucoviscidose etc. stehen vor allen Dingen die Krebsregister als systematische Sammlungen von Informationen in Form einer Datenbank zu Tumorerkrankungen im Vordergrund der organisatorischen Bemühungen im Gesundheitswesen zur einheitlichen Registrierung von verschiedenen Krankheitsarten (vgl. Tab. 8.19).

8.4   Informations- und Datensicherheit im Gesundheitsbetrieb

8.4.1   Allgemeiner Schutz von Patientendaten

Das Recht auf informationelle Selbstbestimmung ist im *Bundesdatenschutzgesetz (BDSG)* verankert. Ebenso die Forderung nach geeigneten technischen und organisatorischen Maßnahmen, um personenbezogene Patientendaten zu schützen. Dem Patienten stehen Auskunftsrechte zu, das Recht auf Einsicht in die Patientenakte, Datenkorrektur, Datensperrung, Datenlöschung bzw. Aktenvernichtung, Schadensersatz bei unzulässiger Datenverarbeitung und vieles andere mehr. Neben der Einhaltung dieser rechtlichen Grundlage liegt es jedoch auch im Interesse eines Gesundheitsbetriebs, zahlreiche weitere Gefährdungspotenziale im Hinblick auf seine Daten und Informationen weitestgehend zu begrenzen, wenn möglich auszuschließen: Systemausfälle, Fehlfunktionen, Datenverluste, technische Manipulationen, unbefugte Informationsbeschaffungen. Die Folgen von Schäden im Bereich der Informations- und Datensicherheit im Gesundheitsbetrieb können erhebliche Ausmaße annehmen, die zu finanziellen Einbußen, Vertrauensverlust bei Patienten, Schadensersatzansprüche oder gar zu Behandlungsfehlern oder Fehlmedikamentationen führen.

Patientendaten über den Gesundheitszustand sind zudem äußerst sensible Daten mit starkem Bezug zur Privat- und Intimsphäre, da sie Auskunft über seelische und körperliche

Tab. 8.19 Krebsregisterübersicht (Vgl. Gesellschaft der epidemiologischen Krebsregister in Deutschland 2016, S. 1)

Register	Registerpopulation	Registrierungsbeginn	Meldeverfahren
Epidemiologisches und klinisches Krebsregister Baden-Württemberg	10,7 Mio. (flächendeckend)	2009	Meldepflicht mit Widerspruchsrecht
Bevölkerungsbezogenes Krebsregister Bayern	12,5 Mio. (flächendeckend)	1998	Melderecht mit Informationspflicht
Bremer Krebsregister	0,7 Mio. (flächendeckend)	1998	Melderecht mit Informationspflicht (Meldepflicht für Pathologen)
Hamburgisches Krebsregister	1,7 Mio. (flächendeckend)	1926	Meldepflicht mit Widerspruchsrecht
Hessisches Krebsregister	6,1 Mio. (flächendeckend)	2003	Meldepflicht mit Informationspflicht (Melderecht für Pathologen)
Epidemiologisches Krebsregister Niedersachsen	8,0 Mio. (flächendeckend)	2000 (Stufenaufbau nach Regierungsbezirken)	Melderecht mit Informationspflicht vor Einwilligung (Meldepflicht für Pathologen)
Epidemiologisches Krebsregister NRW	18 Mio.	1986 (Regierungsbezirk Münster)/2005 (gesamtes Bundesland)	Meldepflicht
Krebsregister Rheinland-Pfalz	4,1 Mio. (flächendeckend)	1997 (Pilotprojekt seit 1992)	Meldepflicht mit Informationspflicht
Epidemiologisches Krebsregister Saarland	1,1 Mio. (flächendeckend)	1967	Meldepflicht mit Informationspflicht
Krebsregister Schleswig-Holstein	2,8 Mio. (flächendeckend)	1999	Meldepflicht mit Informationspflicht
Gemeinsames Krebsregister (GKR) der Länder Berlin, Brandenburg, Mecklenburg-Vorpommern, Sachsen-Anhalt und der Freistaaten Sachsen und Thüringen	16,9 Mio. (flächendeckend)	1952/1953	Meldepflicht mit Informationspflicht
Deutsches Kinderkrebsregister	13 Mio. von 13 Mio. Kindern unter 18 Jahre (flächendeckend)	1980	Freiwillige ärztliche Meldung mit Einwilligung (der Eltern)

Leiden, Eigenschaften und Dispositionen eines Menschen geben und daher über seine Persönlichkeit eine hohe Aussagekraft haben.

Die Verpflichtung zum Schutz der Patientendaten geht von der ärztlichen **Schweigepflicht** aus, die als berufsständischer Kodex bereits in Indien und Ägypten bekannt war, bevor sie etwa 400 v. Chr. im *Eid des Hippokrates* als im europäischen Rechtskreis ältester bekannter „Datenschutzregelung" niedergeschrieben wurde. Sie wurde im medizinischen Standesrecht fortentwickelt und sind beispielsweise in Berufsordnungen der *Landeärztekammern* und der ärztlichen *Musterberufsordnung (MBO-Ä)* wiederzufinden.

Beispiel

„Der Arzt hat über das, was ihm in seiner Eigenschaft als Arzt anvertraut oder bekannt geworden ist – auch über den Tod des Patienten hinaus – zu schweigen. Dazu gehören auch schriftliche Mitteilungen des Patienten, Aufzeichnungen über Patienten, Röntgenaufnahmen und sonstige Untersuchungsbefunde" (§ 9 Abs. 1 MBO-Ä).

Neben der standesrechtlichen Schweigepflicht ist das Arzt- bzw. Patientengeheimnis auch im *Strafgesetzbuch (StGB)* festgelegt, das beispielsweise unter § 203 Abs. 1 Satz 1 Freiheits- oder Geldstrafen für denjenigen vorsieht, der als Arzt, Zahnarzt, Apotheker oder Angehöriger eines anderen Heilberufs Geheimnisverletzung betreibt. Eine Verpflichtung zur Verschwiegenheit kann sich nach dem *Bürgerlichen Gesetzbuch (BGB)* zudem aus einem Krankenhausvertrag ergeben, der mit Privatpatienten direkt oder bei Kassenpatienten mit der gesetzlichen Krankenversicherung zugunsten des Patienten abgeschlossen wird. Gesundheitsbetriebe in privater Trägerschaft unterliegen ferner den Bestimmungen des BDSG, in öffentlich-rechtlicher Trägerschaft auf Landesebene dem jeweiligen Landesdatenschutzrecht sowie Krankenhausgesetzen, Gesundheitsdatenschutzgesetzen, Krankenhausdatenschutzgesetzen und für Behandlungs- und Pflegeeinrichtungen der öffentlich-rechtlichen Religionsgemeinschaften gelten häufig eigene kirchliche Datenschutzbestimmungen. Weitere spezielle Regelungen zum Datenschutz im Gesundheitswesen finden sich in den Sozialgesetzbüchern und Einzelgesetzen.

Die **Verantwortlichkeit** für den Schutz der Patientendaten liegt zunächst bei dem jeweiligen juristischen Träger und der jeweiligen Leitung des Gesundheitsbetriebs. Aber auch das Personal des Gesundheitsbetriebs, das als sogenannte berufsmäßig tätige Gehilfen weisungsgebunden tätig ist, trägt selbst höchstpersönlich für die Wahrung der Schweigepflicht Verantwortung.

Im Gesundheitsbetrieb werden zahlreiche personenbezogene Daten erhoben, wobei streng genommen nur die Daten zulässig sind, die für Behandlung und Abrechnung auch benötigt werden. Der Gesundheitsbetrieb ist zu dieser Datenerhebung nicht nur berechtigt, sondern im Rahmen einer fachgerechten Behandlung auch verpflichtet, denn ihm obliegt die vollständige Dokumentation des Behandlungsgeschehens. Die Erhebung weiterer Daten kann zweckmäßig sein, basiert letztendlich aber auf einer freiwilligen Entscheidung des Patienten.

Die **Weitergabe** von Patientendaten darf nur an diejenigen Personen erfolgen, die diese im Rahmen des Behandlungsvorganges benötigen. Die Speicherung der Behandlungsdaten hat daher so zu erfolgen, dass der Datenzugriff auch ausschließlich diesem Personenkreis ermöglicht wird. Allerdings sind darunter auch alle Maßnahmen zur Vorbereitung und zur Abwicklung des Behandlungsvertrages zu verstehen, sodass darunter etwa auch Pflegekräfte, Schreibkräfte, Mitarbeiter des Labors, der Verwaltung, die die Privat- und Kassenliquidation vornehmen, als weisungsgebundene Gehilfen anzusehen sind, denen im Rahmen der Erforderlichkeit Patientendaten mitgeteilt werden dürfen. Bei mitbehandelnden Ärzten unterstellt das Standesrecht eine stillschweigende Einwilligung des Patienten. Für die Weitergabe an externe Labor- und Konsiliarärzten bedarf es der Einwilligung des Patienten, da diese nicht zum Behandlungsteam gehören. Bei vor- und nachbehandelnden Ärzten wird hinsichtlich der Übersendung des Entlassungsbefundes, aus dem sich die für die Nachbehandlung notwendigen therapeutischen Konsequenzen ergeben, die Einwilligung des Patienten unterstellt.

Grundsätzlich kann gesagt werden, dass eine Weitergabe der Daten zulässig ist, wenn der betroffene Patient hierin wirksam eingewilligt hat oder hierfür eine ausdrückliche gesetzliche Grundlage besteht (vgl. Tab. 8.20).

Beispiel

„Die umfassende Digitalisierung des Gesundheitswesens ist kein Freibrief, die Selbstbestimmung des Patienten auszuschließen. Eine vorgegebene ausnahmslose Versagung der Behandlung wegen der Verweigerung einer geforderten Schweigepflichtentbindung und datenschutzrechtlichen Einwilligung ist nicht zulässig. Es bedarf immer einer Abwägung der jeweiligen Interessen im Einzelfall. Dabei sind individuelle Ausnahmesituationen des Patienten ebenso zu berücksichtigen wie die medizinische – und nicht administrative – Beurteilung, ob die konkrete Behandlung nicht auch ohne die Einwilligung vertretbar ist. Datenschutzwidrige technische Infrastrukturen können durch eine Patienteneinwilligung nicht legitimiert werden" (Menzel 2011, S. A 1423).

Beispiel

Häufig sind alle Patientendaten, die während einer Behandlung erhoben wurden, in einer Patientenakte dokumentiert und im jeweiligen System abgespeichert, so das alle auch auf bereits vorhandene Daten von abgeschlossenen Behandlungen zugreifen können. Die Patientendaten sind jedoch in der Regel nach Abschluss der Behandlung zu sperren und gesondert zu speichern. Bei erneuter Behandlung dürfen nur solche Daten freigegeben werden, die in einem engen medizinischen Zusammenhang mit der aktuellen Behandlung stehen.

Eine **Löschung** von Patientendaten muss erfolgen, wenn ihre Speicherung unzulässig ist oder sobald deren Kenntnis für die Erfüllung des Zweckes der Speicherung nicht mehr erforderlich ist. Ansonsten sind diese aus Dokumentationsgründen in der Regel 10 Jahre

Tab. 8.20 Beispiele für die zulässige Weitergabe von Patientendaten (vgl. Unabhängiges Landeszentrum für Datenschutz Schleswig-Holstein 2016, S. 1)

Adressat	Anlass	Rechtsgrundlage
Krankenkassen	Zum Zweck der Abrechnung der Krankenhauskosten darf und muss das Krankenhaus einen gesetzlich genau definierten Katalog von Daten über die Behandlung von gesetzlich Krankenversicherten an die zuständige Krankenkasse in maschinenlesbarer Form übermitteln	SGB
Medizinischer Dienst der Krankenversicherung (MDK)	Aussagefähige ärztliche Berichte direkt an den MDK für gutachterliche Stellungnahmen, wenn es nach Art, Schwere oder Häufigkeit der Erkrankung oder nach dem Krankheitsverlauf erforderlich ist	SGB
Sozialleistungsträger	Medizinische Dienste, deren Finanzierung auf Antrag des Patienten von den Sozialsystemen erbracht werden	SGB
Rechnungshof	Stichprobenhafte Vollprüfung von Patientenakten eines öffentlichen Krankenhauses durch einen Rechnungshof	Landeshaushaltsordnungen
Datenschutzbehörde	Datenschutzkontrollzwecke	BDSG
Strafverfolgungsbehörde	Kein Beschlagnahmeverbot, wenn sich der strafrechtliche Vorwurf gegen den Arzt selbst richtet	StPO
Gesundheitsamt	Meldung bei Vorliegen bestimmter übertragbarer Krankheiten	IfSG
Berufsgenossenschaft	Verdacht auf eine Berufskrankheit	SGB
Standesamt	Geburten und Todesfälle	PStG
Gesetzliche Vertreter (Betreuer)	Umfassendes Akteneinsichts- und Auskunftsrecht	BGB

lang aufzubewahren, Aufzeichnungen über die Behandlung von Krankheiten, die über Jahrzehnte hinweg fortdauern, sowie über Röntgenbehandlungen wesentlich länger. Aufgrund von erst später verjährenden zivilrechtlichen Ansprüchen kann die Notwendigkeit einer Aufbewahrung medizinischer Unterlagen zu Beweiszwecken auch für längere Zeiträume geltend gemacht werden. Die Löschung von Patientendaten die zu Organisations- und Abrechnungszwecken gespeichert werden, richtet sich nach den Aufbewahrungsfristen des SGB, des Steuerrechts bzw. des HGB, nach Landeshaushaltsordnungen, Landesarchivgesetzen etc.

Bei der **Verarbeitung** der Patientendaten ist durch die Schaffung von Diskretionszonen, Sicherstellung der Vertraulichkeit von Untersuchungs- und Behandlungsgesprächen, Vergabe von Nummern, statt namentlicher Aufrufe, Verwendung von Sichtblenden in Mehrbettzimmern, Vermeidung von Patientenangaben an Betten und Zimmertüren, Verschluss von Patientenunterlagen in Stationszimmern, zu gewährleisten, dass die Daten nicht von Unbefugten zur Kenntnis genommen werden können oder sind zumindest unvermeidliche Kenntnismöglichkeiten auf das Unerlässliche zu begrenzen. Auch häufig beteiligte Sozialdienste sind nicht Teil des Behandlungsteams und unterliegen einer eigenständigen beruflichen Schweigepflicht.

Beispiel

Problematisch ist die in der Regel vorkommende Datenerhebung am Krankenbett, beispielsweise von Anästhesisten zur Vorbereitung von Operationen oder Stationsärzten zur ärztlichen Dokumentation. Damit andere Patienten im Krankenzimmer die Gespräche nicht mithören und Kenntnis von mitunter sensiblen Daten aus der Intimsphäre des Befragten erlangen können, bietet es sich an, die Gespräche wenn möglich außerhalb des Krankenzimmers in Räumen mit wenig Patienten- und Besucherverkehr zu führen, bei Visiten am Krankenbett nur das unbedingt Notwendige mit dem Patienten zu besprechen und zumindest durch eine angemessene Lautstärke oder durch das selbstständige Ausfüllen von Datenerhebungsbögen durch den Patienten darauf zu achten, dass andere Personen im Krankenzimmer den Inhalt der Unterhaltung nicht mithören können.

Für die elektronische Verarbeitung von Patientendaten gelten zusätzliche Vorschriften, wie beispielsweise die Prüfung durch den betrieblichen bzw. behördlichen Datenschutzbeauftragten oder die zuständige Datenschutzkontrollstelle (Vorkontrolle), ob die Datenverarbeitung mit den gesetzlichen Regelungen in Einklang steht und ob die erforderlichen technischen und organisatorischen Maßnahmen ausreichend sind, die Erarbeitung von Sicherheitskonzepten für neu entwickelte bzw. zu installierende Verfahren, deren ausführlicher Test, das Festlegen von Befugniskonzepten bei dem Zugriff auf Stammdaten, welche Anwender welche Rechte eingeräumt erhalten, oder die Erstellung eines Verzeichnisses für die vom Gesundheitsbetrieb angewendeten Datenverarbeitungsverfahren.

Bei der Zusammenarbeit mit externen Firmen ist darauf zu achten, dass keine unbefugte Offenbarung von Patientengeheimnissen erfolgt. Da es sich bei Externen weder um Gehilfen des behandelnden Arztes bzw. Gesundheitsbetriebes handelt, noch um Stellen, die selbst der Geheimnisverpflichtung nach StGB unterliegen, ist eine ausdrückliche Zustimmung der betroffenen Patientinnen und Patienten in einer Einwilligungserklärung bzw. durch wirksame Schutzmaßnahmen (bspw. wirksame Pseudonymisierung der Patientenstammdaten, Verschlüsselung des Patientendatensatzes) die Sicherstellung notwendig, dass das Hilfsunternehmen keine Kenntnis von den personenbezogenen Patientendaten nehmen kann.

Beispiel

Liegt beispielsweise durch Ausblendung der Patientennamen keine ausreichende Pseudonymisierung vor, dürfen Krankenberichte und Arztbriefe nicht von externen Aushilfskräften geschrieben werden, sondern nur durch Angestellte des Gesundheitsbetriebs. Eine externe Systemadministration kann nur zugelassen werden, wenn technisch ausgeschlossen ist, dass die Systembetreuer auf Patientendaten lesenden Zugriff nehmen können. Wird die Vernichtung von Patientenakten durch externe Firmen vorgenommen, so ist die Sammlung der Akten, deren Transport bis hin zur Vernichtung so zu organisieren, dass eine unbefugte Kenntnisnahme auch durch die Mitarbeiter der Entsorgungsfirma nicht stattfinden kann.

Bei der **Dokumentation** von Patientendaten ist darauf zu achten, dass die Unterlagen vollständig sind und jederzeit nachvollzogen werden kann, wer welche Eintragungen gemacht hat, wo sich die Unterlagen gerade befinden und wer auf die Akten zugegriffen hat. Hierzu ist der allgemeine Zugang zum Archiv zu unterbinden und die Personen die Zugang erhalten hierfür zu autorisieren.

Beispiel

Die Archivierung von Patientenakten nach dem Geburtsdatum und alphabetisch nach Namen ist problematisch, da dies jedem den Zugriff ermöglicht, der Zugang zum Archiv hat. Daher hat sich ein Verfahren bewährt, anhand der einzelnen Behandlungen von Patienten eine Archivierungsnummer zugeordnet wird, über die die Identifizierung erfolgt, was den direkten Zugang zu den Akten erschwert.

Sollen Patientendaten für **Forschungszwecke** genutzt werden, so sind die Forschungsklauseln in Gesundheits- oder in Krankenhausgesetzen der jeweiligen Bundesländer zu berücksichtigen. Die Forschung mit anonymisierten Daten unterliegt keinerlei Restriktionen, wobei die Anonymisierung durch die Hilfspersonen des Gesundheitsbetriebes erfolgen muss und nicht durch die externen Mitarbeiter eines Forschungsteams erfolgen darf. Für Forschungszwecke genutzte Daten dürfen ausschließlich für Zwecke verwendet werden, sodass nach dem *BDSG* ein absolutes Zweckänderungsverbot gilt. Eine personenbezogene Veröffentlichung von medizinischen Forschungsergebnissen ist nur nach Einwilligung des Patienten möglich.

Beispiel

Die Sicherheit der anonymisierten Patientendaten hängt entscheidend von der Geheimhaltung der Zuordnungsfunktion, mit deren Hilfe der Personenbezug wiederhergestellt werden kann, ab. Daher ist es zweckmäßig, für jeden Patienten bei jedem Behandlungsfall neue Pseudonyme zu verwenden, um nicht durch die Aneinanderreihung von Daten verschiedener Behandlungen ohne medizinischen Grund unter Umständen die gesamte Krankengeschichte offen zu legen.

Für größere Gesundheitsbetriebe ist die Bestellung eines **Datenschutzbeauftragten** vorgeschrieben. Er muss die erforderliche Sachkunde und Zuverlässigkeit besitzen, die Beschäftigten des Gesundheitsbetriebs mit den Datenschutzvorschriften und den technischen Möglichkeiten zur Wahrung des Datenschutzes vertraut machen und regelmäßig die Einhaltung der Datenschutzvorschriften kontrollieren.

8.4.2 Sicherer Einsatz von Datenverarbeitungssystemen im Gesundheitswesen

In Gesundheitsbetrieben kommen häufig informations- und kommunikationstechnische Systeme zum Einsatz, die unter den Oberbegriffen Heim-Software, Praxisverwaltungssystem (PVS) oder Krankenhausinformationssystem (KIS) zusammengefasst werden. Sie verwalten zum einen Identifikationsdaten, Versicherungsdaten, Leistungsdaten sowie medizinische Daten über die Patienten, aber auch Daten über das eigene Personal sowie Daten über die von der jeweiligen Person vorgenommenen medizinischen und pflegerischen Maßnahmen. Sie bestehen in der Regel aus einer Vielzahl unterschiedlicher Subsysteme, auch von verschiedenen Herstellern, die über Kommunikationsserver miteinander verbunden sind.

Für die **Vernetzung** der unterschiedlichen Teilsysteme sind häufig noch drahtgebundene Verbindungen im Einsatz. Die zunehmende drahtlose Vernetzung, wie bspw. WLAN-Technologien, macht Maßnahmen gegen das Abhören der Datenübertragung notwendig, um das unkontrollierte Aussenden von Funksignalen zu verhindern. Bei der Anbindung an externe Netze, wie bspw. das Internet, müssen Schutzmaßnahmen gegen den unbefugten Zugriff auf Daten ergriffen werden, wie der Einsatz einer Firewall, die nur erlaubte Datenströme zulässt. Bei einer Übermittlung patientenbezogener Daten vom oder zum Gesundheitsbetrieb oder soweit Daten auf von außen zugänglichen Servern gespeichert werden. ist Verschlüsselung mit sicheren Schlüssellängen erforderlich. Der Datenimport und -export von verschiedenen Teilsystemen, die über einen Kommunikationsserver miteinander verknüpft sind, muss dahin gehend geregelt werden, dass die Vorgänge protokolliert werden und Systeme nach entsprechender Authentifizierung nur auf diejenigen Daten zugreifen können, für die sie berechtigt sind.

Da in PVS und KIS die Nutzer nur auf die Daten zugreifen dürfen, für die sie eine Berechtigung besitzen, müssen sie über eigene Kennungen verfügen, die eine eindeutige Identifikation des Benutzers und seiner ausgeführten Aktionen sicherstellen. Dazu ist für jede Kennung festzulegen, auf welche Datensätze, Untermengen eines Datensatzes oder bestimmten Feldern eines Datensatzes er mit Lese- oder Schreibrechten zugreifen darf. Zur Reduzierung der Komplexität werden diese in Gesundheitsbetrieben in der Regel in Gruppen zusammengefasst (Ärzte, Pflegekräfte, Verwaltungskräfte etc.), denen jeweils Nutzerprofile zugeordnet werden, die festlegen, welche Rechte auf welche Datenobjekte zu einer Gruppe gehören. Für Notfälle muss die Möglichkeit bestehen, auf beliebige Patientendaten zuzugreifen. Hierzu bieten sich die Möglichkeiten einer Notfallkennung oder die Aktivierung eines Notfallmoduls mit der vorhandenen Kennung an, wobei sämtliche Zugriffe unter

Angabe des Grundes protokolliert werden. Die **Authentifizierung** geschieht in der Regel über Benutzername und Passwort bzw. persönlicher Chipkarte mit PIN, wie bspw. der elektronische Heilberufsausweis (eHBA), der auch Funktionen für eine Client-Server-Authentifizierung sowie zur Signatur und Verschlüsselung enthält. Verlässt der Benutzer bspw. seinen Stationsarbeitsplatz, so wird die Abmeldung durch das Abziehen der Chipkarte veranlasst, umgekehrt erfolgt unter zusätzlicher Eingabe der PIN-Nummer die erneute Anmeldung.

Die **System**wartung oder Fehlerbeseitigung darf nicht mit Patientendaten, sondern nur mit Testdaten erfolgen. Im Störfall sollte dem Wartungspersonal der Einblick in Patientendaten nur in unvermeidlichen Ausnahmefällen ermöglicht werden. Es ist dabei zu beaufsichtigen, schriftlich auf Verschwiegenheit zu verpflichten, und die durchgeführten Wartungsmaßnahmen sowie der Name des Technikers sind zu dokumentieren. Ein Fernzugriff beispielsweise über Modem auf die Systeme des Gesundheitsbetriebs zu Wartungszwecken ist nur dann zulässig, wenn dabei kein Zugriff auf patientenbezogene Daten möglich ist.

Um im Nachhinein die Rechtmäßigkeit von Zugriffen zu Revisionszwecken überprüfen zu können, muss eine **Nachvollziehbarkeit** dahin gehend gewährleistet sein, dass protokolliert wird, wer welche Daten zu welchem Zeitpunkt verarbeitet hat. Hierzu sollten die im PVS oder KIS vorhandenen Benutzer und ihre Berechtigungen einschließlich der Historie (Anlegen und Löschen von Benutzern) in einer Datenbank gespeichert werden, um erkennen zu können, wer wann welche Berechtigungen besessen hat, wann die Rechte und durch wen vergeben oder geändert wurden. So müssen beispielsweise im Rahmen einer Patientenverlegung die Zugriffsrechte auf die Patientenakte geändert werden, indem der vorbehandelnde Arzt seinem Nachfolger den Zugriff auf die Patientenakte ermöglicht. Wichtig ist auch die Protokollierung um Sicherheitsverstöße zu verhindern, wie bspw. durch Aufzeichnung von Fehlversuchen bei der Benutzeranmeldung, von Versuchen, auf Daten zuzugreifen, die für einen Benutzer nicht freigeschaltet sind, im Rahmen der Fernwartung, wann ein Verbindungsaufbau erfolgt ist und wie lange er gedauert hat, durch wen auf welche Daten zugegriffen wurde und welche Aktionen ausgeführt wurden oder bei einer allgemeinen Anbindung an externe Netze durch Protokollierung des Netzverkehrs auf der Firewall, um unbefugte Zugriffsversuche von außen festzustellen.

Für die effektive Durchsetzung von Sicherheitsmechanismen sind **Transparenz** und gutes Handling von KIS, PVS und Heim-Software wichtige Voraussetzungen. Dazu gehören benutzerfreundliche Bedienbarkeit, Einfachheit, Übersichtlichkeit und schnelles Antwortzeitverhalten. Der technische Aufbau, die Benutzer- und Berechtigungsverwaltung und die Dokumentation müssen in einer vernünftigen Zeit von einer unabhängigen Stelle nachvollziehbar und überprüfbar sein, um die Zulässigkeit der Datenzugriffe und die Sicherheitsmaßnahmen kontrollieren zu können.

Wichtige *physikalische* Sicherungsmaßnahmen, die als wichtige Grundvoraussetzungen insbesondere hardwaretechnische Einrichtungen wie Computeranlagen und Übertragungsleitungen schützen sollen, umfassen zumindest Brandschutz und Brandmeldeanlagen in Computerräumen, Vorkehrungen zur unterbrechungsfreien Stromversorgung, Kontrollen von Wartungsarbeiten durch fremdes Personal, gesicherte Entsorgung von Hardwarekomponenten, Datenträgern und DV-Auszügen auf Papier. Weiterhin muss sichergestellt sein, dass Unbefugte keinen Zutritt zu IuK-Anlagen und keinen Zugriff auf Datenträger im Gesundheitsbetrieb haben.

Beispiel

„Häufig können bereits rein organisatorische Maßnahmen eine erhebliche Verbesserung des Datenschutzniveaus in der Arztpraxis bewirken. Hierbei bietet sich die Erstellung eines Datenschutzmanagements an, das zusätzlich zu einer Bestandsaufnahme die weiteren Maßnahmen und Ziele definiert.

Da der Aufwand der hierbei zu treffenden Maßnahmen immer in einem angemessenen Verhältnis zu dem erstrebten Schutzzweck stehen muss, sind übermäßige Investitionskosten grundsätzlich nicht zu befürchten. Allerdings muss andererseits berücksichtigt werden, dass es sich bei Patientendaten um nach dem BDSG besonders zu schützende sensible Daten handelt, so dass ein ausreichender Schutz in jedem Fall gewährleistet sein muss. Hinsichtlich des Einsatzes von EDV-Systemen ist von Zeit zu Zeit die technische Fortentwicklung zu beachten, so dass die Schutzmaßnahmen hier regelmäßig anzupassen sind" (Weber 2013, S. 17).

Zusammenfassung

Die Kosten- und Leistungsrechnung des Gesundheitsbetriebs dient nicht nur der Informationsbereitstellung für die kurzfristige Planung der Kosten sowie deren Kontrolle anhand von Ist-Daten, sondern auch zur Erfassung und Planung der Erlössituation. Das Rechnungswesen des Gesundheitsbetriebs erfasst dessen Geld- und Leistungsströme zahlenmäßig, lückenlos, vergangenheits- bzw. zukunftsorientiert und liefert sowohl intern nutzbare, quantitative Informationen für die Steuerung des Gesundheitsbetriebs, als insbesondere auch Informationen, um gegenüber Außenstehenden, wie den Kostenträgern im Gesundheitswesen, Eigentümern, Banken, Finanzbehörden etc. Rechenschaft ablegen zu können. Der Gesundheitsbetrieb ist zugleich Nutzer von E-Health-Anwendungen, als auch Bestandteil von E-Health-Netzwerken und Prozessen. Beispielsweise lassen sich die Anwendungsgebiete des E-Health in behandlungsorientiertes, informations- und ausbildungsorientiertes sowie forschungsorientiertes E-Health einteilen. In Gesundheitsbetrieben kommen häufig informations- und kommunikationstechnische Systeme zum Einsatz, die unter den Oberbegriffen Heim-Software, Praxisverwaltungssystem (PVS) oder Krankenhausinformationssystem (KIS) zusammengefasst werden. Sie verwalten zum einen Identifikationsdaten, Versicherungsdaten, Leistungsdaten sowie medizinische Daten über die Patienten, aber auch Daten über das eigene Personal sowie Daten über die von der jeweiligen Person vorgenommenen medizinischen und pflegerischen Maßnahmen. Die Folgen von Schäden im Bereich der Informations- und Datensicherheit im Gesundheitsbetrieb können erhebliche Ausmaße annehmen, die zu finanziellen Einbußen, Vertrauensverlust bei Patienten, Schadensersatzansprüche oder gar zu Behandlungsfehlern oder Fehlmedikamentationen führen.

Literatur

Berufsverband Medizinischer Informatiker e. V. – BVMi. (Hrsg.). (2016). Krankheitsregister, Berlin. http://www.bvmi.de/medinf,historie,hist_1926_01. Zugegriffen: 03. Juli 2016.

Bolz, H. (2015). *Pflegeeinrichtungen erfolgreich führen – Organisationskultur zwischen Marktorientierung und Berufsethik*. Wiesbaden: Springer.

Bundesdatenschutzgesetz (BDSG) in der Fassung der Bekanntmachung vom 14. Januar 2003 (BGBl. I S. 66), zuletzt durch Artikel 1 des Gesetzes vom 25. Februar 2015 (BGBl. I S. 162) geändert.

Bundesministerium für Bildung und Forschung – BMBF. (Hrsg.). (2016). Kompetenznetze in der Medizin verbinden Wissenschaftler, Ärzte und Patienten. Berlin. http://www.kompetenznetze-medizin.de/Home.aspx. Zugegriffen: 02. Juli 2016.

Bundesministerium für Gesundheit (Hrsg.). (2016a). E-Health. Bonn. http://www.bmg.bund.de/glossarbegriffe/e/e-health.html. Zugegriffen: 18. Juni 2016.

Bundesministerium für Gesundheit. (Hrsg.). (2016b). E-Health-Initiative zur Förderung von Anwendungen in der Telemedizin. Bonn. http://www.bmg.bund.de/themen/krankenversicherung/e-health-initiative-und-telemedizin/e-health-initiative.html. Zugegriffen: 18. Juni 2016.

Bürgerliches Gesetzbuch (BGB) in der Fassung der Bekanntmachung vom 2. Januar 2002 (BGBl. I S. 42, 2909; 2003 I S. 738), zuletzt durch Artikel 1 des Gesetzes vom 20. November 2015 (BGBl. I S. 2018) geändert.

Charité – Universitätsmedizin Berlin. (Hrsg.). (2016). ELWIS-MED – eLearning-Wissensvermittlung in der Medizin. Berlin. https://elearning.charite.de/projekte/elwis_med/. Zugegriffen: 26. Juni 2016.

Deutsche Gesellschaft für Telemedizin – DGTelemed. (Hrsg.). (2016). Was ist Telemedizin? Berlin. http://www.dgtelemed.de/de/telemedizin/. Zugegriffen: 18. Juni 2016.

Deutsches Institut für Medizinische Dokumentation und Information – DIMDI. (Hrsg.). (2016). MEDLINE, Köln. https://www.dimdi.de/static/de/db/dbinfo/me66.htm. Zugegriffen: 26. Juni 2016.

Frodl, A. (2011). *Kostenmanagement und Rechnungswesen im Gesundheitsbetrieb*. Wiesbaden: Gabler.

Fuchs M. (1988). Grundlagen des betrieblichen Rechnungswesens. In S. Eichhorn (Hrsg.), Handbuch Krankenhaus-Rechnungswesen – Grundlagen, Verfahren, Anwendungen (2. Aufl.). Wiesbaden: Betriebswirtschaftlicher Verlag Dr. Th. Gabler.

Ganz, W., Kramer, J., Rößner, A., Eymann, T., & Völkl, A. (2016). Entwicklung von Geschäftsmodellen für Dienstleistungsnetzwerke im Gesundheitsbereich. In M. A. Pfannstiel, C. Rasche, & H. Mehlich (Hrsg.), *Dienstleistungsmanagement im Krankenhaus – Nachhaltige Wertgenerierung jenseits der operativen Exzellenz* (S. 25–46). Wiesbaden: Gabler.

Gesellschaft der epidemiologischen Krebsregister in Deutschland e. V. – GEKID. (Hrsg.). (2016). Bevölkerungsbezogene Krebsregister in Deutschland, Saarbrücken. http://www.gekid.de/registries.html. Zugegriffen: 3. Juli 2016.

Gesellschaft für Telematikanwendungen der Gesundheitskarte mbH – gematik. (Hrsg.). (2016). Kompetenzzentrum für die Telematikinfrastruktur. Berlin. http://www.gematik.de/cms/de/gematik/kompetenzen/kompetenzen_1.jsp. Zugegriffen: 2. Juli 2016.

Güssow, J., Greulich, A., & Ott, R. (2002). Beurteilung und Einsatz der Prozesskostenrechnung als Antwort der Krankenhäuser auf die Einführung der DRGs. *krp – Kostenrechnungspraxis, 46*(3), 179–189.

Haas, P. (2006). *Gesundheitstelematik – Grundlagen, Anwendungen, Potenziale*. Berlin: Springer.

Handelsgesetzbuch (HGB) in der im Bundesgesetzblatt Teil III, Gliederungsnummer 4100-1, veröffentlichten bereinigten Fassung, zuletzt durch Artikel 3 des Gesetzes vom 22. Dezember 2015 (BGBl. I S. 2565) geändert.

Heitmann, U. (2006). Elektronischer Arztbrief – Standards erleichtern den Austausch. *Deutsches Ärzteblatt, 103*(3), 4–8.

Hentze, J., & Kehres, E. (2007). *Buchführung und Jahresabschluss in Krankenhäusern – Systematische Einführung* (3. Aufl.). Stuttgart: Kohlhammer.

Hentze, J., & Kehres, E. (2008). *Kosten- und Leistungsrechnung in Krankenhäusern – Systematische Einführung* (5. Aufl.). Stuttgart: Kohlhammer.

Institut für das Entgeltsystem im Krankenhaus – InEK GmbH. (Hrsg.). (2016). Kalkulationshandbuch, Siegburg. http://www.g-drg.de/cms/Kalkulation2/Pauschaliertes_Entgeltsystem_Psychiatrie_17d_KHG/Kalkulationshandbuch. Zugegriffen: 10. Juni 2016.

Institut für Medizinsoziologie, Versorgungsforschung und Rehabilitationswissenschaft der Humanwissenschaftlichen Fakultät und Medizinischen Fakultät der Universität zu Köln – IMVR. (Hrsg.) (2016). Projektdatenbank Versorgungsforschung Deutschland, Köln. http://www.versorgungsforschung-deutschland.de/home.php. Zugegriffen: 26. Juni 2016.

Kassenärztliche Bundesvereinigung. (Hrsg.) (2016). Praxisverwaltungssysteme – Die Grundausrüstung in jeder Praxis. Berlin. http://www.kbv.de/html/pvs.php. Zugegriffen: 28. Aug. 2016.

Keun, F. (2001). *Einführung in die Krankenhaus-Kostenrechnung – Anpassung an neue Rahmenbedingungen* (4. Aufl.). Wiesbaden: Gabler.

Keun, F., & Prott, R. (2008). *Einführung in die Krankenhaus-Kostenrechnung – Anpassung an neue Rahmenbedingungen* (8. Aufl.). Wiesbaden: Gabler.

Kothe-Zimmermann, H. (2006). *Prozesskostenrechnung und Prozessoptimierung im Krankenhaus – Eine Praxisanleitung in sieben Schritten*. Stuttgart: Kohlhammer.

Krankenhaus-Buchführungsverordnung (KHBV) in der Fassung der Bekanntmachung vom 24. März 1987 (BGBl. I S. 1045), zuletzt durch Artikel 8 Absatz 1 des Gesetzes vom 17. Juli 2015 (BGBl. I S. 1245) geändert.

Krankenhausfinanzierungsgesetz (KHG) in der Fassung der Bekanntmachung vom 10. April 1991 (BGBl. I S. 886), durch Artikel 1 des Gesetzes vom 10. Dezember 2015 (BGBl. I S. 2229) geändert.

Krüger-Brand, H. (2015). Intensivmedizin – Mit Televisiten Sepsis verhindern. *Deutsches Ärzteblatt, 112*(1), 6–8.

KV Telematik GmbH. (Hrsg.). (2016). Anwendungen für Ihre Praxis, Berlin. https://www.kv-telematik.de/praxen-und-krankenhaeuser/kv-connect/anwendungen/. Zugegriffen: 26. Juni 2016.

Meißner, M. (2012). Elektronische Patientenakten in Arztnetzen – Praxen müssen gut vernetzt sein. *Deutsches Ärzteblatt, 109*(3), 19–21.

Menzel J. (2011). Datenschutz im Gesundheitswesen – Selbstbestimmung hat Vorrang vor dem Effizienzinteresse. *Deutsches Ärzteblatt, 108* (25), A 1419–A 1423.

Müller, J. (2013). *Der Jahresabschluss im Krankenhaus – Leitfaden zur Aufstellung des Jahresabschlusses nach der KHBV und dem Krankenhausfinanzierungsrecht* (5. Aufl.). Düsseldorf: Deutsche Krankenhausverlagsgesellschaft GmbH.

(Muster-)Berufsordnung für die in Deutschland tätigen Ärztinnen und Ärzte – MBO-Ä 1997 – in der Fassung des Beschlusses des 118. Deutschen Ärztetages 2015 in Frankfurt a. M.

Penter, V., & Siefert, B. (2015). *Kompendium Krankenhaus-Rechnungswesen – Grundlagen, Beispiele, Aktuelles, Trends* (2. Aufl.). Kulmbach: Mediengruppe Oberfranken Fachverlage GmbH.

Pflege-Buchführungsverordnung (PBV) vom 22. November 1995 (BGBl. I S. 1528), zuletzt durch Artikel 8 Absatz 22 des Gesetzes vom 17. Juli 2015 (BGBl. I S. 1245) geändert.

Pföhler, M. (2010). Klinische Behandlungspfade – Theoretisch und empirisch gestützte Erfolgsfaktoren für eine ressourcenorientierte Implementierung in Krankenhäusern. In T. Lenk & D. Tscheulin (Hrsg.), *Schriften zur öffentlichen Verwaltung und öffentlichen Wirtschaft* (Bd. 201). Berlin: Berliner Wissenschafts-Verlag.

Schurr, M., Kunhardt, H., & Dumont, M. (2008). *Unternehmen Arztpraxis – Ihr Erfolgsmanage-ment – Aufbau, Existenzsicherung, Altersvorsorge.* Heidelberg: Springer Medizin.

Sozialgesetzbuch (SGB V) – Fünftes Buch Gesetzliche Krankenversicherung – Artikel 1 des Gesetzes vom 20. Dezember 1988, BGBl. I S. 2477, 2482), durch Artikel 4 des Gesetzes vom 21. Dezember 2015 (BGBl. I S. 2424) geändert.

Spreckelsen, C., & Spitzer, K. (2008). *Wissensbasen und Expertensysteme in der Medizin KI-Ansätze zwischen klinischer Entscheidungsunterstützung und medizinischem Wissensmanage-ment.* Wiesbaden: Vieweg + Teubner.

Strafgesetzbuch (StGB) in der Fassung der Bekanntmachung vom 13. November 1998 (BGBl. I S. 3322), durch Artikel 8 des Gesetzes vom 26. Juli 2016 (BGBl. I S. 1818) geändert.

Trill, R. (2009). eHealth. In R. Trill (Hrsg.), *Praxishandbuch E-Health – Von der Idee zur Umset-zung* (S. 52–58). Kohlhammer: Stuttgart.

Unabhängiges Landeszentrum für Datenschutz Schleswig-Holstein – ULD. (Hrsg.). (2016). Pati-entendatenschutz im Krankenhaus. Kiel. https://www.datenschutzzentrum.de/medizin/kran-kenh/patdskh.htm#4a. Zugegriffen: 03. Juli 2016.

Waldmann U. (2016). E-Learning in der Allgemeinmedizin, Ulm. http://www.e-learning-allge-meinmedizin.de/. Zugegriffen: 26. Juni 2016.

Weber, K. (2013). Datenschutz in der Arztpraxis – Gute Organisation ist hilfreich. *Deutsches Ärz-teblatt, 110*(2), 14–17.

Wegweiser GmbH. (Hrsg.). (2009). Studie Monitoring E-Health & Gesundheitswirtschaft Deutschland 2009. In Wegweiser GmbH (Hrsg.), *Gesundheitswirtschaft Deutschland 2009.* Berlin: Wegweiser GmbH.

Wirtz, B., Mory, L., & Ullrich, S. (2009). Strukturen, Akteure und Rahmenbedingungen des E-Health. *Der Betriebswirt, 50*(2), 10–16.

Zapp, W., & Oswald, J. (2009). *Controlling-Instrumente für Krankenhäuser.* Stuttgart: Kohlhammer.

Zentrum für Telematik und Telemedizin GmbH – ZTG. (Hrsg.). (2016). Aufgaben des eGBR, Bochum. http://www.egbr.de/aufgaben/. Zugegriffen: 02. Juli 2016.

Glossar

Ablaufdiagramm Stellt eine Kombination zwischen tabellarischer und symbolischer Darstellungstechnik dar und eignet sich auch nur für die Abbildung linearer Abläufe im Gesundheitsbetrieb.

Abteilung Umfasst in einem Gesundheitsbetrieb in der Regel eine Leitungsspanne von 40 Mitarbeitern und mehr in mehrere Gruppen, die aufgrund einer aufgabenorientierten, personenorientierten oder sachmittelorientierten Zuordnung zu einer Organisationseinheit auf einer höheren Hierarchieebene zusammengefasst werden.

Ärztehaus Facharztezentrum als gemeinsamer räumlicher Standort unterschiedlicher fachärztlicher Praxen.

Ärztliches Zentrum für Qualität in der Medizin (ÄZQ) Wurde von der Bundesärztekammer (BÄK) und Kassenärztlicher Bundesvereinigung (KBV) zur Unterstützung bei ihren Aufgaben im Bereich der Qualitätssicherung und der ärztlichen Berufsausübung als Kompetenzzentrum für medizinische Leitlinien, Patienteninformationen, Patientensicherheit, Evidenzbasierte Medizin und Wissensmanagement gegründet.

Aktiengesellschaft (AG) Juristische Person mit einem in Aktien zerlegtes Grundkapital, an dem die Gesellschafter mit Einlagen beteiligt sind, die für die Verbindlichkeiten nur mit dem Gesellschaftsvermögen haftet und die Aktien zur Refinanzierung einsetzt.

Ambulante Versorgung Umfasst alle (ärztlichen) Tätigkeiten, die zur Verhütung, Früherkennung und Behandlung von Krankheiten erforderlich sind und zu denen sich die Patienten hin begeben.

Ambulatorium In der DDR weit verbreitete Organisationsform ambulanter Behandlungszentren mit angestellten Fachärzten verschiedener Fachrichtungen in einer größeren Praxis.

Amortisationsrechnung Beantwortet die zentrale Frage, wie lange die Wiedergewinnung der Investitionssumme aus den Einnahmeüberschüssen der Investition dauert, beispielsweise durch einen Vergleich der Soll-Amortisationsdauer mit der Ist-Amortisationsdauer im Gesundheitsbetrieb.

Annuitätenmethode Baut auf der Kapitalwertmethode auf und rechnet Ein- und Auszahlungsbarwerte in gleiche Jahresbeträge (Annuitäten) um.

© Springer Fachmedien Wiesbaden GmbH 2017
A. Frodl, *Gesundheitsbetriebslehre*, DOI 10.1007/978-3-658-16564-2

Anstalt Sie wird als Anstalt des öffentlichen Rechts (AdöR) aufgrund eines Gesetzes errichtet, erfüllt eine bestimmte öffentliche Aufgabe im Gesundheitswesen und ihr genaues Tätigkeitsgebiet wird in ihrer Satzung festgelegt.

Approbation Wird aufgrund des Zeugnisses über die ärztliche Prüfung und weiterer Voraussetzungen auf Antrag bei der zuständigen Stelle des jeweiligen Bundeslandeslandes erteilt und berechtigt zur Ausübung des ärztlichen Berufs.

Arbeitsrecht Setzt sich aus einer Vielzahl von Gesetzen zusammen, die das Arbeitsleben und die Beschäftigungsverhältnisse in einem Gesundheitsbetrieb berührenden Rechtsfragen regelt.

Arbeitsstrukturierung Führungsinstrument im Gesundheitsbetrieb mit den Möglichkeiten:
• Aufgabenerweiterung (job enlargement),
• Arbeitsbereicherung (job enrichement),
• Arbeitsplatzwechsel (job rotation).

Arbeitszeit Nach REFA die Zeitspanne vom Beginn bis zum Ende eines Vorganges ohne Liege- und Transportzeiten (beispielsweise bei einer Laboruntersuchung die reine Untersuchungszeit ohne die Zeitanteile für den Transport der Probe ins Labor oder die „Liegezeit", bis die Probe untersucht wird).

Arbeitszeitmodelle Eignen sich für den zeitlichen Einsatz des Personals von Gesundheitsbetrieben, gelangen je nach Bedarf zur Anwendung und legen die Dauer der täglichen Arbeitszeit und die gleichmäßige oder ungleichmäßige Verteilung auf die Wochentage fest.

Arzt-Patienten-Kommunikation Wichtige Voraussetzung für den Erfolg einer Therapie, gilt neben der körperlichen Beobachtung und Untersuchung als bedeutsames diagnostisches Mittel und macht erforderlich, empathisch zuhören, vermitteln und erklären zu können, was über das reine Erlernen von Kommunikationstechniken oft hinaus geht.

Aufgabenanalyse Schrittweise Zerlegung oder Aufspaltung der Gesamtaufgaben im Gesundheitsbetrieb in ihre einzelnen Bestandteile anhand von alternativen Gliederungsmerkmalen wie Verrichtung, Objekt, Rang, Phase, Zweckbeziehung, zum Zweck der Stellenbildung.

Aufgabensynthese Zusammenfügung der in der der Aufgabenanalyse ermittelten Einzelaufgaben, sodass sie von einem Mitarbeiter mit Normalkapazität und der erforderlichen Eignung bzw. Übung bewältigt werden können.

Ausbildung Erfolgt als berufliche Ausbildung im Gesundheitsbetrieb in der Regel in einem dualen System, d. h. die praktische Ausbildung im Betrieb wird durch einen ausbildungsbegleitenden Schulbesuch ergänzt, richtet sich nach den jeweiligen Verordnungen über die Berufsausbildung und fällt hinsichtlich des schulische Teils in die Zuständigkeit der einzelnen Bundesländer mit den jeweiligen Lehrplänen.

Ausbildungsvertrag Enthält Angaben zu Art, Ziel, sachliche, zeitliche Gliederung, Beginn und Dauer der Ausbildung, regelmäßige tägliche Arbeitszeit, Dauer der Probezeit, Zahlung und Höhe der Ausbildungsvergütung, Dauer des Urlaubs etc.

Ausbruchstrategie Entschluss, sowohl neue Behandlungs- und Serviceleistungen anzubieten, als auch neue Patientenzielgruppen damit erreichen zu wollen.

Ausschreibung Wird bei größeren Beschaffungsvolumina zur Angebotseinholung durchgeführt, mit der eine Vergabe von Aufträgen im Wettbewerb erreicht werden und potenzielle Lieferanten zur Angebotsabgabe aufgefordert werden sollen.

Balanced Scorecard Dient dazu, für die Steuerung des Gesundheitsbetriebs die Erreichung von strategischen Zielen messbar und über die Ableitung von Maßnahmen umsetzbar zu machen, da sie anhand von Patienten-, Finanz-, Entwicklungs- und Prozessperspektiven im Gegensatz zu klassischen Kennzahlensystemen den Blick auch auf nicht-finanzielle Indikatoren lenkt.

Basisfallwert Ist für jedes Bundesland einheitlich, sodass ein einheitlicher Preis für gleiche Leistungen gilt und das einzelne Krankenhaus mit den Kostenträgern lediglich die Leistungsplanung vereinbart.

Behandlungsfallkosten Kosten des Gesundheitsbetriebs, die bei dem jeweiligen Behandlungsvorgang und somit bei gleichen Behandlungsvorgängen in gleicher Höhe entstehen.

Behandlungspfade Sie werden von allen Disziplinen bei der Versorgung eines Patienten mit einer bestimmten Diagnose oder Behandlung durchgeführt und stellen ein Instrument dar, die Koordination aller Fachgebiete, die mit der Behandlung des Patienten betraut sind, möglichst optimal zu gestalten.

Berufsausübungsgemeinschaft Nach einer Definition der Kassenärztlichen Bundesvereinigung eine auf Dauer angelegte systematische Kooperation, getragen vom Willen der gemeinsamen Berufsausübung, die üblicher Weise in der Rechtsform einer Gesellschaft bürgerlichen Rechts (GbR) oder einer Partnerschaftsgesellschaft per Gesellschaftervertrag gegründet wird.

Beschaffungsmarketing Hat eine optimalen Versorgung des Gesundheitsbetriebs langfristig sicherzustellen und umfasst dazu die Ermittlung von Beschaffungsquellen, Preisen, Lieferkonditionen, -qualität und -zuverlässigkeit, Sortimentsumfang, aber auch die Ermittlung von Substitutionsgütern sowie der zukünftigen Marktentwicklung, anhand von Online-Datenbanken, Katalogen, Fachzeitschriften, Messebesuchen etc.

Beschaffungsmenge Lässt sich als optimale Losgröße unter Einbeziehung von Beschaffungs- und Lagerkosten ermitteln.

Betriebsabrechnungsbogen (BAB) Hilfsinstrument zur Verrechnung der Gemeinkosten, der sich als tabellarisch strukturiertes Formular anlegen lässt und die Gemeinkosten anteilig auf die einzelnen Verbrauchsstellen verteilt.

Betriebsanteile Allgemeine Bezeichnung für den Umfang der Beteiligung eines Anteilnehmers am Gesundheitsbetrieb und seinem Vermögen.

Betriebsmittel Setzen sich aus der gesamten medizintechnischen Ausstattung zusammen, die für die betriebliche Leistungserstellung benötigt wird, und übernehmen Hilfs-, Schutz- und Ersatzfunktionen menschlicher, medizinischer und pflegerischer Arbeit.

Betriebsrat Wird in privatwirtschaftlich organisierten Betrieben alle vier Jahre in geheimer und unmittelbarer Verhältnis- oder Mehrheitswahl von der Belegschaft gewählt.

Betriebsvereinbarung Enthält mitbestimmungspflichtige Regelungen und stellt eine Vereinbarung zwischen Arbeitgeber und Betriebsrat über eine betriebliche Angelegenheit, die betriebsverfassungsrechtlich zu regeln ist, dar.

Bewahrungsstrategie Beibehaltung des bisherigen Angebots von Behandlungsleistungen auf den bisherigen Märkten.

Bewertungsmaßstab zahnärztlicher Leistungen (BEMA) Honorarsystem, nach dem vertragszahnärztlich erbrachte, ambulante Leistungen der gesetzlichen Krankenversicherung abgerechnet werden.

Bewertungsrelation Gibt den ökonomischen Schweregrad eines medizinischen Falles und in Verbindung mit dem Basisfallwert den Erlös eines Falles an.

Bilanz Gegenüberstellung von Mittelverwendung und Mittelherkunft oder Vermögen (Aktiva) und Eigenkapital bzw. Schulden (Passiva), wozu die Bestandskonten (Vermögens- und Kapitalkonten) der Buchhaltung des Gesundheitsbetriebs am Ende des Buchungszeitraums saldiert und der Saldo in die Bilanz zusammen mit den Inventarpositionen aufgenommen werden.

Blockschaltbild Matrix mit miteinander verknüpften Tätigkeiten, Stellen und Aufgaben im Gesundheitsbetrieb, wobei im jeweiligen Schnittpunkt von Zeilen und Spalten beispielsweise Aufgaben, Eingabedaten, Ergebnisdaten oder Datenträger genannt werden können.

Break-even-Analyse Beantwortet die Frage, bei welchem Umsatz und bei welcher Behandlungsmenge die Verlustzone verlassen und im Gesundheitsbetrieb Gewinne erwirtschaftet werden.

Businessplan Hilfsmittel des Business Planning zur Bewertung und Kommunikation von Geschäftsideen in der Gesundheitswirtschaft, das seine Kernaspekte und ihre Umsetzung strukturiert beschreibt.

Change Management Maßnahmen und Tätigkeiten des Veränderungsmanagements, die umfassende, betriebsübergreifende und inhaltlich weit reichende Veränderungen zur Umsetzung von neuen Strukturen und Prozessen in einem Gesundheitsbetrieb zum Ziel haben.

Corporate Social Responsibility (CSR) Soziale Verantwortlichkeit von Gesundheitsbetrieben als Beispiel für die Einhaltung moralischer Kriterien, die durch soziale Einzelengagements, Nachhaltigkeitsberichte, Umweltschutzbeiträge etc. über die eigentliche medizinische oder pflegerische Versorgung hinaus eine verantwortungsethische Sichtweise wiedergibt.

Critical Incident Reporting-System (CIRS) Anonymisiertes Fehlerberichtssystem, welches durch die Meldung kritischer Ereignisse dazu beiträgt, die eigenen Prozesse zu überprüfen, um die gemeldeten Fehler zu vermeiden.

Darlehen Kredit, der in einer Summe oder in Teilbeträgen dem Gesundheitsbetrieb zur Verfügung gestellt wird und in festgelegten Raten (Ratenkredit, Tilgungskredit) oder auf einmal nach Ablauf der vertraglich geregelten Laufzeit zurückzuzahlen ist (Kredit mit Endfälligkeit).

Deckungsbeitragsrechnung Eine spezielle Form der Teilkostenrechnung, bei der die Erlöse des Kostenträgers mit einbezogen werden und die Differenz zwischen den zurechenbaren Erlösen und Kosten des Kostenträgers den Deckungsbeitrag bildet.

Deutsche Gesellschaft für Krankenhausgeschichte (DGKG) Fachgesellschaft zur Erforschung und Darstellung der Geschichte des Krankenhauswesens in Deutschland im Allgemeinen wie auch die seiner Teilgebiete, wozu auch die Geschichte der Patientinnen und Patienten gehört.

Diagnosis Related Groups (DRG) Fassen diejenigen Fälle im Gesundheitsbetrieb zusammen, welche in Bezug auf den diagnostischen, therapeutischen und versorgungstechnischen Aufwand von Beginn an bis zum Ende des Aufenthaltes einen ähnlichen Ressourcenverbrauch aufweisen, und dadurch auch in Bezug auf ihre Kosten weitgehend einheitlich sind. Dadurch, dass jeder Patient einer Fallgruppe nach DRG zugeordnet wird, erfolgt eine Honorierung der stationären Behandlung zu pauschalisierten Preisen.

Diagnostik Umfasst die genaue Zuordnung von Zeichen, Befunden oder Symptomen durch Anamnese, Funktionsuntersuchungen, Sonografie, Endoskopie, Druckmessungen, Laboranalytik von Blutwerten, bildgebende Verfahren (beispielsweise durch Röntgendiagnostik, Computertomografie (CT), Magnetresonanztomografie (MRT) etc. zu einem Krankheitsbild oder einer Symptomatik und liefert Informationen über den Gesundheitszustand des Patienten bzw. erforderliche Behandlungsaktivitäten.

Dienstvereinbarung Tritt in Betrieben mit öffentlich-rechtlicher Trägerschaft (Anstalten, Eigenbetriebe etc.) an die Stelle der Betriebsvereinbarung.

Digital Imaging and Communications in Medicine (DICOM) Herstellerübergreifender Übertragungsstandard von digitalen Patienten- und Bilddaten hauptsächlich in der Radiologie und im Befundmanagement.

Disease-Management-Programme (DMP) Systematische Behandlungsprogramme für chronisch kranke Menschen.

Durchdringungsstrategie Erhöhung des Patientenzuspruchs bei den vorhandenen Zielgruppen durch geeignete Marketingmaßnahmen.

E-Health Elektronische Unterstützung bzw. Digitalisierung von Prozessen im Bereich von Medizin- und Pflege, zum anderen aber auch neue Leistungen und Problemlösungen, die erst aufgrund der dahinter stehenden informations- und kommunikationstechnologischen Entwicklung möglich werden.

Eigenbetrieb Organisatorisch und finanzwirtschaftlich, aber nicht rechtlich selbstständige Rechtsform auf der Grundlage der Gemeinde- bzw. der Kreisordnungen der Bundesländer.

Einheitlicher Bewertungsmaßstab (EBM) Honorarsystem, nach dem vertragsärztlich erbrachte, ambulante Leistungen der gesetzlichen Krankenversicherung abgerechnet werden.

Einsatzfaktoren Tragen unmittel- oder mittelbar zum Erstellungsprozess von Gesundheitsleistungen bei, wie

• die menschliche Arbeitsleistung am Patienten,
• der Einsatz von medizintechnischen und sonstigen Betriebsmitteln,
• die Verwendung von medikamentösen, medizinischen, pharmazeutischen Heilmitteln und sonstigen Stoffen.

Einzelgesellschaft Personengesellschaft, deren Eigenkapital von einer natürlichen Person aufgebracht wird und deren Inhaber den Gesundheitsbetrieb verantwortlich leitet, das Risiko alleine trägt und unbeschränkt für alle Verbindlichkeiten haftet.

Einzelkosten Kosten, die einem Leistungsobjekt im Gesundheitsbetrieb direkt zugerechnet werden können, wie beispielsweise die unmittelbare Zuordnung anteiliger Kosten bei einer Behandlungsleistung.

Einzugsgebiet Zusammenhängender, räumlichen Bereich, aus dem sich potenzielle Nachfrager medizinischer Leistungen und Patienten generieren.

Elektronische Gesundheitskarte (eGK) Personenbezogener Sichtausweis im Scheckkartenformat, bietet erweiterte Möglichkeiten innerhalb der Telematikinfrastruktur, speichert wesentliche Patientendaten nach SGB und muss unter anderem geeignet sein, Angaben aufzunehmen für die Übermittlung ärztlicher Verordnungen in elektronischer und maschinell verwertbarer Form.

Elektronische Patientenakte (ePA) Digitalisierte Dokumentation aller Patientendaten, die dessen Krankheits- und Behandlungsverlauf wiedergeben, wobei die ePA keine problemorientierte, das papierbasiertem Karteisystem ersetzendes elektronische Pendant darstellt, sondern eher einer prozessorientierten Dokumentation mit den notwendigen Befunddaten, zugehöriger Korrespondenz, Diagnosen, Behandlungsverläufen und -ergebnissen, unter weitestgehender Nutzung und Integration verschiedener Medien, wie digitale Fotografien, Bilder, Grafiken gleicht.

Elektronischer Arztbrief (eArztbrief) Unterstützt die Arztbriefkommunikation, indem die wichtigsten Inhalte wie Fragestellung, Anamnese, Befunde, Diagnosen, Therapien bzw. Behandlungsmaßnahmen in digitaler Form an den Adressaten übermittelt werden.

Elektronischer Berufsausweis (eBA) Ist für nichtärztliche Mitarbeiter in Gesundheitsbetrieben gedacht und mit eingeschränkten Zugriffsberechtigungen auf die eGK ausgestattet.

Elektronischer Heilberufsausweis (eHBA) Ist gemäß dem SGB V und den Heilberufs- und Kammergesetzen der Länder ein personenbezogener Sichtausweis im Scheckkartenformat, mit dem Ärzte, Zahnärzte und Physiotherapeuten auf die Patientendaten der eGK zugreifen, die Datenübertragung rechtsgültig signieren und ver- bzw. entschlüsseln können, sodass Telematikanwendungen wie beispielsweise elektronische Arztbriefe Rezepte oder Arzneimitteldokumentationen möglich werden.

Elektronischer Reha-Entlassungsbericht Übernimmt als einheitlicher Entlassungsbericht in der medizinischen Rehabilitation der gesetzlichen Rentenversicherung die relevanten Elemente des Arztbriefes und wird zwischen Rehabilitationsbereich, ambulantem und stationärem Sektor ausgetauscht.

Elektronischer Reha-Kurzbrief Sonderform des eArztbriefs, der die nachbetreuenden Ärzte über wesentliche Inhalte und Ergebnisse der medizinischen Leistungen zur

Rehabilitation informiert und dazu wichtige Daten zur Nachsorge, Informationen über den Verlauf der Rehabilitation, Rehabilitationsdiagnosen, die empfohlene Medikation und über die weitergehenden Nachsorgemaßnahmen sowie die sozialmedizinische Beurteilung in Kurzform enthält.

Elektronisches Gesundheitsberuferegister (eGBR) Übernimmt die Ausgabe von elektronischen Heilberufs- und Berufsausweisen (eHBA/eBA) an die Angehörigen von Gesundheitsfachberufen, Gesundheitshandwerkern und sonstigen Erbringern ärztlich verordneter Leistungen.

Empfehlungen lenken die Aufmerksamkeit der Ärzteschaft und der Öffentlichkeit auf bestimmte Themen oder Sachverhalte, indem umfassende Informationen und Anregungen, Ratschläge oder Hinweise sowie konsentierte Lösungsstrategien zu ausgewählten Fragestellungen vermittelt werden.

Entscheidung Stellt im Gesundheitsbetrieb nicht zwangsläufig immer eine bewusste Wahl zwischen zwei oder mehreren Alternativen anhand bestimmter Entscheidungskriterien oder Präferenzen dar, da oftmals auch nicht die Wahl einer bestimmten Alternative, sondern die Unterlassung einer Handlung als Entscheidungsergebnis anzusehen ist.

Entscheidungstheorie Nach Edmund Heinen (1919–1996) werden im übertragenen Sinne Entscheidungssituationen in Gesundheitsbetrieben analysiert und systematisiert, um die Elemente einer Arztpraxis oder eines Krankenhauses sowie die Zusammenhänge zwischen diesem und dem allgemeinen Gesundheitsmarkt zu erklären und um Regeln zu entwickeln, wie die beste Entscheidung in bestimmten Entscheidungssituationen getroffen werden kann.

E-Procurement Elektronische Materialbeschaffung über das Internet, in der Regel über Lieferantensysteme, bei denen der Gesundheitsbetrieb sich hinsichtlich Bestellmodalitäten und Zahlungsabwicklung am vorgegebenen System des jeweiligen Lieferanten orientiert.

Ertragswertmethode Basiert auf der Annahme, dass der Wert des Gesundheitsbetriebs sich als Summe zukünftiger Erträge darstellt, die auf den Zeitpunkt der Veräußerung abgezinst werden, wobei der Veräußerer als Ausgleich für den Verzicht auf die Erträge somit von dem Käufer die Summe dieser Erträge in abgezinster Form erhält, sodass bei dieser Abdiskontierung der Wert der zukünftigen Ertragssumme zum Verkaufszeitpunkt errechnet und davon ausgegangen wird, dass der Gegenwartswert abnimmt, je weiter die prognostizierten Summen in der Zukunft liegen.

Ethik Betrifft alle im Gesundheitswesen tätigen Einrichtungen und Menschen und befasst sich mit den sittlichen Normen und Werten, die sich Ärzte, Patienten, Pflegekräfte, Institutionen und Organisationen, letztendlich die gesamte Gesellschaft in Gesundheitsfragen setzen: Im Zentrum stehen dabei die Unantastbarkeit der Menschenwürde und der Lebensschutz, die Patientenautonomie, das allgemeine Wohlergehen des Menschen, sowie das Verbot, ihm zu schaden.

Europäische Gesellschaft (Societas Europaea, SE) Rechtsform nach Europäischem Recht, als nach weitgehend einheitlichen Rechtsprinzipien gestaltbare Aktiengesellschaft in der EU.

Europäisches Praxisassessment (EPA) Qualitätsmanagement für Arztpraxen des AQUA-Instituts für angewandte Qualitätsförderung und Forschung im Gesundheitswesen GmbH, welches im Rahmen einer Kooperation von Wissenschaftlern der Universitäten Göttingen und Hannover aus der 1993 gegründeten Arbeitsgemeinschaft Qualitätssicherung in der ambulanten Versorgung entstand.

Europäische Stiftung für Qualitätsmanagement (EFQM) Wurde 1988 als European Foundation for Quality Management (EFQM) und gemeinnützige Organisation auf Mitgliederbasis von 14 führenden Unternehmen mit dem Ziel, treibende Kraft für nachhaltiges Qualitätsmanagement in Europa zu sein, gegründet.

Evidenzbasierte Medizin Hat bei jeder medizinischen Behandlung deren empirisch nachgewiesene Wirksamkeit (aus möglichst vielen randomisierten, kontrollierten Studien oder zumindest klinischen Berichten) zum Ziel.

Factoring Laufender Ankauf von Geldforderungen gegen einen Drittschuldner (Patient) aus Leistungen des Gesundheitsbetriebs durch ein Finanzierungsinstitut (Factor), welches gegen Entgelt das Ausfallrisiko, die Buchführung sowie das Mahnwesen übernimmt und dem die Patientenforderungen verkaufenden Gesundheitsbetrieb sofort Liquidität zur Verfügung stellt.

Fahrerlose Transportsysteme Rationalisieren die Materialströme in Gesundheitsbetrieben durch planbare innerbetriebliche Materialtransporte (Wäschever- und -entsorgung, Verpflegungsbereitstellung etc.), bei denen Zeitpunkt, Gegenstand und Behältnis frühzeitig definiert werden können.

Faktorentheorie Nach Erich Gutenberg (1897–1984) und seinem Gesetz der Faktorkombination als Basis einer leistungserstellungs- und kostentheoretischen Betrachtung, stehen der Faktoreinsatz (die menschlichen Arbeitsleistungen am Patienten, der Einsatz von medizintechnischen und sonstigen Betriebsmitteln, die Verwendung von medikamentösen, medizinischen, pharmazeutischen Heilmitteln und sonstigen Stoffen) und Faktorertrag (Behandlungsleistungen) in Beziehung zueinander.

Faktorkombinationsprozess Bei ihm werden die Einsatzfaktoren zum Zwecke der Leistungserstellung miteinander kombiniert.

Fallpauschale Abrechnung der Leistungen der Krankenhäuser nicht mehr tageweise, sondern pauschal je nach Krankheit, wobei sich die Pauschalen nach Krankheitsarten, durchgeführter Behandlung und verschiedenen Schweregraden einer Erkrankung unterscheiden.

Finanzbuchhaltung Erfasst den außerbetrieblichen Wertetransfer eines Gesundheitsbetriebs aus den Geschäftsbeziehungen mit Patienten, Lieferanten, Gläubigern und die dadurch bedingten Veränderungen der Vermögens- und Kapitalverhältnisse.

Finanzierung Beinhaltet im Gesundheitsbetrieb die Beschaffung und Rückzahlung der finanziellen Mittel, die für betriebliche Investitionen notwendig sind und die sich nach der Mittelherkunft und der Funktion der Mittelgeber in externe und interne bzw. Eigen- und Fremdfinanzierung einteilen lassen.

Firma Handelsrechtlicher Namen, mit dem ein Unternehmen in der Öffentlichkeit auftritt.

Fixkosten Beschäftigungsunabhängige Kosten, die unabhängig von der Leistungsausbringung des Gesundheitsbetriebs entstehen, auch bei unterschiedlicher Leistungsmenge konstant bleiben und auch bei Nichtbehandlung von Patienten anfallen.

Flächendesinfektion Umsetzung der Anforderungen des Robert-Koch-Instituts (RKI), die beispielsweise den Umgang, die Aufbereitung und Aufbewahrung von zum mehrmaligen Gebrauch bestimmter Reinigungs- und Wischtücher umfassen, den Reinigungsvorgang beschreiben (Nassreinigung mit ausreichender Menge des Desinfektionsmittels und Vermeidung von Feuchtreinigen bzw. nebelfeuchtem Wischen) oder den Einsatz von Sprühdesinfektion, den Umgang mit kontaminiertem Material und die Einhaltung der Einwirkzeiten regeln.

Flussdiagramm Ist an die Symbolik eines Datenflussplanes nach DIN 66001 angelehnt und bietet den Vorteil, auch Alternativen, Schleifen und Parallelbearbeitungen im Gesundheitsbetrieb gut darstellen zu können.

Führungsmodelle Führungsinstrumente im Gesundheitsbetrieb, die in der Regel alle auf dem kooperativen Führungsstil aufbauen, sich gegenseitig nicht ausschließen und in erster Linie organisatorische Probleme und ihre Lösung im Rahmen der Führungsaufgabe beinhalten, wie beispielsweise:

• Führung durch Aufgabendelegation (Management by delegation),
• Führung nach dem Ausnahmeprinzip (Management by exception),
• Führen durch Zielvereinbarung (Management by objectives),
• Führung durch Ergebnisorientierung (Management by results).

Führungsstil Unterschiedlicher Ausdruck des Verhaltens im Führungsprozess, je nachdem, ob die vorgesetzte Person in einem Gesundheitsbetrieb mehr mit den Mitteln der Autorität, des Drucks und Zwangs oder mehr mit den Mitteln der Überzeugung, der Kooperation und Partizipation vorgeht.

Funktionsmatrix Verknüpft die Aufgaben und Befugnisse des Gesundheitsbetriebs mit seinen Stellen, wobei üblicherweise in den Spalten die Stellen und in den Zeilen die Aufgaben ausgewiesen und im Schnittpunkt zwischen Spalten und Zeilen die Art der Aufgaben und/oder Befugnisse dargestellt werden.

Gebührenordnung für Ärzte/ Zahnärzte (GOÄ/GOZ) Regelt die Abrechnung aller medizinischen Leistungen außerhalb der gesetzlichen Krankenversicherung und stellt damit die Abrechnungsgrundlage für selbstzahlende Privatpatienten, als auch für alle anderen ärztlichen Leistungen dar.

Gemeinkosten Kosten des Gesundheitsbetriebs, die nur indirekt, unter Zuhilfenahme von Verteilungsschlüssel einzelnen Behandlungsleistungen oder einzelnen Kostenstellen zugerechnet werden können.

Gemeinsamer Bundesausschuss (G-BA) Höchstes Gremium der gemeinsamen Selbstverwaltung im deutschen Gesundheitswesen, das die gesetzlichen Regelungen in praktische Vorgaben für die Gesundheitsbetriebe umsetzt, sodass die von ihm beschlossenen Richtlinien für alle Ärzte und Krankenhäuser als verbindlich gelten.

Genossenschaft Gesundheitsbetrieb mit grundsätzlich nicht beschränkter Mitgliederzahl, welcher die Förderung seiner Mitglieder mittels gemeinschaftlichen Betriebs bezweckt, er muss die Bezeichnung „eingetragene Genossenschaft (eG)" aufweisen und erlangt erst mit der Eintragung in das Genossenschaftsregister ihre Rechtsfähigkeit. Zu den wichtigsten Organen zählen Vorstand, der Aufsichtsrat und die Mitgliederversammlung.

German Diagnosis Related Groups (G-DRG) Vergütungssystem nach dem stationäre und mitunter auch teilstationäre Krankenhausleistungen gemäß Krankenhausfinanzierungsgesetz (KHG) abgerechnet werden.

Gesamtkosten Setzen sich aus der Summe der fixen und variablen Kosten eines Gesundheitsbetriebs zusammen.

Gesellschaft bürgerlichen Rechts (GbR) Verpflichtung von mindestens zwei Gesellschaftern eines Gesundheitsbetriebs, den genau bestimmten gemeinsamen Gesellschaftszweck zu fördern, sie ist nicht rechtsfähig und die Mitglieder der GbR können sowohl natürliche Personen, als auch juristische Personen und/oder andere Personengesellschaften sein.

Gesellschaft mit beschränkter Haftung (GmbH) Juristische Person mit körperschaftlich verfasste Organisationsstruktur und Stammkapital, das aus der Summe der von den Gesellschaftern zu leistenden Stammeinlagen besteht, deren Gesellschaftsvermögen für die Verbindlichkeiten haftet und die der Eintragung in das Handelsregister bedarf.

Gesetzliche Krankenversicherung (GKV) System der gesundheitlichen Sicherung in Deutschland, als ältester Zweig der Sozialversicherung, in dem 90 % der Bevölkerung krankenversichert sind, unabhängig von der Höhe der gezahlten Beiträge alle Versicherten das medizinisch Notwendige erhalten, dessen Beiträge paritätisch von den Arbeitnehmern und von deren Arbeitgebern finanziert werden und dessen Grundlage der Solidarausgleich ist.

Gesundheitsbetrieb In sich geschlossene Leistungseinheit zur Erstellung von Behandlungs- oder Pflegeleistungen an Patienten oder Pflegebedürftigen, die dazu eine Kombination von Behandlungseinrichtungen, medizinischen Produkten und Arbeitskräften einsetzt.

Gesundheitsfond In ihn fließen die GKV-Beiträge und aus ihm erhält jede Krankenkasse pro Versicherten eine pauschale Zuweisung sowie ergänzende Zu- und Abschläge je nach Alter, Geschlecht und Krankheit ihrer Versicherten sowie einen Risikostrukturausgleich zur Berücksichtigung schwerwiegender und kostenintensiver chronischer Krankheiten, sodass eine Krankenkasse, die besser wirtschaftet, ihren Versicherten finanzielle Vergünstigungen gewähren kann und eine, die schlechter wirtschaftet, Zusatzbeiträge erheben muss.

Gesundheitsökonomik Lässt sich nach Breyer / Zweifel / Kifmann in die beiden Teilbereiche „Ökonomik der Gesundheit" und „Ökonomik des Gesundheitswesens" unterteilen, wobei die „Ökonomik der Gesundheit" untersucht, wie sich Gesundheit im Vergleich zu anderen Gütern bewerten lässt, und die „Ökonomik des Gesundheitswesens" danach fragt, wodurch die Menge und Qualität medizinischer Leistungen determiniert werden, die in einer Gesellschaft erbracht werden.

Gesundheitspolitik Ihre wesentlichen Inhalte sind die Sicherstellung eines effizienten und kostengünstig arbeitenden Gesundheitssystems, die Vermeidung von Krankheiten und Unfällen durch Prävention, die Erzielung einer qualitativ hochwertigen, einkommensunabhängigen Gesundheitsversorgung, gute Arbeitsbedingungen für das Personal im Gesundheitssektor sowie die Zufriedenheit der Bevölkerung mit den Leistungen des Gesundheitssystems.

Gesundheitssystem Regelt die Beziehungen im Gesundheitswesen zwischen dem Staat mit Bund, Ländern, Kommunen, den einzelnen Krankenkassen, den Privatversicherungen, den Unfall-, Pflege- und Rentenversicherungen, den kassenärztlichen und kassenzahnärztlichen Vereinigungen, den Arbeitgeber- und -nehmerverbänden, den versicherten Patienten, ihren Verbänden und ihren Selbsthilfeorganisationen sowie sonstigen im Gesundheitswesen tätigen Interessenverbänden, den Leistungserbringern, also Ärzte, Pflegepersonal, Apotheker usw. und anderen eingebundenen Gruppierungen.

Gewinn- und Verlustrechnung (GuV) Ist als eine periodische Erfolgsrechnung Bestandteil des gesundheitsbetrieblichen Jahresabschlusses, wird nach handelsrechtlichen Bestimmungen erstellt und stellt die Erträge und Aufwendungen eines Geschäftsjahres gegenüber.

Gewinnvergleichsrechnung Hat zum Ziel, die bei verschiedenen Investitionsalternativen im Gesundheitsbetrieb zu erwartenden Jahresgewinne miteinander zu vergleichen, etwa im Fall von Ersatzinvestitionen den Vergleich des durchschnittlichen Jahresgewinns des alten Geräts mit dem durchschnittlichen geschätzten Jahresgewinn des neuen.

GmbH & Co. KG Kommanditgesellschaft und somit eine Personengesellschaft, an der eine GmbH als Komplementär beteiligt ist, wobei die Haftung für ihre Verbindlichkeiten somit auf die Kommanditisten bis zur Höhe ihrer Einlage und auf die GmbH mit ihrem auf einen Haftungshöchstbetrag begrenzten Vermögen beschränkt ist.

Gruppe Steht aufbauorganisatorisch zwischen der Stelle und der Abteilung und besteht aus einer Anzahl von Mitarbeitern (in der Regel 4–7), die eine gemeinsame Aufgabe funktions- und arbeitsteilig im Gesundheitsbetrieb durchführen.

Guidelines International Network (GIN) Weltweite Vereinigung medizinischer Organisationen, Ärzten und Wissenschaftlern mit dem Ziel, internationaler Entwicklung und Verbreitung medizinischer Leitlinien auf der Grundlage evidenzbasierter Medizin.

Händedesinfektion Einsatz von hochdosierten alkoholischen Präparaten auf Propanol- und/oder Ethanolbasis (Verbesserung der Viruswirksamkeit), von Spendereinrichtungen mit Ellenbogenbedienung sowie Berücksichtigung einer ausreichenden Einwirkzeit.

Hautdesinfektion Richtet sich nach Ausmaß und Gefährdungsgrad der Eingriffe (invasive Untersuchungen, kleinere invasive Eingriffe, Operationen) und reicht beispielsweise vom Einsatz eines aufgesprühten Antiseptikums bei eingehenden klinischen

Untersuchungen, Injektionen, oder Legen von peripheren Verweilkanülen für Kurzzeitinfusionen, über eine satt aufgetragene Antiseptik bei ausgedehnter primärer Wundversorgung, Interventionen, Punktionen von Gelenken oder Körperhöhlen (hinzu kommt das Tragen steriler Handschuhe, Kittel etc.), der Anwendung von unverdünnt und mit satt getränkten sterilen Stiel-Tupfern auftragen Desinfektionsmittel vor Operationen, bei denen die Haut im Eingriffsgebiet über den gesamten Zeitraum feucht gehalten werden muss, bis hin zu besonderen Anforderungen bei der Desinfektion von talgdrüsenreicher Haut oder Schleimhäuten.

Health 7 Level Als Kommunikationsstandard vor allem im Krankenhausbereich verbreitet und wird zum Datenaustausch zwischen Abteilungssystemen eingesetzt.

Health Process Reengineering Prozessoptimierungskonzept, das eine grundlegende, radikale Neugestaltung und Flexibilisierung aller im Gesundheitsbetrieb ablaufenden Prozesse zum Inhalt hat, um die Kostensituation und die Handlungsgeschwindigkeit zu verbessern.

Heim-Software Informationstechnische Lösungen für Pflegeeinrichtungen zur zentralen Verwaltung und Verarbeitung administrativer Daten (Bewohnerdaten Aufnahme, Basisdokumentation, Erfassen und Fakturieren von abrechnungsorientierten Daten, Generieren von Listen und Statistiken, Taschengeldverwaltung, Kommunikation mit den Kostenträgern etc.) sowie pflegerelevanter Daten (Material- und Medikamentenerfassung, Pflegedokumentation, Essensanforderung, Stationsorganisation, Dienstplanung etc.).

Hospital Ursprüngliche Bezeichnung für Pflegeeinrichtungen, die regional auch mit Krankenhäusern (Spitäler) gleichgesetzt wird.

Hygiene-Informationssystem (HIS) Zentrales Monitoring hygienisch relevanter Daten zur interdisziplinären Qualitätssicherung innerhalb der Krankenhaushygiene (beispielsweise Früherkennung von multiresistenten Erregern, Häufungen von Infektionen etc.).

Hygieneplan Ist nach IfSG und nach TRBA 250 letztendlich für das gesamte Gesundheitswesen vorgeschrieben und enthält Angaben zum Objekt, Art, Mittel, Zeitpunkt und Verantwortlichkeit über einzelne Hygienemaßnahmen im Gesundheitsbetrieb.

ICD-10 Internationale statistische Klassifikation der Krankheiten und verwandter Gesundheitsprobleme, die als amtliche Klassifikation zur Verschlüsselung von Diagnosen in der ambulanten und stationären Versorgung in Deutschland und in der 10. Revision German Modification (ICD-10-GM) vom DIMDI im Auftrag des Bundesministeriums für Gesundheit herausgegeben wird.

Individualarbeitsrecht Bezieht sich auf das Arbeitsverhältnis des einzelnen Arbeitnehmers mit dem jeweiligen Gesundheitsbetrieb.

Individuelle Gesundheitsleistungen (IGeL) Leistungen, die Gesundheitsbetriebe ihren Patienten gegen Selbstzahlung anbieten können, und die nach einer Definition der Bundesärztekammer generell oder im Einzelfall nicht der Leistungspflicht der GKV unterliegen, aus ärztlicher Sicht erforderlich oder empfehlenswert, zumindest aber vertretbar sind und von Patientinnen und Patienten ausdrücklich gewünscht werden.

Infirmarium Klösterliches Krankenhaus oder innerhalb eines Klosters befindlicher Krankensaal der Mönche und ihrer Klostermedizin.

Insolvenz Gerichtliches Verfahren, das auf Antrag des Gesundheitsbetriebs oder eines Gläubigers durch Eröffnungsbeschluss des zuständigen Amtsgerichts (Insolvenzgericht) eröffnet wird und durch Zwangsvollstreckung die gleiche und gleichmäßige Verteilung des betrieblichen Vermögens unter die Gläubiger bezweckt, soweit nicht in einem Insolvenzplan eine abweichende Regelung, insbesondere zum Erhalt des Gesundheitsbetriebs (Sanierung), getroffen wird.

Instandhaltung Aus der DIN-Norm 31051 lassen sich als Aufgaben der Instandhaltung von Betriebsmitteln des Gesundheitsbetriebs die Wartung, Inspektion, Instandsetzung und Verbesserung ableiten, um die Funktionsfähigkeit der medizintechnischen Geräte zu erhalten oder sie bei Ausfall wieder herzustellen.

Institut für Qualitätsmanagement im Gesundheitswesen GmbH (IQMP) Wurde 2001 als Tochterunternehmen des Bundesverbandes Deutscher Privatkliniken e. V. (BDPK) gegründet und hat als Aufgaben das Entwickeln und Verbreiten von Instrumenten der Qualitätsentwicklung für Rehabilitationseinrichtungen und Krankenhäuser.

Institut für Qualitätssicherung und Transparenz im Gesundheitswesen (IQTIG) Wurde 2015 durch den G-BA gegründet und erarbeitet in seinem Auftrag Maßnahmen zur Qualitätssicherung und zur Darstellung der Versorgungsqualität im Gesundheitswesen bzw. wirkt an deren Umsetzung mit.

Institut für Qualität und Wirtschaftlichkeit im Gesundheitswesen (IQWiG) Erstellt im Einzel- oder Generalauftrag von Gemeinsamen Bundesausschuss (G-BA) und Bundesgesundheitsministerium (BMG) unabhängige, evidenzbasierte Gutachten zu Arzneimitteln, nichtmedikamentösen Behandlungsmethoden, Verfahren der Diagnose und Früherkennung (Screening), Behandlungsleitlinien und Disease Management Programmen (DMP) sowie allgemein verständliche Gesundheitsinformationen für alle Bürgerinnen und Bürger.

Inventar Mengenmäßiges Verzeichnis aller Vermögensgegenstände und Schulden des Gesundheitsbetriebs.

Inventur Stichtagsbezogene oder laufende körperliche Bestandsaufnahme aller Sachvermögensgegenständen des Gesundheitsbetriebs durch Zählen, Wiegen etc. zur Erstellung des Inventars.

Inventurmethode Ermittelt den Materialverbrauch in einem Zeitraum als Differenz zwischen Anfangsbestand und Endbestand, weshalb zu Beginn und zum Ende des Zeitraumes der Materialbestand gezählt werden muss.

Investitionsrechnung Verfahren zur Beurteilung verschiedener Investitionsalternativen im Gesundheitsbetrieb als Planungsrechnung vor der Entscheidung und als Kontrollrechnung während und nach der Entscheidungsdurchführung, die Aussagen über die Wirtschaftlichkeit einer Investition in den Gesundheitsbetrieb oder mehrerer Investitionsalternativen liefern, und die hinsichtlich der quantifizierbaren Faktoren eine Grundlage von Investitions- und Finanzierungsentscheidungen darstellen können.

ISO 9000/9001 Normenfamilie der International Organization for Standardization (ISO), die eine Gruppe von Managementsystemnormen darstellt, die sich auch auf Gesundheitsbetriebe übertragen lassen, wobei ein Weg zur Schaffung von Kompetenz und Vertrauen in die Qualitätsfähigkeit eines Gesundheitsbetriebs aufgezeigt werden soll.

Jahresabschluss Wird auf der Grundlage des Inventars gebildet und besteht aus der Bilanz, der GuV, sowie bei Gesundheitsbetrieben in Form von mittleren und großen Kapitalgesellschaften aus einem Anhang und einem Lagebericht.

Jahresarbeitszeitmodell Variabler Bestandteil eines normalen Arbeitsvertrages, der die einem Jahr zu erbringende Stundenzahl an Arbeitszeit festlegt; ermöglicht eine ungleichmäßige Verteilung der Arbeitszeit.

Jobsharing Mehrere Arbeitskräfte in einem Gesundheitsbetrieb teilen sich eine bestimmte Anzahl von Arbeitsplätzen.

Kameralistik Dient vor allem der Darstellung von Zahlungsströmen und dem Nachweis zur Ausführung des jeweiligen Haushaltsplans und weniger der Ermittlung von Erfolgsgrößen sowie der Dokumentation von Aufwendungen und Erträgen, etwa um das Vermögen zu ermitteln und Gewinne und Verluste sichtbar zu machen.

Kapazitätsangebot Gibt an, welche Leistung an einem Behandlungsplatz in einem bestimmten Zeitraum erbracht werden kann.

Kapazitätsbedarf Gibt an, welche Leistung die einzelnen Behandlungsmaßnahmen an einem Behandlungsplatz benötigen.

Kapazitätsorientierte variable Arbeitszeit (KapovAz) Abrufarbeit, bei der der Gesundheitsbetrieb die Arbeitsleistung des Mitarbeiters auf der Grundlage eines Einzelvertrages und eines vorgegebenen Arbeitszeitkontingentes entsprechend dem gegebenen betrieblichen Arbeitsanfall anpasst.

Kapazitätsplanung Bei ihr werden die Kapazitätsbedarfe aus der vorliegenden Behandlungsplanung berücksichtigt und die Kapazitätsbelastung durch geplante Behandlungsmaßnahmen dem Kapazitätsangebot an medizinischem Personal, benötigter Geräteausstattung, OP-Räumlichkeiten etc. gegenübergestellt, wobei anhand der aktuellen Auslastung der Behandlungskapazitäten geeignete Instrumente zum Kapazitätsabgleich zur Anwendung gelangen, um einerseits eine möglichst gleichmäßig hohe Kapazitätsauslastung zu erreichen und andererseits für möglichst viele Behandlungsmaßnahmen die vereinbarten oder erforderlichen Termine einzuhalten.

Kapital Dient zur Deckung des Liquiditätsbedarfs des Gesundheitsbetriebs, als wertmäßiger Ausdruck für die Gesamtheit der Sach- und Finanzmittel, die ihm zur Verfügung stehen, aufgeteilt nach der Überlassungsform in Eigen- und Fremdkapital.

Kapitalgesellschaft Stellt im Gegensatz zur Personengesellschaft eine körperschaftlich verfasste Personenvereinigung mit eigener Rechtspersönlichkeit (juristische Person) dar.

Kapitalwertmethode Ermittelt den Kapitalwert zur Beurteilung von Investitionen und Finanzierungsmaßnahmen im Gesundheitsbetrieb als Differenz zwischen dem jeweiligen Gegenwartswert (Barwert) aller Einnahmen und Ausgaben, wobei unter Barwert auf den Entscheidungszeitpunkt abgezinste Zahlungen zu verstehen sind.

Kassen(zahn)ärztliche Vereinigungen (KVen, KZVen) Körperschaften des öffentlichen Rechts, welche die (zahn-)ärztliche Versorgung für die Versicherten der gesetzlichen Krankenkassen ihrer Region sicherstellen und die sich mit den Landesverbänden der Krankenkassen auf die Vergütung der (zahn-)ärztlichen Leistungen, welche die KVen/KZVen unter ihren Mitgliedern verteilen, verständigen.

Kennzahlen Vordefinierte Zahlenrelationen, die durch Kombination von Zahlen des Rechnungswesens entstehen, regelmäßig ermittelt werden und aus denen sich Aussagen zu betriebswirtschaftlichen Sachverhalten des Gesundheitsbetriebs komprimiert und prägnant ableiten lassen.

Kernprozesse Sie liefern einen wesentlichen Beitrag zum Erfolg des Gesundheitsbetriebs, entfalten eine starke Außenwirkung und bieten das größte Potenzial für eine Prozessoptimierung, sowohl durch Verbesserung der Leistungserstellung und damit des Patientenservices, der Produktivität und durch Senkung der Kosten.

Klinik Der Begriff lässt sich aus dem griechischen Wort kline ableiten, das sind Liegen, auf die die Kranken von Tempeldienern (Therapeuten) gegen ein Honorar gelegt wurden, und wird heute als Synonym für Krankenhaus oder die Abteilung einer Fachrichtung verwendet bzw. bezeichnet das gesamte Krankheitsbild einer Erkrankung.

Klinik-Prozesssteuerungssystem (KPSS) Umsetzung von medizinischen Arbeitsprozessen in der Organisation (Workflow) durch die Verfolgung, Festlegung, Steuerung der Bearbeitung von Dokumenten und Vorgängen wie beispielsweise Leistungsabrechnung, Untersuchungsdokumentation, medizinische Qualitätskontrolle, Diagnosen- und Leistungsverschlüsselung etc.

Klinische Leitlinien Systematisch entwickelte Feststellungen, die die diagnostischen und therapeutischen Entscheidungen über eine angemessene Versorgung für spezifische klinische Umstände unterstützen sollen und dazu in definierten Situationen einen Handlungsspielraum vorgeben.

Klinischer Algorithmus Dient zur Darstellung Klinischer Leitlinien, indem er schrittweise und mithilfe logischer Bedingungen das klinische Problem in einem grafischen Format wiedergibt.

Klinischer Pfad Bei dem Konzept, das auch als Clinical Pathway bezeichnet wird, sind vergleichbare Prozesse für Gesundheitsbetriebe vordefiniert: Der Patient wird nach einem standardisierten Behandlungsplan, der bestimmte durchzuführende Untersuchungen bzw. Behandlungen festlegt, je nach Krankheitsbild kriterienorientiert und in der Regel interdisziplinär, unter Beteiligung mehrerer Fachdisziplinen durch den Gesundheitsbetrieb durchgeleitet.

Klinisches-Arbeitsplatzsystem (KAS) Unterstützung pflegerischer und ärztliche Tätigkeiten durch ein rechnergestütztes Anwendungssystem an einem Stationsarbeitsplatz beispielsweise zur medizinischen Dokumentation, Pflegedokumentation, Vitalparametererfassung, Anamnese, Befundrückmeldung, Stationsorganisation, Dienstplanung, Medikamenten-, Essens- und Leistungsanforderung, Erstellung von Arztbriefen.

KMU-Kriterien Kriterien der Europäischen Union (EU) für kleine und mittlere Unternehmen, die definierte Grenzen hinsichtlich Beschäftigtenzahl und Umsatzerlös vorgeben (max. 250 Mitarbeiter und einen Umsatzerlös von höchstens 50 Mio. €).

Körperschaft Öffentliche Rechtsform für Gesundheitsbetriebe, die als Körperschaft des öffentlichen Rechts (KdöR) über eine eigene Rechtspersönlichkeit verfügt.

Kollektivarbeitsrecht Umfasst das Arbeitsrecht zwischen allen Mitarbeitern und dem Gesundheitsbetrieb als Arbeitgeber und erstreckt sich, bezogen auf den einzelnen Gesundheitsbetrieb, insbesondere auf das Tarifvertrags- und Mitbestimmungsrecht, auf arbeitsschutzrechtliche Bestimmungen, regelt aber auch etwa die Themen Streik und Aussperrung bei Arbeitskämpfen.

Kommanditgesellschaft (KG) Mindestens ein Gesellschafter haftet als Komplementär voll und mindestens ein weiterer Gesellschafter als Kommanditist nur mit seiner Kapitaleinlage, wobei beide auch eine juristische Person oder eine andere Personenhandelsgesellschaft sein können, für die Position des Kommanditisten kommt jedoch keine GbR in Betracht.

Kommissionierung Zusammenstellung von Medikationen aus sorten- bzw. chargenreinen Lagerbeständen und Wiedereinlagerung nicht verabreichter Medikamente, erfolgt manuell oder anhand elektronischer Verordnungsdaten automatisch und Medikament bzw. Patient können beispielsweise mit Barcode Lesern verifiziert werden.

Kompetenznetze Überregionale medizinische Netzwerke als Kooperationsstrukturen, die den Wissenstransfer aus der Grundlagenforschung in die anwendungsnahe Forschung und die Industrie verbessern sollen, damit aktuelle Forschungsergebnisse vielfach nicht nur mit erheblicher zeitlicher Verzögerung in der medizinischen Breitenversorgung angewendet werden und forschungsrelevante Themen des medizinischen Alltags stärker in die Forschung eingebracht werden können.

Konflikte Gegensätzliches Verhalten (von Mitarbeitern), das auf mangelnder gegenseitiger Sympathie, unterschiedlichen Interessen, Widerstreit von Motiven oder Konkurrenzdenken beruht.

Kontinuierlicher Verbesserungsprozess (KVP) Prozessoptimierungskonzept, das eine stetige Verbesserung der medizinischen Leistungserstellungs-, Prozess- und Patientenservicequalität zum Ziel hat.

Kontokorrentkredit Barkredit in laufender Rechnung, den Banken und Sparkassen auf einem laufenden Konto (Kontokorrentkonto) zur Verfügung stellen und den der Gesundheitsbetrieb als Kreditnehmer innerhalb der vereinbarten Laufzeit im Rahmen der abgesprochenen Kreditlinie in Anspruch nehmen kann.

Konzentrationsstrategie Festlegung, auf eine bestimmte Erweiterung der Angebotspalette oder Beschränkung der Behandlungs- und Pflegeangebots auf besonders erfolgreiche Leistungen.

Kooperation für Transparenz und Qualität im Gesundheitswesen (KTQ) Ist ein im Krankenhausbereich weit verbreitetes Zertifizierungsverfahren zur Darlegung und Begutachtung von Qualitätsmanagementsystemen im Gesundheitswesen.

Kostenartenrechnung Steht am Anfang jeder Kostenrechnung für den Gesundheitsbetrieb, dient der Erfassung und Gliederung aller im Laufe der jeweiligen Abrechnungsperiode angefallenen Kostenarten und beantwortet die Frage, welche Kosten im Gesundheitsbetrieb angefallen sind.

Kostenerstattungsverfahren Bei der privatärztlichen Behandlung übernehmen die Krankenkassen im Kostenerstattungsverfahren den "wirtschaftlichen" Teil der für eine gewünschte Art der Behandlung entstehenden Behandlungskosten.

Kostenstellenplan Legt fest, wie die in der Kostenartenrechnung erfassten Kostenarten als Stelleneinzelkosten und Stellengemeinkosten im Gesundheitsbetrieb ermittelt werden und ist Grundlage für die Kostenstellenrechnung.

Kostenstellenrechnung Dient bei verursachungsgerechter Zuordnung der Kontrolle der Wirtschaftlichkeit im Gesundheitsbetrieb, wozu die vorher erfassten und nach Arten gegliederten Kosten auf die einzelnen Organisationsbereiche verteilt werden, in denen sie angefallen sind.

Kostenträgerrechnung Ordnet die verursachten Kosten den einzelnen Kostenträgern im Gesundheitsbetrieb zu, wobei Kostenträger die Leistungen am Patienten, alle medizinischen Dienstleistungen der Patientenberatung, der Prophylaxe, der Behandlung, der Pflege sowie auch alle weiteren im Gesundheitsbetrieb erforderlichen Leistungserstellungen sind.

Kosten- und Leistungsrechnung (KLR) Dient nicht nur der Informationsbereitstellung für die kurzfristige Planung der Kosten sowie deren Kontrolle anhand von Ist-Daten, sondern auch zur Erfassung und Planung der Erlössituation.

Kostenvergleichsrechnung Vergleich der in einer Periode anfallenden Kosten von Investitionsobjekten in einem Gesundheitsbetrieb unter Berücksichtigung der fixen Kosten, variable Kosten und Kapitalkosten der zu vergleichenden Investitionsobjekte.

Krankenhaus Einrichtungen, die über entsprechende Spezialisten und die erforderlichen medizintechnischen Geräte verfügen, um im Rahmen von Vorsorge und Rehabilitation oder bei vergleichsweise schweren Erkrankungen eine dauerhafte ärztliche Beobachtung, pflegerische Betreuung oder eine aufwendige Behandlung im Rahmen eines stationären Aufenthaltes von der ortsnahen Grundversorgung bis hin zu einer Maximalversorgung zu ermöglichen.

Krankenhaus-Ethikkomitee (KEK) Berät ethische Probleme aus dem klinischen Alltag, bei der medizinischen Behandlung, Pflege und Versorgung von Patienten, wird von der Leitung des Krankenhauses berufen und setzt sich üblicherweise aus den dort arbeitenden Berufsgruppen zusammen.

Krankenhausinformationssysteme (KIS) Umfassen alle informationsverarbeitenden Prozesse zur Bearbeitung medizinischer und administrativer Daten in einem Krankenhaus, wozu beispielsweise die Erfassung der erbrachten medizinischen Leistungen nach DRG-Fallpauschalen, die Erfassung der Krankheitsdaten nach dem ICD-Schlüssel, die Verwaltung der Patientenstammdaten, die Abrechnung gegenüber Krankenkassen, Krankenversicherungen und Selbstzahlern, Pflegedokumentation und Pflegeplanung und vieles andere mehr zählen.

Krankenhausverwaltungssystem (KVS) IT-System zur Unterstützung von Personalwirtschaft, Controlling, Finanzbuchhaltung, Materialwirtschaft, Beschaffung, Instandhaltungsmanagement etc. im Krankenhaus.

Krankenkassen Körperschaften des öffentlichen Rechts mit Selbstverwaltung, die im Wettbewerb die Gesetzliche Kranken- und Pflegeversicherung für ihre Versicherten durchführen.

Krankheitsregister Während epidemiologische Krankheitsregister das Geschehen insgesamt und damit die Häufigkeit des Auftretens bestimmter Erkrankungen in bestimmten Regionen zeitlich und räumlich verfolgen, zielen klinische Krankheitsregister darauf, die Behandlung mittels Sammlung von Daten zur Erkrankung und zur Therapie durch Therapievergleiche, Vergleiche von Behandlungserfolgen in verschiedenen Gesundheitsbetrieben oder Therapien und Nachsorgeuntersuchungen zu optimalen Zeitpunkten zu verbessern.

Laborinformationssystem (LIS) Dokumentation und Verwaltung der Daten und Abläufe in einem medizinischen Labor, wie beispielsweise Bereitstellung von Schnittstellen zu Untersuchungsgeräten oder die Bereitstellung von Untersuchungsergebnissen.

Lagebericht Bestandteil des Jahresabschlusses, soll die derzeitige und zukünftige Situation des Gesundheitsbetriebs hinsichtlich der Chancen und Risiken darstellen und muss ein den tatsächlichen Verhältnissen entsprechendes Bild vermitteln.

Lagerbedingungen Müssen für Arzneimittel so beschaffen sein, dass Wirkstoffgehalt, Reinheit, pH- und Elektrolytwerte, Gleichförmigkeit von Masse und Gehalt des Lagergutes nicht verändert werden, es zu keiner Partikelkontamination kommt und die mikrobiologische Qualität und Virussicherheit nicht beeinträchtigt werden.

Lagerbehältnisse Sollen das Lagergut vor Verschmutzung, Zersetzung, Lichteinfall etc. schützen, somit den Inhalt nicht verändern und gleichzeitig in geeigneter Weise eine Entnahme ermöglichen.

Lastenheft Anforderungsspezifikation (Requirement Specification), die die zu erwartende Leistung etwa bei anzuschaffender Medizintechnik möglichst genau definiert und die die Grundlage für eine spätere Ausschreibung darstellen kann.

Lazarett Bezeichnung für aus Pesthäusern hervorgegangene Krankenhäuser, die heute überwiegend im militärischen Bereich für Einrichtungen zur Behandlung und Pflege verwundeter Soldaten (bspw. Feldlazarett) verwendet wird.

Lean Healthcare Wird in Anlehnung an das Lean-Management-Prinzip als Beschreibung für eine bestimmte Art eines gesundheitsbetrieblichen Prozesses verwendet, wenn dieser Prozess hochgradig effizient und effektiv ist und in seiner gesamten Aktivität am Patienten mit seinen Wünschen und Bedürfnissen ausgerichtet ist

Leasing Die Überlassung von Wirtschaftsgütern für den Gesundheitsbetrieb durch den Hersteller oder eine Finanzierungsgesellschaft, die sie erwerben und ihrerseits an die medizinische Einrichtung oder Pflegeeinrichtung als Mieter für eine vertragsgemäße Nutzungsdauer vermieten, wobei als Gegenleistung für die Nutzung regelmäßige gleich bleibende Zahlungen (Leasingraten) oder auch eine Miet-Sonderzahlung zu erbringen sind.

Lebenszykluskonzept Geht ursprünglich auf die Marketingliteratur zurück, bietet eine Grundlage zur Entwicklung von Strategien für den Gesundheitsbetrieb und lässt die allgemeine Entwicklung eines Gesundheitsbetriebs als eine Art „Lebensweg" betrachten.

Leistungsdifferenzierung Form der Leistungsvariation und Ergänzung bestehender Leistungsangebote um neue Varianten.

Leistungsdiversifikation Bestimmung der Anzahl der verschiedenen Leistungsarten (Leistungsbreite), die erbracht werden sollen.

Leistungseliminierung Herauslösung von Leistungen aus dem Leistungsprogramm des Gesundheitsbetriebs, aufgrund geringer Deckungsbeiträge, Marktanteile, Umsatzanteile, abnehmender Nachfrage.

Leistungserstellungsfunktion Weist im Gesundheitsbetrieb eine hohe Individualität auf, weswegen sich die Aufstellung einer mathematisch formulierten Input-Output-Beziehung, vergleichbar einer Produktionsfunktion, als schwierig erweist.

Leistungsfelder Stellen eine gedankliche Einheit von verwandten oder ähnlichen medizinischen Leistungen dar.

Leistungsinnovationen Können am Patientenmarkt erstmals verfügbar sein oder lediglich für den Gesundheitsbetrieb ein Novum darstellen, wenn er diese Leistung im Gegensatz zu anderen Betrieben bislang nicht im Angebot hatte, wobei für sie die Möglichkeit einer Abschöpfungspreisstrategie, zugleich aber auch ein Risiko wegen der Ungewissheit über die weitere Entwicklung des Patientenmarktes besteht.

Leistungskatalog Ist im SGB als Rahmenrecht der Krankenversicherung vorgegeben und wird durch den Gemeinsamen Bundesausschusses (GBA) durch Richtlinien in den verschiedenen Leistungsbereichen, die für die beteiligten Krankenkassen, Leistungserbringer und die Versicherten verbindlich sind, konkretisiert.

Leistungsprogramm Gesamtheit aller Behandlungs- und Pflegeleistungen des Gesundheitsbetriebs, die sich hinsichtlich der Menge angebotener Leistungsarten in der Programmbreite und hinsichtlich der Art und Weise der einzelnen Behandlungsart in der Programmtiefe gestalten lassen.

Leistungstiefe Gibt Umfang, Vollständigkeit und Komplexitätsgrad der einzelnen Leistungsart, die erbracht werden soll, an.

Leistungsvariation Änderungen des Leistungsangebots im Zeitablauf zur Anpassung an geänderte Erwartungen der Patienten oder Häufigkeiten der Inanspruchnahme.

Leitbild Ausformulierung der gelebten oder zumindest angestrebten betrieblichen Kultur, an deren Normen und Werten sich die Mitarbeiter des Gesundheitsbetriebs orientieren können, die im Sinne einer Coporate Identity integrativ wirken und gleichzeitig Entscheidungshilfen und -spielräume aufzeigen soll.

Leitlinien Werden als Handlungsempfehlungen nach einer bestimmten Methodik entwickelt, geben den Erkenntnisstand der Medizin zu einem bestimmten Zeitpunkt wieder und sollen die Entscheidungsfindung von Ärzten und Patienten für eine angemessene Versorgung bei spezifischen Gesundheitsproblemen unterstützen.

Leprosorium Pflegeeinrichtung, die außerhalb der Kloster- und Stadtmauern relativ isoliert von der übrigen Gesellschaft angesiedelt war.

Lieferantenkredit Kurzfristige Form der Kreditfinanzierung und damit ein Kredit, der dem Gesundheitsbetrieb von Lieferanten für medizinischen Verbrauchsbedarf durch das Einräumen von Zahlungszielen gewährt wird.

Lieferüberwachung Kontrolle der Liefertermine und des Wareneingangs (Qualität, Vollzähligkeit, Vollständigkeit etc.), wobei im Falle von Lieferunstimmigkeiten (Mangel) die gesetzlichen Optionen (Umtausch, Wandlung, Minderung etc.) zur Verfügung stehen.

Liquiditätsgrade Möglichkeit zur Beurteilung, wie rasch sich Vermögensobjekte des Gesundheitsbetriebs in Geldvermögen umwandeln lassen.

Liquiditätsregeln Normative Aussagen, deren Einhaltung dazu beiträgt, die Liquidität des Gesundheitsbetriebs zu sichern und die auf allgemeinen betriebswirtschaftlichen Erfahrungswerten beruhen.

Liquiditätssicherung Hat im Gesundheitsbetrieb zur Aufgabe, zukünftige Zu- und Abnahmen liquider Mittel systematisch zu erfassen, gegenüberzustellen und auszugleichen, um eine optimale Liquidität zu ermitteln, zu erreichen und zu erhalten und den dazu nötigen Bestand an Zahlungsmitteln vorauszuplanen.

MAPI-Verfahren Spezielle Form der Rentabilitätsrechnung mit statischen wie auch dynamischen Elementen, welches vor allem in Bezug auf Ersatzinvestitionen häufig Anwendung findet.

Marketing Grundhaltung, die sich mit einer konsequenten Ausrichtung aller Aktivitäten des Gesundheitsbetriebs an den Erfordernissen und Bedürfnissen der Patienten umschreiben lässt und die sich als Mittel zur Schaffung von Präferenzen bei den Patienten und damit der Erringung von Wettbewerbsvorteilen gegenüber konkurrierenden Einrichtungen durch gezielte Maßnahmen versteht.

Marketingstrategien Mittel- bis langfristige Grundsatzentscheidungen, wie, mit welcher Vorgehensweise und unter Einsatz welcher Marketinginstrumente die festgelegten Marketingziele des Gesundheitsbetriebs erreicht werden sollen.

Marktanalyse Erstreckt sich auf betriebsinterne und -externe Rahmenbedingungen bzw. Einflussfaktoren, wobei Informationen über die Situation des Gesundheitsbetriebs zu sammeln sind, wie er im Vergleich zu anderen Einrichtungen zu sehen ist, welche Meinung die Patienten, Mitarbeiter über ihn haben und wie die Konkurrenzsituation zu vergleichbaren Einrichtungen aussieht.

Marktentwicklungsstrategie Suche neuer Patientenzielgruppen für die bisherigen Leistungsangebote.

Markt-Portfolioanalyse Basiert auf der bekannten BCG-Matrix bzw. dem Boston-I-Portfolio der Boston Consulting Group (BCG) und wurde für das strategische Management von Unternehmen entwickelt, um den Zusammenhang zwischen dem Produktlebenszyklus und der Kostenerfahrungskurve zu verdeutlichen.

Marktpositionierung Beschreibt die Stellung, die der Betrieb gegenüber den Patienten, im Markt und damit gegenüber dem Wettbewerb einnimmt und ist das Ergebnis der strategischen Überlegungen des Gesundheitsbetriebs.

Materialbedarfsermittlung Auslöser für den Beschaffungsprozess und plant die zukünftig benötigten Materialmengen anhand unterschiedlicher deterministischer, stochastischer und heuristischer Verfahren.

Materialbestandsführung Übernimmt wichtige Kontrollfunktionen mit der Überwachung des Bestands an medizinischem Verbrauchsmaterial, der Sicherstellung von Mindestreservemengen, des geeigneten Bestellzeitpunkts und der Lagerzeit bei lagerzeitbefristeten Artikeln, wozu die einzelnen Materialien anhand ihrer Stammdaten erfasst (Bezeichnung, Artikelnummer, Chargennummer, Mengeneinheit, Verfallsdatum etc.) und alle Materialein- und -ausgänge möglichst zeitnah verbucht werden.

Maximalprinzip Erweitert das wirtschaftlich rationale Handeln um die Maximierung des Ertrags: Ein möglichst maximaler Ertrag soll mit einem gegebenen Aufwand erreicht werden.

Medizinische Qualitätskontrolle Ihr Ziel ist eine bedarfsgerechte und wirtschaftliche Patientenversorgung auf hohem Niveau sicherzustellen, die fachlich qualifiziert, ausreichend und zweckmäßig ist, sich an der Lebensqualität orientiert und dabei erwünschte Behandlungsergebnisse erreicht.

Medizinischer Dienst der Krankenversicherung (MDK) Er hat hauptsächlich medizinische, zahnmedizinische und pflegerische Beratungs- und Begutachtungsaufgaben im Rahmen der gesetzlichen Kranken- und Pflegeversicherung und führt allerdings auch Qualitätskontrollen in Pflegeeinrichtungen durch, wobei überprüft wird, ob die Leistungen der Pflegeeinrichtungen den vereinbarten Qualitätsstandards entsprechen.

Medizinisches Versorgungszentrum (MVZ) Zusammenschluss von zur kassenärztlichen Versorgung zugelassenen Ärzten und anderen Leistungserbringern im Gesundheitswesen in einer gemeinsamen Einrichtung.

Medizinprodukte Vorrichtungen, Stoffe, Zubereitungen, Instrumente, Apparate oder andere Gegenstände (Katheter, Herzschrittmacher, Verbandstoffe, Infusionsgeräte, Labordiagnostika, Sehhilfen, Röntgengeräte) mit medizinischer Zweckbestimmung, die zur Anwendung für Menschen bestimmt sind und die nicht wie Arzneimittel immunologisch, pharmakologisch oder metabolisch wirken, sondern ihre Hauptwirkung primär auf physikalische Weise erzielen.

Medizinproduktebuch Ist für aktive Medizinprodukte und Medizinprodukte mit Messfunktion nach der Medizinproduktebetreiberverordnung (MPBetreibV) zu führen.

Medizinstudium Unterliegt an allen Hochschulen der Bundesrepublik Deutschland Zulassungsbeschränkungen, sodass die Studienplätze zentral durch die Stiftung für Hochschulzulassung oder von den Hochschulen in einem eigenen Auswahlverfahren vergeben werden und richtet sich für die ärztliche Ausbildung und den Zugang zum ärztlichen Beruf nach der Bundesärzteordnung (BÄO) und die aufgrund dieses Gesetzes erlassene Approbationsordnung für Ärzte (ÄAppO).

Minimalprinzip Eine Art Konkretisierung des Rationalprinzips: Ein gegebener Ertrag soll mit möglichst geringem Aufwand erreicht werden.

Mitarbeitermotivation Als Oberbegriff für jene Vorgänge, die in der Umgangssprache mit Streben, Wollen, Begehren, Drang usw. umschrieben und als Ursache für das Verhalten angesehen werden können, eng verbunden mit dem Einsatz von Führungsinstrumenten im Gesundheitsbetrieb.

Nationale Versorgungsleitlinien (NVL) Empfehlungen beispielsweise des Ärztlichen Zentrums für Qualität in der Medizin (ÄZQ) für die strukturierte medizinische Versorgung, wie in Form von Disease-Management-Programmen (DMP) als systematische Behandlungsprogramme für chronisch kranke Menschen.

Neuheitsstrategie Betrifft neue Behandlungsangebote auf den bisherigen Märkten, wobei es nicht darum geht, neue Patientenkreise als Zielgruppen zu erschließen, sondern den bisherigen Zielgruppen neue Behandlungs- und Serviceleistungen anzubieten.

Niederlassung Ist vertragsärztlich in der Regel zunächst mit einer Eintragung in das Arztregister des jeweiligen KV-Bezirks verbunden, wobei die üblicherweise anschließende Eintragung in die Warteliste für eine Zulassung im jeweiligen Fachgebiet die Wartezeit auf einen Praxissitz in von Zulassungsbeschränkungen betroffenen Planungsbereichen dokumentiert und gleichzeitig ein Kriterium für Auswahlentscheidungen im Nachbesetzungsverfahren ist.

Non-Profit-Organisation Verfolgt in öffentlicher oder privat-gewerblicher Trägerschaft keine kommerziellen Interessen oder Renditeerzielungsabsichten, sondern dient in erster Linie der Gemeinnützigkeit.

Normierung Vereinheitlichung von einzelnen Medizinprodukten, Teilen davon oder bestimmten Vorgehensweisen.

Nutzwertanalyse (NWA) Gelangt zur Entscheidungsunterstützung anhand von Kategorien für den Erfüllungsgrad von Kriterien, deren Gewichtung und der anschließenden Bewertung einzelner Alternativen zu einer quantitativen Ergebnismatrix.

Offene Handelsgesellschaft (OHG) Bei ihr besteht der Gesundheitsbetrieb aus mindestens zwei Gesellschaftern, deren eigentlicher Zweck auf den Betrieb eines Handelsgewerbes ausgerichtet ist und die unbeschränkt, auch mit ihrem Privatvermögen persönlich haften.

Operationsdesinfektion Ihre Anforderungen umfassen beispielsweise die Trennung der Personalschleuse (einschl. Waschbecken, Toiletten) und Patientenübergaben in reine und unreine Seiten, der Einsatz steriler Kittel, sterile Handschuhe, von Haarschutz bzw. Mund- und Nasenschutz, die chirurgische Händedesinfektion, die Zwischendesinfektion patientennaher Flächen, sichtbar kontaminierter Flächen oder des gesamten Fußbodens, die täglich nach Betriebsende vorzunehmende Enddesinfektion aller Räume im Operationsbereich sowie Maßnahmen zur Prävention postoperativer Infektionen im Operationsgebiet.

Order-Entry-System (OES) Elektronische Beauftragung von Untersuchungen, Leistungen (Pathologie, Labor, Radiologie und Nuklearmedizin etc.) beispielsweise durch sichere Zuordnung von Proben zu einem Patienten oder Terminplanung bei radiologischen bzw. nuklearmedizinischen Untersuchungen.

Organigramm Grafische Darstellung der Aufbauorganisation des Gesundheitsbetriebs anhand vertikaler oder horizontaler Darstellungsarten.

Palliativversorgung Versorgung schwerstkranker und sterbender Menschen durch eine spezialisierte ambulante Versorgung ambulanter Pflegeteams (Palliative-Care-Teams), letztendlich mit dem Ziel eines würdevollen Sterbens in der häuslichen Umgebung mit möglichst wenig Schmerzen.

Partnerschaft Eigenständige Kooperationsform nach dem Partnerschaftsgesellschaftsgesetz (PartGG), die ebenfalls als Rechtsform einer ärztlichen Berufsausübungsgemeinschaft in Betracht kommt und zu der sich Angehörige freier Berufe zur Berufsausübung zusammenschließen können; sie ist eine Personengesellschaft und wird im Außenverhältnis erst durch gerichtliche Eintragung in das Partnerschaftsregister wirksam.

Patientenanzahlungen Stellen nichts anderes als Kredite dar, in dem der Patient vorfällig medizintechnische Produkte, Behandlungs- oder Therapieleistungen anzahlt, wobei der Gesundheitsbetrieb bis zum Zeitpunkt der Leistungserstellung und der damit verbundenen Kostenentstehung über diesen Anzahlungsbetrag verfügen kann.

Patientenbeschwerdemanagement Alle Maßnahmen, die die Zufriedenheit des Patienten wiederherstellen und Stabilität in die gefährdete Patientenbeziehung bringen.

Patientenbetreuung Konsequente Ausrichtung des Gesundheitsbetriebs auf seine Patienten sowie die systematische Gestaltung der Abläufe im Patientenbeziehungsmanagement.

Patientendatenmanagementsystem (PDM) Zentrale Verwaltung und Verarbeitung von Patienten- und Behandlungsfalldaten, wie beispielsweise Aufnahme, Verlegung und Entlassung von Patienten, Erzeugen von Formularen, Etiketten, Barcodes etc., Erfassen und Fakturieren von abrechnungsorientierten Daten, Erstellen von Listen und Statistiken, Kommunikation mit den Kostenträgern.

Patientenkommunikation Umfasst die planmäßige Gestaltung und Übermittlung der auf den Patientenmarkt gerichteten Informationen, mit dem Zweck, die Meinungen, Einstellungen und Verhaltensweisen der Patientenzielgruppe im Sinne der Zielsetzung des Gesundheitsbetriebs zu beeinflussen.

Patientenpfad Bei ihm steht der gesamte Prozess und nicht nur der eigentliche Behandlungsablauf im Vordergrund, sodass der Patient aufgrund eines optimierten, transparenten und klar definierten Prozesses über den Stand der Behandlung und die weitere Vorgehensweise informiert ist.

Patientenrückgewinnung Das gezielte Ansprechen ehemaliger Patienten und die Hinterfragung ihrer Wechselgründe.

Patientenverfügung Vorsorgliche Festlegung und Willensbekundung von Patienten, falls sie nicht mehr selbst in einer aktuellen Situation entscheiden oder sich äußern können, dass bestimmte medizinische Maßnahmen durchzuführen oder zu unterlassen sind, und an die sowohl Ärzte als auch gesetzliche Vertreter gebunden sind.

Patientenzielgruppe Jener Bevölkerungsteil im Umfeld eines Gesundheitsbetriebs, der durch dessen Marketingaktivitäten, insbesondere den Mitteln der Kommunikationspolitik, bevorzugt angesprochen werden soll.

Paul-Ehrlich-Institut (PEI) Ist für die Genehmigung klinischer Prüfungen und die Zulassung bestimmter Arzneimittelgruppen zuständig und konzentriert sich als zum Geschäftsbereich des Bundesministeriums für Gesundheit gehörende Einrichtung der

Bundesrepublik Deutschland auf biomedizinische Arzneimittel, wie Impfstoffe, Antikörper enthaltende Arzneimittel, Allergene für Therapie und Diagnostik, Blut, Blutprodukte und Gewebe sowie Arzneimittel für Gentherapie, somatische Zelltherapie und xenogene Zelltherapie.

Personalbereitstellung Hat im Gesundheitsbetrieb die Aufgabe, geeignete Mitarbeiter in der benötigten Anzahl und zum richtigen Zeitpunkt einzusetzen.

Personalrat Tritt in Betrieben mit öffentlich-rechtlicher Trägerschaft (Anstalten, Eigenbetriebe etc.) an die Stelle des Betriebsrats.

Personengesellschaft Zusammenschluss mehrerer Personen zu einem Gesundheitsbetrieb, gründet auf der fortgesetzten Mitgliedschaft ihrer einzelnen Gesellschafter, keine juristische Person und über ihr Vermögen können die Gesellschafter nur gemeinsam verfügen, wobei die Gesellschafter persönlich und unbeschränkt mit ihrem Privatvermögen für die Schulden des Gesundheitsbetriebs haften.

Pflegeinformations-System (PIS) Bereitstellung pflegerelevanter, informationsverarbeitender Funktionen beispielsweise zur Pflegedokumentation, Vitalparametererfassung, Stationsorganisation, Dienstplanung, Medikamenten-, Essens- und Leistungsanforderung etc.

Pflege-TÜV Prüfung von stationären Pflegeeinrichtungen und ambulanten Pflegeanbietern durch den Medizinischen Dienst der Krankenversicherung (MDK) in Form von unangekündigten Prüfungen nach vorab definierten Kriterien und in regelmäßigen Abständen. Die Prüfungsergebnisse werden zu Transparenzberichten zusammengefasst und durch die Pflegeanbieter sowie den Landesverbänden der Pflegekassen veröffentlicht.

Picture Archiving und Communication System (PACS) Digitalisierte Archivierung aller Bilder und digitale Bilddaten eines Patienten in Endoskopie, Radiologie, Nuklearmedizin, Kardiologie etc.

Planung Bildet den logischen Ausgangspunkt des betrieblichen Managements mit dem Nachdenken darüber, was in und mit dem Gesundheitsbetrieb erreicht werden soll und wie es am besten zu erreichen ist: Bestimmung der Zielrichtung, die Ermittlung zukünftiger Handlungsoptionen und die Auswahl unter diesen.

Poliklinik Krankenhaus zur ambulanten Patientenversorgung (Ambulatorium) und Konzept fachübergreifender Praxen.

Praxisgemeinschaft Zusammenschluss niedergelassener Ärzte zur gemeinsamen Nutzung von Praxiseinrichtung und Personal bei der Behandlung von Patienten.

Praxis-Verwaltungs-Systeme (PVS) Übernehmen für Arzt- oder Zahnarztpraxen die informationsverarbeitenden Prozesse und beinhalten dazu in der Regel Patientendatenmanagementsysteme für Verwaltung und Verarbeitung von Patienten- und Behandlungsfalldaten, Arbeitsplatzsysteme für den/die Ärzte zur Falldokumentation, Anamnese, Berichtsdokumentation, Erstellung von Arztbriefen, Verordnungen, Überweisungen etc., Privat- und Kassenliquidation, Buchführung, Personalverwaltung, sowie der Integration von medizinischen Wissensdatenbanken oder bildgebenden Verfahren.

Primärprozesse Wertschöpfende Prozesse und daraus entstehende Leistungen, die direkt am Patienten erbracht werden und den eigentlichen Betriebszweck darstellen (z. B. Leistungen der Patientenbehandlung).

Private Krankenversicherung Privatwirtschaftliche Versicherungsunternehmen, die ergänzend oder anstelle der GKV Krankenversicherungen anbieten.

Produktivität Im Allgemeinen wird sie mit dem Verhältnis von Output zu Input als Quotient der einander zahlenmäßig gegenübergestellten Größen wiedergegeben.

Prophylaxe Maßnahmen, die ergriffen werden, um Krankheiten vorzubeugen:
- Verbesserung des allgemeinen Gesundheitszustand und Vermeidung der Entstehung von Krankheiten (primäre Prophylaxe beispielsweise durch Impfungen zum Schutz von Infektionskrankheiten),
- Früherkennung von Krankheiten und möglichst frühzeitige Behandlung (sekundäre Prophylaxe beispielsweise durch Krebsvorsorge),
- Vorbeugung vor Rückfallerkrankungen, Vermeidung von Folgestörungen, Linderung chronischer Erkrankungen (tertiäre Prophylaxe beispielsweise durch Rehabilitation).

Prozessbibliotheken Unterstützen den Gesundheitsbetrieb bei der Erstellung klinischer Pfade, die oft mit hohen Kosten verbunden ist, da hierfür Ressourcen zur Verfügung gestellt werden müssen, häufig externe Berater involviert sind, oder ein gewähltes Abstraktionsniveau für die Pfadprozesse der einzelnen Arbeitsgruppen in den Gesundheitsbetrieben sehr unterschiedlich ausfällt.

Prozesskostenrechnung (PKR) Vollkostenrechnung, die sowohl die variablen als auch die fixen Kosten des Gesundheitsbetriebs auf die Kostenträger verrechnet, wobei die kostenstellenweise Zuordnung der Kosten durch eine kostenstellenübergreifende Betrachtungsweise ersetzt wird.

Prozessmodellierung Bei ihr geht es um die grafische Darstellung der Abläufe im Gesundheitsbetrieb, mit den Zielen, die Prozesse zu dokumentieren und Kenntnisse über sie zu erlangen, gleichzeitig aber auch, um neue Organisationsstrukturen einzuführen, Abläufe umzugestalten oder zu straffen und organisatorische Veränderungen zu begleiten.

Prozessoptimierung Aufdecken von Verbesserungspotenzialen durch Optimierung von Abläufen im Gesundheitsbetrieb, Anpassung ablauforganisatorischer Strukturen und Umsetzung von Verbesserungsmaßnahmen.

Qualitätsbericht Enthält die konkreten Leistungen sowie Strukturdaten des Gesundheitsbetriebs und macht die Prozessabläufe für die Öffentlichkeit transparent.

Qualitätsmanagement (QM) Besteht aus der Planung und Verwirklichung aller Maßnahmen, die notwendig sind, die Leistungen des Gesundheitsbetriebs und deren Entstehung so zu gestalten, dass die Patientenbedürfnisse erfüllt werden und hilft dem Gesundheitsbetrieb, die Qualität der Behandlungsleistungen permanent zu verbessern und zu sichern.

Qualitätsmanagementsystem (QMS) Besteht aus der Organisationsstruktur, den Verfahren, Prozessen und Mitteln, die notwendig sind, um die medizinischen Qualitätsforderungen zu erfüllen.

Qualitätssicherung Bedeutet, medizinische Leistungen und Produkte in unveränderter, gleich bleibender Qualität zu erbringen bzw. zu erstellen.

Qualität und Entwicklung in Praxen (QEP) Wurde von den Kassenärztlichen Vereinigungen und der Kassenärztlichen Bundesvereinigung (KBV) in Zusammenarbeit mit niedergelassenen Ärzten und Psychotherapeuten sowie mit Qualitätsmanagementexperten unter Einbeziehung von Berufsverbänden und Arzthelferinnen speziell für Arztpraxen entwickelt, um die gesetzlichen Anforderungen optimierend in der einzelnen Praxis umzusetzen.

Radiologie-Informationssystem (RIS) Informationstechnologische Dokumentation und Verwaltung der Daten und Abläufe in der Radiologie, wie beispielsweise Erstellung von radiologischen Befunden, Terminplanung radiologischer Untersuchungen, Datendokumentation nach RöV.

Rahmenvertrag Regelt grundsätzliche Aspekte der Zusammenarbeit mit dem Lieferanten und beinhaltet jedoch Flexibilität für konkrete Beschaffungsfälle, sodass Material, Preis und Qualität fest vereinbart werden, die Liefermenge und der Lieferzeitpunkt jedoch zunächst offen bleiben (beispielsweise Abruf- oder Sukzessivlieferungsvertrag) kann.

Rationalprinzip Dient in der Allgemeinen Betriebswirtschaftslehre (ABWL) als Grundlage für die Theoriebildung und besagt, dass der Mensch versucht, sein Ziel mit möglichst geringem Einsatz zu erreichen.

Recall-System Aktive Ansprache von Patienten des Gesundheitsbetriebs und Einladung mit einer Erinnerung und Terminvereinbarung beispielsweise zu einer Vorsorgeuntersuchung.

Rechnungswesen Erfasst die Geld- und Leistungsströme des Gesundheitsbetriebs zahlenmäßig, lückenlos, vergangenheits- bzw. zukunftsorientiert und liefert sowohl intern nutzbare, quantitative Informationen für die Steuerung des Gesundheitsbetriebs, als insbesondere auch Informationen, um gegenüber Außenstehenden, wie den Kostenträgern im Gesundheitswesen, Eigentümern, Banken, Finanzbehörden etc. Rechenschaft ablegen zu können.

Regiebetrieb Bestandteil der staatlichen oder kommunalen Verwaltung und damit weder rechtlich noch organisatorisch von der Verwaltung getrennt.

Rentabilitätsrechnung Weiterentwicklung der Gewinnvergleichsrechnung, die auf der Idee basiert, die Rentabilität verschiedener Investitionsalternativen zu vergleichen und ist insbesondere dann im Gesundheitsbetrieb einsetzbar, wenn einzelne Investitionsalternativen einen unterschiedlichen Kapitalbedarf aufweisen oder nur begrenztes Kapital für die Investition zur Verfügung steht.

Richtlinien Stellen generell abstrakte Handlungsanweisungen dar, spiegeln den Stand der Erkenntnisse der medizinischen Wissenschaft zu einem bestimmten Zeitpunkt wider und basieren jeweils auf einer gesetzlichen Grundlage, die insbesondere den

Inhalt, Umfang und das Verfahren einschließlich der Beteiligung von Institutionen oder Personen vorschreibt.

Risikoentscheidung Ist von der Ungewissheitsentscheidung zu unterscheiden, da bei ihr die Eintrittswahrscheinlichkeiten beispielsweise durch Berechnung ermittelbar sind oder sich aus Vergangenheitswerten ableiten lassen.

Risikomanagement Systematische Erfassung und Bewertung von Risiken im Gesundheitsbetrieb, sowie deren Steuerung und möglichste Vermeidung durch geeignete Präventionsmaßnahmen.

Robert-Koch-Institut (RKI) Zentrale Einrichtung der Bundesregierung auf dem Gebiet der Krankheitsüberwachung und -prävention sowie der anwendungs- und maßnahmenorientierten biomedizinischen Forschung in Form eines Bundesinstituts im Geschäftsbereich des Bundesministeriums für Gesundheit.

Rohrpostsysteme Ermöglichen den kurzfristigen Transport von leichten, kleinformatigen medizinischen Gütern (Arzneimittel, Laborproben, sensitive medizinische Güter, Dokumente etc.) über Kurzstrecken oder weitere Wege, ebenerdig, unterirdisch oder über mehrere Etagen in festen Transportbüchsen oder Einwegbeuteln.

Rücklagen Finanzielle Reserven oder auch ein Kapitalfonds des Gesundheitsbetriebs, die zum Ausgleich von Verlusten oder für Sonderzwecke bestimmt sind.

Sanatorium Zumeist in privater Trägerschaft befindliche Heilanstalt, die im 19. Jahrhundert vor allen Dingen einer wohlhabenden Oberschicht die Heilung von Tuberkulose, Asthma oder Alkoholismus in Luftkurorten, Thermal- oder Seebädern ermöglichen sollte.

Schweigepflicht Verpflichtung zum Schutz der Patientendaten, geht von dem ärztlichen berufsständischen Kodex (Eid des Hippokrates) aus, wurde im medizinischen Standesrecht fortentwickelt und ist beispielsweise in Berufsordnungen der Landeärztekammern und der ärztlichen Musterberufsordnung (MBO-Ä) wiederzufinden.

Sekundärprozesse Wertschaffende Prozesse und daraus entstehende Leistungen, die indirekt dem Betriebszweck dienen (z. B. Diagnoseleistungen).

Selbstfinanzierung Einbehaltung von Teilen des in der Geschäftsperiode erzielten gesundheitsbetrieblichen Gewinns und dadurch die Erhöhung des tatsächlich vorhandenen Eigenkapitals.

Selbstzahlermedizin Versucht auf Patientenbedürfnisse einzugehen, die von der GKV nicht oder nur zum Teil gedeckt werden, wobei sie auf der Grundlage von medizinischen Leistungsangeboten basiert, die außerhalb der gesetzlichen Krankenversicherung erbracht und privat liquidiert werden.

Sicherheitsentscheidung Die Entscheidung unter völliger Sicherheit bildet im Alltag des Gesundheitsbetriebs eher die Ausnahme, da sich in den seltensten Fällen sämtliche Konsequenzen aus einer Handlung voraussagen lassen.

Skontrationsmethode Macht eine dauerhafte, ständige Führung des Materialbestandes erforderlich, wobei aus dieser die jeweils entnommenen Materialmengen addiert werden, sodass die Summe den Materialverbrauch je kontrollierten Zeitraum ergibt.

Sollzinssatzverfahren Trifft eine Aussage über den Zinssatz, der bei gegebenem Habenzinssatz auf das Kapital des Gesundheitsbetriebs erzielt werden kann, das zu jedem Zeitpunkt während der Investitionsdauer noch gebunden ist.

Standardisierung Vereinheitlichung von medizinischen Begriffen, Bezeichnungen, Behandlungsverfahren etc.

Standort Geografischer der betrieblichen Leistungserstellung eines Gesundheitsbetriebs, ist abhängig von zahlreichen speziellen Faktoren, wie dem potenziellen Einzugsbereich oder der Möglichkeit zur vertragsärztlichen Niederlassung.

Stellenbeschreibung Enthält als Tätigkeitsdarstellung oder Arbeitsplatzbeschreibung in einem Gesundheitsbetrieb eine formularisierte Fixierung aller wesentlichen Stellenmerkmale und dient neben der aufbauorganisatorischen Dokumentation, der Vorgabe von Leistungserfordernissen und Zielen sowie der Objektivierung der Lohn- und Gehaltsstruktur durch Angabe von Arbeitsplatz-/Stellenbezeichnung, Rang, Unter- und Überstellungsverhältnis, Ziel des Arbeitsplatzes/der Stelle, Stellvertretungsregelung, Einzelaufgaben, sonstige Aufgaben, besondere Befugnisse, besondere Arbeitsplatz-/Stellenanforderungen etc.

Stellenbesetzungsliste Ausweis der personalen Besetzung der eingerichteten Stellen in einem Gesundheitsbetrieb, aus dem die Stellenbezeichnungen sowie die Namen der Stelleninhaber hervorgehen.

Stelleneinzelkosten Kosten, die verursachungsgerecht und nachweisbar durch die Leistungserstellung innerhalb einer Kostenstelle entstanden sind.

Stellengemeinkosten Kosten, die durch die Leistungserstellung innerhalb mehrerer Kostenstellen entstanden sind und durch Kostenschlüsselungen so weit wie möglich verursachungsgerecht auf mehrere Kostenstellen aufgeteilt werden.

Stellungnahmen Sind Ausführungen, in denen ein Standpunkt zu einem ausgewählten Thema oder zu einer Frage vermittelt wird und der insbesondere mit Blick auf die Ärzteschaft sowie die Öffentlichkeit nachvollziehbar, überzeugend und plausibel begründet sein soll.

Stille Gesellschaft Spielt für die Finanzierung von Gesundheitsbetrieben eine nicht unbedeutende Rolle, da sie nach außen als Gesellschaft nicht in Erscheinung tritt, als Instrument der mittelfristigen Geldbeschaffung und dem stillen Gesellschafter als Kapitalanlagemöglichkeit dient, als Personengesellschaft eine Beteiligung eines Teilhabers an dem Gesundheitsbetrieb darstellt, indem die geleistete Einlage in das Vermögen des tätigen Gesellschafters übergeht und der stille Gesellschafter dafür am Gewinn des Betriebs beteiligt ist.

Streustrategie Hierbei werden gleichzeitig mehrere neue Behandlungs- und Serviceleistungen angeboten, in der Hoffnung, dass das eine oder andere Angebot ein sicherer Erfolg wird.

Substanzwertmethode Hat als Grundlage den Gebrauchswert der Substanz des Gesundheitsbetriebs und setzt sich aus den materiellen und immateriellen Werten des Betriebs zusammen wobei zur Ermittlung des materiellen Wertes das gesamte Betriebsinventar zum Wiederbeschaffungspreis bewertet wird, sodass die durch

Abnutzung auftretenden Wertminderungen abgezogen werden (Behandlungseinrichtungen, medizinische Geräte und vorhandene Verbrauchsmaterialien sind dabei hinsichtlich ihrer Funktionalität und ihres technischen Zustandes zu bewerten).

Systemtheorie Nach Hans Ulrich (1919–1997) geht es im übertragenen Sinne um die
Untersuchung der Gestaltungs- und Führungsprobleme von Gesundheitsbetrieben
unter Nutzung der systemorientierten, interdisziplinären Betrachtungsweise, um zur
Lösung von deren Managementproblemen beizutragen, wobei der Gesundheitsbetrieb
als vielseitig vernetztes System betrachtet wird, das in seinen Interaktionen mit inneren Elementen und der betrieblichen Umwelt von zahlreichen Faktoren beeinflusst
wird.

Teilkostenrechnung Dabei werden nur die für den jeweiligen Zweck der Kostenrechnung relevanten Kosten des Gesundheitsbetriebs berücksichtigt und nur ein Teil der
insgesamt angefallenen Kosten auf den Kostenträger verrechnet (beispielsweise variable Kosten, Einzelkosten).

Teilzeit Nach dem Teilzeit- und Befristungsgesetz (TzBfG) sind Arbeitnehmer dann
teilzeitbeschäftigt, wenn ihre regelmäßige Wochenarbeitszeit kürzer ist, als die regelmäßige Wochenarbeitszeit vergleichbarer vollzeitbeschäftigter Arbeitnehmer des
Gesundheitsbetriebs.

Telechirurgie Effizienzsteigerung chirurgischer Eingriffe durch die intraoperativ verfügbare relevante Bildinformation und die Möglichkeit zur fachübergreifenden konsi-
liarischen Beratung.

Teledermatologie Digitalisierte Übertragung von hochqualitativen Stand- bzw. Bewegt-
Bildern von Befunden verschiedener diagnostischer Verfahren, wie der Auflichtmikro-
skopie, der Sonografie und der Histopathologie.

Telediagnostik Begutachtung medizinischer Bilder von mehreren, voneinander entfern-
ten Teilnehmern zur Ermittlung einer Diagnose.

Teledokumentation Elektronische Aufzeichnung, Speicherung und Übertragung von
Patienten-, Gesundheits-, Medikations- oder Notfalldaten.

Telekonsultation Live erfolgende oder auch zeitlich versetzt Diskussion von schwierigen, seltenen und ungewöhnliche Fällen auch über eine große Distanz mit Kollegen
oder Spezialisten, um eine zweite Meinung einzuholen und zur Bestätigung, Verfeinerung oder auch Korrektur der Arbeitsdiagnose.

Telemedizin Ausgehend von der in den 70er Jahren begründeten Telematik hat sie die
Überwindung räumlicher und zeitlicher Unterschiede mithilfe der Telekommunikation und Informatik zu Diagnose- und Therapiezwecken zum Ziel.

Telemonitoring Fernuntersuchung, -diagnose und -überwachung von Patienten und
deren Ausstattung mit speziell ausgerüsteten Mobiltelefonen, Personal Digital Assistant (PDA) oder Geräten zur Messung von Vitaldaten.

Teleneurologie Ferndiagnostik von Schlaganfallpatienten mittels Video- und Tonüber-
tragung.

Telepathologie Übertragung und Interpretation von digitalisierbaren Mikroskop- und
Laborbefunden per Internet.

Telepsychiatrie Medizinische Beratungen im Fachbereich Psychiatrie und Psychosomatik per Datenübertragung oder Videokonferenz.

Teleradiologie Bildgebende Untersuchung des Patienten, ohne dass sich der verantwortliche, fachkundige Radiologe vor Ort befindet.

Televisite Ambulante, postoperative telemedizinische Nachsorge, die Patient und Arzt mithilfe von Computer, Mikrofon und Digitalkamera nach der Entlassung aus dem Krankenhaus durchführen.

Terminologieserver Ihre Aufgabe ist es, medizinisches Wissen strukturiert abzulegen und über Terminologien (Diagnosen, Klassifikationen, Symptome etc.) Retrievalfunktionen zum Auffinden medizinischer Texte zu ermöglichen.

Tertiärprozesse Unterstützende Prozesse und daraus entstehende Leistungen, die keine unmittelbaren Auswirkungen auf den Betriebszweck haben (z. B. Beschaffung von medizinischem Verbrauchsmaterial).

Therapie Behandlungsmaßnahmen wie beispielsweise die direkte Einwirkung auf den Patientenkörper im Rahmen der Chirurgie, die Medikamentenverabreichung in der Inneren Medizin, die Physiotherapie, Psychotherapie, Ergotherapie, Pharmakotherapie, Chemotherapie, Strahlentherapie, Lichttherapie und vieles andere mehr, um die Heilung, Beseitigung oder Linderung der Krankheitssymptome und die Wiederherstellung der Körperfunktionen zu erreichen.

Total Quality Management (TQM) Übergreifender Ansatz und eine auf der Mitwirkung aller Mitarbeiter beruhenden Führungsmethode, die Qualität in den Mittelpunkt stellt und durch Zufriedenstellung der Patienten auf den langfristigen betrieblichen Erfolg zielt.

TRBA 250 Geben als Technische Regeln für Biologische Arbeitsstoffe (Biologische Arbeitsstoffe im Gesundheitswesen und in der Wohlfahrtspflege) den Stand der arbeitsmedizinischen, sicherheitstechnischen, hygienischen sowie arbeitswissenschaftlichen Anforderungen bei Tätigkeiten mit Biologischen Arbeitsstoffen wieder und werden vom Ausschuss für Biologische Arbeitsstoffe (ABAS) zusammen mit dem Fachausschuss „Gesundheitsdienst und Wohlfahrtspflege" (FA GES) des Hauptverbandes der gewerblichen Berufsgenossenschaften (HVBG) aufgestellt und von ihnen regelmäßig angepasst.

Umlaufvermögen Alle Vermögensgegenstände (Wirtschaftsgüter) des Gesundheitsbetriebs, die dazu bestimmt sind, kurzfristig in die Behandlungs- oder Pflegetätigkeit einzugehen (beispielsweise medizinisches Verbrauchsmaterial) oder möglichst schnell wieder veräußert zu werden.

Ungewissheitsentscheidung Deren möglichen Auswirkungen sind bekannt, aber nicht die jeweiligen Eintrittswahrscheinlichkeiten.

Unit-Dose-System Patientenindividuelle Arzneimittelversorgung, bei der vorgeschnittene Tablettenblister, Ampullen, Kurz-Infusionen und Spritzen in Einzelverpackungen bereitgestellt, mit einem Barcode versehen und beispielsweise an die Stationen eines Krankenhauses abgegeben werden.

Unsicherheitsentscheidung Auswirkungen einer Entscheidung und/oder deren Eintrittswahrscheinlichkeiten können nicht mit völliger Sicherheit vorausgesagt werden.

Unternehmen System, das aus miteinander in Beziehung tretenden Menschen als seinen Elementen besteht, sich regelmäßig verändert sowie in intensivem Austausch mit seiner Umwelt steht und nach dem ökonomischen Prinzip handelt.

Unternehmergesellschaft (UG) Haftungsbeschränkte „Mini-GmbH" mit einem geringeren als dem Mindestkapital gemäß GmbHG.

Valetudinarium Unter anderem Militärlazarett der Römer zur gesundheitlichen Versorgung ihrer Legionäre.

Verbindlichkeiten Schulden des Gesundheitsbetriebs, die prinzipiell dem Grunde und der Höhe nach gewiss sind beispielsweise kurzfristig (in wenigen Monaten) fällig werden.

Verbund für Angewandte Hygiene e. V. (VAH) Stellt eine Bündelung wissenschaftliche Fachgesellschaften und Berufsverbände sowie Experten aus den Bereichen Hygiene, Öffentliches Gesundheitswesen und Infektiologie und somit aller Kräfte auf dem Gebiet der angewandten Hygiene dar, um Prüfvorschriften und Bewertungsmöglichkeiten für Verfahren der Dekontamination, Desinfektion, Antiseptik und Sterilisation zu erarbeiten, sowie den Erfahrungsaustausch und die fachübergreifende Kooperation mit relevanten medizinischen und nichtmedizinischen Disziplinen sowie die nationale und internationale Zusammenarbeit zur Abstimmung über Indikation, Toxikologie und Ökologie von Produkten und Maßnahmen der angewandten Hygiene zu pflegen.

Verhaltenstheorie Nach Günther Schanz (geb. 1943) sind im übertragenen Sinne Gesundheitsbetriebe soziale Gebilde, in denen die Veranlassung zum Handeln, der Ablauf zwischenmenschlicher Handlungen, dabei entstehende Konflikte und Innovationen analysiert werden, insbesondere um die Fragen der Wahrnehmung, Motivation, Lernen und Denken zu klären.

Vermögensendwertverfahren Verfeinerung der Kapitalwert- und Annuitätenmethode mit dem Ziel der Endwertmaximierung, wobei alle Zahlungen und damit der Vermögenswert auf das Ende des Investitionszeitraums im Gesundheitsbetrieb bezogen werden.

Vertragsarztsitz Wird benötigt, um gesetzlich Krankenversicherte behandeln zu können, wobei Zulassungsbeschränkungen für Planungsbereiche zu beachten sind und die öffentliche Ausschreibung für Praxisübergaben in von Zulassungsbeschränkungen betroffenen Planungsbereichen gesetzlich vorgeschrieben ist.

Vollkostenrechnung Dabei werden sämtliche Kosten des Gesundheitsbetriebs berücksichtigt und über die Kostenartenrechnung auf die Kostenstellen und –träger als jeweilige Bezugsgrößen verteilt.

Wartung Abnutzungsreduzierung, um beispielsweise durch fachgerechten, planmäßigen Austausch von Verschleißteilen funktionserhaltendes Reinigen, Konservieren oder Nachfüllen von Verbrauchsstoffen eine möglichst lange Lebensdauer und einen geringen Verschleiß der gewarteten Medizinprodukte zu erzielen.

Wirtschaftlichkeitsprinzip Es stellt eine formale Beziehung zwischen den Zielen menschlichen Handelns und den zur Erreichung der Ziele notwendigen Mitteln dar und lässt sich sowohl als Minimalprinzip als auch als Maximalprinzip formulieren.

Workflow Rechnergesteuertes Hilfsinstrument zur Automatisierung und lückenlosen Verfolgung von Prozessen im Gesundheitsbetrieb.

Zeitmarken Mit ihrer Hilfe wird der Behandlungsprozess terminiert, wobei dem Weg des Patienten zur, in und aus der Behandlung gefolgt wird und je Zeitmarke für die Verfeinerung der weiteren Terminierungen die entsprechenden Start- und Endzeiten, Wartezeiten sowie eventuelle Vorkommnisse festgehalten werden.

Zuschlagskalkulation Dabei werden zunächst die Einzelkosten für die jeweilige Leistung (beispielsweise Behandlungsfallkosten) ermittelt und die Gemeinkosten dann gemäß den in der Kostenstellenrechnung erarbeiteten Verteilungsschlüsseln der jeweiligen Leistung zugeschlagen.

Stichwortverzeichnis

© Springer Fachmedien Wiesbaden GmbH 2017
A. Frodl, *Gesundheitsbetriebslehre,* DOI 10.1007/978-3-658-16564-2

Printed in the United States
By Bookmasters